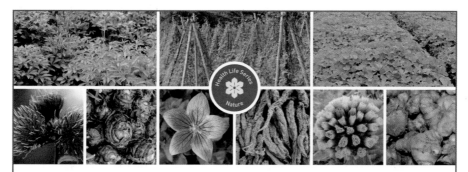

귀농·귀촌·농가 고소득 필수가이드

한권에 담은
약초 재배

곽준수 저

- 각 약초별 재배에 관한 최신 이론과 실전 기술 수록
- 각 약초별 재배에 사용하는 병충해 방제 관리요령 수록

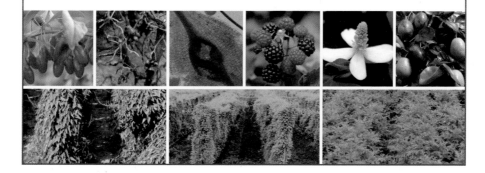

도서출판 대가

머리말

귀농·귀촌·新소득 농가를 위한 최신의 약초 재배 이론과 실전!

 이 책은 약초를 준비하거나 생산하는 분들과 약·특용작물 분야를 전공하는 학생들에게 실용적인 기술이 전수될 수 있도록 초점을 맞추었습니다.

 내용은 크게 2개의 부분으로 구성되었는데, 제1부는 **'약용식물 재배 총론'**으로서 약초 재배의 전반적 이론과 기술을 다루었고, 제2부 **'약초 재배 기술'**은 우리나라에서 소득이 안정되고 가격 변동이 적은 약초를 생산하기 위한 실전편입니다.

 실전 편에서는 약초 및 약용식물별로 생김새와 특징, 재배법, 병해충 관리요령을 다루었으며 각 약초 포장 전경과 전초는 물론 잎, 줄기, 꽃, 뿌리 및 약용 부위별 사진을 다양하게 수록하였습니다. 아울러 각 식물별로는 그 기원과 학명, 품종별 특성, 이용방법 등 주요내용을 요약하여 한눈에 볼 수 있도록 전면에 요약, 정리함으로써 각 약용작물로 기본적인 특징과 수확기 등을 쉽게 기억하고 이해할 수 있도록 하였습니다.

과학농업의 시대, 분석자료를 토대로 한 약초 재배와 생산!

 이제 여러분이 생산하고 보급하려는 진짜 좋은 약초를 재배 생산하여 봅시다. 그리고 그것 이상으로 직접 만들어보려는 계획이 있어야 합니다. 옛날에 쓰던 볏짚, 재거름 및 석회보르도액 등은 소비자가 원해서 다시 등장하게 되었습니다. 그리고 현재는 농업이 '과학적인 분석'을 필요로 하는 시대를 살고 있습니다.

오미자는 가을에 잎이 다 떨어져야 다음 해 당도가 높은 오미자가 많이 열립니다. 때가 되어도 잎이 떨어지지 않았다면 아직 잎에 많은 질소가 남아 있기 때문입니다. 그러나 미처 가을이 오기도 전에 낙엽이 지고 병이 드는 경우도 있습니다. 완전히 발효되지 않은 퇴비가 흙 속에 들어가서 암모니아상태로 흡수되기 때문입니다. 이제 약초 생산에 있어서 질소질 비료를 지나치게 많이 주는 것은 맛뿐만 아니라 안전성과도 연결되어 있습니다. 그것은 마치 영양과다로 비만해진 요즘 어린아이들이 질병에 대한 면역력이 떨어지는 깃과 같은 이치입니다. 이와 같이 재배, 생산하려고 하는 약초에 대하여 보다 구체적이고 과학적으로 연구하고 분석하여, 그 자료를 토대로 삼아 약초의 질적인 면에서나 수량의 부분에서 최고의 결실을 거두어야 하겠습니다.

또한, 전반적인 주요 약초 재배의 이론과 실전 기술을 설명하는 이 책이 모쪼록 명품 약초를 재배하기 위한 소중한 지침서로서 여러 농가에서 활용되기를 바라며 관련 분야의 전공자 및 연구원, 약초 재배에 관심이 많은 일반 독자 여러분에게도 실용적이고 구체적인 도움을 주는 책이 되기를 바랍니다.

2021년 저자씀

차 례

제 2 부 약초 재배기술(실전편)

1장 뿌리를 이용하는 약초 재배

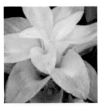
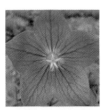
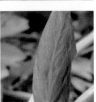
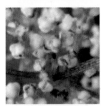
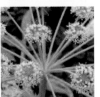
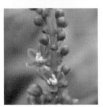
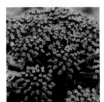
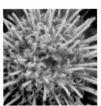
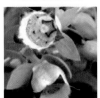
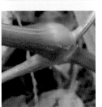

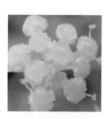
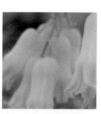

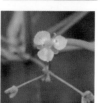
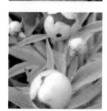
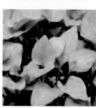
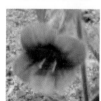
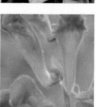
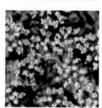
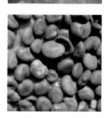

2장 전초 및 껍질을 이용하는 약초 재배

전초

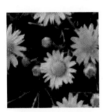
감국

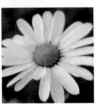
구절초

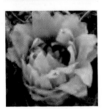
머위(봉두채)

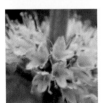
박하

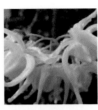
삼지구엽초(음양곽)

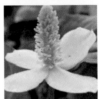
약모밀(어성초)

나무껍질

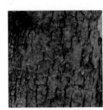
두충

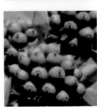
황칠나무(풍하이)

3장   열매를 이용하는 약초 재배

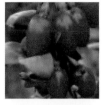
구기자나무
458

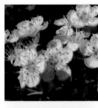
산사나무
489

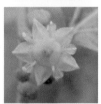
대추나무(대조)
471

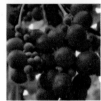
오미자
495

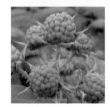
복분자딸기
482

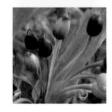
율무(의이인)
504

부록   약초 재배에 사용되는 작물보호제

1부

약용식물 재배 총론

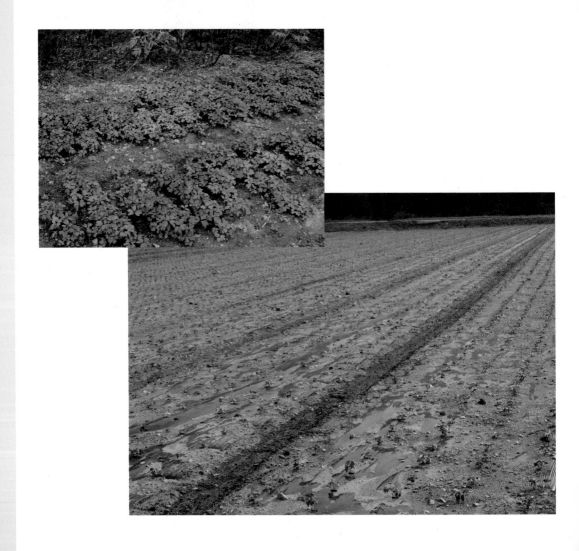

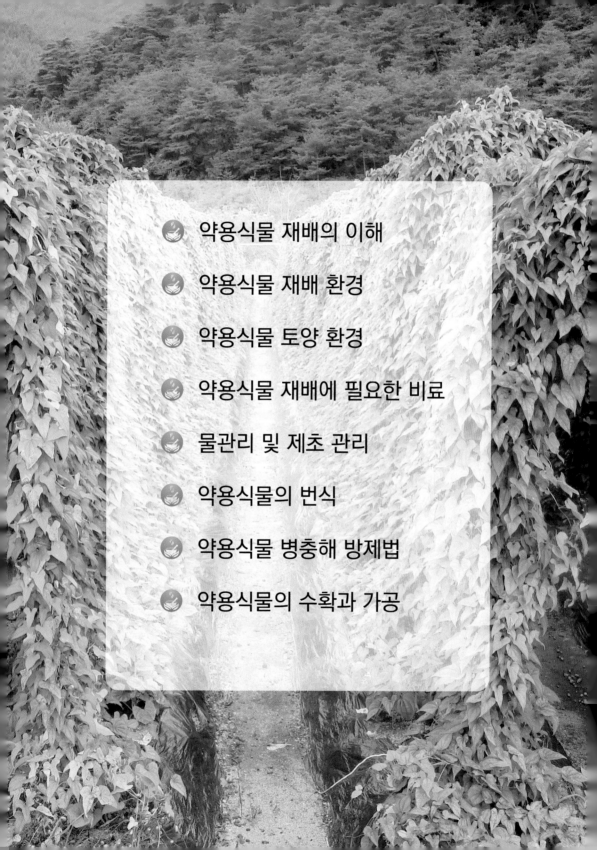

약용식물 재배의 이해

 ## 약용식물 재배의 실제

약용식물(Medicinal plant) 재배는 생산면에서는 최대의 수확량을 목표로 하고 경영면에서는 많은 소득을 올리는 데 그 의의가 있다. 농업 소득은 수익금(收益金)에서 생산비를 뺀 차액으로 표시되며 수입액은 수확량에 단가를 곱한 것이다. 따라서 농업 소득을 올리려면 수확량에 단가를 크게 하여 수익을 높이고 생산 비용을 절감해야 한다. 그러므로 생산단가와 생산 비용을 고려하면서 수확량을 높이는 것이 재배의 기본 목적이며 최대의 소득을 올리기 위해서는 우선 최대의 수확량을 올리는 방법을 터득할 필요가 있다.

일정한 면적의 토지에 목표 작물을 재배하여 최대의 수확량을 올리려면 좋은 환경 조건과 유전성이 우수한 품종을 선택하여 알맞은 재배 기술을 적용시켜 가꾸어야 한다. 이와 같이 재배의 중점이 되는 것은 유전성과 환경 조건 그리고 재배 기술의 세 가지로, 세 박자가 균형 있게 잘 발달됨으로써 수확량이 많아지게 되는 것이다.

유전성과 환경 조건 그리고 재배 기술 세 가지 중 어느 한쪽이 발달하지 못하면 수확량은 줄어들게 되므로 작물 재배에 있어서는 더욱 더 우수한 유전성을 가진 작물을 육성하고 좋은 환경 조건을 조성함은 물론, 작물의 생육을 더욱 잘 조절할 수 있는 재배 기술을 연구해 나가야 할 것이다.

🍵 약용식물 재배란

약용식물의 재배에 관한 원리를 밝히는 학문이 약용식물 재배학이다. 약용식물 재배의 목적은 일정한 경작지에서 최대량의 수확을 올리는 것과 생산물 이용에 있어서 최대의 이윤을 획득하는 것 등 두 가지 면을 가지고 있다. 그리고 많은 이익을 올린다고 하는 경영적인 목적은 보다 많은 수확량을 얻는다고 하는 생산의 토대 위에 성립되는 것이다.

최대의 생산을 올리는 목적을 달성시키기 위해서는 약용식물의 선천성 생산능력인 유전성과 이 유전적 능력을 발휘하는 데 알맞은 환경 조건이 필요하다. 그러나 위의 두 가지 조건을 완전히 갖추는 것은 쉽지 않다. 이 두 가지에 대하여 합리적으로 조절하는 기술이 필요한데, 이것을 재배 기술이라 한다.

재배 기술 중에서 작물의 유전성, 즉 품종에 관한 과학이 육종학이라 할 수 있다. 환경 조건과 재배 기술을 종합한 과학은 재배학으로 발달하였다. 재배학은 작물 총체적으로 재배학 범론, 각론 또는 작물학 범론, 각론 등으로 구분하였다. 육종학 범론과 재배학 범론을 다시 종합하여 재배에 관한 더욱 종합적인 재배학 원론으로 구축되었으며 각 분야별, 각 학과별로 약용식물 재배학으로 분류하고 있다.

🍵 약용식물의 정의

질병 예방과 치료를 위해서 사용하는 식물을 약용식물이라고 한다. 약용식물은 옛날부터 우리 선조들이 질병의 예방과 치료를 위해서 풀과 나무 등 식물을 경험적으로 사용했던 것이다. 약용식물은 그 성분을 이용하여 질병의 예방 치료를 목적으로 생약재(또는 한약재)로 이용하였고, 이 생약재(한약재)를 이용하여 의약품인 생약(한약)을 만들어 왔다.

1. 생 약 (生藥)

약용식물을 비롯하여 동물, 광물 등 천연물에서 채취한 것으로 사용하는 부위와 기관을 원형 그대로 또는 건조, 세척, 절단하거나 필요에 따라 일부 가공하여 정제(精製)한 것을 생약이라 한다. 한의약계에서는 이 생약을 한약(韓藥)이라고 부르고 있다.

생약의 평가는 그 생리 활성 성분의 함유량에 따라 좌우되지만 그 생리 활성 성분이 밝혀지지 않는 것 또는 생리 활성 성분의 분석법이 개발되기 전까지는 경험적으로 산지, 외관, 맛, 냄새 등 관능적 방법을 이용하여 평가해 왔다. 그러나 최근에는 기기 분석 등 이화학적 접근으로 생약의 의약품으로서의 품질 평가가 이루어지고 있다.

2. 약 용 작 물 (藥用作物)

약용작물은 질병을 예방, 치료하기 위해서 옛날부터 사용되어 온 식물로 농업계에서는 농산물로서 약용작물이라 부르고 약료작물이라고도 한다. 약료(藥料)작물은 질병을 치유하거나 고통을 덜어주기 위하여 약의 재료를 생산할 목적으로 재배하는 작물이며 약용작물, 약용식물 등은 모두 같은 의미로 사용되고 있다.

3. 본 초 (本草)

한방에서 사용하는 약용식물을 일반적으로 본초라고 부르고 있으나 현대 약학에서 쓰는 생약이나 한약과는 그 본질이 같다. 다만 차이가 있는 것은 본초는 한방에서의 해석과 용도가 다르며 한방약 처방에 배합되는 것을 말한다.

4. 민 간 약 (民間藥)

현대 의료의 혜택을 받지 못하는 산간 벽지나 도서 지방, 농촌에서는 조상으로부터 전래(傳來)되어온 민간요법에 의해서 산이나 들에 자생하는 약용식물로 질병을 예방, 치료해 왔다. 대부분의 민간약은 아직도 현대 과학적인 해석이나 연구가 이루어지지 않았기에 앞으로 약용식물학의 좋은 연구 대상이 되고 있으며 또한 신약 개발에 있어서 중요한 연구 소재나 정보를 제공해 주기도 한다.

5. 민 간 요 법 (民間療法)

옛날에 질병 치료의 한 방편으로, 우리 조상들의 경험에 의해서 민간약이나 무속신앙 그리고 물리적인 방법 등을 적용 또는 사용하여 온 치료 수단으로서 오랜 세월 동안 경험의 축적을 통하여 전승되어 온 치료법들이지만 이들에 대한 체계적인 자료의 정리와 함께 현대 과학적인 규명이 이루어져야 할 것이다.

따라서 민간약이나 민간요법은 한편으로는 원시적이며 비과학적인 것으로, 민속적인 것도 있으며 질병 치료를 위해서 무속신앙으로 무당이 점을 치고, 굿을 하고, 고사를 지내는 등의 것들이 모두 민간요법에 포함되었다. 그러나 이러한 요법들은 과학적으로 증명되지 않은 비과학적 요소들이 많다 하여 미신(迷信)이라고 치부되어 왔으나 많은 사례들이 질병을 예방하거나 위생적 측면에서 지혜가 축적된 일면도 있어서 유용한 것들이 많다.

🌿 약용식물의 중요성

수천 년 동안 약용식물은 원형 그대로 쓰거나 또는 간단한 가공만으로 약물로 사용해 왔다. 19세기에 이르기까지 동양에서는 전래(傳來)된 그대로의 종합적 사고방식을 지켜 왔다. 그러나 서구에서는 분석적으로 약용식물의 약효 성분을 탐구하기 시작하여, 동양과 확연하게 다른 길로 발달해 나가게 되었다.

한방에 널리 쓰이고 민간약과 현존하는 우리나라의 약용식물학은 기초적인 분류, 성분, 약리, 재배에 관한 연구뿐만 아니라 세포 및 조직 배양 등 생물 공학 분야에도 그 탐구 영역을 넓고 깊게 확대해 나가야 할 것이다.

이론적으로 살펴본다면 항생제로 써온 페니실린, 스트렙토마이신 등을 비롯하여 부교감신경 차단제나 안과용 약으로 쓰이는 아트로핀, 천식(喘息)의 특효약인 에페드린, 회충약인 산토닌 그리고 강심제인 컴프리, 디기탈리스, 카페인, 진해약(鎭咳藥)인 코데인, 진통약인 모르핀, 국부 마취약인 코카인 등은 모두 식물체에서 발견하여 화학적으로 추출하여 의료용으로 공급하고 있다. 또한 당약, 용담 등의 생약은 그대로 이용되거나 가루(粉末), 즙(汁)을 내는 등으로 약간의 가공만 해서 이용되고 있으며 도라지(桔梗), 이질풀, 질경이 등에서 유효 성분을 추출하여 새로운 신약(新藥)을 만들어 판매하고 있다.

이와 같이 약용식물은 신약의 원료로서 뿐만 아니라, 한방의(韓方醫)와 민간에서도 상당한 분량의 생약으로 소비되고 있는 실정이다. 약용작물의 소비는 선진 사회로 갈수록 늘어날 전망이기 때문에 의약 원료로서 수급 동향을 잘 파악하여 재배하면 농가 소득원으로 중요한 위치를 차지할 것이다.

우리나라에서 재배하는 약초는 인삼을 비롯하여 당귀, 천궁, 백작약, 백수오, 백지,

강활, 독활, 익모초, 소엽, 산약, 양유, 지모, 지황, 해방풍, 고본, 황기, 시호, 황금, 만삼, 두충, 결명자, 황정, 생강, 구기자, 대황, 목단, 반하, 산수유, 신이, 오미자, 음양곽, 우슬, 의이인, 창출, 택사, 패모, 향부자, 현삼, 형개, 홍화, 하수오 등 100여 종에 이른다.

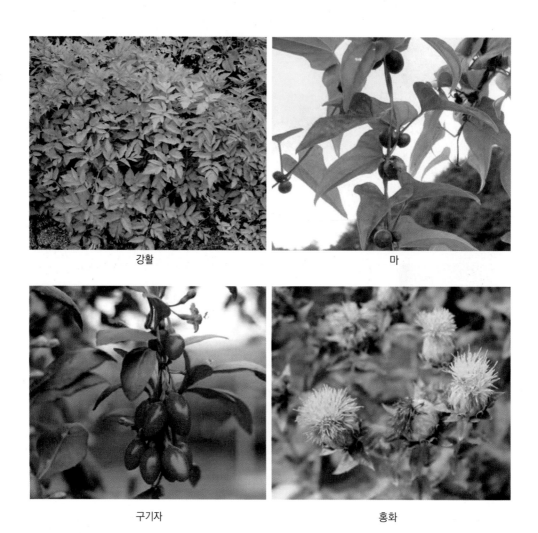

강활

마

구기자

홍화

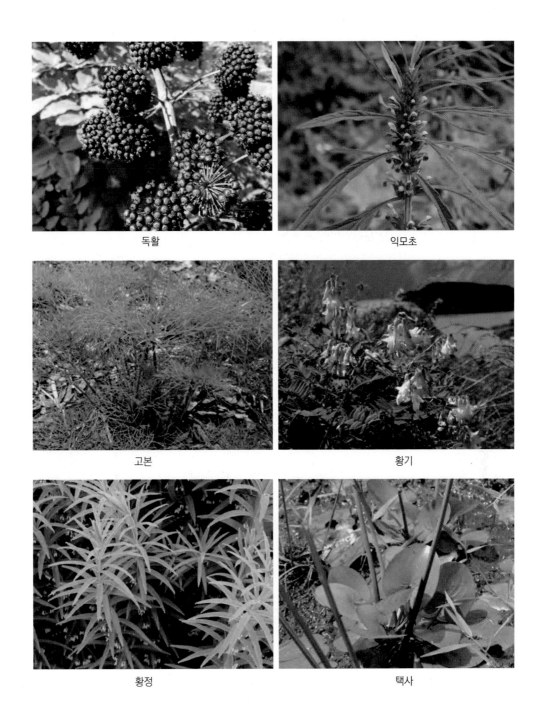

독활

익모초

고본

황기

황정

택사

017

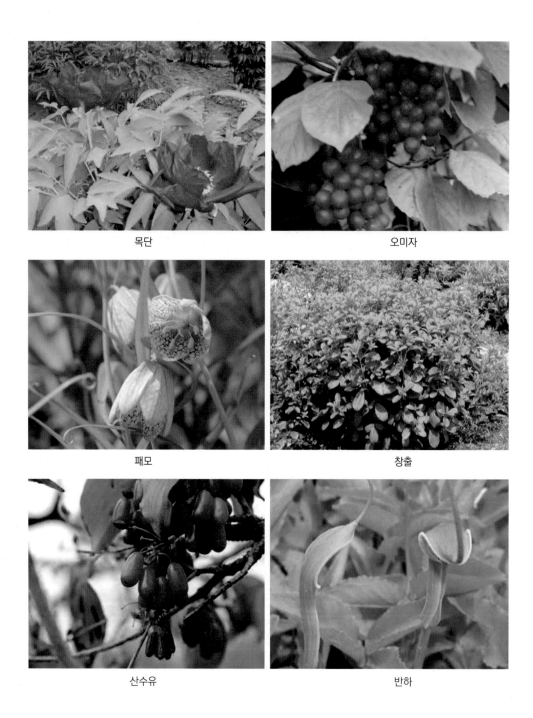

목단

오미자

패모

창출

산수유

반하

🌿 약용식물의 역사

약용식물의 역사는 식용작물과 더불어 인류의 역사와 함께 시작되었다고 할 수 있다. 그러나 현재 우리들이 추적할 수 있는 범위는 겨우 B.C. 4세기 이후의 고대 문명권까지의 매우 짧은 시기에 불과하며, 고대인들은 아마 작은 집단으로 사냥하고 식량을 채집하며 떠돌아 다녔을 것이다. 그러다가 도구(道具)를 만들게 된 것은 구석기 시대의 초일 것으로 추정한다.

이 시대의 의료에 관한 자료는 전혀 찾을 수 없으나, 인류는 야생하는 식물을 채취하여 식량과 약품으로 이용했을 것이며, 오랜 세월 동안 많은 시행착오를 거쳐 식용과 약용으로 쓰는 유용한 식물과 독성식물을 구별하게 되었을 것이다. 이어서 B.C. 10,000~B.C. 7,000년 사이의 신석기 시대에 인류는 비로소 정착생활로 진보되어 경작, 재배와 사육이 시작되었고 작목별 이용 방법을 터득했을 것으로 생각된다.

1. 중국의 약용식물

중국의 농경과 의약의 시조라고 하는 염제 신농(炎帝 神農)이 B.C. 2,800년쯤에 약용식물을 집대성하여 중국 의학의 기초를 확립하고 전승(傳承)되어 오던 약초들을 총정리하여 상, 중, 하약 365품목으로 분류한 「신농본초경(神農本草經)」을 저술했다. 그 후 양(梁)의 도홍경(陶弘景)이 「신농본초 경집주」(A.D. 452~536)를 편찬하였고 최대의 백과사전적인 본초서는 명대(明代) 이시진(李時珍)의 「본초강목(本草綱目)」이다.

이와 같이 체계적인 약용식물의 이용에 대한 기준이 마련되면서 약용 농산물의 소비는 늘어났다. 야산에서 채취하던 약용식물이 본격적인 재배 작물로 농가의 수입원이 되는 계기가 되었다.

현재 중국은 세계 약용식물의 80% 이상을 점유하며 지역에 따라 특산품으로 재배하고 있다. 특히 중국의 약도(藥都)라는 칭호를 받고 있는 안궈시(安國市)에서 재배되는 약용식물은 2,000여 품종이며 연간 교역량이 10만 톤을 넘고 있다.

2. 우리나라의 약용식물

우리나라의 약용식물에 관한 기록은 「삼국유사」(1280년)에 나오는 환웅천왕(桓雄天王)이 쑥과 마늘을 이용하였다는 설화로부터 비롯된다. 그 후 고구려, 백제, 신라, 고려시대에 걸쳐 중국 의약학의 영향을 직접 받아 왔으나 조선조의 세종(世宗) 시대에 이르러 당재(唐材 : 중국의 약재)에 대용할 수 있는 국산 약초에 관한 연구가 열매를 맺기 시작하였다.

「세종실록지리지(世宗實錄地理志)」에 의하면 그 당시(1432년)에 이미 경기도 내의 내원(內院)에서 약초 재배를 하였고, 그 후 일반 민간에도 보급하였으며, 이언적(李彦迪)의 약초원과 같이 지금까지도 그 유적이 남아 있는 것이 있다.

의서(醫書)로서는 약 500년 전, 즉 조선 초기에 윤회(尹淮)는 「채집월령(採集月令)」을 지어 토산약초(土産藥草)의 채약월차(採藥月次)를 밝혔고, 또 왕은 우리나라의 약초를 조사하게 하여 「향약본초(鄕藥本草)」 85권을 편찬토록 하였다.

선조(宣祖) 때에는 허준(許浚)에게 명하여 「동의보감(東醫寶鑑)」 25권을 편찬, 저술하게 하였고, 이에 따라 채취뿐 아니라 약용식물을 재배하는 농가가 형성되기 시작하였다.

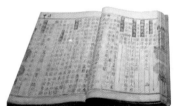

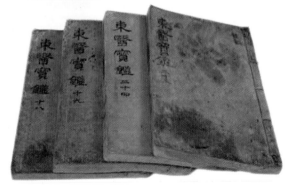

약용식물 재배환경

광합성(光合成)

  광합성 작용은 식물의 기본으로 녹색 식물이 태양 에너지를 이용하여 엽록소에서 이산화탄소와 물을 동화하여 화학 에너지를 탄수화물에 고정하는 반응이며, 주로 햇빛이 있는 낮에 일어난다. 대기 중에는 광합성의 원료가 되는 이산화탄소의 농도가 0.03% 정도이다.

  호흡 작용은 생물체가 탄수화물을 이산화탄소와 물로 분해하면서 생활 에너지를 얻는 반응이므로 낮과 밤에 모두 일어나고 있다.

> **광합성 화학 반응식**
>
> $6CO_2 + 6H_2O + 빛에너지(686 kcal) \rightarrow C_6H_{12}O_6 + 6O_2$

1. 햇빛 에너지

  햇빛 에너지는 지구상의 모든 에너지의 근원이며, 대기의 움직임과 물의 증발과 비 등, 기상 변화의 원동력이다. 햇빛은 대기를 통과하여 지면에 의해 반사되거나 대기 중에 흡수되고, 약 46%만이 지면에 도달하여 공기와 땅을 덥히고 물을 증발시키며 광합성에 이용된다.

2. 햇빛 작용

  햇빛은 한 가지 파장의 광이 아니며, 280~3,000nm(1nm=10억분의 1미터) 범위의 여러 가지 파장의 광선을 포함하고 있다. 이 중 400㎚ 이하의 짧은 파장을 자외선이라 하고, 400~700㎚의 파장을 가시광선(可視光線) 그리고 700㎚ 이상의 파장을 적외선이라 한다.

파장이 짧은 자외선은 생물 활동을 억제하거나 심하면 죽게 하고, 적외선은 열선(熱線)이라 한다. 식물의 광합성 활동에 쓰이는 빛은 가시광선이다.

🌱 광(光)의 작용

약용식물 생태에 대한 작용

각종 약용식물은 그들의 계통적 발육에 있어서 오랜 시간 서로 다른 일조 조건 아래에서 자랐기 때문에 그에 따른 적응성을 형성한다. 따라서 일조량의 수요도 서로 다르다. 일조 강도의 요구에 따라 식물을 크게 세 가지로 분류할 수 있다.

양지 식물

햇빛이 충분한 곳에서 활발하게 생육하는 식물로 햇빛이 약하면 생육을 못하게 되어 생산량이 매우 낮다. 지황, 해방풍, 홍화, 결명자, 양유, 작약, 질경이, 초용담, 음양곽 등 거의 모든 약용작물이 해당되고 있다.

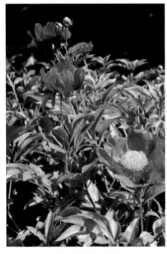
양지 식물_ 작약

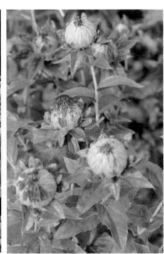
양지 식물_ 홍화(잇꽃)

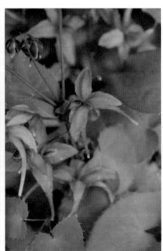
양지 식물_ 음양곽(삼지구엽초)

중생 식물

음지식물과 양지식물의 중간 상태의 식물로 반양지 또는 반음지에서 가장 잘 자라지만, 양지나 음지 어느 곳에서나 잘 자란다. 천문동, 백출, 맥문동 등이 있다.

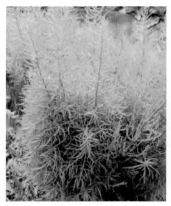

중생 식물_ 천문동

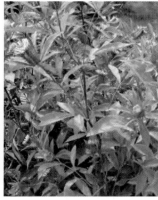

중생 식물_ 백출(삽주)

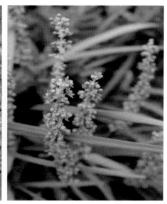

중생 식물_ 맥문동

음지 식물

그늘진 음지에서 잘 자라는 식물로 일반적으로 잎이 넓고 얇으며 잎의 수가 적은 것이 특징이다. 인삼, 황련, 황정, 백지, 천남성, 관중, 반하, 세신 등이 있다. 같은 식물이더라도 생장, 발육 단계에서 일조 요구량이 변하기도 한다. 예를 들어 북오미자, 당삼, 후박 등은 묘목이 어릴 때나 이식 재배 초기에는 강한 햇빛을 싫어하므로 이때는 반드시 차광 시설을 해 주어야 한다.

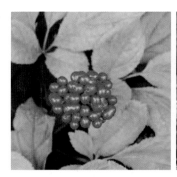

음지 식물_ 인삼

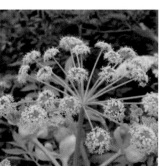

음지 식물_ 백지(구릿대)

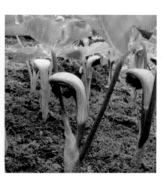

음지 식물_ 천남성

일장(日長)과 약용식물의 관계

　일장은 약용식물의 발육과 깊은 관계를 가지고 있다. 많은 식물의 화아 분화, 개화, 결실, 지하 저장 기관의 형성과 비대, 휴면과 낙엽 현상 등은 낮과 밤의 길고 짧음에 깊은 상관성을 지닌다. 이런 빛쪼임의 길고 짧음에 대한 반응을 광주기 현상이라 한다. 약용식물들은 오랜 기간 서로 다른 일조 조건에서 생장하기 때문에 그들의 일조 시간에 대한 요구들은 서로 다르기 마련이므로 일조 조건을 만족시켜 주어야 정상적으로 발육할 수 있다.

　약용식물의 일조 시간의 장단의 요구에 따른 요구도 크게 세 가지로 나눌 수 있다.

장일성 식물(長日性植物)

일조 시간이 길어지는 봄에 꽃이 피거나 결실하는 약용식물로 지황, 단삼, 박하, 양귀비, 용담, 연교 등이 있다.

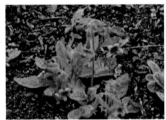
장일성 식물_ 지황

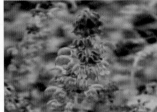
장일성 식물_ 단삼

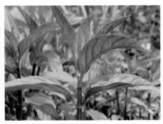
장일성 식물_ 박하

단일성 식물(短日性植物)

일조 시간이 짧아지는 가을에 꽃이 피거나 결실하는 약용식물이며 구절초, 산약, 아마, 목화, 계관화, 우슬 등이 있다.

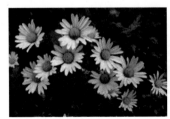
단일성 식물_ 구절초

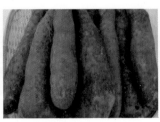
단일성 식물_ 산약(마)

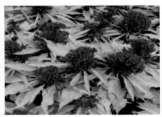
단일성 식물_ 계관화(맨드라미)

일조 시간보다는 온도만 맞으면 꽃이 피는 식물로서 번행초, 근화 등을 예로 들
수 있다.

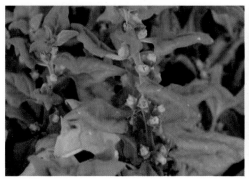

중성 식물_ 번행초

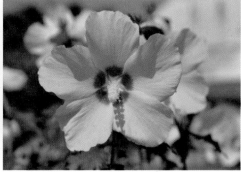

중성 식물_ 근화(무궁화)

온도(溫度)

식물 생장 기간 중 지상부의 온도와 지하부의 온도를 말한다. 특히 약용식물은 지
온에 민감하다. 지온이 13℃ 이하이거나 35℃ 이상이 되면 정상적인 생육이 어렵다.
기온은 위도, 해발 고도, 계절의 영향을 받는다. 하루 중 기온 변화의 차이를 일교차
라 한다.

1. 약용식물의 온도 적응

식물은 온도에 대한 요구가 서로 다르다. 따라서 식물 생장의 습성과 원산지의 차이
에 따라 열대 식물, 아열대 식물, 온대 식물 및 한대 식물로 구분할 수 있다.

열대 식물

인도네시아, 말레이시아, 대만 등지에 분포하는 것으로 가장 추운 달의 평균 온
도가 16℃ 이상이고, 일 년 내내 서리와 눈이 없어야 한다. 파두, 정향, 안식향나
무 등은 고온을 좋아하며, 0℃ 또는 그 이하로 떨어지면 동해를 입는다.

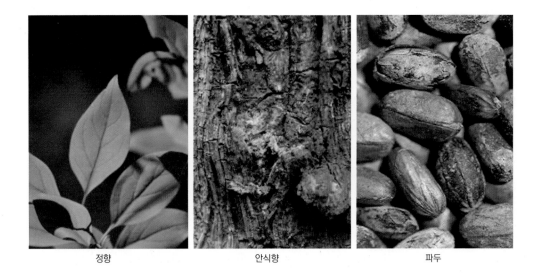

정향   안식향   파두

아열대 식물

가장 추운 달의 평균 온도가 0~16℃ 사이이며, 서리와 눈이 적은 중국의 화중 지방이나 제주도 지역에 분포할 수 있다. 삼칠, 후박나무, 장목 등이 있는데 온 난한 기후를 좋아한다.

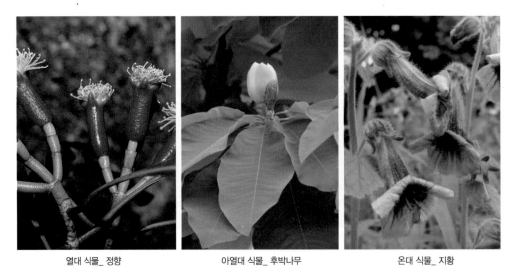

열대 식물_ 정향   아열대 식물_ 후박나무   온대 식물_ 지황

대부분 한반도 전 지역에 분포한다. 가장 추운 달의 평균 온도는 0℃ 이상이거나 −25℃ 이하인 경우도 있지만, 많은 종류의 약용식물이 자라며 온화하거나 시원한 기후를 좋아하고 내한성이 있다. 현삼, 천궁, 홍화, 지황, 절패모, 현호색 등은 온화한 기후를 좋아하고 인삼, 황련, 대황, 당귀, 작약 등은 서늘한 기후를 좋아한다 .

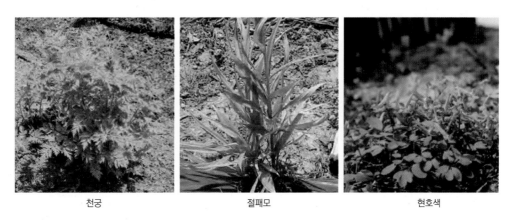

| 천궁 | 절패모 | 현호색 |

온대 식물

높고 추운 산간 지역인 시베리아 등 계속 눈이 쌓여 있는 곳에 분포하는 것으로 설연화 등이 있다.

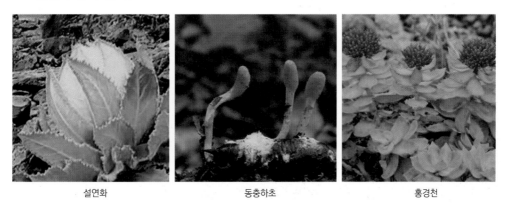

| 설연화 | 동충하초 | 홍경천 |

2. 온도 조건

대개 약용식물을 재배하는 경우 넓은 면적을 이용하기 때문에 방한 설비나 보온을 하기는 곤란하다. 다만 발아할 때 온실이나 비닐하우스를 설치하여 이용하는데 약용 식물의 종류에 따라 온도 조건을 달리한다.

내한성이 강한 약초

황기, 왜당귀, 길경, 감국, 우슬, 천궁, 목향

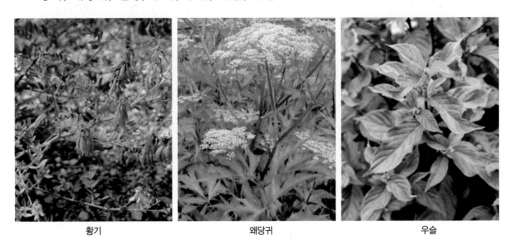

황기　　　　　　　왜당귀　　　　　　　우슬

추운 온도에 알맞은 약초

당귀, 백지, 작약, 사삼, 만삼, 강활

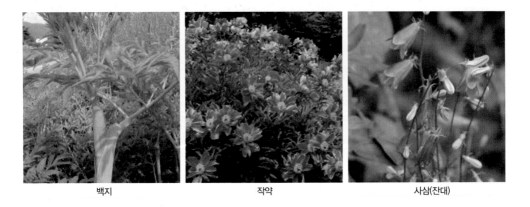

백지　　　　　　　작약　　　　　　　사삼(잔대)

따뜻한 온도에 알맞은 약초

산약, 지황, 맥문동, 천문동, 구기자, 향부자, 박하

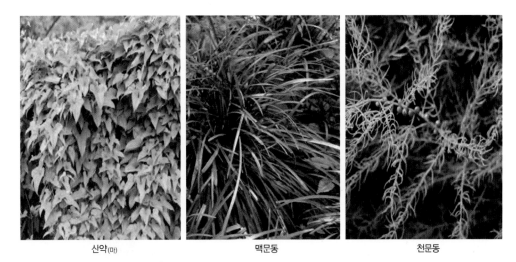

산약(마)   맥문동   천문동

고온에 알맞은 약초

생강 디기탈리스 제충국

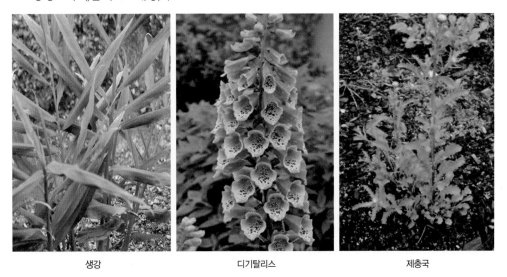

생강   디기탈리스   제충국

🌱 물(수분)

식물을 특정한 지방에 자생하게 하는 요인 중에서 가장 커다란 것은 온도와 강수량과 관계가 깊은 수분이다.

건생식물

뿌리 조직이 발달되고, 양호한 수분 증발 억제 구조를 갖고 있으며 수분 저장 능력이 있다. 건조하고 강우가 적은 곳에서 재배하는데 선인장, 용설란, 감초, 마황 등이 있다.

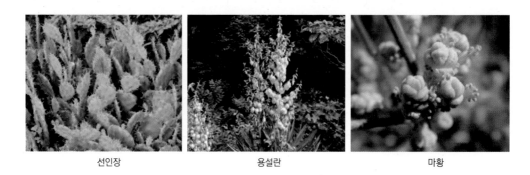

선인장	용설란	마황

수생식물

뿌리가 발달되지 못하고 수분 증발 억제 조직도 없으나 통기 조직이 특별히 발달되어 있다. 수련, 연 등이 있으며 통기 조직이 발달되어 연못이나 계곡 주변의 습지나 숲속의 다습한 환경에서 성장하는 습생 식물인 천남성, 택사, 창포, 석창포 등이 있다.

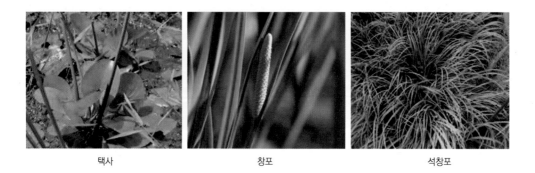

택사	창포	석창포

건조한 조건에서도 쉽게 시들어 버리지만, 수분이 조금이라도 많은 경우에도 쉽사리 습해를 받는다. 대부분의 약용식물이 이에 속하며 지황, 절패모, 현호색 등이 있다. 그러므로 고품질의 약용작물을 생산하기 위해서는 포장 관수 시설을 갖추고 적절한 관수를 해 주어 품질과 생산량을 높여야 한다.

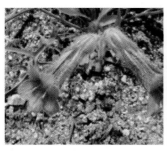
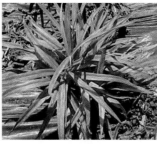
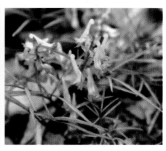

지황   절패모   현호색

🌱 대기 중의 이산화탄소와 산소

대기 중의 CO_2(이산화탄소)는 식물의 광합성 작용의 재료로 필요하며, 그 함량은 공업의 발달에 따라 점차 높아지고 있다. 일반적으로 전체 공기의 0.03%를 차지하며, 토양 중에는 0.15~0.65%가 함유되어 있다. 그러나 토양의 CO_2 함량이 2~3%에 달하면 뿌리의 호흡이 불리하게 되는 해독 작용이 있다.

산소 또한 호흡 작용에 필요하지만 토양에는 산소의 함량이 적어서, 보통 뿌리부분의 호흡에 제한 요소가 되기도 한다. 수증기는 공기의 온도에 영향을 주며 더욱이 공장의 폐기물, 매연, 먼지 등은 약용식물의 생장과 발육에 심각한 영향을 미친다.

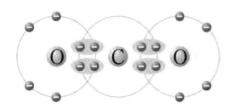

$$O=C=O$$
이산화탄소(CO_2)

🍵 기후 조건

약용식물을 재배하려면 먼저 우리나라의 특수한 기후와 토질에 대하여 잘 이해해야 한다. 약초가 자라는 자연적 환경 요건과 재배 식물의 생리적 관계를 잘 알고 합리적으로 재배하는 방향이 강구되어야 할 것이다.

우리나라의 공통된 기후 특징과 약용식물 재배와의 관계를 크게 나누면 다음과 같다.

1. 건조기의 재배기술

봄의 해빙기에는 토양에 다량의 수분이 있으나 파종한 다음 생육에 가장 중요한 시기인 4월부터 6월 사이가 매년 강수량이 적고 토양이 매우 건조하다. 이때 종자의 발아, 발육이 나쁘고 진딧물을 비롯한 해충의 발생으로 피해도 많다.

가을에 파종하는 작물은 토질과 종류 그리고 입지 조건에 따라서 다소 차이가 있겠으나 이랑을 넓고 얕게 만들고 완숙 퇴비를 기비(基肥, 밑거름)로서 충분히 시용하는 것이 유리하다. 종근을 심을 때는 비교적 깊게 심도록 하며 종자의 복토도 보통 때보다 약간 깊게 하는 것이 좋다.

봄에 파종할 경우는 봄철의 건조기를 고려하여 포장의 관개 시설을 잘 하여 집중 관리를 하는 것이 좋다. 종근을 심을 때는 가을 조건과 달라 퇴비를 일시에 많이 주거나 냄새나는 퇴비를 주면 오히려 건조가 된다. 또한 지하 수분의 상승을 저해하는 현상이 일어난다. 봄철 파종 후에는 짚이나 퇴비 등을 덮어 주도록 한다.

종자의 발아를 좋게 하기 위해서는 전년에 깊이갈이 해 주는 것이 좋다. 봄 파종기에는 흙덩이만 깨고 정지하여 파종하면 수분 유지가 잘 되어 발아율이 더 좋다. 특기할 것은 패모는 6월 하순경 수확하게 되는데, 이 건조기에 가장 생육이 왕성할 때이므로 전년(前年) 가을 인경을 심고 완숙 퇴비를 시용하여서 한발의 해를 적게 받도록 해야 한다.

> **봄 건조기에 강한 약초의 종류**
>
> 결명자, 작약, 목단, 백지, 독활, 당귀, 지황, 홍화, 익모초, 맥문동, 길경

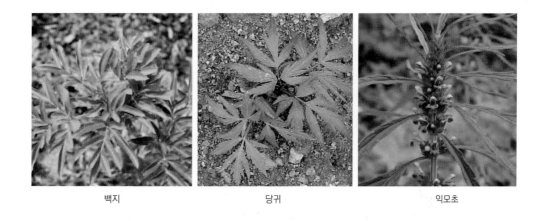

| 백지 | 당귀 | 익모초 |

봄 건조기에 약한 약초의 종류

형개, 디기탈리스, 시호, 일당귀, 현삼, 황기

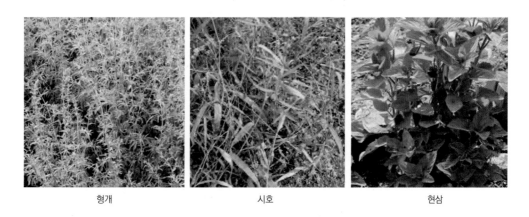

| 형개 | 시호 | 현삼 |

2. 여름철의 재배 기술

우리나라의 연평균 강수량은 1,200~1,300㎜ 정도이다. 그중 7~8월에 반 이상이 내린다. 이때의 토양은 과습하고 비옥한 표토가 유실되며, 진흙땅에서는 작업이 곤란해지고 잡초가 무성하게 자라 지황, 당귀 등과 같은 숙근성 약초의 뿌리가 썩기 쉽고, 줄기나 잎은 잡초와 경쟁에 뒤져 생육이 부진하며 개화, 결실이 나빠진다. 따라서 이 시기에는 이랑을 높이고 배수구를 만들어 과습하지 않도록 한다.

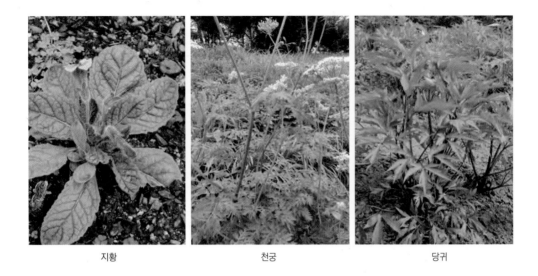

지황　　　　　천궁　　　　　당귀

3. 가을철의 재배 기술

　9월에 들어서 맑은 날씨가 계속되면 종자 결실률이 좋고 성숙이 빨라지나 약초의 종류에 따라서는 늦가을까지 생장이 지속된다. 따라서 생장 기간 중에 수확을 해야 하기 때문에 퇴비를 사용할 경우 기비로 사용한다. 예를 들면 구기자, 지황, 천궁 등은 이러한 경우를 고려하여 추비(追肥)에 치중하는 것보다 기비로 사용하는 것이 좋을 것이다.

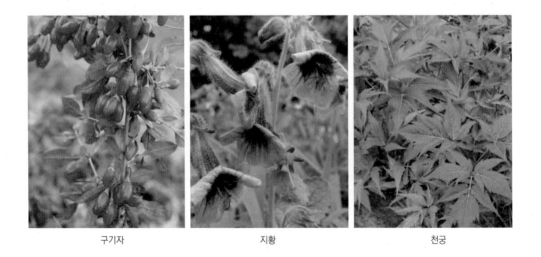

구기자　　　　　지황　　　　　천궁

4. 겨울철의 재배 기술

중부 이북 지방에서는 남부 지방보다 겨울이 길고 추위가 혹심하기 때문에 특수한 약초 종자는 가을에 파종하지만 대부분의 약초는 봄에 많이 파종하고 있다.

가을에 파종할 경우 토양이 겨울 동안 얼었다 녹았다 하기 때문에 종자, 종근이 지상으로 노출되어 한해(寒害)를 입을 수도 있으니 특히 복토에 주의하고 짚이나 퇴비 등을 덮어 주는 것이 좋다. 또한 음습지, 경질토에는 서릿발이 생겨서 종자, 종묘 등을 노출시켜 얼어 죽게 하므로 이러한 토양에는 가능하면 심지 않는 것이 좋으며, 초겨울과 해빙기에는 흙 밟기를 실시하도록 한다.

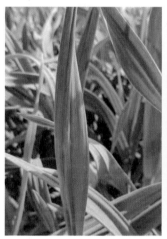
마늘

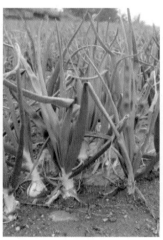
양파

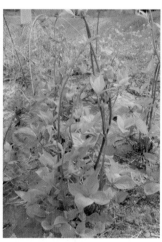
더덕

약용식물 토양환경

약초 재배에서는 '1 토(土), 2 묘(苗), 3 기(技)'란 말이 정설처럼 전해지고 있다. 약초 재배를 위해서는 환경 요인으로서의 토양을 비롯하여 유전적 우수성을 가진 씨앗(묘), 재배 기술 등의 여건이 맞아야 하며, 특히 토양과 유기물 관리가 중요하다. 가축 분뇨가 좋은 유기물 자원이지만, 그 자체가 토양과 작물의 몸에 맞는 것은 아니다. 지금처럼 생석회와 항생제, 호르몬제가 들어 있는 불안정한 퇴비는 부숙될 만한 충분한 기간을 주어야 하며 그렇지 않으면 발효되지 않는다.

🌱 토양 조성의 조건

토양은 고체, 액체, 기체의 세 가지 물질이 결합하여 있는 복잡한 성상(性狀)의 자연 고체이다. 토양의 모든 변화는 이 세 가지와 긴밀한 관계가 있다.

1. 토양의 종류와 토립

1) 토양의 종류

① 모래땅(사질 양토)은 하천 근처, 해안가에 주로 있으며 수분 보유력, 보비력(保肥力)이 낮다. 통기성, 배수성은 좋으나 한해(旱害 : 가뭄 피해)를 입기 쉬우며 완충 능력이 낮고 지온 상승도 빠르므로 초기 생육이 촉진된다.

② 충적 토양은 홍수에 의해 토사가 운반, 퇴적되어 이루어진 땅으로 큰 하천 유역에 발달되어 사질~점질, 다양한 토성, 사양토 또는 양토가 많다. 배수가 양호하며 토심이 깊고 비옥하여 작물 재배에 적당하다.

③ 홍적 토양은 구릉지, 분지, 경사지에 많다. 오랜 풍화와 용탈로 염기가 유실되어 강한 산성 땅으로 되어 부식질이 적고 인산이 부족한 점질토가 많다.
④ 화산 회토는 제주도 일부 지역에 있는 흑갈색의 가벼운 토양으로, 비옥하지 못하며 인산이 부족하다. 배수가 양호하여 목본류 재배에 좋다.

2) 토립에 따른 분류

토성은 토양 입자 크기의 분포에 기초를 둔다. 사질 토양(sand)은 입자 직경이 0.05~2㎜이고, 미사질 토양(silt)은 입자 직경이 0.002~0.05㎜ 그리고 점토(clay)는 0.002㎜ 이하인 토양을 말한다.

토양은 또한 '거친' 또는 '고운'으로 표현될 수 있다. 거친 토성의 토양은 모래가 많고, 반면에 고운 토성의 토양은 점토를 많이 함유하고 있다. 모래, 미사질토, 점토가 고루 섞여 있는 토양을 양토(loam, loamy soil)라 부른다.

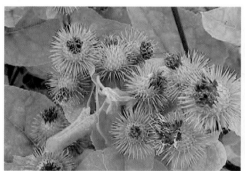

모래땅에서 잘 자라는 우방자(우엉)

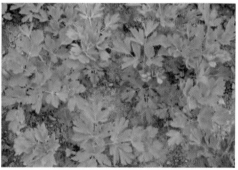

사질 양토에서 잘 자라는 갯기름 나물

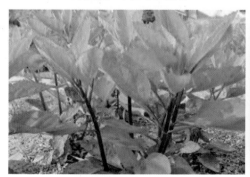

양토에서 잘 자라는 현삼

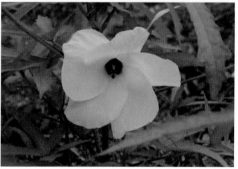

식양토에서 잘 자라는 황촉규(닥풀)

그러므로 식물 생태의 특성에 근거하여 지역에 따라 선호하는 토양을 선정, 활용해야 한다. 모래땅에는 감초, 우방자, 향부자 등이 좋고, 사질 양토에는 인삼, 홍화, 지모, 결명자, 방풍, 디기탈리스 등이 좋으며 양토에는 당귀, 박하, 구기자, 현삼, 백지, 천궁, 패모, 지황 등이 좋고, 식양토에는 황촉규, 토목향 등이 좋으며, 식토(埴土)에는 택사 등이 좋다.

2. 토양 유기물

사람들은 흔히 토양에 유기물이 많으면 좋은 흙이라 생각한다. 그러나 유기물이 많다고 좋은 흙이라 할 수 없고, 좋은 퇴비가 알맞게 있어야 좋은 흙이라 할 수 있다. 생명체의 잔재물은 모두 유기물이지만, 토양의 유기물은 부식(humus)을 말한다. 분해되기 쉬운 유기물들은 썩어 없어지고, 재결합되어 안정되며, 짙은 암갈색의 형태를 이룬다. 부식은 토양을 부드럽게 하며, 양분의 저장 창고이다. 토양에 부식이 많아야 좋은 토양이다.

토양 유기물의 주된 기능은 다음과 같다.

● 분해할 때에는 호르몬, 비타민, 핵산물질 등의 생장 촉진 물질을 생성한다.

● 토양 입단(粒團)의 형성을 조장하여 토양의 물리성을 개선한다.

● 토양의 통기성, 보수력, 보비력 등을 증대시킨다.

● 토양 반응을 급히 변동시키지 않는 토양의 완충 능력을 증대시킨다.

● 유용한 미생물의 번식을 조장시키며 지온을 상승시킨다.

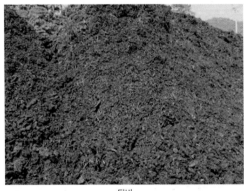

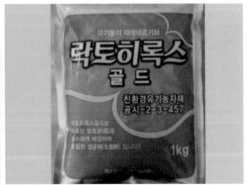

퇴비

3. 토양 미생물

토양 중에는 다양한 미생물이 대량으로 있는데, 세균, 진균, 방사상균, 조류, 원생동물 등에서 일반적으로 세균의 수가 가장 많다. 해로운 미생물도 있으며 병해를 일으키거나 생장에 나쁜 영향을 미치기도 한다.

미생물은 약용식물의 생육에 유리하거나 불리하게 작용하는 것이 있다. 이들은 토양 중에 유기물이 많고 토양 통기성이 좋으며 토양 반응이 중성 내지 약산성이고 토양습도가 적당하며, 토양 온도가 20~30℃일 때 활동이 가장 활발하다. 발효된 유기물에서 방선균, 트리코더마균(Trichoderma), 질산화성균이 많아진다. 살충, 호르몬제 등이 들어 있는 유기물은 후사리움(Fusarium), 피시움(Pythium), 코티시움 등이 증가한다.

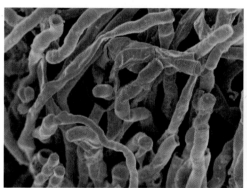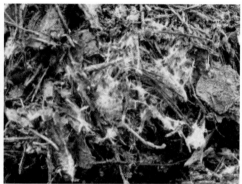

미생물 균사체(현미경)

4. 토양 수분

물은 수소와 산소로 이루어지며 약용작물의 80~90%가 물이다. 물은 다른 액체에 비하여 비열, 증발의 잠열, 표면장력이 현저히 크지만 점도는 비교적 적다. 많은 생체물질과 많은 무기염류를 잘 녹이고, 점도가 낮아 도관 등의 가는 관 속에서 물질의 이동을 신속히 한다.

토양 수분은 강우, 관수, 지하수위, 온도 등과 직접적인 관계가 있다. 토양 속에 존재하는 수분은 결합수, 흡습수, 중력수 등이 있으나 주로 모관수를 이용하고 있다. 모관수는 표면장력에 의하여 토양공극 내에서 중력에 저항하여 유지되는 수분이며 모관현상(毛管現象)에 의해서 지하수가 모관공극을 상승하여 공급된다. 식물이 주로 이용하는 수분이다.

5. 토양 산소

토양 공기는 대기에 비하여 이산화탄소의 농도가 몇 배나 높은 반면, 산소의 농도는 낮다. 특히 토양 속으로 깊이 들어갈수록 점점 산소의 농도가 낮아지고 이산화탄소의 농도는 높아진다. 토양의 통기성이 우량하면 식물의 생장과 미생물의 활동에 모두 유익하다. 경운, 배수, 관개, 객토 등으로 토양 공기와 수분의 상태를 조절하여 식물 생장 발육의 조건을 충족시켜 주어야 한다.

6. 토양 반응

토양 산도는 pH로 표시하며 대개 식물 생육에 가장 적합한 산도는 pH 5.5~7.0이다. 식물의 종류에 따라 호산성 식물, 호염기성 식물, 중성 식물로 나누며, 토양의 반응은 토양 용액 중의 수소이온 [H⁺] 농도와 수산이온 [OH⁻] 농도의 비율에 따라 결정된다. [H⁺]의 역수의 대수치를 취한 것이 pH(Potential for hydrogen)이다. pH는 1~14의 수치로 표시되며, 7이 중성이고, 7 이하는 산성이며, 7 이상은 알칼리성이다.

육계, 인삼, 서양삼, 정향, 반대해, 황련 등은 산성 토양에 적합하며, 알칼리성 토양에서 잘 자라는 것으로는 감초, 구기자 등이 있다. 그리고 대부분의 약용식물이 중성 토양에 적당하며 생장에도 좋다. 약용식물을 재배할 때는 토양의 산도에 따라 적당한 토양을 선택해야 하며 토양 반응을 교정시키는 방법을 가지고 재배해야 한다.

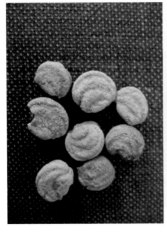
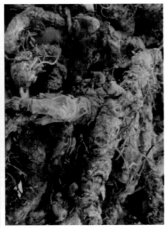
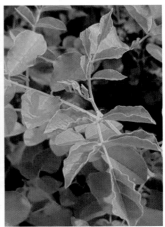

인삼   황련   감초

7. 토양의 개량

1) 산성화의 원인과 개량

　토양 교질입자의 표면에 붙어 있는 치환성 염기가 떨어져 나가고 대신 수소 이온
(H^+)이 흡착되고 토양 중에 질소나 유황을 함유하는 물질에 미생물이 작용하여 질산
(HNO_3) 및 황산(H_2SO_4)이 생성되면서 산성화된다. 또한 강수에 의해 토양 속에 용해된
염기가 제거되기도 한다.

　산성 토양의 개량은 생석회, 탄산석회, 소석회를 시용하고 유기물(퇴비, 구비 등)을 넣
어 산성화에 의한 장해를 억제한다.

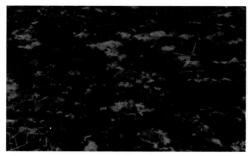
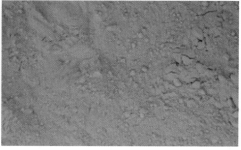

퇴비　　　　　　　　　　　　　　　　　　　　　구리

2) 알칼리성 토양의 개량

　알칼리성 토양은 주로 탄산염과 중탄산염을 함유하여 알칼리성이나 약알칼리성 반
응이 나타난다. pH가 9~10에 이르면 유기질이 알칼리에 의해 용해되어 수분을 상실
하고 토양의 비옥도가 파괴된다. 많은 약용작물이 약산성에서 고품질을 만들므로 황
산, 유황, 목초액 등을 이용하여 토양을 개량해 주어야 한다.

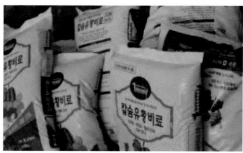
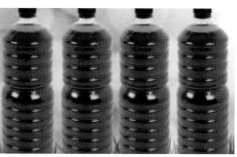

유황　　　　　　　　　　　　　　　　　　　　　목초액

🌱 토양 선택과 정지(整地)

1. 토양 선택

식물 생장 특성을 고려하여 선택해야 하지만, 대부분의 약용식물은 토양 조성이 좋은, 비옥하고 부드러우며 배수가 잘 되고 약산성~중성 반응을 나타내는 사질 양토에서 잘 자란다.

2. 토양 갈이(耕耘)

토양의 물리적 성질을 변화시켜 보수, 보비력을 증강시키고, 잡초와 병충해를 소멸시키는 것이 식물의 생장을 돕는 것이다.

1) 심경(深耕, 깊이갈이)

깊게 뒤집어 가는 방법으로 주로 봄, 가을에 실시하며 만삼, 우슬, 백지 등 깊은 뿌리를 약용으로 쓰는 약용식물의 재배에 필요하다. 심경할 때에는 기비(基肥 : 밑거름)를 반드시 살포해야 한다.

2) 갈이(整地)

밭갈이 후에는 정지 작업을 해야 하는데 평평하고 가늘게 써레질을 하여 수분 증발을 방지하는 것은 중요한 일이다. 또 약용식물의 생장 특성을 고려하여 지세의 고저와 강우 상황을 따져 두둑을 만들어야 한다. 두둑이 관개에 편리해야 지온을 상승시킬 수 있고 기계화 영농에 편리하다.

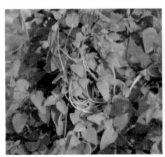 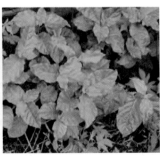 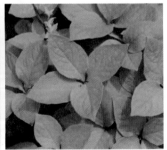

깊이갈이로 재배하는 만삼   깊이갈이로 재배하는 우슬(쇠무릎)   깊이갈이로 재배하는 더덕

약용식물 재배에 필요한 비료

 약용식물 성장에 필요한 비료

식물체 중에 들어 있는 원소 중 식물이 자라는 데 꼭 필요한 원소를 필수 원소라고 한다. 비록 그 양이 미량이더라도 그 원소가 필요 불가결한 것이면 필수 원소라 한다. 식물이 요구하는 필수 원소의 다소에 따라서 다량 원소와 미량 원소로 나뉜다.

지금까지의 연구로 알려진 다량 원소는 탄소(C), 수소(H), 산소(O), 질소(N), 인(P), 칼륨(K), 칼슘(Ca), 황(S), 마그네슘(Mg)의 9원소이고, 미량 원소는 철(Fe), 망간(Mn), 구리(Cu), 아연(Zn), 몰리브덴(Mo), 붕소(B), 염소(Cl)의 7원소가 알려졌다(여기서 철(Fe)은 다량 원소로 분류하기도 한다).

그 밖에 콩과 작물 약초의 질소고정에 코발트(Co), 율무나 대맥 등의 화본과 작물에 규소(Si), 차조기나 시금치 등에 나트륨(Na) 등이 유익하지만 아직 필수 원소로 증명되지는 않았다.

필수 원소
- 다량 원소(9원소) : C, H, O, N, P, K, Ca, S, Mg
- 미량 원소(7원소) : Fe, Mn, Cu, Zn, Mo, B, Cl
- 유용 원소 : Na, Si, Al, Se, Co, Ni, Sr, Rb

또 이들 필수 원소는 대기로부터 식물의 기공을 통하여 흡수되는 탄소(C), 수소(H), 산소(O)를 제외하고 뿌리로부터 물, 무기화합물 또는 유기 화합물의 형태로 흡수된다.

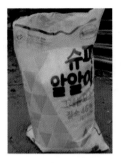

1. 질소(N)

질소는 세포 원형질의 주성분인 단백질의 구성 성분이며, 식물에서는 극히 중요한 양분이다. 건물(乾物) 중 질소를 함유하는 유기물이 차지하는 비율은 5~30%이다. 질소는 보통 암모니아태질소(NH_4-N)와 질산태질소(NO_3-N)의 형태로 식물에 흡수된다.

2. 인산(P)

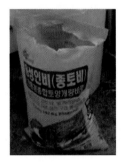

인산은 약초의 체내에서 무기인산, 당인산에스텔, 높은 에너지를 만드는 인산화합물, 인지질, 핵단백질 등의 형태로 존재한다. 체내에서 엽록체로 광인산화 반응이나 과인산분해 반응 등으로 에너지 전환에 인산을 매개로 하는 중요한 역할을 한다.

인산은 탄수화물과 화합물을 형성하여 다른 물질로 변화하는 데 이용되며 탄수화물 대사와 에너지 대사에 중요한 역할을 한다. 인을 함유하는 핵산, 핵단백, 인지질 등은 원형질의 구성 성분이므로 세포의 생장, 번식에 필수 원소이다.

3. 칼륨(K)

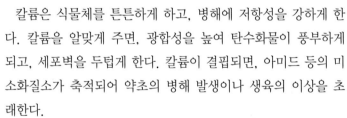

칼륨은 식물체를 튼튼하게 하고, 병해에 저항성을 강하게 한다. 칼륨을 알맞게 주면, 광합성을 높여 탄수화물이 풍부하게 되고, 세포벽을 두껍게 한다. 칼륨이 결핍되면, 아미드 등의 미소화질소가 축적되어 약초의 병해 발생이나 생육의 이상을 초래한다.

또 칼륨이 결핍되면 호흡이 왕성해져, 식물체 내에 비축된 탄수화물의 소비가 증대하기 때문에 당도가 내려가고, 생육도 나빠진다. 일조 부족이나 야간 온도가 높을 때에는 약초에 대한 칼륨 시용 효과가 확실히 나타난다.

황산칼륨(K_2SO_4)와 염화칼륨(KCl)이 칼륨비료의 주된 성분이며, 모두 수용성인 칼륨를 함유하고 속효성이다. 줄기의 비료라 할 만큼 줄기를 견고하게 하고, 구근이나 근경을 요하는 약용식물인 맥문동의 괴근, 천궁, 작약, 목단, 감초에 많이 요구된다.

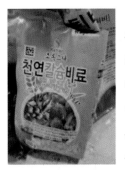

4. 칼슘(Ca)

칼슘은 식물체 내에서 이동이 잘 안 된다. 즉 재전류(再轉流) 보급이 거의 안 된다. 그러므로 칼슘이 결핍되면 먼저 새 뿌리, 정아(頂芽), 과실 등 생장이 왕성한 부위부터 장해가 나타난다. 칼슘은 약용식물의 세포막을 강건하게 하고, 해로운 물질의 주입을 막아 주며, 체내 노폐물의 축적을 제거하는데, 체내의 이동은 느리다. 약용식물에 칼슘비료를 많이 주면 생산량을 높이고 품질을 개선할 수가 있다. 인삼, 당삼, 황련, 서양삼 등의 근류식물에 칼슘을 증시하는 경우 효과를 얻을 수 있다.

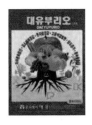

5. 붕소(B)

식물체 내의 탄수화물의 변화를 촉진하여 촉매 또는 반응 조절 물질로 작용한다. 근류균의 근류 형성과 질소고정을 증가시켜 주고 뿌리의 발육을 촉진시킨다. 결핍되면 수정, 결실이 나빠진다.

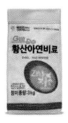

6. 몰리브덴(Mo)

질소 환원 효소의 구성 성분이며 질소 대사에 필요하고 콩과 작물 근류균의 질소 고정에도 필요하다. 결핍되면 황백화되고 모자이크 병에 가까운 증세가 나타난다.

7. 아연(Zn)

아연은 촉매 또는 반응조절 물질로 작용하며 단백질과 탄수화물의 대사에 관여하고, 엽록소의 생성에도 관여하는 것으로 알려져 있다. 결핍되면 황백화, 괴사, 조기낙엽 등을 초래한다.

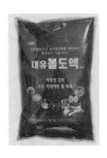

8. 구리(Cu)

구리 단백으로서 효소 작용을 하며 광합성 호흡 작용 등에 관여하고, 엽록소의 생성에도 조성한다. 결핍되면 황백화, 괴사, 조기낙엽 등을 초래한다.

9. 망간(Mn)

광합성에서 망간은 중요한 역할을 한다. 특히 산소 발생계의 반응에 관여한다. 그 외에도 효소 반응이나, 산화 환원 전위의 조절 기능을 하고 있다. 망간이 결핍되면 호상(縞狀)이나 반점상의 황화를 나타낸다. 망간은 철과는 길항 작용을 한다.

10. 철분(Fe)

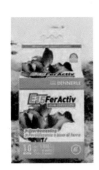

철은 어떤 토양에도 다량 포함되어 있다. 토양 중에서의 용해도는 극히 적다. 보통 호기적인 밭 토양 조건에서는 불용태의 형태로 존재한다고 본다.

약초는 뿌리에서 분비하는 유기산 등의 신선 물질이나, 킬레이드 작용을 하는 물질을 분비하여 철을 녹여 흡수한다. 또 환원 작용에 의하여 2가철(Fe^{++})의 형태로 흡수 하기도 한다.

약초 체내에 흡수된 철은 지상부에 이동하여 경엽의 각부, 그중에도 정아(頂芽), 액아(腋芽)의 분열 조직, 어린 잎에 우선적으로 섭취된다.

🌱 약용식물의 생장 호르몬

식물체가 생육하려면 식물이 외계로부터 흡수하는 물질이나 에너지 즉 수분, 광 에너지, 이산화탄소, 무기염류 등과 더불어 체내에 있어서 특수한 화학 물질이 요구된다. 이 특수한 화학 물질을 식물 호르몬이라 하며, 극소량으로도 큰 효과를 나타내고 보통 식물 자체에서도 생성이 된다.

호르몬이란 식물체 내의 어떤 기관(器官)이나 부분에서 생성되어 체내의 다른 기관이나 또는 부분에 이행하여 특수한 반응을 일으키는 물질을 말하며, 그중에서 특히 생장을 지배하는 호르몬을 생장 호르몬이라 한다.

식물은 저장 영양 물질을 이용하여 세포가 증식(增殖)되고 생장하게 된다. 식물체는 호르몬의 분포와 작용에 의해 각각 필요한 방향으로 세포를 증식시켜 생장한다. 이를테면 줄기의 배지성(背地性) 및 향일성(向日性)과 뿌리의 배일성(背日性)이 그것이다.

식물의 어린 묘(苗)를 수평으로 두거나 또는 다소 경사지게 하면 싹(芽)은 중력과 반대 방향으로 향하고 뿌리는 중력의 방향으로 향한다. 이것은 배지성과 향지성의 결과이다. 이것은 지상부에서는 중력의 반대 방향으로 생장 호르몬이 작용하고, 뿌리에서는 그 반대로 작용하기 때문이다. 또 어린 묘에 광선을 쬐면 광선 쪽으로 생장하게 되고, 뿌리는 반대쪽으로 생장한다. 이것은 줄기에서는 광선이 쬐는 반대쪽에 생장 호르몬이 생성되어 생장을 촉진한 결과이다.

1. 오옥신(Auxin)

식물에서 처음으로 발견된 생장 호르몬은 오옥신(auxin)이다. 이것은 곧 합성품이 나왔고, 또 그 후에 화학구조가 유사한 합성물을 만들어 오옥신보다 효력이 좋은 생장 호르몬도 많이 발견되거나 합성되었다. 현재 많이 사용되고 있는 생장 호르몬은 NAA, 2,4-D 등이다.

오옥신의 작용으로는 줄기와 초엽의 신장, 광(光)이나 중력에 의한 굴곡, 부정근 형성, 목부의 분화, 과실의 생장, 형성층의 활성 등의 작용이 있는 반면 뿌리와 신장 잎의 노화, 낙화를 억제하는 작용도 있다.

2. 지베렐린(Gibberellin)

벼 병충해의 일종으로 줄기가 이상 발육을 하여 벼이삭이 나오지 않고 말라죽는 병충해가 있는데 그 병원균이 벼키다리병원(*Gibberella fujikuroi*)임이 밝혀졌다. 1938년, 이 균의 배양에서 지베렐린이 분리되었고 그 화학 구조도 밝혀졌다.

이들 성분은 모든 식물에 대하여 생장 촉진 작용을 나타낸다. 한편 감귤류(*Citrus*)속 식물의 어린 싹 및 다른 많은 식물에서도 검출되어 오옥신과 같이 식물의 생장을 촉진하는 물질로 알려졌다.

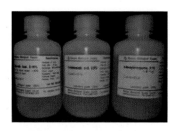

3. 생장 호르몬의 이용

생장 호르몬은 발근소(拔根素)로서 삽목(揷木) 등에 많이 응용되고 있다. 그중에서도 합성 호르몬인 NAA(naphthalene acetic acid) 등이 많이 사용되고 있으며, 또 뿌리에는 과잉 생장 호르몬이 오히려 해롭기 때문에 2,4-D 등은 제초제(除草劑)로 사용되고 있다. 이 경우 벼과 식물은 비교적 저항이 강하므로 논 또는 잔디밭 등의 잡초 제거에 효과가 크다.

지베렐린 및 합성 생장 호르몬은 꽃에 살포하면 수정(受精)이 되지 않은 채 자방(子房)만이 비대 생장하기 때문에 씨 없는 수박, 씨 없는 포도 등의 재배에 응용된다.

🌱 화학비료 종류와 사용법

비료는 식물에 영향을 주거나 식물의 재배를 돕기 위하여 흙에서 화학적 변화를 가져오게 하는 물질이다.

1. 비료효과(效果)의 발생에 따른 분류

① 직접 비료(直接肥料) : 비료 요소를 함유
- 질소질 비료(窒素質肥料) : 요소, 유안, 인산암모늄(인안), 석회질소, 초안 등
- 인산질 비료(燐酸質肥料) : 과석, 중과석, 용성인비 등
- 가리질 비료(加里質肥料) : 염화칼륨, 황산칼륨 등
- 기타 : 규산, 퇴비, 붕산, 황산망간, 황산마그네슘 등

② 간접 비료(間接肥料) : 토양의 이화학적 성질의 개선을 통하여 간접 효과
- 석회질 비료(石灰質肥料), 세균성 비료(細菌性肥料), 토양 개량제(土壤改良劑), 호르몬제

2. 비료에 나타나는 지속성(遲速性)에 따른 분류

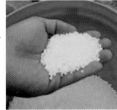

요소비료

① 속효성 비료(速效性肥料) : 요소, 유안, 과석, 염화칼륨 등

② 완효성 비료(緩效性肥料) : 깻묵, METAP 등

③ 지효성 비료(遲效性肥料) : 퇴비, 구비 등

3. 생리적 반응에 따른 분류

① 생리적 산성 비료(酸性肥料) : 유안, 황산칼륨, 염화칼륨, 염안 등

② 생리적 중성 비료(中性肥料) : 초안, 요소, 질안, 과석 등

③ 생리적 염기성 비료(鹽基性肥料) : 석회질소, 재, 어비(魚肥), 용성인비 등

4. 급원(給源)에 따른 분류

① 광물질 비료(鑛物質肥料) : 요소, 유안, 과석, 염화칼륨 등

② 동물질 비료(動物質肥料) : 어분, 골분(骨粉), 계분 등

③ 식물질 비료(植物質肥料) : 퇴비, 구비, 깻묵 등

화학 비료 종류에 따른 토양 반응

화학적 반응(비료)	비료 종류	생리적 반응(토양 내) 칼륨
산성	과린산석회(과석)	중성
	중과린산석회(중과석)	
중성	질산암모늄(질안)	
	요소	
	황산암모늄(유안)	산성
	염화암모늄(염안)	
	황산칼륨	
	염화칼륨	
	황산고토비료	
알칼리성	질산소다	알칼리성
	석회질소	
	용성인비	

주요 비료의 성분

(단위 : %)

종류	질소	인산	칼륨	종류	질소	인산	칼륨
요소 $(NH_2)_2CO$	20~21	–	–	구비(牛)	0.34	0.16	0.40
유안 $(NH_4)_2SO_4$	20~21	–	–	구비(豚)	0.45	0.19	0.60
석회질소 $CaCN_2$	20~21	–	–	계분(生)	1.63	1.55	0.75
과린산석회	–	16~20	–	계분(乾)	3.50	3.0	1.20
중과린산석회	–	44	–	퇴비	0.50	0.26	0.50
용성인비	–	18~22	–	녹비(생)	0.48	0.18	0.37
염화칼륨 KCl	–	–	40~60	면실박	6.0	2.6	1.50
황산칼륨 K_2SO_4	–	–	48~50	탈지강	2.08	3.78	1.40
짚재	–	3.7	9.6	대두박	6.50	1.40	1.8
인분뇨	0.57	0.13	0.27	깻묵	5.57	2.51	1.02

🌱 적합한 비료 시비

지금까지의 약초 경작은 예로부터 내려오는 농법과 경험 그리고 현장 감각에 의존하여 재배하는 방식이었으나 앞으로 고품질의 청정 약초를 재배하기 위해서는 보다 과학적이고 현대적인 분석 방법을 사용하며 예정지 관리와 각 생육단계별로 적절한 재배 관리를 해야 한다. 아울러 비료 사용량을 줄이며 '균형 농법'에 의한 친환경 고품질의 약초 생산을 모색해야 한다.

1. 데이터 축적에 의한 과학 영농

토양과 작물의 관계는 복잡하다. 토양 중에는 모든 것이 전기적 성질을 띠고 있다. 그러한 영향을 받고 있는 양분들은 물에 녹아서 이온 형태로 되어 작물의 뿌리에 흡수된다. 흡수되는 양분 사이에도 상호 촉진과 길항 작용이 일어난다. 이러한 토양과 작물 사이에 이루어지는 양분의 균형 관계를 파악하여 작물 생육에 가장 적합한 상태로 만드는 기술이 핵심이다. 이처럼 이제까지는 각 농가에서 '경험과 감'으로 하던 것을 앞으로는 누구나가 시도할 수 있도록 핵심적인 기술에 대하여 그것을 과학적으로 수치화하고 정리하여 농가에서 실용적으로 적용하여 작물을 생산한다면 그것이 바로 과학영농, 과학농법이라고 할 것이다.

2. 농가와 농업 기술센터기관과의 공동 협력에 의한 재배

농가와 농촌 지도 기관이 공동으로 토양 및 재배 환경을 분석하고 그 분석 자료와 표준치를 비교하여 시비량과 방법을 처방하는 일련의 작업 과정은 기비대책, 추비대책, 뿌리의 대책, 보조적인 장해 대책으로 구분되는데 다음과 같은 진단, 처방, 순서로 진행된다.

1) 정확한 토양 분석으로 밑거름 대책

기비 대책은 토양의 성질을 파악하기 위해 작물을 심기 전에 토양을 종합적으로 분석하여 시비량과 방법을 농가에 처방한다.

> **토양 분석**
> ・토양 특성 : pH(물), pH(KCl), EC, ORP
> ・5대 요소 : 질소, 인산, 칼륨, 석회, 고토
> ・미량 요소 : 철, 구리, 망간, 아연, 붕소, 몰리브덴, 염소

2) 작물의 생육 단계별 분석으로 추가비료 주기

추비 대책은 작부 후 농가가 정기적으로 분석 키트를 이용하여 작물체의 당도, 양분, 토양 등을 분석하는 것이다. 이 분석치로 생육 단계별로 작물체의 상태를 진단하여 처방한다.

> **추가비료 분석**
> ・당도 분석 : 작물체의 상 · 중 · 하위 당도
> ・양분 분석 : 작물체의 질소, 인산, 칼륨, 석회, 고토
> ・특성 분석 : 토양의 pH(물), pH(KCl) EC ORP

3) 토양과 식물체를 연결하는 산소 대책

pH, EC로부터 토양 중의 대략의 잔존 양분의 양을 알 수 있지만, 토양 중의 양분이 충분히 있다고 하더라도 작물체 분석을 하면 전체적으로 양분이 부족하다는 것을 알 수도 있다. 이는 토양으로부터 식물에 양분을 공급하는 뿌리가 약해져 있기 때문이다.

여기서 당도 측정을 해 보면 상위부의 당도가 높고 하위부가 낮은 것이 정상이지만, 이런 경우는 상, 중, 하위부의 당도가 역전된 것을 알 수 있다. 삼투압의 원리로 작물체 내의 물이 움직이고 있지 않아서 뿌리에서 양분 흡수가 잘 안 되는 것이다. 또 ORP를 측정해 보면 분석치가 아주 낮은(환원 상태) 경우가 많다.

이와 같은 상태를 개선하기 위해서는 뿌리의 활력을 높여야 한다. 환원 토양의 뿌리의 활성을 높이기 위해서는 옥시데이터를 이용하여 활성산소와 산소가 충분한 물을 공급해야 한다. 이렇게 하면 뿌리의 활성을 높여 줌으로써 분석-진단을 바탕으로 한 토양으로부터 시비 양분을 원활하게 작물에 흡수되게 하는 것이다.

4) 품질 분석으로 소비자에게 신뢰를

오늘날은 소비자와 생산자 간의 거리가 멀고 상호 간의 의사소통이 경제 행위와 연관된 것 외에는 거의 없다. 따라서 소비자의 신뢰를 얻기 위해서 농가에서는 생산한 농산물이나 약초의 품질을 분석하고 이것을 과학적인 수치로 표시하여 신뢰를 얻을 수 있도록 제공해야 한다.

먼저 맛과 건강도의 기준은 당도이다. 향기와 건강도의 점검은 비타민 C의 측정에 의해 할 수 있다. 또 질산염의 측정과 잔류 농약 검사에 의해 안전성과 건강도를 측정할 수 있다.

3. 비료시비 주요방법

1) 기비

일반적으로 갈아엎기를 하기 전 비료를 지면에 골고루 살포하는 것으로, 밀식한 약용식물은 이 방법을 사용한다.

2) 엽면시비

① 엽면살포가 필요한 경우

ㄱ 뿌리가 양분을 흡수하지 못할 때 : 뿌리가 상했을 때(과비, 수분 부족, 미숙 퇴비 사용으로 가스 장해 등으로) 또는 뿌리가 충분히 뻗지 못한 작물은 뿌리로부터 양분 흡수가 잘 안 된다. 그러므로 필요 양분을 잎의 기공을 통하여 보급하여 빨리 수세를 회복시켜 뿌리를 뻗게 하는 것이 중요하다. 뿌리를 회복시킨 후 추비를 한다. 식사를 못하는 환자에게 영양 주사를 놓는 것과 같다.

ㄴ 양분의 공급이 신속히 되지 않을 때 : 식물이 필요로 하는 양분에 대하여 뿌리에서 공급되는 양분이 모자라는 경우가 있다. 특히 과채류 약초의 경우 과실의 수량 증가에 따라서 일시적으로 뿌리가 흡수하는 것이 부족할 때이다. 이와 같은 때는 즉효성의 엽면시비로 체력을 유지시키면서 추비로 보급한다.

ㄷ 균형적인 양분 공급의 조절이 필요할 때 : 식물체 내의 양분의 균형이 무너지면, 뿌리로부터의 양분 흡수의 균형도 무너진다. 이와 같은 때에 특정 양분을 보급하여 양분의 균형을 정비한다. 또 수세(樹勢)나 과실의 균형을 조절할 때도 마찬가지이다. 특히 필요한 성분만을 보급할 때도 효과적이다.

② 엽면살포의 주의 사항

　㉠ 날씨가 좋은 날의 오전 중 살포는 피한다. 광합성이 왕성한 오전 중에 기공(숨구멍)을 닫아서 광합성을 못하게 하기 때문이다. 저녁까지 살포액이 건조될 수 있는 시간대에 하는 것이 좋다. 저녁까지 마르지 않으면, 야간에 습기가 남아서 발병의 원인이 된다.

　㉡ 고온 시는 살포를 피한다. 고온이 되면 증발 농축 현상이 일어나서 잎이 탄다.

　㉢ 비 오는 날은 피한다. 하우스 내가 과습하기 때문이다. 그러나 노지의 경우는 엽면시비로 고농도(25~50배)의 살포가 효과적일 수 있다.

　㉣ 표시된 사용설명서에 따라 사용 농도와 회수를 잘 준수해야 한다.

3) 엽면시비한 원소의 흡수 및 이동

　작물의 흡수는 주로 기공, 표피세포의 간극 및 표피층을 통해서 흡수가 이루어지고 있으나 그중 기공은 살포한 물질의 특성에 관계없이 주요 흡수구로서 역할을 하는데, 엽면에 살포된 이온이 흡수되는 경로는 확산(요소), 효소적인 가수분해(요소), 이온 교환(고토, 칼슘, 칼륨, 나트륨 등), 능동적인 흡수(인산, 황, 염소, 코발트)의 과정을 거쳐서 식물체 내에서 이동성이 있는 이온은 황(S), 염소(Cl), 인(P), 칼륨(K), 나트륨(Na) 등이 있으며, 부분적인 이동성을 가진 이온으로는 아연(Zn), 구리(Cu), 망간(Mn), 철(Fe), 몰리브덴(Mo)이며, 비이동성 이온은 칼슘(Ca) 등으로, 엽면에서의 이동은 사관부에서 시작되는데 이동 시에 빛에너지가 요구되는 이온은 인(P), 코발트(Co), 염소(Cl) 등이 있다.

　작물에 살포된 이온 흡수에 있어서 방해되는 요인으로는 이온 경쟁, 산도, 온도, 습도, 광 등이 있으나 에너지도 작용에 영향을 미친다(이온 경쟁과 산도가 대표적인 방해 요인임).

　① 이온 경쟁 : 이온 상호 간의 길항 작용에 의해 균형 흡수가 되지 못하고 어느 한 가지 요소가 과다 흡수되거나 흡수가 되지 못하는 경우 등(미량 요소와 양이온 사이).

　② 산도 : 산도의 높고 낮음에 따라 차이가 나타나는데 통상 산도 pH 5.5~6.5 사이에서 흡수가 잘 이루어지나 인산, 황, 염소, 요오드의 경우는 pH 5~8 범위에서 가장 잘 이루어진다.

　③ 온도 : 모든 작물은 15~30℃에서 흡수가 가장 잘 이루어지고 있으나 콩의 경우 인산의 흡수 및 이동은 10~15℃에서 잘 이루어진다
　　(특히 낮은 온도에서는 인산의이동이 지연).

④ 습도 : 엽면시비 후 습도가 유지될 경우는 흡수가 증대되나 건조한 상태에서는 흡수율이 감소된다. 그 외 질소의 경우는 낮보다 저녁에 흡수가 더 빠르며 특히 칼슘이나 고토의 경우는 뿌리에서 흡수되는 것보다도 엽면을 통한 흡수가 더 빠르다.

4) 효과적인 엽면살포의 방법

① 엽면살포 시기

엽면살포란 식물이 필요로 하는 양분을 잎으로부터 흡수시키는 기술이다. 양분 흡수가 왕성하게 이루어지는 것은 오전 중이나 이때 엽면살포를 하면 기공이 닫혀 그날의 광합성이 끝나 버린다. 그러므로 광합성이 끝날 저녁 무렵에 하는 것이 좋다. 이때 살포액이 잎을 적셔 밤이 되어도 마르지 않으면 발병의 원인이 된다. 그러나 미량 요소 결핍증 등 긴급을 요할 때는 흡수가 가장 왕성한 오전 중에 한다. 이 경우는 아침 이슬이 마를 시간대에 살포하면 광합성의 억제 없이 사용 효과를 높일 수 있을 것이다.

② 살포 부위

잎 뒷면에 기공이 있다. 이 기공을 통하여 엽면살포한 양분의 흡수가 이루어진다. 오래된 잎보다 새 잎의 흡수가 활발하다. 그러므로 잎 표면(葉表面)보다 잎 뒷면, 지난해부터 남아 있는 해묵은 잎(古葉)보다 새로운 잎(新葉)에 살포하는 것이 효과적이라 할 수 있다. 또한 비료의 성분에 따라서 식물체 내에서 이동의 난이도가 다르다. 이동하기 쉬운 것은 어느 정도 살포가 고르지 못해도 좋지만 이동하기 어려운 것은 구석구석까지 안 가는 곳이 없도록 고루 살포해야 한다.

- 이동하기 쉬운 성분 : 질소(N), 인산(P), 칼륨(K), 마그네슘(Mg), 망간(Mn), 몰리브덴(Mo), 붕소(B)
- 이동하기 어려운 성분 : 칼슘(Ca), 아연(Zn), 구리(Cu), 철(Fe) 등의 금속

③ 살포 희석 농도

엽면살포의 경우 효과를 높이기 위하여 농도를 높여서도 안 되고, 일정 농도를 초과하지 않더라도 온도가 높으면 장해를 일으킬 수가 있다. 예를 들어 살포 농도 표시에 800~1,000배라 하면 800배의 진한 농도에서도 약해가 일어나지 않고 1,000배

의 묽은 농도에서도 충분한 효과가 있다는 뜻이다. 온도에 따라서 농도를 변하게 하는 것도 중요하다.

약해를 일으키지 않는 온도별 농도는 다른데, 그 예로 100배로 사용하는 엽면살포의 경우는 다음 표(온도에 따른 희석 배수)와 같다.

엽면시비 온도에 따른 희석 배수

기온(℃)	살포 농도	예로서의 배수
~20	10배	100배
20~25	12배	120배
25~30	16배	160배
30~35	20배	200배

※ 기온이 높을수록 엷게 살포하는 것이 중요하다.

④ 살포 회수

'며칠 간격 몇 회 살포'라는 표식은 비료의 지속 기간이 어느 정도인가를 말하는 것이다. 비료의 경우 응급처치로 최저 살포 회수를 말한다. 엽면살포를 지나치게 많이 하면 뿌리가 약화될 수 있으므로 주의한다.

- 4~5일 간격 3회 이상 : 질소(N), 인산(P), 칼륨(K)
- 10일 간격 3회 이상 : 칼슘(Ca), 마그네슘(Mg)
- 10일 간격 3회 이상 : 미량 요소

5) 혼합 비료 사용과 배합의 정확성

화학 비료와 유기 비료를 혼합하여 사용하면 효과가 더욱 좋다. 그러나 모든 비료를 마음대로 혼합하여 사용할 수는 없으므로 반드시 비료의 화학 성질에 주의를 기울여야 한다. 산성과 알칼리성의 비료를 혼합하여 쓸 수 없는 것으로 황산암모늄, 인분뇨에 석회, 회류, 토머스 인비 등의 염기성 비료를 혼합하여 사용할 수 없다.

시비량(施肥量)의 환산법

작물의 생육이 순조롭게 이루어지려면 각 생육 단계에서 요구되는 성분이 끊임없이 시중에서 공급되어야 하는데 그 부족한 것을 비료(肥料)로 공급해 주는 것이 시비(施肥)의 기술이다. 따라서 시비량은 작물의 종류 및 품종, 기후 조건, 재배 양식 등에 따라 큰 차이가 있다.

1. 성분량을 실중량으로 환산하는 방법

$$주려고 하는 성분량 \times \frac{100}{주려고 하는 비료의 성분 함량} = 주려고 하는 비료 실량$$

예 성분량으로 질소 20kg을 주고자 할 때 요소(질소 46%)로서 얼마인가?

$$20kg \times \frac{100}{46} = 43.5kg$$

2. 실중량을 성분량으로 환산하는 방법

$$갖고 있는 비료의 무게 \times \frac{갖고 있는 비료 중의 성분 함량}{100} = 성분량$$

예 요소(질소 46%) 10kg 중의 질소 성분은?

$$10kg \times \frac{46}{100} = 4.6kg$$

3. 복합 비료를 줄 때 계산하는 방법

복합 비료 중에 성분량이 가장 많은 성분을 기준으로 단비와 같이 계산하고 모자라는 양은 단비로 보충한다.

예 10a당 질소 7kg, 인산 7kg, 칼륨 8kg을 16-11-12 복합 비료로 주고자 할 때 몇 kg을 주어야 하나?

- 복합비료 16-11-12에는 질소 성분이 가장 많으므로 질소를 기준으로 한다.

$$7kg \times \frac{100}{16} = 43.75kg$$

• 인산 : 복합 비료 중에 모자라는 인산을 단비로 보충해 줄 경우

$43.75kg \times \dfrac{11}{100} = 4.8kg$: 복합 비료 중의 인산 성분량

$7.0 - 4.8kg = 2.2kg$: 복합 비료를 주고 모자라는 인산 성분량

$2.2kg \times \dfrac{100}{16} = 11kg$: 밑거름으로 용성인비 등 단비로 보충할 양

• 칼륨 : 복합 비료 중에 모자라는 칼륨 성분을 케이마그로 보충할 경우

$43.75kg \times \dfrac{12}{100} = 5.25kg$: 복합 비료 중의 칼륨 성분량

$8 - 5.25kg = 2.75kg$: 복합 비료를 주고 모자라는 칼륨 성분량

$2.75kg \times \dfrac{100}{22} = 12.5kg$: 밑거름을 케이마그로 보충할 양

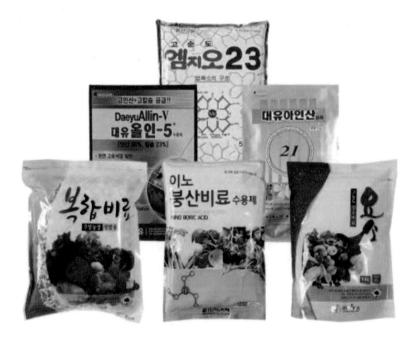

각종 비료 종류

물관리 및 제초 관리

수분은 약용식물 생존의 중요한 환경 요소의 하나이다. 토양 수분의 다소는 식물의 생장 발육에 직접적인 영향을 미친다. 따라서 필요한 시기에 알맞은 관개와 배수를 해야 한다. 관개량, 횟수, 시간은 약용식물의 특성, 생장계절, 기후, 토양 조건을 고려하여 정한다.

🌱 물관리

① 감초, 마황은 별다른 관수를 하지 않아도 되지만, 택사, 연 등 수생 식물은 반드시 물이 필요하다. 일반적으로 1년생 약용식물은 영양 생장기에는 수분 요구량이 증가하나 개화 후에는 감소한다.

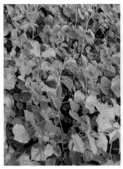
감초

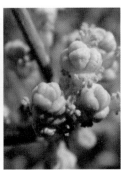
마황

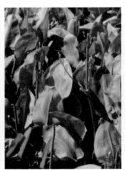
택사

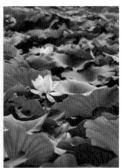
연

② 토양 수분의 다소로 식물생장의 상태를 알 수 있는데 정상이면 잎은 녹색이 되고, 광택이 있어 토양 수분의 충족을 나타낸다. 잎이 황색이면 시드는 현상을 나타내 수분의 부족과 관수의 필요성을 설명하게 된다.

③ 토양은 지질과 결합 정도가 서로 다르므로 흡수와 보수성에 큰 차이가 있으며, 관개량도 일정하지 않다. 사토의 흡수는 빠르고 보수력은 나빠서 적당히 관개해야 하며, 점토질의 토양은 흡수는 느리나 보수력은 강하다.

🌿 제초(除草)

약용식물의 성장기에 행하는 관리 방법으로서 잡초를 제거하여 영양분의 손실을 감소시키고, 병충해 발생을 방지할 수 있다.

① 중경(中耕)의 심도는 지하부의 성장 상황을 보고 정하는데 근군(根群)은 토양의 표층에 분포하고 중경은 얕은 것이 좋다. 어떤 약용식물은 중경, 제초를 결합하여 배토(排土)를 한다.

② 배토는 겨울을 잘 넘기고 도복(쓰러짐)을 방지하며 근부(根部)의 발달을 촉진할 수 있다. 1~2년생 식물은 성장기 후반에, 숙근성 초본이나 목본식물은 겨울이 오기 전에 하는 것이 좋다.

③ 어린 묘일 때 양분 이탈을 방지하기 위해 일정한 간격과 면적을 유지시키는 것을 솎음질이라 한다. 시기는 가능한 한 빠른 것이 좋은데 그래야만 고사(枯死)를 방지할 수 있다.

④ 추비(追肥)는 식물의 성장 발육을 만족시키기 위해서 양분의 수요에 따라 시비를 해야 하며 다년생의 약용식물은 발아 전이나 휴면기에 들어가기 전 시비해야 한다.

🌱 멀칭과 차광

1. 멀칭(mulching)

나뭇잎, 짚, 구비 등을 이용하여 지면을 덮는 것을 멀칭이라 한다. 멀칭을 하게 되면 토양 수분의 증발 및 잡초의 발생을 방지하고, 표토가 쉽게 굳어지지 않게 하며 토양의 양분을 증가시킬 수 있다.

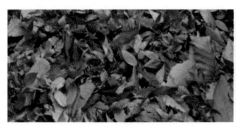
나뭇잎

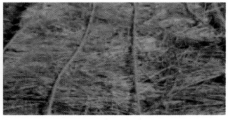
짚

① 생장기 멀칭에는 파종 후 발아가 느리고 종자가 미세한 식물은 비교적 얇게 넣기 때문에 지면이 건조되기 쉽다. 이런 경우 멀칭을 하는데 당삼, 서양삼, 삼칠 등에 이용된다.

② 휴면기 멀칭은 겨울철에 동해가 발생하기 쉬운 인삼, 서양삼에 습도를 유지시키고 안전하게 월동할 수 있도록 실시한다.

③ 약용식물 중 특히 열대, 아열대 식물을 도입할 경우 완전한 방한 시설이 되도록 주의해야 한다. 이에 파종 이식기를 조절하거나 정지 등의 조치를 취할 수 있으며, 성숙을 앞당기게 하여 서리나 동해(凍害) 피해를 입기 전에 수확할 수도 있다.

2. 차광막설치와 지주설치

음지성 식물인 인삼, 삼칠, 황련 등은 고온과 빛의 피해를 막기 위해 차광 시설을 해야 하며, 차광막 내의 투광도도 합리적으로 조절해야 한다.

또한 줄기가 똑바로 자랄 수 있도록 재배할 때에 지주를 설치하기도 하는데 초본성 덩굴식물은 지주를 설치하기가 간단하고 쉽지만, 목본성 덩굴식물은 생장 가지가 길기 때문에 견고하게 설치한다.

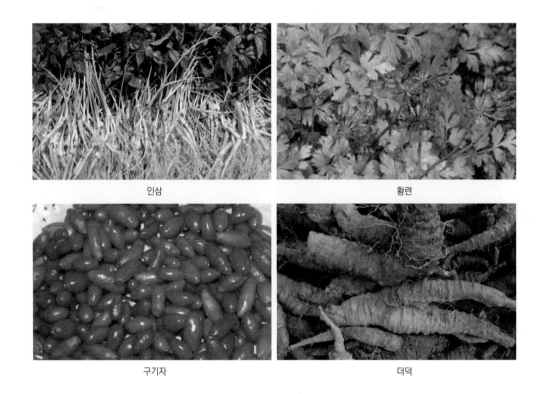

인삼

황련

구기자

더덕

🤲 밭갈기와 전정(剪定)

정지를 하면 결과지를 배양하여 좋은 결실을 얻을 수 있다. 통풍, 채광 조건을 개선하고 동화작용을 향상시킬 수 있으며, 병충해 피해를 감소시키고 양분과 수분의 이동을 좋게 하여 양분의 소모를 줄일 수 있고, 오래된 나무의 생활력을 향상시킬 수 있다.

전정은 가지와 뿌리를 포함하는데 가지치기는 목본 약용식물에 주로 하지만 때로는 초본성 식물에도 가능하다. 어린 나무에 대하여는 가볍게 전정해서 일정한 수형이 잡히도록 한다. 구기자 등의 어린 나무는 자주 가위질하여 수세(樹勢) 회복과 상대적 평형을 유지해 주고, 결과지(열매가 달리는 가지)를 잘 유도해 준다. 전정은 이른 봄 싹이 트기 전에 하는데 전정된 가지는 잡목에 이용해도 좋다. 뿌리의 전정은 특수한 경우의 다년생 식물에 요구되는데 작약 등은 과다한 곁가지를 제거하여 남겨진 뿌리의 생장이 비대해지게 하여 가공하기 좋게 한다.

약용식물은 발아하여 생장하고 꽃이 피어 열매를 맺음으로써 새로운 종자를 남기고 일생을 끝맺게 된다. 이는 영양 생장과 생식 생장으로 나누어 생각할 수 있다. 번식도 종자 번식(유성 번식)과 식물의 뿌리, 줄기, 잎 등의 영양기관을 이용하여 번식하는 영양 번식(무성 번식)이 있다.

   유성 생식은 대량 번식이 용이하나 변이가 많이 생기므로 주로 종묘 회사에서 상업용으로 품종 육성하여, 종자 판매용으로 이용하고 있다. 이에 비해 무성 생식은 변이가 잘 생기지 않으며 농가에서 자가 번식시킬 수 있지만 바이러스 감염이 큰 문제이다.

🌱 종자 번식(種子繁殖)

   종자를 뿌려 기르는 것을 '실생'이라고 한다. 자연을 훼손하지 않고 번식시키는 것이 가능할 뿐만 아니라, 종자를 뿌려 기르는 방법에는 여러 가지 이점이 있다. 일반적으로 저장이 쉽고, 이동이 쉬우며, 가격이 저렴하고(단, 입수 방법이 한정됨), 대량 번식이 가능하다는 점 등이 있다. 즉 인삼, 황련, 당귀 등의 종자는 수송 및 저장이 간편하고 번식률이 높으며 신품종의 육성이 용이하다. 그러나 종자 번식의 후대는 변이가 많고 목본 식물의 종자 번식을 하는 데는 시간이 많이 든다.

1. 종자 특성

약용식물의 종자는 주변의 발아 조건이 구비되면 파종 후 곧 발아하지만, 조건이 맞지 않으면 발아하지 않는다. 대부분의 종자는 발아까지 1개월부터 수년간 휴면한다. 휴면을 하는 것은 배(胚;씨눈)가 아직 충분히 성숙하지 않은 것과 기온이 낮아져 발아 적온 이하로 되는 등의 이유를 들 수 있다.

휴면의 습성은 발아한 후에 환경이 악화되어 싹이 모두 죽어버리는 것을 막고 다른 시기에 조금씩 발아해서 생육하는 식물의 본능적인 지혜라고도 말할 수 있다.

식물에 따라서는 제비꽃과 같이 종자가 성숙해 휴면을 시작하기 전에 채취해, 미숙 종자를 뿌려 곧 발아시키는 것도 있다. 성숙한 종자를 보존한 경우에는 휴면해 버리기 때문에 이른 봄에 뿌려도 반드시 전부 발아한다고는 할 수 없기 때문이다.

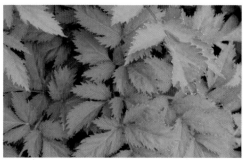
강활

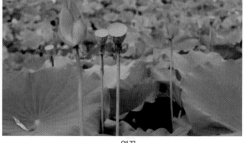
연꽃

이처럼 종자 수확 후 발아에 적당한 외부 조건하에서 생리적 성숙 단계를 거치지 못해 발아할 수 없는 현상을 '자발 휴면'이라 한다. 또한 종자를 외부 조건이 발아할 수 없게 하는 현상을 '타발 휴면' 또는 '강제 휴면'이라 한다.

휴면은 약초 재배에 중요한 의미가 있으나 식물 호르몬 또는 물리, 화학적 방법을 사용해서 발아를 촉진시킬 수 있다. 예를 들어 농도가 100ppm 정도의 지베렐린(GA)을 사용하여 처리하면 발아력을 높일 수 있다.

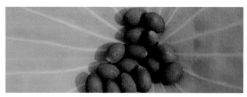
종자사진

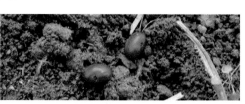
종자사진

2. 종자 수명

종자의 수명은 괭이밥, 가는할미꽃, 당귀, 강활 등과 같이 단명(短命)으로 짧은 것이 있는가 하면 연꽃이나 가시연꽃 또는 콩과, 꿀풀과의 일부 식물과 같이 조건이 좋으면 몇 십 년도 살아 있는 종자가 있다. 그 전형적인 예가 연꽃으로, 천 년 전의 종자가 발아한 예도 있다. 마찬가지로 가시연꽃도 수십 년 전의 종자가 발아한 것이 각지에서 보고되고 있다.

단, 종자의 수명은 그 보존 방법에 따라 크게 변한다. 일반적으로는 저온, 건조 상태로 보존하지만 상수리나무 등 참나무과 열매와 습지 식물의 종자는 건조시키면 거꾸로 발아력이 없어지는 것도 있기 때문에 주의가 필요하다.

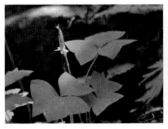
괭이밥

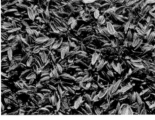
당귀

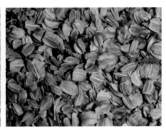
강활

3. 종자 발아 조건

약초 종자가 발아하기 위해서는 각각 필요한 수분, 온도, 산소의 조건이 맞아야 한다. 종자를 뿌려 기르는 경우, 이러한 조건을 구비해 주면 자연 발아에 비하여 차별화된 좋은 성과가 얻어진다. 한편, 종자의 저장방법과 뿌린 후의 관리가 나쁘면 발아율이 나빠진다.

발아 조건에는 수분, 온도, 산소뿐만 아니라 휴면 기간, 광(光) 등의 요소가 필요하지만 식물의 종류에 따라서 필요한 요소와 그 정도에 차이가 있다.

예를 들어 일정한 온도라면 패랭이와 파초같이 계절에 관계없이 쉽게 발아하는 것도 있으며, 제비꽃 무리와 같이 미숙한 종자라면 곧 발아하지만 완숙하면 휴면을 거쳐 조건이 갖추어질 때까지 발아하지 않는 성질의 것도 있다. 이것은 발아의 조건이 만족스럽지 않을 때도 종자가 없어지지 않게 하여 살아남으려는 식물의 지혜라고 할 것이다.

종자 발아 때의 호흡 작용은 강렬하여 많은 산소를 소모한다. 따라서 토양에 산소가 공급되는 상황은 종자의 발아에 직접적인 영향이 있다. 일반적으로 약용식물의 종자는 산소 농도가 10% 이상 될 때 비로소 정상적인 발아를 할 수 있고, 지방을 비교적 많이 함유한 종자는 발아할 때 더욱 많은 산소를 필요로 한다.

파종 시 지나치게 깊이 심거나 토양 수분이 지나치게 많으면 토양이 경화되며, 토양의 공기 유통이 좋지 않거나 산소가 결핍되면 발아에 영향을 미치므로 주의해야 한다. 종자를 심은 후 덮는 흙의 양은 종자 크기의 2~3배가 적당하다.

4. 종자의 최종과 저장

약초 종자는 대부분 시판되지 않기 때문에 원하는 종자를 다음과 같은 방법으로 요령 있게 구해야 한다.

첫째, 아는 사람에게 나누어 받는다. 원하는 식물을 아는 사람이 기르고 있을 때, 종자를 받을 수 있도록 부탁해둔다. 포기를 나누어 받을 수 없는 경우에도 종자라면 부담없이 나누어 받을 수 있을 것이다.

둘째, 자생지에서 채취한다. 채취가 허락되는 장소에서 극히 소량 채취하는 것이라면 그다지 자연을 손상시키는 일은 아닐 것이다.

셋째, 동호회에 참가한다. 약초 동호회에 입회하면 종자뿐만 아니라 진귀한 식물의 묘도 나누어 받을 수 있다.

약초 종자를 저장하는 방법에는 '건조 저장'과 '습윤 저장'의 두 가지 방법이 있다. 대부분의 약용식물의 종자, 예를 들어 지모, 결명자, 길경 등은 먼저 그늘에 말리거나 또는 햇볕에 말려서 종자를 발라내어 깨끗하게 한다. 그리고 건조 후의 종자는 반드시 저온 단계를 거쳐야만 비로소 휴면을 통과할 수 있다.

5. 종자 소독처리

약초 종자는 파종 전에 종자 처리를 하는데, 이것은 전염 가능한 병충해를 방지하고, 종자휴면을 타파하여 발아율과 발아세를 높일 수 있기 때문이다.

1) 햇빛 건조

햇볕으로 말리면 종자 효소의 활성을 증진시킬 수 있으며 함수량을 내릴 수 있다. 종자의 성숙을 촉진시켜 발아율과 발아세를 높일 수 있다. 동시에 종자 소독 효과도

가져올 수 있다.

2) 따뜻한 물의 침종

종자 표면에 붙은 병균을 죽일 수 있고 전염도 방지할 수 있다. 또한 종피가 부드러워지고 투수성을 증가시켜 종자 발아를 촉진시킨다. 침종 시간과 수온은 약초에 따라 차이가 있다.

3) 종피 기계 손상

껍질이 두껍고 단단한 종자는 껍질에 상처를 내어 물이나 공기가 투과되어 발아가 촉진될 수 있다. 감초와 두충이 이에 적용되는데 예를 들면 황계, 천심연 등의 껍질에는 밀랍의 물질이 있으므로 모래와 섞어서 마찰시켜 손상을 입게 하고, 35~40℃의 온수에 24시간 종자를 침종하면 발아율이 향상된다.

4) 개갑 처리

인삼 종자 발아율을 높이고 건실한 모를 생산하기 위해서는 종자를 제때 수확하여 개갑 처리를 해야 한다. 수확한 직후의 종자는 배(씨눈)가 미숙 상태이므로 개갑 처리 (종자의 씨눈을 성장시키면서 씨껍질이 벌어지게 함)를 하지 않고 파종하면 종자가 발아하지 않으므로 개갑 처리를 해야 한다.

개갑 처리 시기는 7월 하순 종자 채취 후 종자를 모래와 섞은 다음 수분을 용수량의 40%로 해서 자연 온도 20℃로 하면 배(胚)가 생장하는데, 11월에 파종하면 겨울철의 저온기를 경과하여 다음 해 봄에 발아한다. 황백, 황련, 작약, 모란 등도 이용되고 있다.

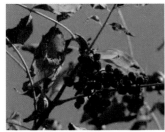
황벽

작약

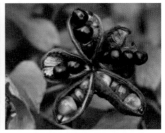
모란

5) 생장 조절제 처리

지베렐린, 사이토카이닌, 에틸렌 등이 있다. 가장 많이 이용하는 것이 지베렐린(GA)인데 쇠무릎, 도라지, 더덕 등의 종자에 GA 100ppm을 처리하면 1~2일 빨리 발아한다. 홍화 종자를 GA 100ppm의 용액에 30분간 침지하면 휴면을 타파할 수 있으며 발아율을 향상시킬 수 있다.

6. 종자 선택 시 주의사항

약용작물 재배에 있어서 그 성패는 종자의 선택에 있다고 해도 과언은 아닐 것이다. 지금까지 우리나라에서는 우량한 약용작물의 종자 생산이 극히 적었으며 품종개량 사업이 등한시되어 왔을 뿐만 아니라, 불충실하고 열악한 종자가 많이 유통되고 있다.

종자 구입 시 알아두어야 할 요건을 보면 다음과 같다.

① 종자는 내병성, 다수성, 저장성, 향미성 등의 특수 조건을 구비할 것
② 유전적으로 품종 고유의 특성을 가질 것
③ 잡초 종자, 기형 종자, 모래 등 협잡물이 섞이지 않은 청결한 종자일 것
④ 발아력이 좋고 모양과 크기가 고르고 무게가 있는 것
⑤ 채종 후 여러 해가 경과되지 않은 것

이상의 요건을 갖출 것이며, 특히 종류에 따라서는 채종할 모주(母株)의 선택과 채종할 적당한 시기가 필요하다. 예컨대 인삼은 보통 4년근에서 채종한 것이 좋고, 당귀, 백지, 강활 등은 2년생 모주에서도 채종하지만 건실하지 못하고 내용물이 충만하지 못하여 대개 3년생에서 채종하는데, 3년생 모주에서 채종한 종자가 비교적 충실하고 발아력도 좋으며, 추대(꽃대가 올라옴)도 억제된다.

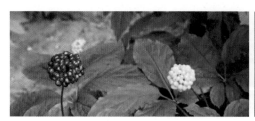

인삼

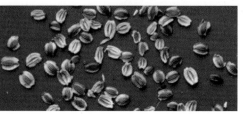

당귀

7. 종자의 예조(豫措)

종자를 파종하기 전에 미리 인위적인 조치를 취하여 발아 또는 발근을 촉진시키는 조치를 예조라 한다.

1) 가을 파종

당귀, 백지, 강활 등은 봄과 가을에 파종하는데 춘파하는 것보다 추파하는 것이 발아가 잘 되고 생육에 좋다. 이유는 겨울 동안 충분한 수분을 흡수하는 것과 종피의 연화, 미숙배의 성숙, 변온 등의 영향이 있기 때문으로 생각된다.

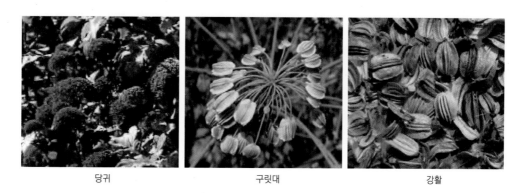

당귀	구릿대	강활

2) 찰상(擦傷)

작약, 목단, 산수유 등의 경실 종자를 발아시키는 데 쓰이는 방법이다. 종자의 각질이 단단한 그대로는 수분 침투가 불가능하여 발아가 거의 안 되거나 장시간이 걸리므로 이런 때에는 굵은 모래와 혼합해서 가볍게 찧거나 농황산을 처리하면 껍질이 얇아져서 수분을 흡수하게 되므로 발아가 촉진된다 .

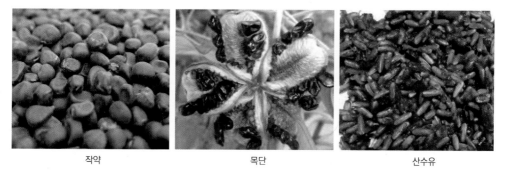

작약	목단	산수유

3) 병충해에 대한 예조(豫措)

작약, 목단, 천궁 등을 포기나누기 할 때 자른 곳이 썩는 것을 예방하기 위하여 재, 세레산석회, 유황 분말 등을 발라서 심는 것이 좋다. 또한 작약, 인삼, 천궁 등의 근류선충 피해를 예방하기 위하여 토양 살충제인 카보입제 3%, 선충탄입제, 텔론(디디크린 훈증제) 등을 살포한 후 심는 것이 좋다.

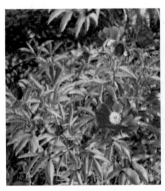
작약

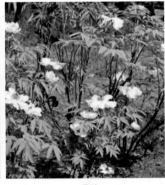
목단

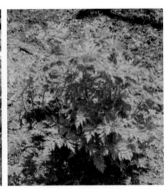
천궁

4) 용액 침적

경실 종자를 산 또는 알칼륨 용액에 침지하는 방법으로 종자를 농황산에 일정 시간 침지 교반하여 종피 표면을 침식시킨 다음 물에 씻어 파종한다. 처리 시간은 약초의 종류에 따라 다르나 15분~5시간 정도이다.

7. 파종(播種)

1) 종자 소독

약용작물 종자는 대부분 소독이 되어 있지 않으므로 소독하여 파종하는 것이 좋다. 베노람수화제(벤레이트-T)나 지오람 수화제 등에 1시간 정도 담갔다가 꺼내어 그늘에서 말린 후에 그날 파종한다.

종자 소독 또는 토양 소독이 안 된 산성 토양에서 파종상의 지온이 15~20℃이며 수분이 너무 많을 때 모잘록병(밑둥썩음병)이 잘 생기므로 주의해야 한다. 발병 시에는 피해 주를 뽑아내고, 그 자리에 에디졸유제 2000배액을 1㎡당 2~3L 정도 관주한 후 모판 내 상토를 다소 건조하게 관리한다.

2) 파종 양식

① 산파(散播) : 포장의 전면에 뿌리는 방법으로 노력은 적게 들지만 파종량이 많이 들고 파종 후에 비배관리(肥培管理)가 곤란하다. 따라서 생육이 고르지 않고 품질과 수량도 좋지 않다. 고가의 종자를 파종할 때는 종자가격의 비중을 고려해서 이 방법을 취하지 말아야 한다.

② 조파(條播) : 일정한 간격으로 골을 타고 뿌리는 방법으로 파종량이 비교적 적게 들고 파종 후에 비배 관리가 편리하며 약초의 생육이 고르고 강건하게 발육되므로 가장 많이 쓰이는 방법이다.

③ 점파(點播) : 밤, 호도, 은행, 인삼 등과 같이 큰 종자나 특별히 육묘에 필요할 경우에 이 방법을 적용한다. 점파는 노력은 많이 드나 파종량이 가장 적게 들고 비배 관리가 편리하고 생육 상황이 고른 것이 보통이다.

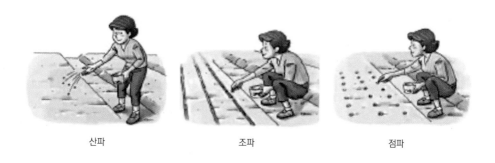

산파   조파   점파

3) 파종량

약용식물의 재배법에 관한 각종 책자 내용을 보면 초심자들은 파종량의 차이점을 보고 의아심을 가질 것이다. 그러나 현실적으로는 발아율을 보장할 수 없고 신뢰할 만한 정선된 종자가 없기 때문에 사람에 따라 확연하지 못하여 임의로 표준 파종량보다 많이 쓸 수도 있다. 또한 대개의 종자를 직파하거나 묘상(苗床)에서 육묘 이식을 하는데, 그 면적의 넓고 좁음과 파종 방식에 따라서 파종 후 생육하는 데 영향을 미치는 것이다.

4) 파종시기

종자를 파종하여 유묘(幼苗)를 육성하는 것은 약초 재배에 있어서 매우 중요한데 파종할 종자의 대상은 거의 1~2년생 약초이지만 다년생 숙근초, 목본류 및 때로는 구근류 등도 파종할 수 있다.

파종하는 적기는 춘파(春播)와 추파(秋播)로 크게 나눌 수 있다. 파종 시의 기온과 습도가 종자 발아에 적당하고 또 그 후의 생육기에도 적당한 기온, 습도, 일광 등을 받아서 성숙이 완전하게 될 수 있는 시기라야 한다.

① 춘파(春播 : 봄파종) : 봄철의 파종은 되도록 일찍 실시하는 것이 생육 기간을 연장해 주는 결과가 되어서 좋으나 발아 후에 지나친 온도의 변화가 발생하거나 늦서리가 내리게 되면 오히려 피해를 받기 쉽다. 따라서 춘파의 적합한 시기는 대체로 그 지방의 마지막 서리가 내리는 1주일 전을 택하는 것이 좋다. 우리나라의 마지막 서리는 남부 지방이 3월 하순, 중부 지방이 4월 상순, 북부 지방이 4월 하순부터 5월 상순경에 내리지만 고도에 따라 차이가 있다.

② 추파(秋播 : 가을파종) : 가을에 파종하면 발아 조건이 자연 상태와 흡사하게 되므로 대체로 발아기간이 단축되어 일제히 싹이 터서 묘의 형태가 균일하게 되고 춘파에 비하여 발아 완료 기간이 2~3주일 빠르며 유묘의 생장량이 20~30%, 중량이 30~50% 증가하는 것으로 알려져 있다.

우리나라의 기후 조건에서 같은 종류의 약초일지라도 추파를 할 경우에는 중부 지방을 기준으로 남부 지방은 약 2주일 늦게 파종하고, 북부 지방은 약 2주일 빨리 파종하면 될 것이다. 그러나 추파는 기상 조건에 지배되는 바가 많고 또한 작은 동물(쥐, 조류)의 피해가 적지 않다.

5) 복토(覆土)

일반적으로 복토는 파종한 종자 직경의 2~3배의 흙을 덮어 준다. 그러나 디기탈리스(digitalis), 형개, 백지 등은 거의 흙을 덮지 않아도 발아가 잘 된다. 굵은 종자는 적은 종자보다 깊이 복토하고 점토에서는 사질 토양보다 얇게 복토하며 건조할 때는 습할 때보다 깊게 복토한다. 복토의 두께가 얇으면 어린 뿌리의 발육이 불량하고 반대로 깊으면 어린 싹이 지상으로 생장하기 전에 저장 양분이 거의 소모되어 생육이 늦어진다.

8. 육묘(育苗)

대부분의 약용식물은 직파 방법을 이용하는데 성장 기간이 짧은 곳에서는 묘상에서 육묘하고, 2년 후 정식(아주심기)한다.

약초 육묘 묘상은 냉상, 온상, 온실로 나눈다. 냉상은 햇빛이 들고, 배수가 잘 되는 곳에 방풍 시설을 설치하여 차가운 바람을 막는다. 상면 위에 덮개를 만들어 상내 온도를 보호한다. 온상은 저렴하고 쉽게 얻을 수 있는 유기물을 사용하는데 미생물의 유기물 분해에 의하여 열에너지를 발생한다. 양열(養熱) 재료는 주성분에 따라 탄소의 급원이 되는 주재료와 질소의 급원이 되는 보조 재료로 나눈다.

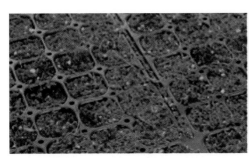 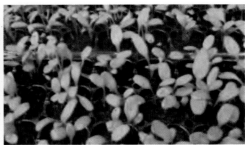

1) 상토

배양토라고도 하며 비옥하고 배수와 통기가 좋으며 보비, 보수력이 강하고 잡초의 종자 및 병충 등이 없어야 한다. 밭흙, 부엽토는 반드시 체로 쳐서 사용하는데 밭흙, 부엽토, 모래의 비율을 2 : 2 : 1로 배합한다. 사용하기 전에 배양토를 소독하는 것이 좋다.

2) 묘상 파종

묘상의 관리는 파종상, 이식상의 둘로 나누는데 파종상 관리 때 유의할 점은 다음과 같다.

① 일정한 온도를 유지하도록 하여, 발아 종자의 수요를 증가시킨다.

② 습도를 적당히 조절한다.

③ 낮에 투광, 통풍이 좋도록 해야 한다.

이식할 때 유근(어린 뿌리)에 상처를 주지 말아야 하며 흙과 같이 이식하는 것이 좋다. 이식 후 관수와 차광을 진행시킨다.

🌱 영양 번식(營養繁殖)

1. 영양 번식의 의의

뿌리, 줄기, 가지, 잎 등을 이용하여 번식하는 방법으로 산약(마, 참마), 지황, 작약, 패모 등에 이용한다. 이처럼 식물체의 영양 기관을 이용해 번식하는 방법은 일찍 개화하고 모체의 우성을 잘 보존하는 것이 생산에 중요한 의의가 있다. 그러나 번식률이 낮아 장기적으로 무성번식(종자를 이용하지 않고 영양체 이용)을 하면 퇴화 현상을 나타내기쉽다. 번식 재료의 운반, 저장에도 종자 번식보다는 불편한 점이 있다.

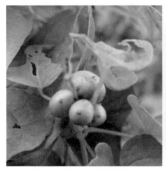
마

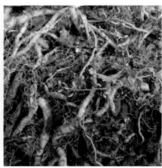
지황

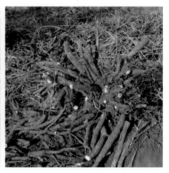
작약

2. 영양 번식의 유형

1) 분주(分株, division)

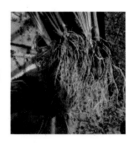

이른 봄 싹이 트기 전에 실시하는 것이 좋으며 본체(母株)에서 발생하는 인경, 구경, 괴근, 흡지를 뿌리가 달린 채로 분리하여 번식시키는 것을 분주라고 한다. 작약, 신이 등에서 이용한다.

2) 삽목(挿木, cuttage)

본체(母株)에서 분리한 영양체의 일부를 심어서 발근시켜 독립 개체로 번식시키는 것을 삽목(挿木)이라 한다. 삽목 부위에 따라 엽삽, 근삽, 지삽 등으로 구분하며 다년생의 초본 녹지를 삽목하는 것을 녹지삽(숙지삽)이라 한다. 일반적으로 상록 식물의 발근은 낙엽 식물보다 비교적 높은 온도를 요구하므로 6~7개월의 우기(雨期)에 실시하는 것이 좋다.

3) 접목(椄木, graft)

접붙이기를 말한다. 두 가지 식물의 영양 체를 형성층이 서로 밀착하도록 접하여 서 로 응착하여 생리 작용이 원활하게 교류되 어 독립 개체를 형성하도록 하는 것을 접 목이라 한다. 이 경우 일반적으로 한 식물 은 뿌리를 남겨 영양분을 공급해 주는 바 탕 나무가 되는데, 이런 나무를 대목(臺木, rootstock)이라고 한다.

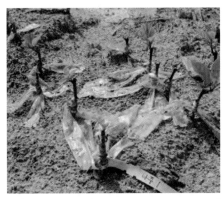

접목 친화성이란 대목과 접수(接穗, scion : 접목 시 과실 등을 얻기 위한 목적이 되는 나무)를 절 개 후 접착하여 생육시킬 때 양 식물 모두 생육이 양호하고 수확 때까지 접수의 특성 을 발휘할 때 친화성이 있다고 한다. 일반적으로 종간 접목은 활착이 쉽고, 속간 접목 은 비교적 어려우며 과간은 대단히 어렵다.

접목의 방법으로는 접수에 따라 아접(芽椄), 지접(枝椄)으로 구분하는데 지접은 방법 에 따라 피하접, 복접, 합접, 설접, 절접으로 구분한다.

4) 조직 배양(組織培養)

식물의 일부 조직을 무균적으로 배양하여 조직 자체의 증식, 생장 그리고 나아가서 각종 조직 및 기관의 분화, 발달에 의해서 완전한 개체를 육성하는 방법을 조직 배양 이라 한다. 각종 약용작물의 번식과 무병 종자 확보에 많이 쓰인다.

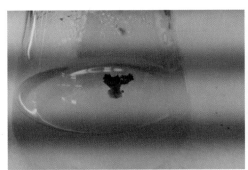
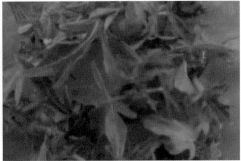

🌱 우량 품종과 개량

1. 우량 품종의 선택

약용식물이 한방약 원료 등의 생약으로서 사용되는 경우에는 어느 특정한 유효 성분의 함량이 많은 것만이 우량 품종의 요소가 아니며 일정 수준의 약효를 가지고 있는 생약이 항상 안정되게 공급될 수 있는가의 여부가 중요한 요소가 된다.

생약으로서의 우열을 고려할 필요는 거의 없고 오히려 밭의 단위 면적 및 단위 시간당 수량, 재배와 수확에 필요한 비용, 유통, 수송 등의 경비, 추출 정제의 용이함 등이 최종 제품의 양과 가격으로서 균형이 얻어지면 좋다.

2. 품종 개량의 육종

약용식물의 재배 생산을 추진할 경우에는 보다 우수한 품질의 것, 보다 수익률이 높은 식물의 성질을 가지도록 하는 것이 좋다. 식물의 개체군 또는 계통과 같은 우수한 형질을 유전적으로 계승시키거나 영양 번식에 의해 유지시켜서 새로운 형질을 가진 개체군을 만들어내는 것을 품종 개량 또는 육종이라 한다. 육종방법에는 분리 육종, 교잡 육종, 변이 육종 등이 있고 성분 분석 등 여러 가지 평가를 하면서 개체 선발, 집단 선발 등에 의해 신품종을 유도한다.

1) 분리 육종

다수의 개체군 안에서 목적으로 하는 형질을 가진 것 또는 그런 경향이 있는 것을 선발해 낸다. 다음, 우량 계통군만을 격리배양하는 것을 반복하기 때문에 불필요한 유전 형질을 차제에 제거하는 것이 가능하다. 방법은 순화 재배와 유사하며 양쪽을 병행하는 것도 가능하다.

2) 교잡 육종

서로 다른 장소에서 자란 근연 식물 간 교잡시켜 잡종을 만들고 다수의 잡종으로부터 우량 품종을 선발하여 재배에 응용하는 방법이다.

3) 변이 육종

염색체 이상에 의한 돌연변이를 이용한다. 식물 염색체 수를 2배로 만드는 작용이 있는 알칼로이드인 콜히친(colhichine)을 처리하거나 또는 코발트(cobalt) 60에 의한 방사선을 조사하거나, 마스터 가스 등에 의한 화학처리 등으로 염색체 이상을 유도하여 우발적으로 나타나는 우량 품종을 선택하는 방법이다. 다음에 논하는 세포 융합과 유전자 조합에 의한 신품종을 만들어 내는 것도 연장선상에서 고려되는 방법이다.

다. 염색체 및 유전자 조작

약용식물의 모든 형질을 만드는 정보는 세포핵 중의 염색체가 갖고 있는 유전자와 세포질의 일부에 들어 있는 핵외(核外) 유전자에 입력되어 있다. 이 염색체 또는 유전자를 인공적으로 바꾸어 주면 모체와 다른 형질의 식물을 만들어 낼 수가 있다.

씨가 발아할 때의 세포분열이 왕성한 시기에 콜히친으로 일시적으로 처리하면 염색체가 2배로 증가한 세포가 된다. 이것은 핵분열의 전기에 각각 2개로 갈라진 염색체가 양극(兩極)으로 분리하지 않고 새로운 핵막도 생기지 않기 때문이다. 그 후에 콜히친을 빼고 정상적인 분열을 계속하게 되면, 이를 테면 2배체(2n)의 염색체가 구성된 식물에서 4배체(4n)의 식물을 만들 수가 있다. 그러나 유전자 조작 식물에 대한 안전성 여부가 검증되지 않아 아직 논란의 소지가 많다.

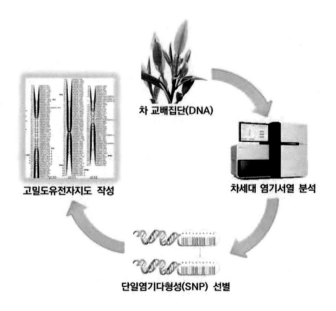

차 교배집단(DNA)

차세대 염기서열 분석

단일염기다형성(SNP) 선별

고밀도유전자지도 작성

번식 시설(繁殖施設)

1. 온실(greenhouse)

계절에 관계없이 주년 재배(한 곳에서 연중 작물을 재배)나 번식을 시키는 데 온실을 많이 이용하고 있다. 최근에는 약용식물도 공정 육묘 방식을 이용하여 대량으로 번식시키고 있다. 특히 당귀는 종자 번식뿐 아니라 시설 하우스를 이용하여 지상부 잎을 약용 채소로 이용하여 소득 자원으로 개발하고 있다.

온실은 온도, 습도, 광선 및 통풍 등이 편리한 곳에 위치하도록 하며 남북 또는 동서로 길게 설치한다.

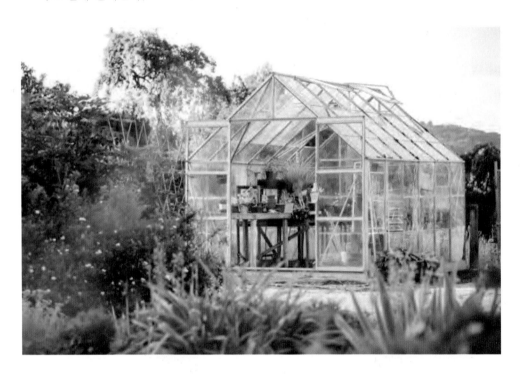

1) 연결식 온실

양지붕식 온실을 여러 채 연결시켜 놓은 온실로 재료비를 절약할 수 있고, 기업적 재배를 하는 데 적합하다.

2) 폴리에틸렌(polyethylene)

흔히 비닐이라고 부르는 것으로 가장 널리 이용되고 있는 값싼 재료이다. 여름에 잘 파괴되며 겨울을 대비하여 가을에 다시 준비해야 하는데, 두께는 0.04~0.06㎜가 많이 이용되고 있다. 폴리에틸렌은 햇빛은 약 95%를 투과시키며 식물 생장에 필요한 모든 파장의 태양빛을 통과시키되 수증기의 통과를 억제하는 대신 산소와 이산화탄소를 통과시킨다.

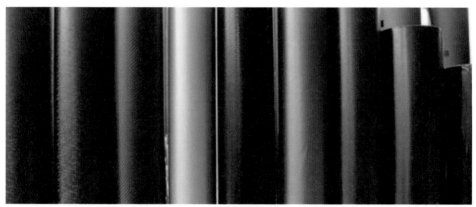

폴리에틸렌 종류

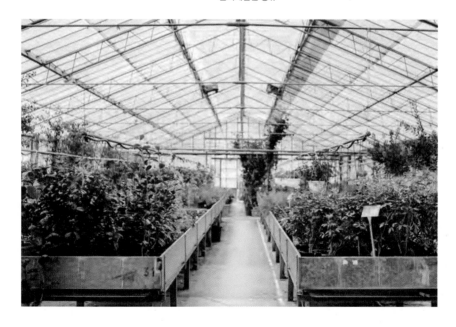

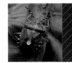

약용식물 병충해 방제법

산국의 병해 중 잎을 말라죽게 하는 것으로 검은무늬병, 갈색무늬병, 점무늬병, 잎마름선충병[엽고선충병(葉枯線蟲病)] 등이 있다. 잎마름선충병은 선충(길이 약 0.5㎜)이 기생하여 발생하며, 그 밖의 것은 모두 균류(菌類)의 기생에 의해 발생한다.

이처럼 생물 요소에서 진균, 세균 등은 식물체에 들어가 병해(病害)를 일으키며 전염성이 있어 기생성 병해(寄生性病害)라 지칭한다.

생리적 장애, 즉 가뭄, 침수, 추위, 영양 불균형 등은 생리기능에 영향을 끼치거나 손상을 준다. 기생성 병해는 병원균의 작용에 의해서뿐만 아니라 기주(寄主)의 생리상태 및 외부조건과도 밀접한 관계가 있으며, 이는 병원균, 기주 식물, 환경 조건의 상호작용에 의해 결정된다.

🌱 약용식물의 병충해와 증상

병이나 상처 때문에 식물의 외부에 형태 변화가 나타나는데 이를 증상(症狀)이라 한다. 병충해의 증상은 병상(病狀)과 병증(病症), 두 가지를 포함한다. 병상은 식물이 감염된 후 발생하는 병의 변화를 가리키고, 병증은 병원물이 식물에서 병변 부위를 발생시켜 형성되는 부분을 가리킨다.

이러한 증상을 기초로 병해에 대한 초보적 진단을 할 수 있다. 그러나 병해의 증상은 불변하는 것은 아니며 동일한 병원물이 다른 식물, 다른 환경 조건에서 서로 다른 증상을 발생시킬 수 있다. 그러므로 병해가 감정이 될 때 정확한 진단을 할 수 있다.

🖐 약용식물의 병원성(病原性)

기생성 병해의 주요한 병원성은 진균, 세균, 바이러스, 선충과 기생성 종자 식물 등이 있다. 이 중 진균으로 야기되는 병해가 가장 많고 세균, 바이러스 및 선충, 기생성 종자 식물이 있다.

1. 세균 병해

세균 병해는 급성 괴사병이 많고, 부식, 반점, 고사 등의 증상을 나타낸다. 대개 눅눅한 상황에서 병 부위로부터 세균의 점액이 흘러나오는데 세균성 부패 냄새를 발산하며 인삼의 붉은 근부병, 패모의 연부병 등이 있다. 진균(眞菌)은 인삼의 반점병, 구기자나 홍화의 탄저병 등이 있다. 병해의 증상은 고사, 반점, 부식, 기형, 농과 종양 등이 많다.

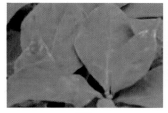 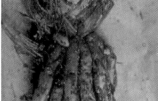 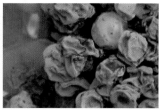

반점   근부병   진균

2. 바이러스(virus)

바이러스는 일반 현미경으로 볼 수 없는 극미소의 비세포 형태의 생물이다. 바이러스의 병은 일반적으로 전신성이고 주요한 유형은 꽃잎에 나타나며 황화 현상을 가져오는데 때로는 기형이 발생하며 반하, 지황 등에서 볼 수 있다.

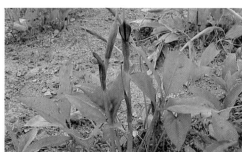 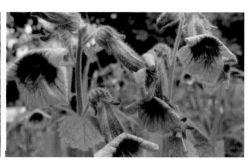

반하   지황

3. 세균 병해(線蟲)

선충은 자웅이체의 다수는 동형이지만 다만 암컷이 조금 크고 뚱뚱하다. 알은 토양에 낳으며 식물의 조직 내표피에 기생한다. 부화된 알은 유충이 된 후 적당한 기주를 만나 침입하여 해를 준다. 유충은 몇 차례 껍질을 벗으며 발육하여 성충이 된다. 교배한 후 암컷은 알을 낳지만 수컷은 죽는다. 유충은 토양 속에서 겨울을 보내며 식물의 뿌리, 줄기, 종자 안에 기생하여 월동하기도 한다.

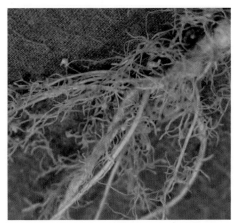

선충

습기 있는 산성 토양에서 활동이 강하며, 이병식물은 성장이 쇠약하고 왜소해지고 줄기나 잎의 말림, 색택 상실, 심지어는 조기에 위축, 고사하게 된다. 뿌리에는 혹이 커지거나 사마귀 형상의 돌기가 나타난다. 서양삼, 패모, 국화에서 많이 나타난다.

토양 인자는 토양의 온도, 습도, 지질, pH 및 미생물의 활동 등으로, 병해의 토양 전염을 용이하게 한다. 즉 종자가 발아되어 토양 조건이 저온 고습하면 저항력이 떨어져 병균의 침입이 유리하며 뿌리의 성장이 불리하다.

재배 방법은 대량으로 질소질 비료를 주고 밀식하면 기주의 저항성이 떨어지고 병해를 입기 쉬우므로 주의한다.

🌱 약용식물의 충해(蟲害)

산국의 충해(蟲害)에는 진딧물, 자벌레, 거세미, 선충 등이 있다. 이처럼 약용식물을 해치는 것들로는 곤충을 중심으로 진딧물, 달팽이, 서류 등이 있다. 그러나 곤충 중에서 이로운 벌레는 보호하고 번식시켜 이용해야 한다.

각종 곤충들은 기생과 취식 방식이 같지 않으므로 구기(입의 구조)도 서로 다르다. 입의 구조는 저작성 구기(咀嚼性口器 : 씹는 입구조)와 흡수성 구기(吸收性口器 : 빠는 입구조)의 두 가지 형으로 나눈다. 저작성구기 해충은 메뚜기류나 나비목 유충의 구기형으로 각종 식물이나 작물의 잎, 줄기, 과일, 뿌리 등을 갉아먹어 해를 주는 해충이다. 흡수성 구기 해충은 진딧물, 깍지벌레, 매미충 등이 있다.

　해충의 입의 구조를 이해하면 다양한 상황으로부터 해충의 특성을 이해하고 약제를 방제하여 방제 효과를 높일 수 있다. 저작구형 해충에 대하여는 소화 중독제나 접촉제를 사용하는 것이 효과적이고 흡수구형 해충에 대하여는 접촉제 또는 침투성 살충제를 사용하는 것이 효과적이다.

　약제가 해충의 몸으로 들어가는 주요 경로 세 가지에는 구기(입), 표피, 기공(숨구멍)이 있다. 곤충의 해부학적 특성을 이해하여 적당한 약제를 택해 방제 효과를 높이는 것이 중요하다.

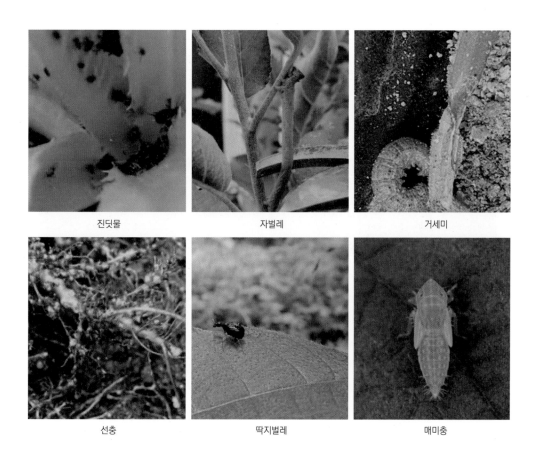

| 진딧물 | 자벌레 | 거세미 |
| 선충 | 딱지벌레 | 매미충 |

🖐 약용식물 병충해 방제

　병해를 방제하는 데 가장 중요한 점은 인간의 건강에 안전성을 고려한 방제법이다. 이와 같은 면에서 볼 때 합리적인 방제법은 저항성 품종을 재배하는 것이 좋으나 저항성 품종 연구가 많이 이루어져 있지 않으므로 농민들은 농약 살포에 의한 방제법에 의존하고 있는 실정이다.

　그러나 항상 강조하고 있지만 농약은 최후의 방제 수단이 될 수 있도록 재배법 개선, 발병 환경 조절에 더욱 신경을 써야 한다.

1. 세균 병해

　농민들이 흔히 잘 알고 있으면서도 지켜지지 않고 있는 것이 바로 위생 관리이다. 병의 발생이 어쩌다가 근원이 없이 우연히 이루어진다고 믿고 있는 농민도 있을지 모르나 병원균의 서식처가 되는 병들어 떨어진 낙엽, 썩은 가지, 병원균 감염 토양 등 근본적으로 문제가 될 수 있는 전염원을 제거하는 것은 매우 중요하다. 따라서 포장의 청결을 유지하고, 병든 식물을 소각 또는 매몰시키며, 가능한 주위 농가들도 함께 노력한다면 더 좋은 예방효과를 올릴 수 있을 것이다.

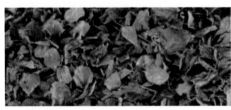　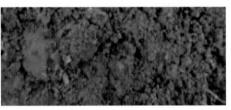

낙엽　　　　　　　　　　　　　　　　　　감염토양

2. 균형 시비

　무엇보다도 식물체를 키울 때 중요한 것은 병으로부터 예방을 위하여 튼튼한 식물체로 자랄 수 있도록 세 요소의 균형 시비가 이루어져야 한다. 그러나 질소질 비료의 과용으로 식물체가 연약하게 병이 걸리기 쉬운 경우를 흔히 볼 수 있다.

　작물에 따라서는 미량 원소 결핍증이 쉽게 일어나는 작물도 있겠으나 대부분의 토양에서는 질소, 인산, 칼륨의 균형시비에 특히 신경을 쓰고, 만일 미량 원소 결핍증이 염려되면 가까운 농촌 지도 기관에 토양 분석을 의뢰하여 시비 처방을 받도록 해야 한다.

3. 기상 및 토양 환경 조절

병이 발생되려면 기주(寄主), 병원균 그리고 환경이 복합되어야 한다. 특히 병원균은 항상 존재한다고 본다면 어떻게 병의 발생 환경을 불리한 조건이 되게 조절하여 병 발생을 억제할 수 있는가를 생각해 보아야 한다.

여기에서 우리가 한 가지 생각해 보아야 할 점은 병원균의 발병 환경이 일률적으로 같은 환경을 요구하는 것이 아니라 크게 구별하여 보면 저온 다습 조건을 좋아하는 저온성 병원균과 고온 다습을 좋아하는 고온성 병원균 및 고온 반건조한 상태를 선호하는 병원균, 또한 아주 습한 상태를 좋아하는 병 등 병원균의 종류에 따라 발병 조건이 다르다는 것이다. 그러므로 노지 재배 시에는 인위적으로 습생성균의 병을 예방하기 위하여 이랑 높이를 높이거나 고랑을 깊이 파서 물빠짐을 좋게 하는 것도 하나의 예방책이 될 수 있다.

4. 경제성, 안전성을 고려한 작물보호제 살포

약용식물의 병과 같이 방제체계가 확립되지 못한 경우, 여러 가지 농약의 혼용 가부, 적정 살포 농도, 방제 적기 등의 문제점이 있다. 그러므로 작목별 주요 병 방제 요령에서 지적한 내용을 잘 읽어 보고 적합한 약제를 선택하여 사용해야 한다. 약해와 안전성에 대한 문제를 꼭 유의하여 농약 살포가 이루어져야 할 것으로 생각된다.

9월 이후에 발생하는 병해는 대부분 여러 가지 병원균이 복합적으로 관여하여 발생하는 수가 많다. 6월과 9월에는 입고병, 잿빛곰팡이병, 녹병, 일부 흰가루병 등의 저온성 균에 의한 병이 주로 발생하고, 7월과 8월에는 검은무늬병 등이 발생하는데, 이 시기에 발생하는 병들은 대부분 고온성 균에 의한 것들이다.

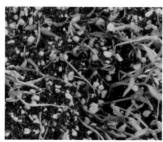

입고병

녹병

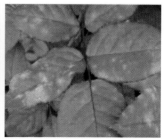

흰가루병

🌱 약용식물의 공통병 방제

모든 병해충의 약제방재는 제5부의 등록 고시된 작물보호제 품목을 참고하여 방제한다.

1. 곰팡이병

1) 점무늬병, 탄저병, 검은무늬병, 갈색무늬병

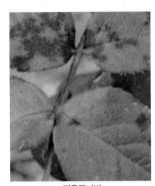
검은무늬병

① 병든 식물체는 일찍 없애거나, 태운다.
② 종자 전염을 하므로 종자 소독을 한다.
③ 질소의 지나친 사용을 삼가고 웃자라지 않도록 주의한다.
④ 아족시스트로빈 수화제가 당귀의 점무늬병에 고시되었고, 프로피네브 수화제 등 5품목이 구기자 탄저병에 품목 고시되는 등 제5부의 작목별 농약 품목 고시 목록을 참고하기 바란다.

2) 흰가루병

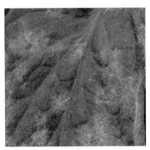
흰가루병

① 질소의 과용을 피하고 통풍이 잘 되도록 밀식하지 않아야 한다.
② 병든 잎은 제거하여 전염원을 없앤다.
③ 구기자 흰가루병에 트리아디메론 수화제 등 4품목이 고시되어 있다.

3) 녹병 및 붉은별무늬병

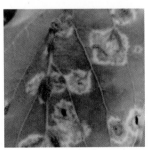
녹병

① 병에 걸린 식물체는 신속히 제거하고, 수확 후 병에 걸린 잔재물을 제거한다.
② 비료 성분이 떨어지지 않도록 주의한다.
③ 강우 직후 관리를 철저히 한다.
④ 당귀 녹병에 시메코나졸 수화제 등 9품목이 등록 고시되는 등 농약 사용 지침서를 참고한다.

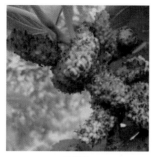

균핵병

4) 균핵병

① 상습 발생지는 윤작(輪作 : 돌려짓기), 토양 소독을
한다.

② 병에 걸린 식물을 없애거나 태운다.

③ 통풍에 유의하고 과습을 피한다.

④ 채소, 과수, 약초류에 고시된 농약은 없으나 지오
판 수화제, 디크론 수화제, 빈졸 수화제 등을 사
용한다.

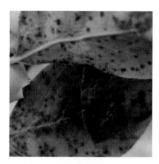

잿빛곰팡이병

5) 잿빛곰팡이병

① 과습이 되지 않도록 주의한다.

② 병에 걸린 식물체는 없에거나, 태운다.

③ 비료를 과용하여 식물체가 연약, 웃자라지 않도
록 한다.

④ 복분자에 폴리옥신비 수화제 등이 고시되는 등 농
약 사용 지침서를 참고한다.

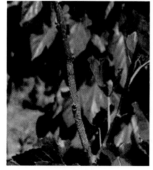

줄기마름성병

6) 잎마름성병

① 병에 걸린 식물체는 신속하게 없에거나, 태운다.

② 습도가 높으면 포자가 비산(飛散 : 흩날리기) 전염된다.

③ 상처 부위나 동해 피해지에 많이 감염되므로 상처
나 동해가 발생하지 않게 한다.

④ 목본 약초류에는 병에걸린 가지는 없에거나, 태
우고 줄기와 가지는 이병 부위를 칼로 삭제한 다
음 도포제를 바른다.

⑤ 토천궁 잎마름병에 이프로디온 수화제 등 4품목
이 등록 고시되었다.

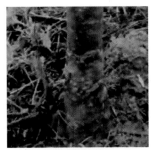

자주날개무늬병

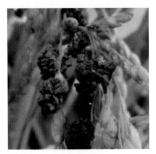

이삭누룩병

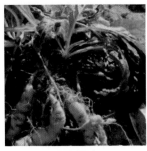

뿌리썩음병

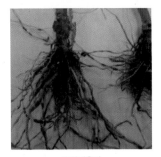

뿌리썩음병

7) 자주날개무늬병(자문우병)

① 토양 전염을 하므로 토양 소독을 한다.

② 병에 걸린 식물체와 그 주위의 흙을 모아 땅속 깊이 묻는다.

③ 영년생 작물(다년간 생육이 계속되는 작물)의 경우, 뿌리와 뿌리가 닿지 않도록 식물체는 제거하고 잔재물은 도랑을 파서 격리시킨다.

④ 자문우병에 고시된 농약은 아직 없다.

8) 이삭누룩병(일명 깜부기병)

① 종자 전염되므로 종자 소독을 철저히 한다.

② 병에 걸린 식물체는 발견 즉시 없애거나 태운다.

③ 건전 종자에서 채종하여 사용한다.

④ 질소질 비료가 과용되지 않도록 한다.

⑤ 약초류 이삭누룩병에 고시된 농약은 없다.

9) 라이족토니아(Rhizoctonia)에 의한 줄기, 뿌리썩음병

① 연작(連作 : 이어짓기)을 피하고 윤작(輪作 : 돌려짓기)을 해야 한다.

② 병에 걸린 식물체를 일찍 제거한다.

③ 석회나 퇴비를 많이 사용한다.

④ 토양 훈증 소독을 실시한다.

10) 후사리움(Fusarium)에 의한 줄기, 뿌리썩음병

① 연작(連作 : 이어짓기)을 피하고 3~5년간 윤작한다.

② 병에 걸린 식물체를 신속히 없애거나 태운다.

③ 종자 및 종구 전염을 하므로 소독을 철저히 한다.

④ 질소질 비료의 과용을 피하고 퇴비를 많이 주어 토양 유용 미생물이 증가한다.

⑤ 외국에서는 베노밀 수화제를 많이 사용한다.

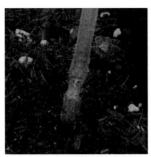
잘록병

11) 피시움(Pythium)에 의한 잘록병

　① 연작(連作 : 이어짓기)을 피하고 2~3년간 윤작한다.

　② 물빠짐이 잘 되도록 하고 퇴비를 많이 사용하여
　　유용 미생물의 밀도를 높여 준다.

　③ 상토는 소독하여 사용한다.

2. 세균병

1) 세균성 점무늬병 및 무름병

　① 건전한 종자를 사용한다.

　② 병에 걸린 식물체를 일찍 제거하고 과습되지
　　않도록 주의한다.

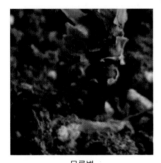
무름병

　③ 식물체에 상처가 나지 않도록 한다. 세균은 상처
　　부위가 없으면 식물체로 뚫고 들어가지 못한다.

　④ 질소질 비료의 지나친 사용을 피한다. 지황
　　점무늬병에 디페노코나졸 입상수화
　　제 등이 고시되었다.

3. 바이러스병

1) 모자이크병

　① 발병 주위의 잡초를 제거한다.

　② 병에 걸린 식물체를 신속하게 없에거나 태운다.

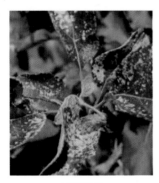
모자이크병

　③ 종자 전염을 하는 바이러스가 있으므로 건전
　　종자에서 채종하고 영양번식 작물은 무병지나
　　무병구를 사용한다.

　④ 진딧물 전염하는 바이러스가 많으므로 약제 살
　　포를 철저히 하여 진딧물을 구제한다.

🌱 약용식물 친환경 방제

약용식물은 재배 기술의 발전에도 불구하고 매년 병해충이 많이 발생되고 잔류성 농약으로 인하여 큰 피해를 겪고 있는 현실이다. 이 때문에 뛰어난 효능과 희소성을 가진 국산 약용식물이 해외에서는 수출 감소, 국내에서는 소비자의 불신을 초래하는 등의 심각한 부작용이 나오고 있다. 최근에는 병해뿐만 아니라 깍지벌레 등 충해가 발생하여 다년생 약초 생산에 문제가 되고 있다.

석회유황합제는 1881년 프랑스에서 포도 병해 방제용으로 사용된 이후 값이 싸고 살균력과 살충력(응애, 깍지벌레 등)을 지니고 있어 각종 과수 등 원예작물 병해충의 방제용으로 널리 쓰이고 있다. 그러나 사용 방법에 따라 식물체에 약해를 일으키기 쉬운 결점도 가지고 있어 농가에서 회피해 온 것도 사실이다. 특히, 석회보르도액과 친환경 약초 재배를 목적으로 적극 응용해야 한다. 즉, 석회유황합제를 응용하여 피해를 줄이고 효과를 증진시키는 석회유황합제 복합체를 응용하여 약초의 병해가 가장 많은 여름 장마기 전후에 사용하는 것이 효과적이다.

1. 석회보르도액

1) 주성분 : 염기성 황산동

보르도액의 원료로 사용되는 황산구리($CuSO_4$, $5H_2O$)와 석회(CaO)는 95% 이상의 순도를 지닌 것을 사용해야 좋은 보르도액을 만들 수 있다.

2) 성상 및 유효 성분

식물의 표면에서 공기 중의 탄산가스나 식물체, 병원균에서 분비되는 산에 의하여 조금씩 유효 성분의 구리이온이 살균력을 발휘한다. 여러 작물의 병해에 대한 예방 효과가 높고, 보호 살균제로서 중요한 역할을 한다. 균성의 병해에도 예방 효과가 높고, 보호 살균제로서 중요한 역할을 하는데, 살균 효과의 지속 기간은 맑은 날일 경우 약 2주간이다.

만든 직후 보르도액의 pH는 12.4로서 구리의 용해도는 거의 0에 가깝지만, 엽면에 살포된 것이 공기 중의 이산화탄소를 흡수하게 되면 중화되어 pH 11.3이 되며, 이때 구리의 용해도는 최고에 이르러 40ppm 정도가 된다. 이 이상으로 구리의 용해도가 증가되면 약해가 일어나게 되는데, 대개 보르도액을 살포한 후 바로 비가 내리게 되면 가용성 구리량의 증가로 약해가 일어나게 된다.

그리고 계속해서 이산화탄소를 흡수하게 되면 pH는 7에 가깝게 되고 주성분은 $CuSO_4$, $3Cu(OH)_2$로 되어 구리의 용해도는 5ppm 정도가 되므로 살균력이 떨어진다.

희석 비율

황산동 및 생석회의 g/물 1L	석회 등량	석회 반량	석회 배량	석회 3배량	척관법의 호칭
8.0g	8-8식	8-4식	8-16식	8-24식	3두식
6.0g	6-6식	6-3식	6-12식	6-18식	4두식
5.0g	5-5식	5-2.5식	5-10식	5-15식	5두식
4.0g	4-4식	4-2식	4-8식	4-12식	6두식
3.0g	3-3식	3-1.5식	3-6식	3-9식	8두식
2.5g	2.5-2.5식	2.5-1.3식	2.5-5식	2.5-8식	10두식
2.0g	2-2식	2-1식	2-4식	2-6식	12두식
1.7g	1.7-1.7식	1.7-0.9식	1.7-3.4식	1.7-5식	15두식
1.0g	1-1식	1-0.5식	1-2식	1-3식	20두식

3) 보르도액의 종류

황산구리 450g에 배합되는 생석회의 양에 의하여 석회 반량(半量), 석회전, 석회배량(倍量) 보르도액이라고 부르며, 물의 양에 따라 4두식 보르도액, 8두식 보르도액이라고 부르는데, 흔히 황산구리 450g보다 적은 양의 생석회로 만든 것을 소석회 보르도액, 같은 양씩 가지고 만든 것을 보통석회 보르도액, 황산구리보다 많은 양의 생석회로 만든 것을 과석회 보르도액이라고 부른다.

그러나 최근에는 미터법에 의하여 물 1L 속의 황산구리와 생석회의 g수에 의하여 6-6식 보르도액, 6-3식 보르도액, 8-8식 보르도액 등으로 부르기도 한다.

4) 보르도액 만드는 법

- 4-4식의 보르도액 100L를 만든다.
- 황산동과 생석회를 각각 400g 사용한다.
- 큰 통과 작은 통 2개를 준비하여 400g의 황산동을 약 5L의 열탕에 녹여서 물을 가하여 약 80L로 한다. 작은 통에는 미리 준비한 열탕에 400g의 생석회를 조금씩 넣으면서 충분히 녹인다. 물을 가하여 약 20L의 석회유를 만든다.
- 이렇게 만든 석회유를 작은 망 등으로 거르면서(여과) 큰 통에 옮긴다. 석회유는 처음에는 온도가 높으므로 식혀서 양쪽 온도가 같아지면, 80L 황산동을 조금씩 20L 석회유 쪽에 서서히 부으면서(이때 석회유를 황산동 쪽으로 붓지 않도록 주의할 것) 대나무 교반봉으로 잘 혼합하여 4-4식 보르도액 100L를 만든다.

5) 사용 시 주의점

- 조제한 보르도액에 물을 가하여 묽게 한 것은 효과가 없어진다.
- 다른 농약을 혼용할 때 조제한 보르도액에 조금씩 가하여 잘 혼합한다.
- 보르도액은 예방 효과가 커서 병 발생 초기 잠복 기간을 고려하여 예방, 살포한다.
- 초장이 낮은 채소나 과수 묘목은 노즐을 상향으로 하여 엽 표면과 이면에 모두 고루 묻도록 한다.
- 살포량과 횟수는 작물의 종류, 발병 정도에 따라 달라진다. 보통 과수류 200~400L/10a, 채소류는 100~200L/10a 정도로 한다.
- 강우 2~3일 전의 살포는 효과가 높으나, 강우 전후 이슬이 있을 때나, 다습 시는 약해가 나기 쉽다.
- 보르도액 살포 후 석회유황합제를 살포할 때는 15~30일의 간격을 둔다. 반대로 석회유황합제를 살포 후 보르도액을 사용할 때는 1~2주 간격을 둔다.
- 기계유제 살포 후 보르도액의 부착이 나쁘므로 1개월간의 간격을 둔다.
- 보르도액과 만네트제, 만세프제 등의 접촉 살포(10일 이내)는 감자에 대하여 약해가 나올 우려가 있으므로 주의한다.
- 고착성을 증가시키기 위하여 전착제를 사용한다. 또 작물에 따라 보르도액에 대한 강약이 다르므로 주의가 필요하다.

6) 적용 병해 사용 방법

작물명	병해	희석 배수	주의 사항
오미자	흰가루병, 갈반병, 뿌리썩음병	2-2식 4-4식	• 흰가루병 7월 하순 • 갈반병 6월 상순 • 유황합제복합체 • 100~200배액 살포
강활	뿌리썩음병 방제	4-4식	종근 베노람 수화제 소독
인삼	탄저병, 점무늬병	1-0.5식 또는 2-1식 4-2식, 4-4식	어릴 때부터 조절, 점무늬병은 6월 중순 이후 사용한다.
작약	점무늬병, 탄저병, 녹병, 흰가루병	2-2식, 4-4식	어릴 때 약하게 한다.
사과	갈반병, 흑점병, 흑성병, 적성병	2-12식에서 3-9식~4-12식후	석회량은 2~3배로 한다.
배	흑반병, 적성병, 흑성병	5-10~5-15식 또는 4-8~4-12식	개화 전에는 6-12식이 좋다.
감	탄저병, 낙엽병	4-12식~2.5-13식	• 석회 5배량 • 6월 중순은 2.5-13식 • 7~8월은 4-20식~3-15식
포도	새눈무늬병, 노균병, 갈색무늬병	3-2식~6-3식	• 6월 중순은 6-3식 • 7~9월은 5-1.5식 • 노지 재배는 다우 시는 반대로 석회량을 2~3배로 한다.
박과류	탄저병, 노균병, 만고병	2-1식~3-1.5식	석회는 반량
토마토	역병, 그을음, 곰팡이	2-1식, 4-3식	석회에 의하여 과실의 성숙이 늦으므로 소석회(小石灰)가 좋다.
차	탄저병, 곰팡이병	2-2식, 4-4식	

7) 보르도액의 사용법

보르도액은 지속성이 큰 살균제로 많은 범위의 병원균에 유효하다.

① 조제 즉시 사용해야 한다. 오래 두면 황산동의 입자가 커져서 약효가 저하된다. 부착력 증가를 위하여 전착제를 사용하기도 한다.

② 예방 목적으로 발병 전(병증 발생 2~7일 전)에 뿌리도록 한다.

③ 지속성은 살포액이 피막을 형성하는 약 2주 정도이다. 강우 직전 살포는 불가하다.

④ 보로도액은 알칼리성이다. 파라티온, EPN 등과 같은 에스제와는 가수분해, 석회유황합제와는 복분해로 약해를 야기하므로 혼용은 부적합하다.

8) 독성

황산동은 사람과 동물에 유해하다. 따라서 황산동이 묻은 과일은 묽은 식초액으로 닦아서 먹도록 한다. 누에에게 뽕잎을 먹이는 시기에는 처리를 금해야 하며, 이러한 경우 2주 이상 경과하지 않으면 누에에 유해하다.

2. 석회유황합제

유황(硫黃 : Sulphur)의 색깔은 황색, 담황색, 연한 녹황색, 노르스름한 회색, 갈색, 흑색 등이다. 조흔(條痕)은 백색 내지 옅은 황색이다. 결정면에는 금강석 광택이 있고 단면에는 지방 모양의 광택이 있으며 반투명이다.

황을 이용한 석회유황합제는 1881년부터 프랑스에서 쓰기 시작하여 전파되었다. 처음 포도에 사용하여 살균뿐만 아니라 살충력(응애, 깍지벌레)의 효과도 보고 있다. 그러나 정확히 알고 사용하지 않으면 약해를 일으키기 쉬운 결점도 있다.

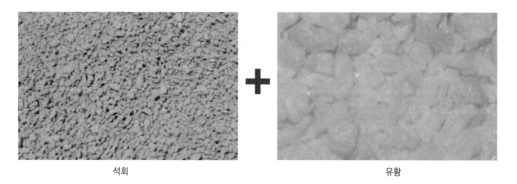

석회   유황

1) 제조법 및 성상

공업적인 제법으로 생석회와 유황을 1 : 2의 중량비로 배합하여 가압솥에 넣고 소요량의 물을 가하여 2기압의 기압 하에 120~130℃에서 약 1시간 가열 반응시킨 다음 30분간 숙성 냉각시켜 여과기로 불용물을 여과해서 제품으로 만든다.

📋 석회유황합제 180L를 만드는 데 생석회 35kg+유황 70kg이 소요

제품은 적갈색의 투명한 액체로 강한 알칼리성을 띤다. 비중은 1.29 내외(Be 32~33°)이다. 유효 성분은 다황화석회(CaSn) n=1~5이며, 이것이 약 72.5% 함유되어 있다.

흔히 석회유황합제의 질을 비중으로 표시하나, 이것은 가용성 성분의 함유량을 말하는 것이 아니다. 질은 다황화석회의 함유량이다.

다황화석회는 불안정한 화합물로 공기 중의 산소나 탄산가스에 의하여 활성화유황을 만든다. 이 활성화유황이 살균 작용을 하는 것이다. 그러므로 석회유황합제를 제조할 때는 물론 저장할 때도 가급적 공기의 접촉을 방지하여 다황화석회의 산화체인 티오황산석회, 황화석회의 생성을 방지해야 한다.

석회유황합제의 활성화유황은 유황 분말이나 수화성 유황보다 살균력이 강하다. 동시에 식물에 대한 약해도 크다.

대체로 본제의 살균력은 공기 중의 습도, 온도, 일광, 바람 등의 환경 요인에 크게 영향을 받는다. 특히 온도와 습도가 높으면 높을수록 분해가 빨리 되어 효력이 저하된다. 그러므로 오랜 기간을 두고 발생되는 병해에 대해서는 그 효과를 크게 기대할 수 없다.

2) 성상

적갈색의 투명한 액체로 강한 알칼리성을 띠고, 비중이 1.29 내외(보메비중 32~33°)이다. 주성분인 다황화칼슘은 불안정한 화합물로서 공기 중에서 산소 및 이산화탄소와 작용하면 다음과 같이 쉽게 분해되어 활성황(活性黃)을 생성하여 살균 작용을 한다.

공기에 노출되면 분해(활성화황, S 및 티오황산칼슘, CaS_2O_3, 황산칼슘, $CaSO_4$ 생성)가 촉진되므로 저장할 때에는 뚜껑을 잘 막아 보관해야 한다. 위와 같은 반응은 식물의 잎이나 줄기에 살포하였을 때에도 일어난다.

석회유황합제

희석 농도 원액 농도	보메 0.5도		보메 5도		보메 10도	
	물 20L당	물 500L당	물 20L당	물 500L당	물 20L당	물 500L당
보메 29도	0.25L	6.25L(0.31통)	2.5L	62.5L(3.1통)	5L	125L(6.3통)
보메 30도	0.24L	6.0L(0.3통)	2.4L	60.0L(3통)	4.8	120L(6.0통)
보메 31도	0.23L	5.75L(0.29통)	2.3L	57.5L(2.9통)	4.6	115L(5.8통)
보메 32도	0.22L	5.5L(0.28통)	2.2L	55.0L(2.8통)	4.4	110L(5.5통)

3) 사용법

본제의 살균력은 석회보르도액에 뒤지나, 흰가루병, 녹병에는 우수하다. 기온이 낮을 때는 비교적 높은 농도로, 높을 때는 낮은 농도로 살포한다.

대체로 월동 과수 병해충에는 3~5°Be액(7~10배액), 그 외의 경우는 0.3~0.5°Be dor(80~140배액)으로 살포한다.

4) 사용상의 주의

① 약제 조제용 용기는 금속 용기를 피한다. 사용 분무기는 사용 후 즉시 암모니아수나 식초산액으로 씻은 다음 물로 잘 씻는다.

② 일반적으로 기온이 높거나 일조가 강하면 약해가 일어나기 쉬우므로 농도를 낮게 해서 사용한다. 복숭아, 살구, 자두, 포도, 배, 콩, 감자, 토마토, 오이, 양파, 생강 등은 약해가 일어나기 쉬우므로 주의해야 한다.

③ 본제는 공기와 접하면 분해가 촉진되므로 저장 시에는 밀폐해야 하며 사용하다가 남은 것은 약제 표면에 소량의 기름을 띄워서 공기와의 접촉을 방지한다.

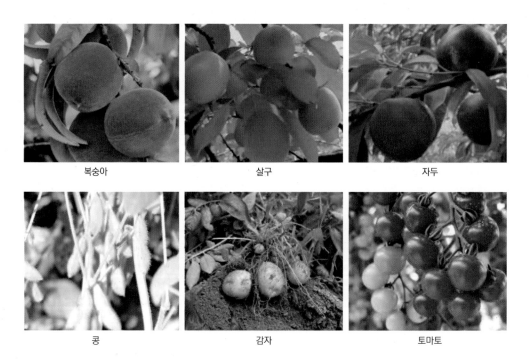

| 복숭아 | 살구 | 자두 |
| 콩 | 감자 | 토마토 |

5) 적용 병해와 사용법

작물	병해명	살포 시기	살포 농도(Be)
배	검은별무늬병	3월	7배액(5°)
향나무	배, 사과 중간 숙주 붉은별무늬병	4월 하순~5월 상순	40배액(1°)
복숭아	잎오갈, 줄기마름	3월 상순	7배액(5°)
감	검은별무늬병	3월(발아 전) 4월 중순~5월 상순	7배액(5°) 100배액(0.4°)
사과	흰가루병, 검은별무늬병, 모리아병	4월(발아 전) 4~5월(개화 전후)	9배액(1°) 60~100배액(0.7~0.4°)
귤	더뎅이병 검은점무늬병 검은점무늬병 궤양병 궤양병	4월(발아 전) 5월(개화 전) 6월(낙과 후) 7~8월 9월	40배액(1°) 80배액(0.5°) 100배액(0.4°) 200배액(0.2°) 140배액(0.3°)
채소	흰가루병	봄철, 여름철	100배액(0.4°) 200~300배액 (0.2~0.15°)
오미자	흰가루병, 갈반병	6~7월	100배액(0.4°)

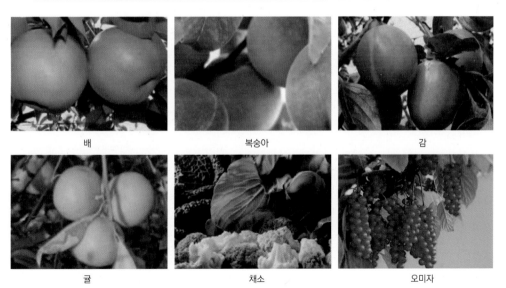

배

복숭아

감

귤

채소

오미자

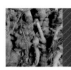

약용식물의 수확과 가공

약용식물의 종류는 대단히 많으며 생장 발육의 상황 및 성분과 약효도 각각 다르다. 약용식물의 유효 성분의 누적 동태를 파악하여 알맞은 시기에 수확하고 합리적으로 가공, 저장하는 것이 중요하다.

수확(收穫)

약용식물의 유효 성분으로는 알칼로이드, 배당체, 정유, 테르펜유 등 여러 가지가 있다. 유효 성분의 다소는 토양, 비료, 수분, 생장발육 상황과 밀접한 관계가 있으며, 더욱이 적당한 시기에 수확해야만 유효 성분의 함량이 높은 약재를 얻을 수 있다.

예를 들면 칡은 개화 초기에 알칼로이드 함량이 높고, 흰독말풀은 개화 성기에 함량이 높다. 여름에 쑥을, 지모와 황금은 계절에 관계없이, 가을에 도라지를 캐는 등 적시에 채취해야 품질이 좋다. 이처럼 채집 계절은 품질을 보장하는 데 매우 중요한 영향을 미친다.

또한 다년생 식물은 채집 계절뿐만 아니라 채집 연한도 중요하다. 황련(黃連)은 '2~3년에 뼈가 자라고 4~5년에 살이 오른다' 하여 재식한 5년 뒤 10월 상순~11월 상순에 수확하는 것이 좋다. 세신의 실생묘는 3~4년 뒤에 수확한다. 이 외의 약용식물도 품종과 약용 부위, 생장 발육 단계에 따라서 유효 성분의 누적도 다르다. 동시에 산지의 토양, 기후 등의 영향도 받기 때문에 채집할 때 단위 면적의 생산량만을 고려할 것이 아니라 유효 성분의 함량도 고려하여 고품질의 좋은 약재를 얻도록 해야 한다.

감초(甘草)의 생장 발육의 각 단계에 있어서 유효 성분인 글리시리진(Glycyrrhizin) 함량은 아래 비교 표에서 알 수 있듯이 감초 개화 전기에 최고치를 보여 주기에 이 시기를 채취·수확의 최적기로 확정할 수 있다.

감초의 생장 발육기에 따른 글리시리진 함량 비교

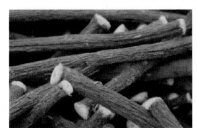

생장 발육기	글리시리진의 함량(%)
생장 초기	6.5
개화 전기	10.0
개화 성기	4.5
생장 말기	3.5

🌀 약용 이용 부위 채취 방법

1. 뿌리 및 뿌리줄기 [근경(根莖)]

뿌리는 식물의 저장 기관으로서 지상 부분이 생장할 때는 뿌리에 저장되었던 양분이 소모되므로 뿌리 및 근경류 약재는 대부분 휴면기 즉, 늦가을 무렵 지상부 잎이나 줄기가 마른 이후에 수확하거나 이른 봄철 발아하기 전에 채취하기도 한다.

예를 들면 황기, 백출, 사삼, 당귀 등은 가을의 끝 무렵에 거둬들이는 것이 적당하다. 그러나 예외도 있어 방풍, 당삼은 봄에 채취하며 태자삼은 여름에 채취하는 것이 좋다.

뿌리와 지하경을 이용하는 것은 외형을 보존하는 데 유의해야 한다. 인삼·황련의 원뿌리와 잔뿌리는 손상 없이 보존해야 하고, 우슬·당삼 등의 원뿌리는 비교적 길지만 절단할 수 없으며 이는 약재의 우열을 평가하는 데 중요한 요인이다.

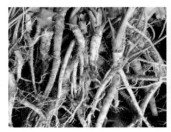
방풍

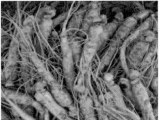
인삼

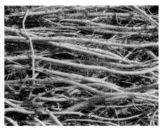
황기

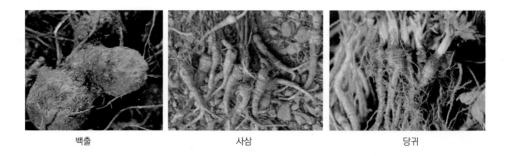

백출 사삼 당귀

2. 전초(全草) 및 잎(葉)

전초 및 잎[엽(葉)]이나 줄기를 이용하는 것으로 익모초, 박하, 차즈기 등은 항상 꽃이 피기 전에 채취하는 것이 좋은데, 이 시기가 잎이 비대하고 광합성이 왕성하며 유효 성분의 함량이 높다. 꽃과 과실이 되면 영양 물질이 전이되어 약재의 질이 저하되기 때문이다. 그러나 뽕나무잎은 서리가 내리는 계절에 수확해야 하는데 이때에 알칼로이드 성분을 함유한다. 또한 전초류의 소엽(차즈기), 인진, 음양곽(삼지구엽초)은 모두 식물체의 줄기와 잎이 무성할 때 채취하며 익모초, 형개, 향유는 개화기에 채취하는 것이 좋다. 전초류는 일반적으로 지상부분만 채취하나 세신, 포공영 등은 뿌리째로 캐서 전체를 약용으로 이용한다. 음양곽(淫羊藿 : 삼지구엽초), 어성초(漁腥草), 당약(當藥 : 자주쓴풀) 등도 이에 속한다.

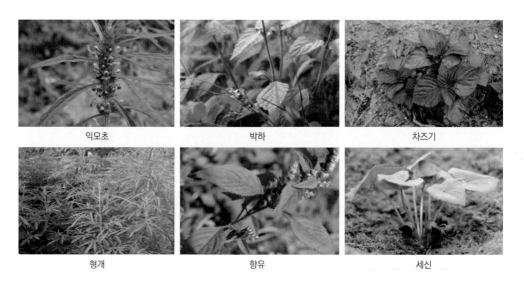

익모초 박하 차즈기

형개 향유 세신

3. 수피(樹皮)·근피(根皮)

두충, 후박, 황백, 진피 등은 나무껍질과 뿌리껍질을 약용으로 쓰는데, 5~7월 늦은 봄부터 초여름 사이를 채취의 적기로 본다. 이 시기의 식물은 생장이 왕성하며 피층 내의 영양분이 많고 수액이 이동을 시작하여 형성층의 세포분열이 활발하여 피층과 목질부가 쉽게 벗겨지고 자른 후에도 상처가 쉽게 치유된다. 육계, 천련피 등의 껍질을 약용으로 쓰는 식물체는 가을과 겨울에 채집해야 유효 성분 함유량이 많다.

채약 도구를 사용할 때, 타닌(tannin) 성분이 함유된 약초의 경우에는 철로 만든 것을 피해야 성분 변화의 피해를 줄일 수 있다.

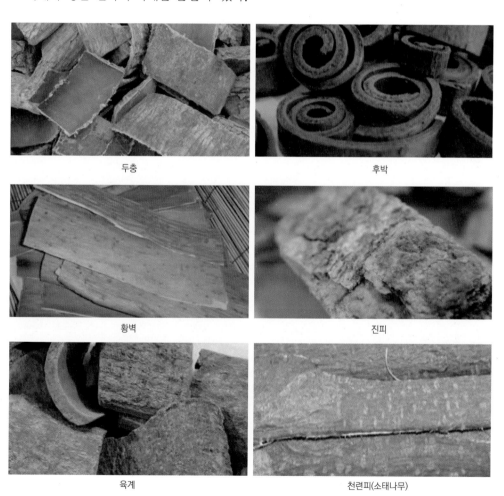

두충

후박

황벽

진피

육계

천련피(소태나무)

4. 꽃[화(花)]

꽃을 약으로 이용하는 것으로 금은화, 정향, 홍화, 양금화 등이 있다. 일반적으로 꽃봉오리가 피려고 할 때 수확하되 꽃이 다 핀 다음에 채집하지 않으며 꽃이 지는 시기에는 더욱 채집하지 말아야 한다. 약재 성상, 색, 향기가 나빠질 뿐만 아니라 약효 성분이 현저히 감소된다. 그러나 금불초, 백국화 등은 개화된 후 채취하는 것이 좋고 국화, 홍화 등은 꽃이 활짝 핀 시기에 채집한다. 화기가 길어 꽃이 계속 피는 것들은 시기를 나누어 따서 약재 질량을 보증해야 한다. 채화 시간은 날씨 맑은 날 새벽안개가 걷힌 후 꽃봉오리에 향기가 있을 때가 좋다. 채취 후 식물체 특성에 따라서 햇볕에 말리거나 그늘에 건조시켜 양호한 질을 유지시켜야 한다.

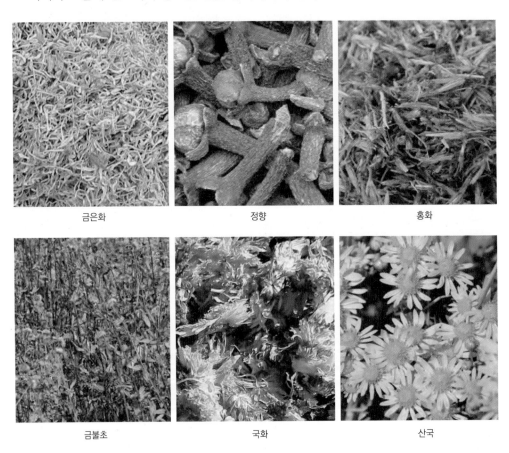

금은화	정향	홍화
금불초	국화	산국

5. 과일(果實) 및 종자(種子)

　대부분이 성숙 초기나 성숙기에 채취한다. 과실이나 열매(종자)를 약용으로 쓰는 것은 구기자, 의이인, 치자 등으로 과실이나 열매가 떨어지는 것을 방지하여 수확량을 증대시킨다. 또 서리가 내리는 것을 기다려 채취하기도 하는데, 산수유는 서리를 맞으면 붉게 되어 질이 좋다. 모과 등은 과실 성숙기가 일치하지 않기에 성숙한 것을 골라 따야 하며 너무 일찍 따면 과육이 얇고, 너무 늦으면 과육이 성기어 품질과 수확량이 떨어진다. 결명자, 백개자 등 종자류 약재는 반드시 과실이 완숙할 때 채취해야 한다.

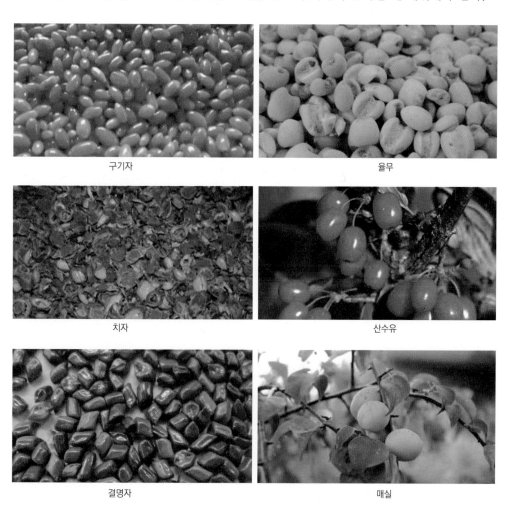

구기자

율무

치자

산수유

결명자

매실

건조(乾燥) 및 가공(加工)

약용식물의 가공은 생약의 발견에 따라서 탄생하였다. 조상들은 생존과 번영을 위하여 대자연의 동식물을 대상으로 먹을 것을 탐색하여 오랜 세월 동안 생활 속에서 경험적인 정보를 축적했으며 이것을 바탕으로 식물체에 대한 약용, 식용 여부를 판단해 왔다. 이것이 처음에는 구전되다가 문자로 기록되었다. 식물의 식용 편리를 위한 식용 부분의 세척, 분쇄, 가열 등의 조작이 가공의 시작이다.

역사의 발전에 따라 사람들은 불을 발견하였으며, 점차 불로 식물을 처리하였다. 이는 약재의 이용에 편리할 뿐만 아니라 건조 저장, 교류에도 편리하였다. 이렇게 초기의 약재 가공이 형성되어 현재의 약재 가공 기술과 방법이 형성되었다.

1. 건조 방법

약재 채집 후 적은 양은 그대로 이용되며, 대부분은 건조, 가공해야 한다. 건조와 가공의 목적은 수분을 제거하고 변질을 방지하여 저장과 투약에 유리하게 하기 위한 것이다. 건조의 방법은 양건, 음건, 화건 등 세 가지가 있으며, 이것을 교대로 응용하기도 한다.

대개의 뿌리식물이나 나무껍질, 가지, 종자 그리고 과육이 많은 열매는 햇볕에 건조시켜야 광합성에 의해 약효를 증대시킬 수 있고, 수분의 함량이 최소화되어 부패와 변질을 방지할 수 있다. 그러나 방향성(芳香性) 정유(精油)가 많이 함유되어 있고, 실질(實質)이 가벼운 약물은 25~30℃ 이하의 통풍이 잘 되는 서늘한 곳에서 서서히 건조시켜야 약효 성분의 휘발을 방지할 수 있다. 그러나 종류에 따라 변질이 잘 되고 충해가 심한 약재는 짓찧어서 햇볕에 건조시키거나 바람이 잘 통하는 곳에서 오랫동안 건조시키기도 한다.

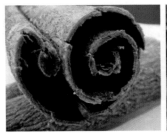
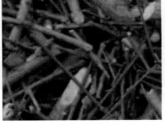
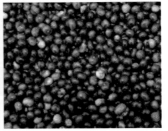

| 나무껍질 | 가지 | 종자 |

1) 햇빛에 말리는법

햇빛과 공기를 이용하여 건조시키는 방법이다. 이 방법은 본래의 색을 유지하고 정유를 함유하지 않은 약재에 적용된다. 의이인, 결명자, 목단피, 두충 등이 있으며 햇빛을 받으면 고유한 색이 상실되기 쉬우므로 자주 뒤집어 주어 빨리 건조시키는 것도 좋다. 대개 뿌리껍질류, 종자류, 과실류 등을 이와 같은 방법으로 건조시킨다.

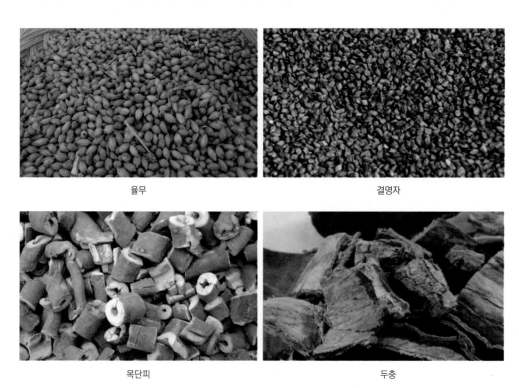

율무	결명자
목단피	두충

2) 그늘에서 말리는법

통풍이 잘 되는 실내나 천막에서 수분을 자연 증발시키는 방법이다. 이곳에 기둥을 세울 수도 있고 선풍기를 설치할 수도 있다.

형개, 홍화, 곽향, 육계, 국화 등 향기가 있는 약재에 좋다. 즉 수분의 자연 발산을 유도하기 위하여 매달거나 잘 펼쳐서 말려 방향성 성분이 휘발되는 것을 최소화하는 방법이다.

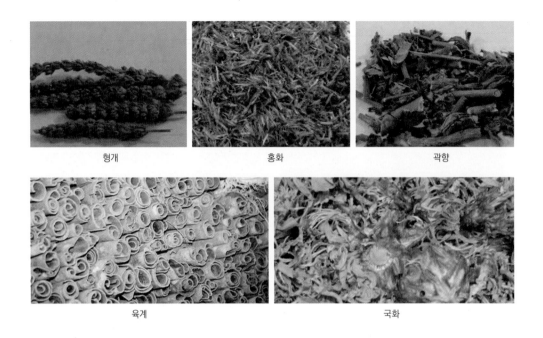

형개   홍화   곽향

육계   국화

3) 열풍에 의해 말리는법

열건조법으로 인공 가열을 하여 건조시킨다. 습기와 수분이 많은 약재는 일시에 건조시키기가 어려우므로 종이나 헝겊에 싸서 불 속에 넣어 건조시키기도 하는데 황련, 패모, 지황, 부자 등에 좋다.

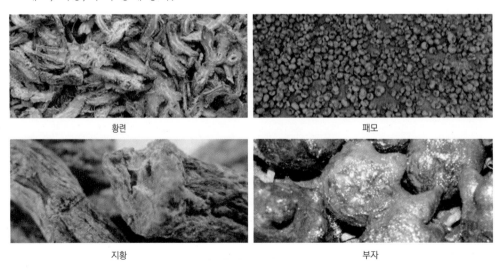

황련   패모

지황   부자

4) 쪄서 말리는 방법

쪄서 건조시키는 방법으로, 약물의 약성을 변화시키거나 충해의 예방 그리고 장기 보관을 위해 쪄서 건조시키는 약재로는 숙지황(熟地黃), 황정, 천마, 현호색 등을 들 수 있다.

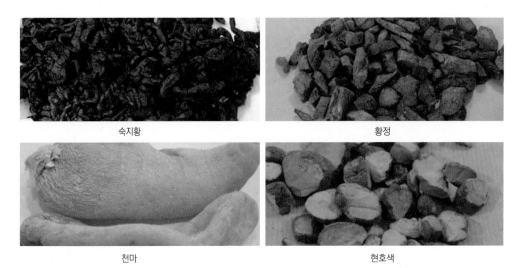

숙지황

황정

천마

현호색

1. 건조상 주의 사항

① 뿌리와 지하경을 이용할 때는 흙을 제거하고 수염뿌리를 제거한다. 특히 백작약, 길경, 북사삼 등은 껍질을 벗겨낸다.

② 수분이 비교적 많은 약재는 뜨거운 물속에 잠깐 담갔다가 그늘에서 말린다. 세포 내의 단백질을 응고시키고 전분을 녹게 하여 수분 증발을 촉진시키며 약재의 투명도를 증가시킬 수 있다. 옥죽(둥굴레), 천마, 하수오 등에 응용되며 깨끗이 씻은 후 한 차례 끓여 다시 햇볕에 말린다. 품질을 손상시킬 수도 있으므로 온도와 시간을 잘 파악해야 한다.

③ 단단하고 뿌리가 큰 대황, 갈근 등은 직접 그늘에 말렸다가 얇게 자르고 건조시킨다.

④ 잎, 꽃 및 전초는 20~40℃에 두었다가 그늘에서 말린다. 휘발성 정유가 함유된 약재는 20~30℃를 넘는 온도는 좋지 않으며 비교적 낮은 온도의 그늘에서 말리는 것이 좋다.

🏮 저장(貯藏)

1. 주요 약재의 저장

약재를 채취하여 건조시켜 보관하면 병충해를 방지함은 물론 균(菌)류의 침습을 예방할 수 있으므로 대부분의 약재는 건조시켜 저장한다. 5℃ 이하의 저온 저장법도 역시 충해를 방지하고 색상의 변화를 더디게 하는데, 구기자(枸杞子), 인삼(人蔘), 육종용(肉蓯蓉) 등은 저장을 잘 해야 오래 보관할 수 있다.

당귀(當歸), 길경(桔梗, 도라지), 사삼(沙蔘), 독활(獨活) 등의 뿌리줄기류 약재와 종자류의 구기자(枸杞子), 도인(桃仁, 복숭아씨), 행인(杏仁, 살구씨) 등은 따로 저장하고, 방향성이 높은 익지인(益智仁), 사인(砂仁) 등은 성분의 상쇄 작용을 막기 위하여 각각 분리해서 저장한다.

독극성 약물도 일반 치료제와 구별하고, 독성의 파급을 피하기 위하여 각각 따로 저장한다.

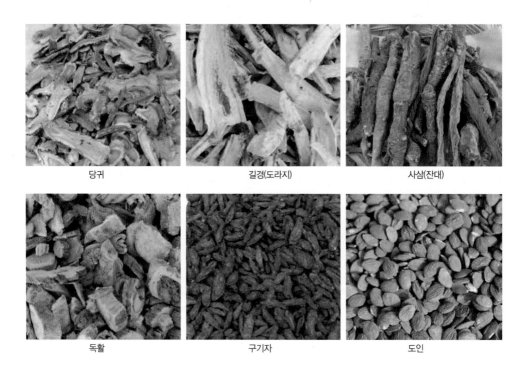

당귀	길경(도라지)	사삼(잔대)
독활	구기자	도인

2. 뿌리 종류의 약재의 저장

서늘한 장소에 저장한다. 우기(雨期)가 되기 전에 한 차례 끓인 후 그늘에서 말리고 용기에 담아 건조 상태를 유지시킨다.

3. 종자(열매), 과실류 약재의 저장

쥐나 벌레의 접근을 막는다. 우기에는 습도와 온도가 높아 곰팡이가 생겨 기름이 흘러나오기도 하므로 주의한다.

4. 껍질, 전초류 약재의 저장

건조 가공한 다음 묶어 놓거나 광주리에 담아서 통풍이 좋은 곳에 저장한다. 특히 계피 등에 대해서는 나무상자에 담아 놓고 나무상자 안에는 실리카겔 따위의 방습제를 넣어 밀폐시킨 후 저장한다.

5. 꽃[화류(花類)] 약재의 저장

꽃을 약재로 쓸 경우에는 색깔과 맛을 유지하는 것을 저장의 원칙으로 하며 나무상자에 포장해서 저장하는 것이 좋다. 예를 들면 금은화(인동덩굴)는 건조 후에 상자마다 25kg 정도씩 대포장하고 밀봉하여 외부 공기를 차단시킨다.

여름에는 냉장 창고에 두면 효과가 좋다. 또한 동일한 종류는 동일한 방법으로 저장해야 하는데, 건조 상태로 보존하고 곰팡이를 방지하며 곤충이나 쥐의 피해를 없애야 한다.

최근에는 에어컨 시설이 보급되는 등으로 시설의 현대화가 이루어져서 건조, 저장 방법이 개선되고 있다.

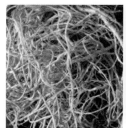
뿌리

종자

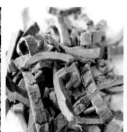
껍질

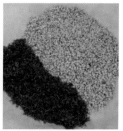
꽃

2부

약초 재배기술(실전편)

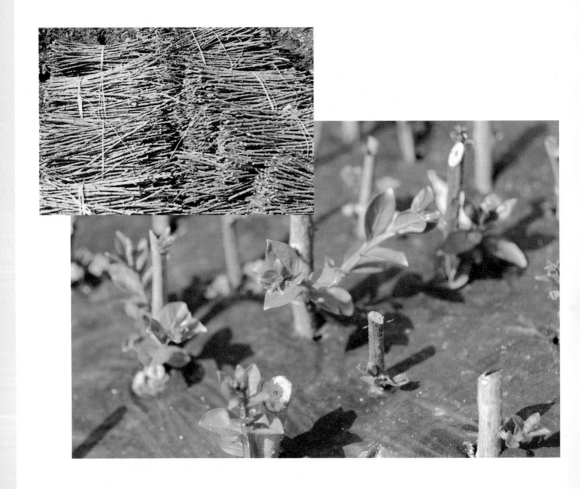

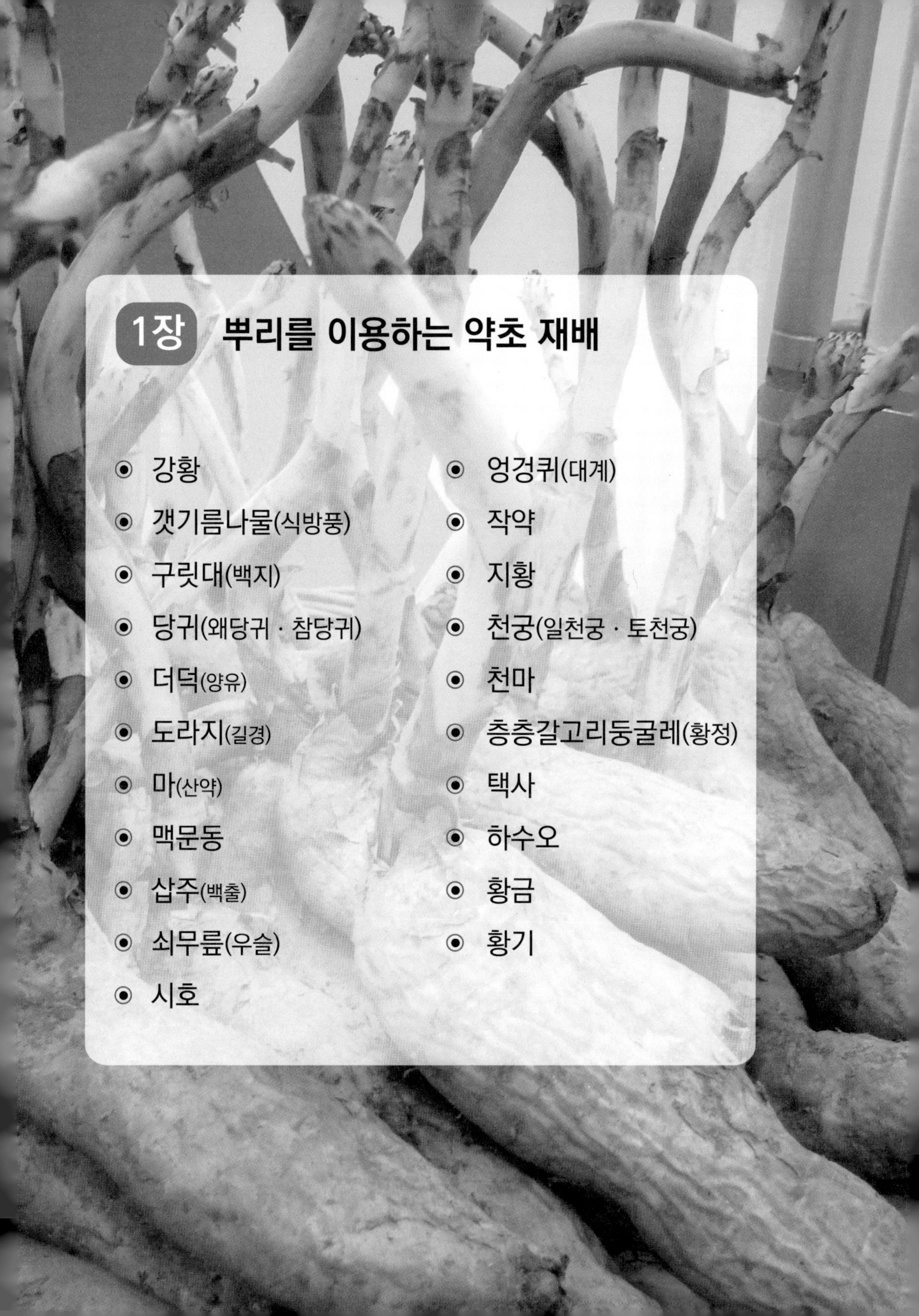

1장 뿌리를 이용하는 약초 재배

- 강황
- 갯기름나물(식방풍)
- 구릿대(백지)
- 당귀(왜당귀 · 참당귀)
- 더덕(양유)
- 도라지(길경)
- 마(산약)
- 맥문동
- 삽주(백출)
- 쇠무릎(우슬)
- 시호
- 엉겅퀴(대계)
- 작약
- 지황
- 천궁(일천궁 · 토천궁)
- 천마
- 층층갈고리둥굴레(황정)
- 택사
- 하수오
- 황금
- 황기

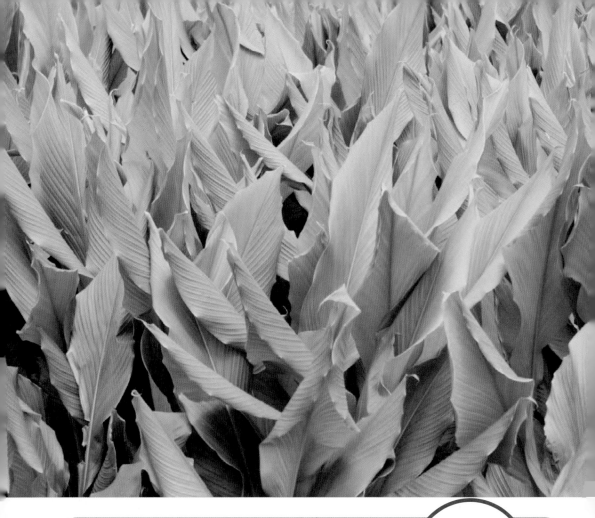

과명 : 생강과(Zingiberaceae)

이명 : 심황(深黃), 황강(黃薑), 보정향(寶鼎香)

생약명 : 강황(薑黃)

분포지 : 열대 원산, 남부 지방

번식법 : 근경 번식

꽃 피는 시기 : 늦봄~여름

채취 시기 : 첫서리 내린 후 잎이 시든 뒤

용도 : 약용, 식용

약용 : 해독, 이담, 이혈, 건위, 이뇨, 해열, 소화, 급성 간염

강황

학명
Curcuma longa Linné

생태적 특성

우리나라의 한약 공정서에 따르면 강황과 울금은 그 기원 식물이 생강과에 속하는 다년생 초본인 강황(*Curcuma longa* Linné)이다. 「대한약전 외 한약규격집」에 따르면 이 식물의 뿌리줄기를 '강황(薑黃)' 또는 '조강황'으로 기재하고 있으며, 동일 식물의 덩이뿌리를 수확하여 그대로 또는 주피를 제거하고 쪄서 말린 것을 '울금(鬱金)'이라고 수재하고 있다. 그러나 중국에서는 울금을 '*Curcuma aromatica*의 뿌리줄기'로 수재하고 있다.

열대 지방이 원산지로 인도에서 재배되었으나 「한약채취월령」에 음력 3월에 채취하는 약으로 소개되어 있고, 조선조에 심황(深黃)이라 하여 비교적 기후가 따뜻한 남부 지방에서 재배했던 것으로 추정된다. 지상부는 파초와 비슷한 형태로 높이가 90~150㎝ 정도이고, 뿌리는 생강을 닮은 뿌리줄기(根莖)와 덩이뿌리(塊根)로 구분되어 있다.

잎은 크고 길이 30~90㎝, 폭 10~20㎝로 잎 끝은 뾰족하고 기부는 삼각형이며, 윗면은 푸른색이다. 꽃은 수상화서로서 늦은 봄부터 여름에 걸쳐 피고 길이 약 30㎝ 정도이다. 포편(苞片)은 엷은 녹색으로 달걀형이며 길이 4~5㎝이고, 화관은 황색이며 길이 2.5㎝ 정도이다.

뿌리는 생강과 비슷하나 근경은 괴상이고 가로로 절단한 단면은 황색을 띠며 방향(芳香)이 있고, 생강보다는 가늘고 양하(蘘荷)보다는 굵다.

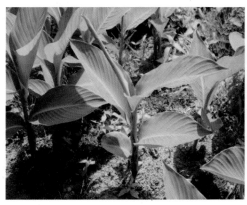

지상부

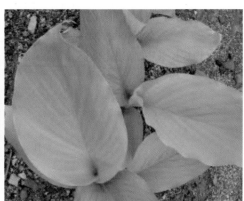

잎 생김새

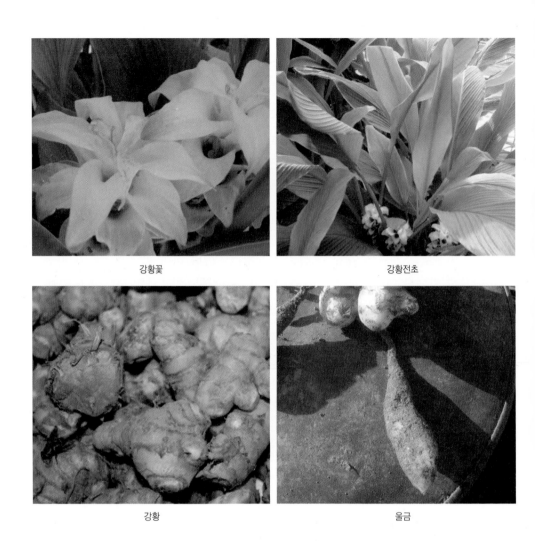

강황꽃

강황전초

강황

울금

재배방법

　열대 지방 원산으로 따뜻하고 습윤한 기후에서 잘 생육하고, 배수가 양호하며 유기질이 풍부한 사질 양토가 재배지로 적합하다. 적정 토양 산도는 pH 6~7로 산성 토양은 교정이 필요하다. 특히 일조량이 풍부하고 통풍이 잘 되는 지역에서 재배하는 것이 좋다. 또한 근경은 추위에 약하기 때문에 저장 중 10℃ 이하에서는 부패하므로 온도 관리에 주의하여야 한다. 우리나라에서는 주로 전남 해안 지역인 진도 지방이 주산지이며 담양과 경남(산청) 일부, 충남 일부에서 재배되고 있다.

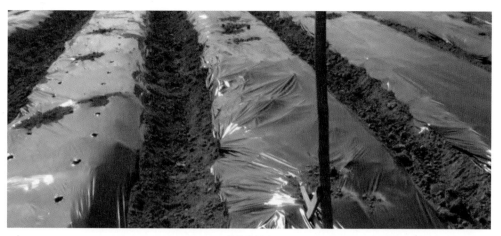

본밭에 심기

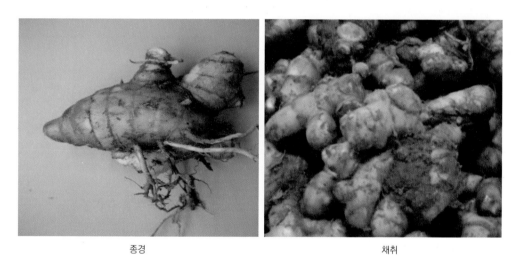

종경   채취

품종　시험 연구 기관에서 육성하여 보급된 품종은 없고, 10여 년 전 일본에서 도입된 품종을 전남 진도 지방에 보급하여 현재 재배되고 있는 실정이다. 현재 문헌 기록에 의하면 강황(울금)류의 약재는 강황, 울금, 아출 등으로 분류하고 있으며, 이 중 강황은 강황(*Curcuma longa* Linné)의 뿌리줄기를, 울금은 강황(*Curcuma longa* Linné) 또는 울금(*Curcuma aromatica*)의 덩이뿌리를, 아출은 봉출(*Curcuma zedoaria* Roscoe)의 뿌리로 규정하고 있다. 또한 봉출의 뿌리인 아출은 난

형으로 환상의 띠가 있고, 모근은 위쪽은 줄기가 자란 흔적이 있으며 아래쪽은 뿌리의 자국이 있다고 기록하고 있다.

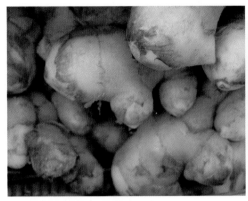
강황

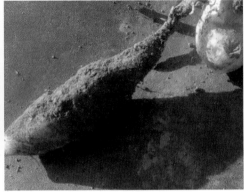
울금

번식법 종경(種莖)을 심어서 번식시킨다. 종경으로 사용할 것은 길이 약 5㎝, 무게 약 20g 정도로 싹눈이 2~3개 정도 붙은 근경을 사용한다. 남부 지방에서는 보통 4월 중·하순경에 밭에 정식하는데, 이랑을 60㎝, 주간거리 35㎝로 한 고랑에 한 줄씩 심는다. 심는 방법은 10~15㎝ 정도의 구덩이를 판 후한 구덩이에 종경 한 개씩을 넣고 흙을 덮어 눌러준다. 종경은 10a당 4,700주를 기준으로 한다. 정식 전 투명 폴리에틸렌필름과 흑색 폴리에틸렌필름 또는짚 등으로 멀칭을 하면 좋다.

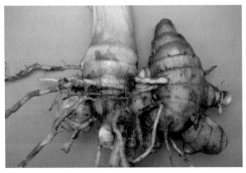
뿌리

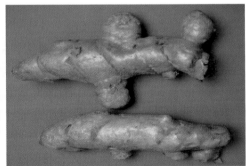
종경

관리법 새싹이 5~6㎝ 정도 자라면 제초작업을 해주고 토양이 습윤하게 유지되도록 관리한다.

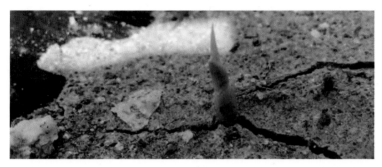
새싹

사용부위 강황은 강황(*Curcuma longa* Linné)의 뿌리줄기, 울금은 강황(*Curcuma longa* Linné) 또는 울금(*Curcuma aromatica*)의 덩이뿌리를 사용한다.

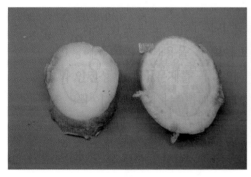
강황

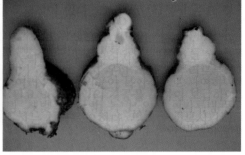
울금

성분 커큐민(Curcumin)이 주성분인 황색소 1~3%, 투르메론(Turmerone)이 주성분인 정유 1~5%, 녹말 30~40% 등이 주요 성분이다. 정유 성분인 투르메론은 쉽게 알파-투르메론과 감마-투르메론으로 바뀌며 특이한 냄새를 갖게 하는 불안정한 성분이다.

채취와 가공 재식 후 당년 가을에 채취가 가능하다. 보통 첫서리가 내린 후 잎이 시들면 수확을 시작하는데, 저장용으로 사용할 것은 첫서리가 내리기 전에 수확하는 것이 보관을 위해서는 유리하다.

수확한 후 줄기와 잔뿌리를 제거하고 흙을 깨끗이 씻은 후 근경과 괴근으로 구분하고 그대로 햇볕에 말리거나 수증기로 쪄서 햇볕에 말린다. 약용으로 사용할 것은 70℃에서 30분 정도를 쪄서 1~2주일 동안 그늘에서 말린 다음 건조하고 시원한 곳에 보관한다. 요즘은 보통 온풍건조기에 건조한다.

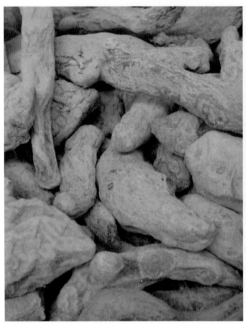

뿌리

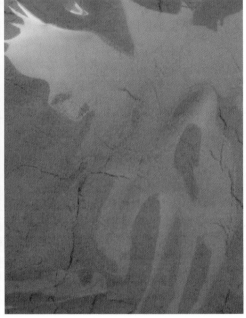

가루

병충해 방제

강황(울금)은 아직까지 특별히 문제가 되는 병충해는 없다.

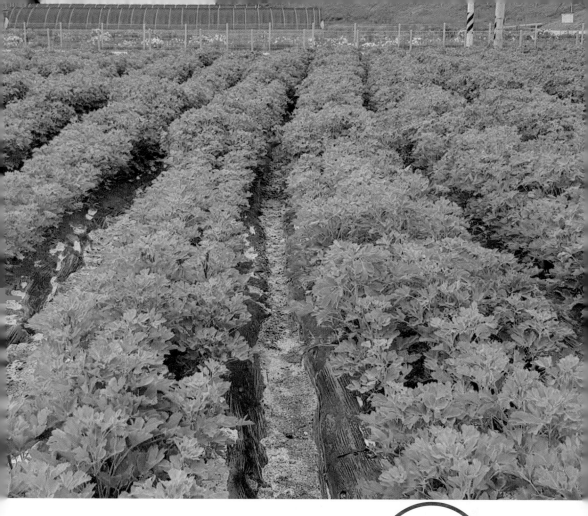

과명 : 산형과(Umbelliferae)

이명 : 목방풍(牧防風), 산방풍(山防風)

생약명 : 식방풍(植防風)

분포지 : 전국

번식법 : 3~4월경 종자 파종, 이식

꽃 피는 시기 : 7~8월

채취 시기 : 심은 지 1~3년째 가을

용도 : 약용(식용 불가)

약용 : 치통, 중풍, 통풍, 산후풍, 사지 신경통, 요통, 해열, 진통, 이뇨, 항균

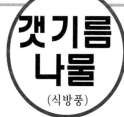

학명

Peucedanum japonicum Thunberg

생태적 특성

다년생 초본으로 높이가 60~100㎝이고 줄기는 직경 1.5㎝로 굵고 담녹색을 띤다. 또한 농자색(짙은 자주색)의 세로 줄무늬가 있고 가지가 많으며 전체에 털이 없다.

잎 표면은 농녹색(짙은 녹색), 뒷면은 녹색을 띠며 육질이 두껍고 광택이 있다. 6~7월에 가지와 줄기 끝의 꽃자루가 우산 모양으로 갈라져 산경을 이룬다. 이 산경 위에 다시 20~30개의 작은 꽃자루가 갈라져 소산경(小散莖, 어린 가지들이 흩어져 있는 모습)을 이루며 복산형으로 개화한다.

복산형이란 화축 끝에서 거의 같은 길이의 소화경(꽃을 받치고 있는 작은 대)이 갈라져서 마치 뒤집힌 우산처럼 생긴 것을 말한다. 길고 둥근 꼴의 방풍 열매는 흑갈색으로 안에 종자가 1,000개가량 들어 있는데 무게가 4g 정도이다.

방풍류에는 몇 가지 기원 식물을 잡고 있는데 「대한민국약전외한약규격집」에는 식방풍(갯기름나물)을 수재하고 있으나 「중국약전」, 「일본약국방」, 「조선인민공화국약전」 등에서는 이를 수록하지 않고 있다. 또한 「대한약전」에는 방풍(防風, *Saposhnikovia divaricata* Schiskin)을 수재하고 있으며, 「중국약전」과 「일본약국방」에서도 이 방풍을 수재하고 있다. 원방풍(元防風)이란 이름은 이 방풍을 말하며 이것은 우리나라에서만 사용하고 있는 식방풍과 구분하기 위한 용어로 사용되는 명칭으로서 중국 원산 병풍나물의 뿌리인데 바닷가에서 짠 바람을 맞으면서 자란 자생 방풍이다.

갯방풍(海防風, 해방풍)은 주로 우리나라 남쪽 해안가에 자생하는 *Glehnia littoralis*의 뿌리를 말하며, 일본에서는 빈방풍으로, 「중국약전」에서는 북사삼이라 한다. 일부 시중에서는 이 갯방풍을 원방풍으로 잘못 유통시키는 경우도 있다.

우리나라에서는 갯기름나물(식방풍)이 주로 재배, 생산되어 방풍으로 유통되고 있으며 중국 원산지 방풍과는 식물 기원이 다르므로 올바른 사용이 필요하다.

식방풍

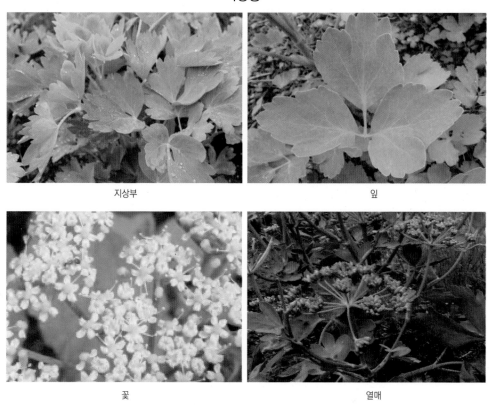

지상부 | 잎

꽃 | 열매

원방풍

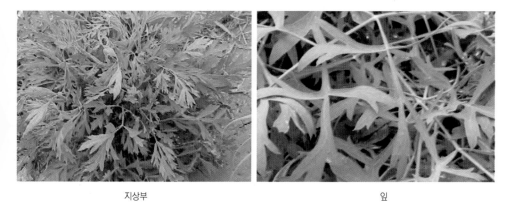

지상부 | 잎

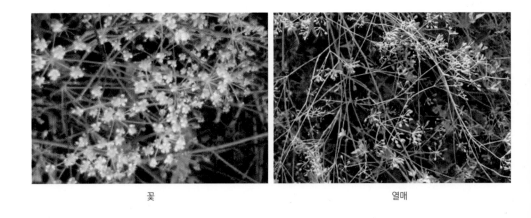

꽃   열매

갯방풍

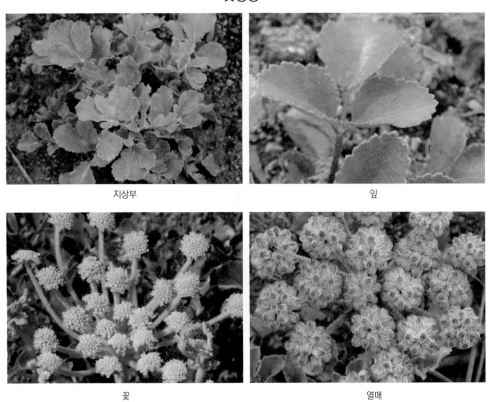

지상부   잎

꽃   열매

비교적 따뜻한 중남부 지역에서 잘 자라므로 중남부의 해안가가 재배 적지이고, 원방풍(병풍나물)은 서늘한 기후를 좋아하므로 고랭지나 중북부의 준고랭지가 재배 적지이다. 갯기름나물이나 갯방풍은 사질 양토나 미사질토로서 습기가 잘 유지되는 곳에서 잘 자라지만 원방풍(병풍나물)은 물빠짐이 좋으면서 습기 유지가 좋은 양토에서 잘 자란다. 씨로 번식하며 갯방풍은 직파 재배를 하고, 식방풍이나 병풍나물은 직파 재배와 육묘 이식 재배를 한다.

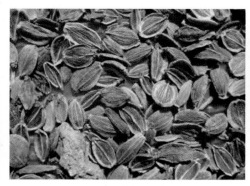
종자

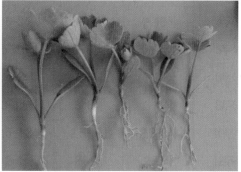
육묘채취

품종 우리나라에서 육성 보급된 방풍류로는 경상북도농업기술원에서 육성한 '식방풍 1호'가 있다. 근피는 황갈색이고, 직립 원추형이며 탄저병에 강하고, 습기와 더위, 도복(넘어짐)에 강한 특성을 가지고 있는 품종이다.

직파 재배 1년생 수확을 목표로 할 때는 비옥한 토양에 거름을 많이 주고 직파한다. 피복을 하지 않을 때는 봄파종보다 가을파종이 발아율도 높고 수확량도 많다. 가을파종 적기는 11월부터 12월 초까지이며 봄파종을 할 경우에는 해동 즉시 하는 것이 좋다. 검정색 비닐을 피복하는 경우에는 3월 하순경에 파종하면 된다. 90㎝ 정도의 두둑을 만들고 15~20㎝ 간격으로 4~5립씩 점뿌림하거나 드물게 줄뿌림하면 된다. 발아하여 본잎이 2~3매 정도 되면 15㎝ 정도의 간격으로 1본만 남기고 솎아 준다.

비닐 피복 재배 시에는 검정 비닐을 두둑에 씌우고 15~20㎝ 간격으로 구멍을 뚫은 후 종자를 4~5립씩 파종한다. 파종한 후 습기 유지를 위하여 젖은 톱밥 같은 것으로 구멍을 덮어 준다. 직파와 마찬가지로 본잎이 2~3매 정도 되면 1본만 남기고 솎아 준다. 직파할 때 종자 소요량은 10a당 3~5L 정도이다.

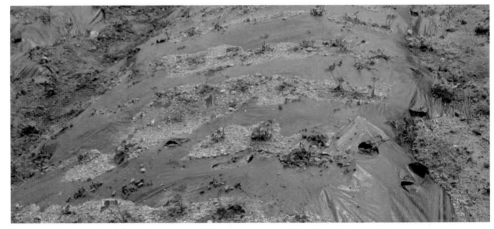

정식 재배 밭

주요 관리법　직파 재배 시에는 초기 생육이 늦어 잡초와의 경합에서 위축되기 쉬우므로 3~4회에 걸쳐 제초 작업을 해 주어야 한다.

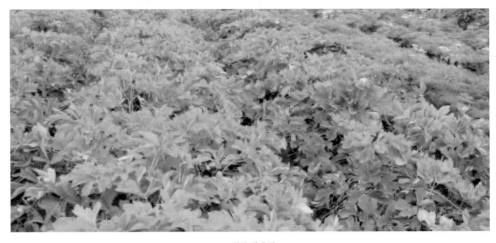

정식 재배 밭

수확 및 가공 뿌리의 경우 수확은 11월부터 12월까지 잎줄기를 모두 제거한 다음 뿌리의 흙을 털고 밭고랑에 6~7일 건조시킨 후 물에 깨끗이 세척 후 말린다.

건조기에 건조시킬 경우에는 물로 세척 후 뿌리를 곧게 펴 60℃ 이하로 건조시킨다. 식방풍(갯기름나물)은 보통 1년생으로 봄 3~4월에 종자 파종을 하여 그해 가을에 반드시 수확을 해야 한다. 2년이 되면 꽃이 피게 되고 꽃이 피면 뿌리를 약재로 사용할 수 없다.

수확 생근으로 800kg/10a/1년

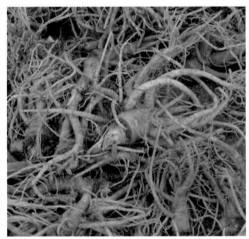

뿌리채취

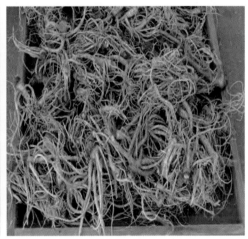

건조가공

병충해 방제

현재까지 방풍 재배 농가에서 크게 문제가 되는 병해충은 발견되지 않고 있으므로 방제에 대한 염려는 크게 하지 않아도 된다. 그러나 질소질 비료의 과용으로 지상부 생육이 지나치게 번성하면 장마 후 흰가루병이 발생될 수 있으므로 시비 관리에 주의한다.

흰가루병 병징

- 식물체 표면에 밀가루를 뿌려 놓은 듯한 병징이 생기고 심해지면 잎자루와 줄기까지 발생이 확대됨.
- 발병 초기에는 잎의 표면에 흰가루모양 분생포자가 반점상으로 형성되어 부정형으로 변하고 심하면 식물체 전체가 하얗게 보이며 잎이 누렇게 되며 낙엽됨.

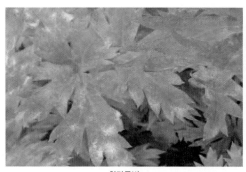
흰가루병

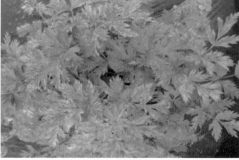
흰가루병

병원균 발생상태

- 병원균은 *Erysiphe pisi* DC.이며 분생포자(무색, $40\sim46\times20\sim24\mu m$)와 자낭각($90\sim145\times110\sim160\mu m$)을 형성하며, 자낭각에는 단순한 부속사를 다수 형성함.
- 자낭은 $35\sim45\times75\sim95\mu m$ 정도이고 자낭포자($20\sim25\times40\sim46\mu m$)는 무색, 단세포로 하나의 자낭내에 $3\sim5$개가 들어 있음.
- 병원균은 자낭각 형태로 월동하며 장마 전에 발병되기도 하지만 주로 장마기에 전염이 되며 장마 후 온도가 높고 약간 건조한 상태에서 병 발생이 심함.

방 제

- 병든 잎이나 식물체를 조기에 제거하여 병 발생이 확대되는 것을 막음.
- 재배년수가 증가할수록 병 발생이 심해지므로 다년근 재배 시 발생초기 트리플루미졸 수화제, 아족시스트로빈액상수화제, 페나리몰유제 등 등록약제로 방제함.

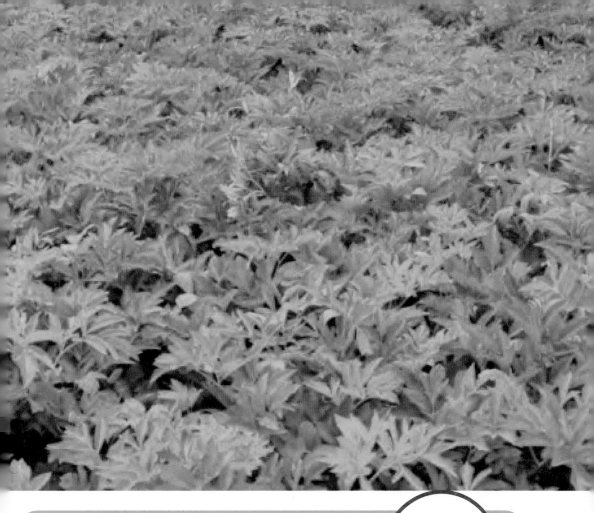

과명 : 산형과(Umbelliferae)	
이명 : 방향(芳香), 향백지(香白芷), 항백지(杭白芷), 백채(白菜), 두약(杜若)	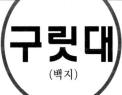
생약명 : 백지(白芷)	
분포지 : 전국 각지의 산지와 풀밭 습지	
번식법 : 3월 중순이나 11월 중순경 종자 파종	학명
꽃 피는 시기 : 6~8월	*Angelica dahurica* Bentham et Hooker f.
채취 시기 : 가을(11~12월)	
용도 : 약용, 식용	
약용 : 항균, 감기로 인한 두통, 위장 장애, 치통, 안면 신경통, 부인병	

생태적 특성

미나리과에 속하는 2년생 초본으로 높이가 1m 전후이다. 전체에 털이 없고 뿌리줄기는 비후하여 수염뿌리가 많으며 잎은 깃꼴겹잎(우상복엽, 羽狀複葉)으로 많이 갈라져 있고 갈라진 잎은 타원형 또는 피침형으로 끝이 날카롭고 거치가 있다.

꽃은 복산형화서이고 꽃부리는 소형이며 꽃잎은 5개이고 5개의 수술과 1개의 하위 자방이 있다. 과실은 타원형으로 날개가 있으며 꽃은 백색이고 6~8월에 피며 뿌리를 약용으로 쓰는데, 생약명은 백지(白芷)라고 한다.

산지는 우리나라, 중국, 시베리아, 일본 등지로 우리나라에서는 산야에 자생하며 근래에 와서는 농가에서도 재배하고 있다. 동속 약초로서 개구릿대, 어수리, 천백지도 있는데 모두가 맛은 맵고 약성은 따뜻하며 독이 없다.

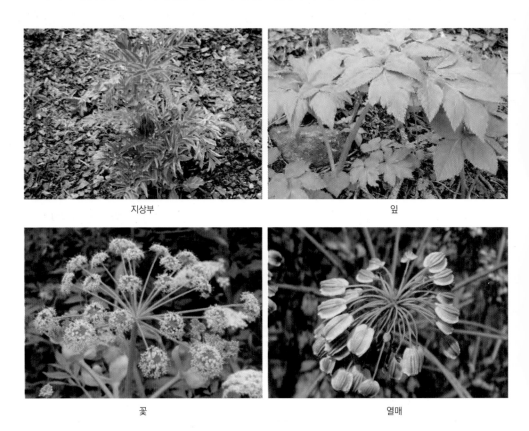

지상부   잎

꽃   열매

재배방법

성질이 강한 약초이므로 기상 조건에 크게 좌우되지 않고 어느 지방에서든지 재배할 수 있다.

땅은 습기가 어느 정도 있으면서 물빠짐이 잘되는 사양토나 식양토 또는 양토가 알맞다. 특히 다비성 작물이므로 척박지나 표토가 얕은 땅은 물론 모래땅이나 딱딱한 땅에서는 뿌리가 제대로 자라지 못하여 좋지 않다.

초성이 비교적 강하여 가뭄 지대가 아니면 재배하여 상당한 수량을 올릴 수 있으나 연작을 하면 발육이 나빠지고 수량이 감소되며 병충해를 받기 쉬우므로 한 번 심었던 밭에는 2~3년간 다른 작물을 심어야 한다.

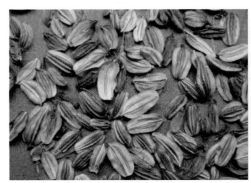
씨앗

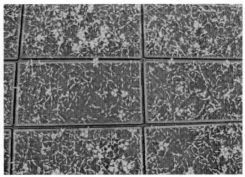
육묘

품종 단일 품종으로 예부터 우리나라의 산에 자생되었던 것을 지금은 포장에 순화 재배하고 있으며, 1995년 경상북도농업기술원에서 육성한 백지 1호가 있는데 탄저병과 고온에 잘 견디는 특성을 가지고 있다.

채종 심은 씨앗은 2년생의 병충해 및 기타 재해를 입지 않은 건실한 포기에서 받아야 하며, 잘 건조하여 습기가 없는 곳에 보관한다. 백지 고유의 색깔이나 특성을 갖고 있으면서 무게가 있고 충실한 햇종자를 채종하여 파종하여야 한다.

번식 방법　종자로 번식하며, 채종한 씨앗을 파종할 때까지 종이 봉지나 마대 같은 것에 담아서 습기가 차지 않은 장소에 보관되었던 종자를 사용한다. 번식 방법에는 모판에서 육묘하여 본밭에 옮겨 심는 육묘 이식 방법과 본밭에 직접 종자를 파종하는 직파 재배 방법의 두 가지가 있다. 수량 면에서는 육묘 이식이 유리하나 일손을 줄이는 면이나 농가의 실소득면에서 보면 본밭에 바로 직파 재배하는 방법이 유리하여 현재 백지 재배 농가에서는 직파 재배를 주로 하고 있다.

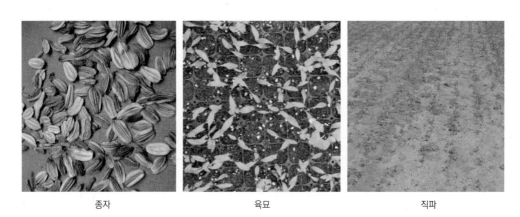

종자　　　　　　　　　　　육묘　　　　　　　　　　　직파

직파 재배　과거에는 주로 모를 길러 옮겨 심는 방법으로 백지를 재배하여 왔으나 농촌의 노동력 부족과 생산비 과다 투입으로 농가의 실소득이 저하되기 때문에 현재는 대부분의 농가가 본밭에 직접 파종하는 직파 재배 방법을 택하고 있는 경향이다. 파종할 종자가 확보되어 있는 포장 조건에 지장이 없으면 직파 재배를 함으로써 육묘 이식 재배보다 경제적이고, 원뿌리의 발달이 잘 되어 질 좋은 약재를 생산할 수 있다.

파종 시기　본밭에 직접 씨를 뿌리는 파종 시기는 가을파종과 봄파종 모두 가능하지만 각 지방마다 다를 수 있다. 가을파종은 대체적으로 중북부 지방에서 많이 실시하고 있는데, 10월 중순에서 하순 사이의 늦은 가을에 비옥한 밭을 이용하거나 산간의 습기가 있는 토양을 이용하되 될 수 있으면 동남향의 햇볕이 바로 쬐는 곳은 피하고, 서북향의 조금 그늘진 곳을 가려서 파종 재배한다. 봄파종 적기는 3월 중순에서 4월 상순까지로 중부 이남, 즉 남부 지방에서 주로 실시하고 있다. 하지만 실제 주산 재배 농가에서는 해동 직후 밭에 작업이 가능하도록 3월 중순에서 하순 사이에 대부분 파종을 하는 경향이 있다.

재식 : 봄에 파종하여 그해 가을에 수확하는 직파 재배법의 일반적인 재식 거리는 골 사이를 30~45㎝, 포기 사이를 20㎝로 하여 1주당 3~4알을 점뿌림한 후 발아하면 1주에 1본을 남기고 솎음질을 한다. 밀식을 하면 품질이 떨어지고 규격품 생산이 어려우므로 적정 재식 거리를 유지하는 것이 좋다. 검정색 비닐을 피복하여 재배하면 다수확이 가능하고 품질이 좋은 약재가 생산되며 제초에 유리하다.

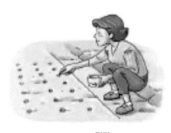
점파

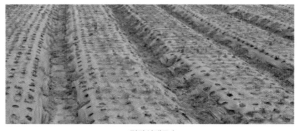
점파식재모습

시비 방법 직파 재배 시에는 파종 당년에 수확하여야 하며, 그렇지 못하면 추대하여 뿌리의 속이 목질화되기 때문에 상품 가치가 없으므로 유의하여야 한다. 비교적 비옥한 땅에 완숙 퇴비를 많이 주어 당년에 수확한다. 시비량은 토양의 비옥도나 기상 상태에 따라서 결정한다. 연구 기관의 시험 결과를 보면 10a당 질소 7㎏, 인산 6㎏, 칼륨 6㎏, 퇴비 1,200㎏ 이상을 밭갈이하기 전에 시비하고, 웃거름은 6월 하순과 9월 중순의 2회에 걸쳐 질소 7㎏씩을 준다.

질소

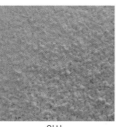
인산

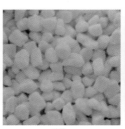
칼륨

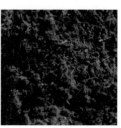
퇴비

주요 관리법　1주 1본으로 솎음질을 하며 수시로 2~3회 김매기를 해 준다. 북주기는 김매기와 겸해서 실시한다. 직파 재배 시 질소질이 많으면 꽃대가 올라오므로 균형시비를 해야 하며 육묘 이식 재배보다 직파 재배법이 관리하기에 유리하다.

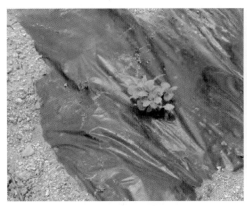

솎음 후 1본만 자라게 한다

직파재배법

수확량　생근으로 1,500kg/10a/1년, 건근으로 400kg/10a/1년

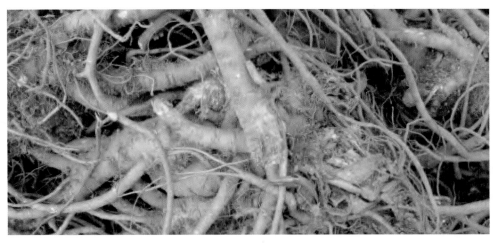

생근

사용부위 백지의 뿌리를 약재로 사용한다.

채취와 가공 백지의 수확은 11월 중순이나 하순경, 땅이 얼기 전에 해야 하는데 채취방법 은 백지의 지상부를 완전히 잘라버리고 뿌리가 상하지 않도록 잘 캐낸다. 캐낸 뿌리의 흙을 털고 원통형 살수세척기를 이용하여 깨끗이 씻어 햇볕에 말린다. 어느 정도 마르면 손질을 하여 뿌리를 가지런히 하고 완전히 건조한다.

성분 백지의 뿌리에 함유된 성분을 보면 정유가 주성분이며 이 외에 백안겔리신(byak-angelicin), 백안겔리콜(byak-angelicol)을 함유하고 있다. 또한 임페라토린(imperatorin), 이소임페라토린(iso-imperatorin), 펠롭테린(phellopterin), 하이드로카로틴(hydrocaroten)과 같은 진통작용, 중추신경 흥분작용 및 항균작용을 하는 성분들과 경련 독의 일종인 안겔리코톡신(angelicotoxin) 등이 함유되었다.

병충해 방제

미나리과에 속하므로 당귀와 같이 습기가 차면 균핵병이 생기는 수가 있는데, 발병된 초기에 발견 즉시 뽑아 태워 버린다. 7~8월 장마에는 지상부가 무성하면 흰가루병의 발생이 심한데 미리 토양 관리에 힘쓰고 물빠짐이 좋게 해야 한다. 특히 장마 전에 친환경 제재인 석회보르도액을 예방 위주로 살포하면 큰 효과를 볼 수 있다.

균핵병

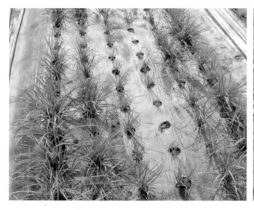
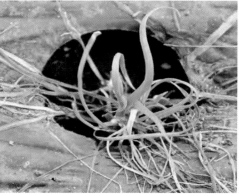

균핵병 병징

● 줄기와 뿌리에 주로 발생한다. 발병 초기에는 지하부 줄기에 회백색의 균사가 나타나고, 점차 진전되면서 뿌리와 줄기가 썩는다. 심해지면 지하부 줄기에 흑색의 균핵이 형성되며, 지상부는 위축되어 자라지 못하고 누렇게 변색되며, 결국 그루 전체가 말라죽는다.

병원균 발생상태

● 균핵 형태로 병든 식물체 잔재물이나 토양에서 월동하고, 이듬해 1차 전염원이된다. 겨울철 하우스재배에서 발생하며, 과습하고 환기가 불량할 때 피해가 크다.특히 12월~3월의 저온기에 시설재배지에서 피해를 주는데, 5월 이후에는 발병이크게 감소한다. 감염된 묘상에서 자란 묘가 다른 포장에 재식될 때 전염되며,농기계에 묻은 흙에 의해서도 다른 포장으로 전반 될 수 있다.

방 제

경종적 방법
● 답전윤환이 가능한 지역이나 이모작이 가능한 지역에서는 벼를 재배하면 효과적으로 방제할 수 있다.
● 병든 포기는 일찍 제거하여 다른 포장으로 확산을 방지한다.
● 석회를 시용하여 토양건전성을 증진하면 병 발생을 줄일 수 있다.
● 농작업시 농기계에 의해 오염된 흙이 건전 포장으로 유입되지 않도록 작업기구를 깨끗이 한다.

유기농업자재 활용 방법
물에 발생하는 균핵병 방제에 활용이 가능한 유기농업자재 허용물질은 미생물제, 식물추출물(마늘 및 마늘부산물), 클로렐라 배양액 등이다.

클로렐라 배양액(100배액)을 예방위주로 주1회 엽면살포하면 병을 경감시킬 수 있다. 그러나 미생물제와 식물추출물은 부추 균핵병을 대상으로 시험된 바는 없으므로 약효, 약해에 주의하여 사용하여야 한다.

흰가루병 병징

- 식물체 표면에 밀가루를 뿌려 놓은 듯한 병징이 생기고 심해지면 잎자루와 줄기까지 발생이 확대됨.
- 발병 초기에는 잎의 표면에 흰가루모양 분생포자가 반점상으로 형성되어 부정형으로 변하고 심하면 식물체 전체가 하얗게 보이며 잎이 누렇게 되며 낙엽됨.

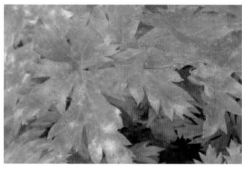
흰가루병

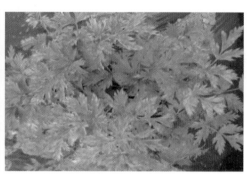
흰가루병

병원균 발생상태

- 병원균은 *Erysiphe pisi* DC.이며 분생포자(무색, 40～46×20～24μm)와 자낭각(90～145×110～160μm)을 형성하며, 자낭각에는 단순한 부속사를 다수 형성함.
- 자낭은 35～45×75～95μm 정도이고 자낭포자(20～25×40～46μm)는 무색, 단세포로 하나의 자낭내에 3～5개가 들어 있음.
- 병원균은 자낭각 형태로 월동하며 장마 전에 발병되기도 하지만 주로 장마기에 전염이 되며 장마 후 온도가 높고 약간 건조한 상태에서 병 발생이 심함.

방 제

- 병든 잎이나 식물체를 조기에 제거하여 병 발생이 확대되는 것을 막음.

• 재배년수가 증가할수록 병 발생이 심해지므로 다년근 재배 시 발생초기 트리플루미졸 수화제, 아족시스트로빈액상수화제, 페나리몰유제 등 등록약제로 방제함.

석회보르도액의 처리효과

석회보르도액의 처리는 유효성분인 구리착염에 의해 병원균의 생리기능(병원균의 세포벽 파괴, 병원균의 세포내 단백질 불활성화)을 파괴하여 직접적으로 병원균의 활성을 억제하는 것 이외에 식물체 표면에 피막을 형성하여 병원균이 작물체내에 침입하는 것을 방지하여 효과를 나타낸다. 석회보르도액 성분의 하나인 황산구리를 고농도로 살포할 경우 식물체에 약해를 유발할수 있으며, 석회는 식물체에 약해를 경감하는 것으로 알려져 있어 식물 및 병해에 따라 약효와약해를 고려하여 적절한 석회보르도액을 선정하여 살포하여야 한다. 석회보르도액의 약효는2주 정도 지속된다.

석회보르도액의 사용방법

작물 및 병해에 따라 석회보르도액의 약효 및 약해정도가 다르게 나타나므로 이를 고려하여살포하여야한다. 약해우려가 있는 작물에는 석회량을 높은 보르도액(과석회보르도액)을 살포하거나 황산구리량이 낮은 보르도액을 살포하여 약해를 완화시켜야한다.

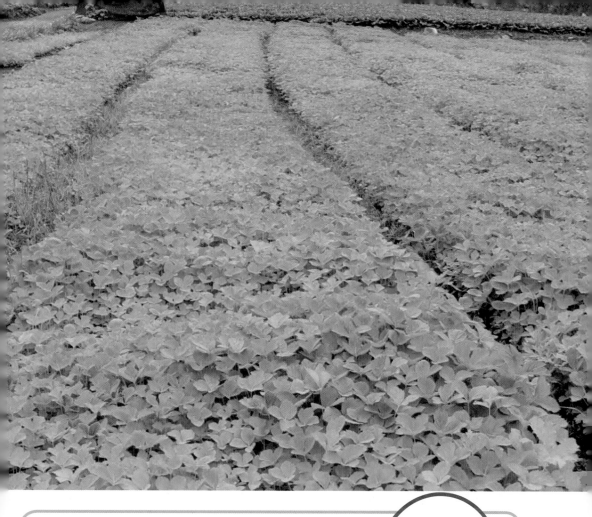

과명 : 산형과(Umbelliferae)

이명 : 부귀(富歸), 건귀(乾歸), 왜당귀(倭當歸), 화당귀(和當歸)

생약명 : 당귀(當歸)

분포지 : 경남, 경북, 강원 이북의 깊은 산골짜기

번식법 : 봄과 가을 파종

꽃 피는 시기 : 8~9월

채취 시기 : 늦가을

용도 : 약용

약용 : 치통, 월경 조절, 월경통, 빈혈, 보혈, 진정, 진통, 두통, 신체 허약

당귀
(왜당귀, 참당귀)

학명

참당귀 (*Angelica gigas* Nakai), 왜당귀 (*A. acutiloba* Kitagawa)

생태적 특성

당귀는 동양 3국에서 각국의 공정서에 수재된 당귀라는 한약재를 각각 기원이 다른 종의 식물을 사용하고 있다. 중국에서는 전통적으로 당귀[*A. sinessis* (Oliv.) Diels]를 기원 식물로 사용하고 있으나 우리나라에서는 참당귀(*Angelica gigas* Nakai)를 많이 사용하여 왔는데, 이는 값비싼 중국당귀 대신 가난하고 굶주린 환자들을 사랑하는 마음에 중국당귀와 비슷한 효과를 낼 수 있는 자생 약초를 찾아낸 결과로 보인다. 참당귀에서는 왜당귀나 중국당귀에는 없는 데쿠르신(decursin)이라는 항산화 및 항노화 성분이 확인되어 주목을 받고 있다. 일본에서는 주로 왜당귀(*A. acutiloba* Kitagawa)를 기원 식물로 하고 있다.

참당귀는 미나리과에 속하는 2~3년생 방향성 초본 식물로 줄기는 짙은 녹색을 띠고 1~1.5m 정도 곧게 자란다. 잎은 삼출(三出) 우상복엽이고, 소엽은 3개로 갈라지며 다시 2~3개로 갈라진다. 근생엽은 정상엽보다 크고 정상엽은 무병초로 줄기를 감싸고 있다. 꽃은 복산형 취산화서의 양성화로 수술 5개와 암술 1개를 가지고 있으며, 8~9월에 자색의 꽃이 핀다. 열매는 쌍현과로서 9~10월에 익고 종자 1,000개의 무게는 1.4g 정도이다.

왜당귀는 다년생 초본으로 줄기는 적자색이고, 독특한 향기가 있으며, 잎은 호생하고 2~3회 3출 복엽이다. 또 꽃은 복산형 화서의 양성화로서 수술 5개와 암술 1개를 가지고 6~7월에 담황색으로 핀다. 열매는 쌍현과로서 8~9월에 익고 종자 1,000개의 무게는 1.8g 정도이다.

중국당귀는 기존의 한의서들에 수재된 당귀를 뜻하는데 우리나라에서는 최근 종자를 수입하여 시험 재배를 하고 있다.

당귀 뿌리는 비대한 주근으로부터 잔뿌리를 가지고 있고 질(質)은 유연하고 역시 특유한 방향을 가지고 있으며 약용으로 쓰고 있다.

라지며 다시 2~3개로 갈라진다. 근생엽은 정상엽보다 크고 정상엽은 무병초로 줄기를 감싸고 있다. 꽃은 복산형 취산화서의 양성화로 수술 5개와 암술 1개를 가지고 있으며, 8~9월에 자색의 꽃이 핀다. 열매는 쌍현과로서 9~10월에 익고 종자 1,000개의 무게는 1.4g 정도이다.

왜당귀는 다년생 초본으로 줄기는 적자색이고, 독특한 향기가 있으며, 잎은 호생하고 2~3회 3출 복엽이다. 또 꽃은 복산형 화서의 양성화로서 수술 5개와 암술 1개를 가지고 6~7월에 담황색으로 핀다. 열매는 쌍현과로서 8~9월에 익고 종자 1,000개의 무게는 1.8g 정도이다.

중국당귀는 기존의 한의서들에 수재된 당귀를 뜻하는데 우리나라에서는 최근 종자를 수입하여 시험 재배를 하고 있다.

당귀 뿌리는 비대한 주근으로부터 잔뿌리를 가지고 있고 질(質)은 유연하고 역시 특유한 방향을 가지고 있으며 약용으로 쓰고 있다.

당귀의 주산지는 일본, 중국 등지이며 우리나라에서는 전국적으로 조금씩 재배하고 있으나 전통적으로 황해도의 곡산, 강원도의 평창, 경북의 순흥산(産)이 유명하였다. 오늘날은 주로 강원도와 경북, 전남 지역에서 참당귀와 왜당귀를 재배하고 있으며 그 밖에도 전국적으로 소량씩 재배되고 있다.

약용식물이지만 꽃과 줄기가 아름다워 관상용으로도 좋으며 특히 뿌리에서 강한 냄새가 나서 옥내 재배 시 집 안에 좋은 냄새가 그윽하여 허브 치료와 같은 효과를 볼 수 있다.

참당귀는 우리나라와 중국의 동북부 지역에 자생 분포한다. 우리나라에서는 고랭지인 경북 북부 지역과 강원도 일대에서 재배하고 있다. 왜당귀는 일본 북부 지역에 야생하며 일본에서 재배하고 있는 것을 일제 강점기 때 일본에서 들여와 재배하기 시작하였고, 현재는 일본에 수출할 목적으로 재배되고 있다.

왜당귀

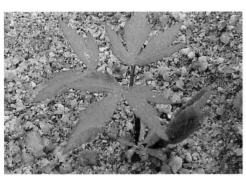
지상부

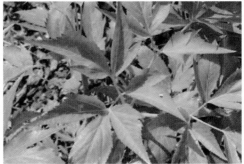
잎

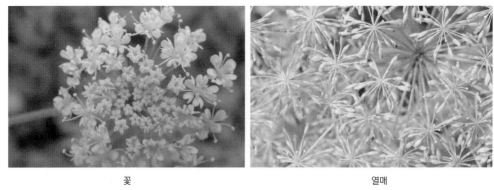

꽃   열매

참당귀

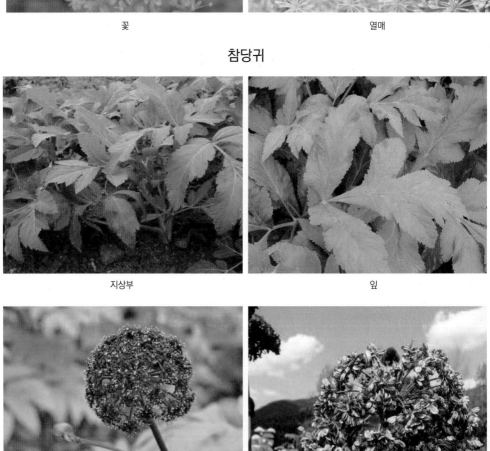

지상부   잎

꽃   열매

　씨를 뿌려서 번식해야 하므로 종자 채취를 위해서는 크고 튼튼한 포기를 골라서 밭 한쪽 구석에 3년 정도 묵히면서 인산과 칼륨 성분의 거름을 듬뿍 주어 계속 가꾼다. 씨를 흩어서 뿌리기도 하나 줄을 지어 뿌릴 때는 120~150㎝의 두둑에 15㎝ 간격으로 고랑을 짓고 뿌린다. 씨를 뿌린 후는 고운 흙을 아주 얇게 덮어 주고 짚이나 왕겨 같은 것으로 덮어서 땅이 마르지 않게 한다.

　재배 환경　왜당귀는 참당귀의 재배 지역은 물론 중남부의 준고랭지에서 재배되고 남부 지역(전남 순천)에서도 재배가 가능하다. 참당귀는 중북부 지방 해발 400m 이상의 산간 고랭지가 재배에 유리하다. 토양은 토심이 깊고 물빠짐이 좋으면서 수분 유지가 잘 되는 약산성의 토양이 좋다. 양토나 사양토가 좋은데 모래땅이나 자갈밭은 잔뿌리 발생이 많고 점질토에서는 뿌리 비대가 잘 안 된다.

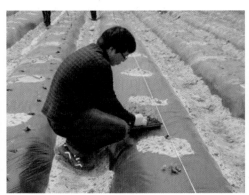
이랑

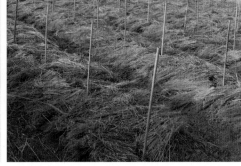
짚을 덮은 이랑

　품종　왜당귀는 농촌진흥청 작물 시험장에서 선발 육성한 '대덕종'이 품질도 우수하고 수량도 높은 품종으로 보급되었다. 참당귀의 육성 품종으로는 농촌진흥청 작물 시험장에서 참당귀 우량품종 선발 시험을 통하여 선발 육성한 '만추당귀'가 고랭지(주로 해발 400m 이상) 적응 품종으로 보급되어 있고, 추대율을 획기적으로 낮춘 것이 특징이다. 중국당귀는 최근 중국에서 종자를 수입하여 강원도와 경기도 일부 지역에서 시험 재배를 하고 있다.

채종   추대(꽃대가 올라와 꽃이 피는 현상)가 이루어지면 수량과 품질에 크게 영향을 미치기 때문에 특히 채종에 주의를 기울여야 한다. 농가 재배 포장에서 당귀를 재배할 때 추대된 것은 채종을 하고 추대되지 않은 것은 수확하여 약재로 판매를 하는 경향이 있으나 이는 추대가 잘 되는 품종을 계속 후대에 유전시키는 효과를 가져온다. 따라서 채종포를 별도로 운영하거나, 채종을 위하여 추대가 덜 된 2년생 재배 포장을 선정하여 병해충 피해가 없고 추대가 없는 건실한 포기를 그대로 두었다가 추대가 되면 3년차 또는 4년차에 채종하여 종자로 사용하는 방법을 쓴다면 추대를 줄일 수 있다. 특히 당귀는 타화수정 작물이므로 품종의 고유 특성을 유지하기 위하여 반드시 격리 채종을 해야 한다.

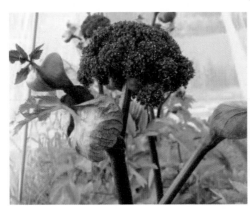

꽃대

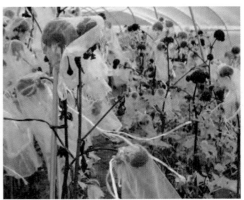

채종을 위하여 망을 씌운모습

재배 방법   직파 재배와 육묘 이식법이 있으나 직파하여 당년에 수확하면 육질은 우수하나 수량성이 낮고 약효 성분 함량이 낮아 한약재는 2년생으로 수확하여야 한다. 직파하면 2년차에 모두 꽃대가 올라와 뿌리가 목질화하여 약재로 쓸 수 없게 되므로 2년생은 육묘 이식 재배로 생산하고 있다. 그리고 육묘 이식 재배법이 노력과 토지 이용에 유리하다.

● 파종 시기 : 땅이 얼기 전 늦가을이나 땅이 풀린 후 이른 봄에 파종하는데 가을파종이 발아가 잘 된다. 가을파종은 10월 하순~11월 상순, 봄파종은

3월 하순~4월 상순이나 중순이 적기이다. 봄파종 시에는 가을에 종자를 채종한 직후 노천 매장해야 종피의 발아 억제 물질을 제거할 수 있어 발아가 잘 된다.

- 육묘상 만들기와 파종 : 비옥하지도 척박하지도 않은 사양토나 양토에 폭 1.2~1.5m의 두둑을 육묘상으로 만들고 가을에 흩어뿌림을 하거나 5~10㎝ 간격으로 줄뿌림을 하여 이듬해 봄에 이식한다. 이식용 묘는 적을수록 추대율을 낮출 수 있는데 이식용 중묘나 소묘 생산을 위하여 파종 양은 1㎡당 50g 정도로서, 10a 면적에 재배할 묘를 생산하기 위하여 750~950g 정도의 종자가 필요하며, 흩어뿌림을 하면 15~19㎡(약 4.5~5.7평), 줄뿌림을 할 경우에는 20㎡(약 6평)의 면적이 필요하다.

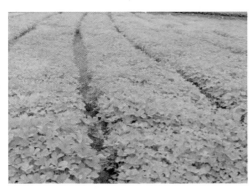
육묘상

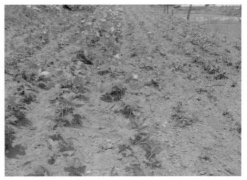
줄뿌리

- 아주심기 : 3월 하순~4월 하순까지 하는데 일찍 심는 것은 뿌리내림이 좋은 반면, 늦게 심은 것이 꽃대 발생은 적다. 정식은 바람이 없는 구름 낀 날이 좋다. 젖은 톱밥으로 덮어가지고 다니면서 심으면 묘의 건조가 적어 활착률이 높아진다.

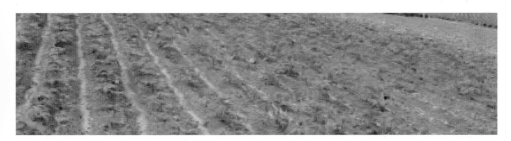

주요 관리법   거름을 줄 때는 추대에 세심한 주의를 해야 한다. 생육 초기에 질소질 비료를 너무 많이 주면 줄기와 잎이 무성하고 뿌리의 비대도 나쁘며 꽃대가 많이 올라오는 경향이 있으므로 생육 후기에 웃거름 위주로 주는 것이 유리하다. 특히 8~9월 사이에 비료 효과가 나도록 하는 것이 뿌리 생육에 도움을 주어 수량이 많아진다.

수확 및 가공   아주심기를 한 그해 늦가을(11~12월)에 잎이 누렇게 변하였을 때 뿌리가 상하지 않도록 캐낸 후 흙을 털고 줄기와 근두부를 절단하여 1차 선별을 한다. 이때 약초 수확기를 이용하면 능률적이다. 껍질이 황갈색이고 속은 백색이며 부드럽고 향기가 강하게 나면서 직경이 3㎝ 이상이고 길이가 20㎝ 이상인 것이 규격품이다. 당귀는 수확 후 건조 및 관리방법에 따라 외관 품질에 차이가 많다. 특히 당귀의 육질이 변질되면 약재 판매 시 제값을 받지 못한다. 전통적으로 당귀를 세척하면 갈변하기 때문에 세척을 하지 않고 절단 건조하는 방법을 써 왔으나 최근의 한약재 표준 공정 지침에 따라 수확한 당귀는 1차 선별을 거쳐 작업장으로 이송한 후 원통형 살수 세척기를 이용하여 흙을 세척하고 1차 건조(양건 또는 다목적 온풍 건조기를 이용하여 약 40℃에서 건조감량 50% 정도)를 한 후 분류-절단-2차 건조(온풍 건조기 40℃)-2차 선별-포장-검사의 과정을 거친다. 특히 세척 시 수돗물을 사용할 경우에는 반드시 마지막에 이온수로 헹구어 주고, 절단 시 절단기의 칼날은 스테인레스 칼날을 사용하여 중금속이 검출되지 않도록 주의한다.

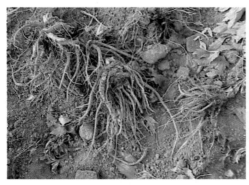
채취품

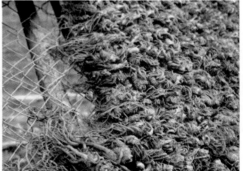
건조

수확량 생근으로 800~1,200kg/10a/1년, 건근으로 200~280kg/10a/1년

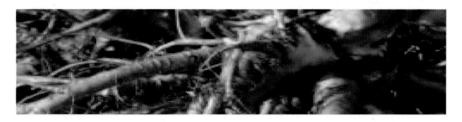

병충해 방제

병해 왜당귀에서는 주로 균핵병이 발생하는데 비가 많이 올 때 물빠짐이 잘
안 되면 발생하므로 배수로 정비를 잘 해 주되 병에 걸린 포기는 뽑아서 불에
태우고 구덩이를 벤졸이나 스미렉스로 소독해 준다. 점무늬병은 잎에 발생되
며 온도가 높고 습기가 많은 여름철의 장마기에 발생이 심하다. 병의 징후는
처음에는 갈색의 점무늬로 나타나고 진전되면 갈색 내지 암갈색의 부정형 병
반으로 확대, 병반 내부가 찢어지거나 구멍이 생기기도 한다. 병이 심하게 진
전되면 잎이 퇴색하고 말라죽는다. 연작을 피하고 병든 잎이나 뿌리를 제거해
주며, 아족시스트로빈 수화제 등의 등록 고시된 약제를 발병 초기에 살포한다.
이 밖에도 비가 많이 오거나 과습한 시기가 오래 계속되면 발생하는 갈색점무
늬병, 5~8월에 발생하는 줄기썩음병에 주의한다.

균핵병

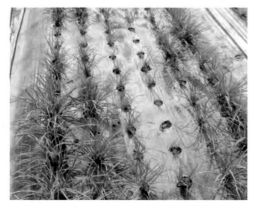

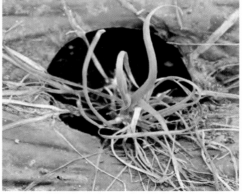

균핵병 병징

● 줄기와 뿌리에 주로 발생한다. 발병 초기에는 지하부 줄기에 회백색의 균사가 나타나고, 점차 진전되면서 뿌리와 줄기가 썩는다. 심해지면 지하부 줄기에 흑색의 균핵이 형성되며, 지상부는 위축되어 자라지 못하고 누렇게 변색되며, 결국 그루 전체가 말라죽는다.

병원균 발생상태

● 균핵 형태로 병든 식물체 잔재물이나 토양에서 월동하고, 이듬해 1차 전염원이된다. 겨울철 하우스재배에서 발생하며, 과습하고 환기가 불량할 때 피해가 크다. 특히 12월~3월의 저온기에 시설재배지에서 피해를 주는데, 5월 이후에는 발병이크게 감소한다. 감염된 묘상에서 자란 묘가 다른 포장에 재식될 때 전염되며, 농기계에 묻은 흙에 의해서도 다른 포장으로 전반 될 수 있다.

방 제

경종적 방법
● 답전윤환이 가능한 지역이나 이모작이 가능한 지역에서는 벼를 재배하면 효과적으로 방제할 수 있다.
● 병든 포기는 일찍 제거하여 다른 포장으로 확산을 방지한다.
● 석회를 시용하여 토양건전성을 증진하면 병 발생을 줄일 수 있다.
● 농작업시 농기계에 의해 오염된 흙이 건전 포장으로 유입되지 않도록 작업기구를 깨끗이 한다.

유기농업자재 활용 방법
물에 발생하는 균핵병 방제에 활용이 가능한 유기농업자재 허용물질은 미생물제, 식물추출물(마늘 및 마늘부산물), 클로렐라 배양액 등이다.
클로렐라 배양액(100배액)을 예방위주로 주1회 엽면살포하면 병을 경감시킬 수 있다. 그러나 미생물제와 식물추출물은 부추 균핵병을 대상으로 시험된 바는 없으므로 약효, 약해에 주의하여 사용하여야 한다.

점무늬병

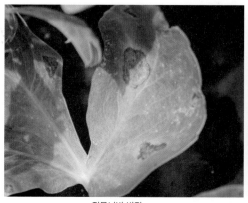

점무늬병 병징

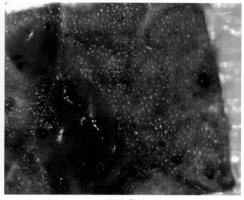

병자각 형성

점무늬병 병징

- 주로 잎에 발생하는데 발병 초기에 담갈색 소형반점이 형성되나 오래된 병반은 암갈색의 원형 또는 타원형으로 확대되며 윤문으로 나타남.
- 전한 부위와 이병부 사이에는 담황색의 무늬가 나타나며 심한 경우에 고사한다.

병원균 발생상태

- 병원균은 Ascochyta sp.로 암갈색 병자각($130 \sim 160 \times 150 \sim 210 \mu$ m)과 내부에 병포자(무색, 단세포 혹은 2세포, $5 \sim 14 \times 2 \sim 4 \mu$ m)를 형성함.
- 병원균은 병자각 상태로 월동하며 이듬해 알맞은 온습도가 되면 병포자가 공기로 전염되어 감염된다.

방 제

- 적용약제가 아직 없고 실제 재배포장에서는 아직까지 큰 피해 사례가 없으나, 병이 발생하였을 경우에는 확산을 막기 위해 초기에 병반부를 제거해야한다.

줄기썩음병

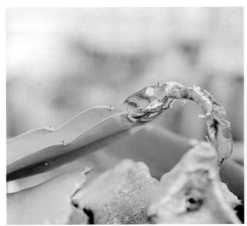 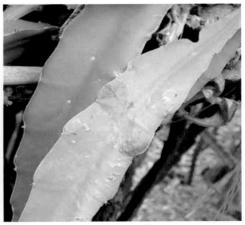

줄기썩음병 병징

● 초기에는 줄기에 작은 점무늬가 형성된다. 점차 줄기 조직이 연황색 내지 황갈색의수침
  상 병반으로 확대되고, 물러지면서 흑변한다.

병원균 발생상태

● 개미, 달팽이 등에 의한 상처 부위로 병원균이 침입하여 발생한다. 병원균은 병든식물
  의 잔재 속에서 월동하여 다음해 1차 전염원이 된다. 주로 수공을 통해 침입하거나 곤
  충의 식흔이나 상처를 통해 침입하여 조직 안으로 퍼진다. 비바람, 농기구등이나 곤충
  의 유충에 의해서도 전반된다.

방 제

● 감염된 부위는 조기에 제거한다.
● 유기물을 공급하여 수세를 건전하게 유지한다.
● 해충을 제거하여 식물체에 상처가 생기지 않도록 한다.

충해 주요 충해로는 가물 때 많이 발생하는 점박이응애, 뿌리에 혹을 만들고 즙액을 빨아먹음으로써 품질을 저하시키고 수량을 감소시키는 뿌리혹선충 등이 있다. 점박이응애를 방제하려면 아조사이클로틴 수화제 등의 등록 고시된 약제를 사용하되 약제에 대한 저항성이 생기지 않도록 다른 종류의 약을 번갈아 사용하도록 하며 선충 방제를 하려면 화본과 작물과 윤작을 하도록 한다.

응애류

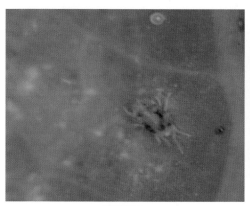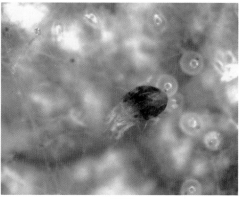

점박이응애   차응애

응애류 형태

- 점박이응애 성충은 란형으로 크기는 암컷 0.4mm, 수컷 0.3mm 내외이며 여름형 암컷은 담황색 내지 황녹색으로 몸통의 좌우에 검은 무늬가 있음.
- 점박이응애, 차응애, 점박이응애붙이 등이 모두 비슷하여 육안으로 구분하기 어려움.

피해증상

- 잎 뒷면에서 세포의 내용물을 빨아먹어 초기에는 흰색의 반점이 무더기로 생기며, 심하면 잎이 갈색으로 변하면서 말라죽고 조기 낙엽됨.
- 신초부위를 집단으로 가해하면 잎이 정상적으로 전개되지 못하여 생육이 지연되면서 신초부위가 고사함.
- 밀도가 높아지면 거미줄을 타고 이동하며 탈피각과 배설물 등으로 잎뒷면이 지저분해짐.

발생상태

- 나무껍질틈이나 주변의 잡초, 낙엽 등에서 월동하며 4~5월에는 월동을 마친 암컷과 제 1세대가 증식하면서 주변 작물체로 이동함.
- 년간 9회 정도 발생하고, 7~9월 고온건조시 다발생하여 피해가 심함(25℃에서 알부터 성충까지 10일 정도 소요).
- 9월 하순부터 월동성충이 나타나기 시작하여 주간을 따라서 월동처로 이동함.

방 제

- 발생초기와 유묘기에 철저한 방제가 필요하며 수확 후 잔존물이나 잡초 등 잠복처를 철저히 제거함.
- 세대기간이 짧고 약제 저항성이 쉽게 유발되므로 방제시 계통이 다른 약제를 살포하여야 함.
- 비펜트린수화제(타스타), 아세퀴노실액상수화제(가네마이트), 클로르페나피르유제(렘페이지), 테부펜피라드유제(피라니카) 등이 차응애 방제약제로 등록되어 있음.

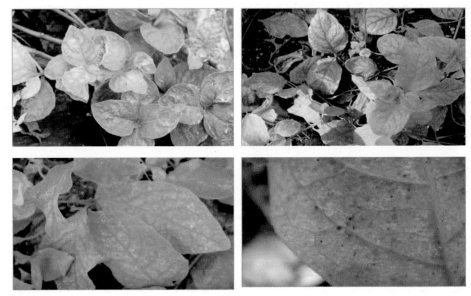

응애류 발생 피해 증상

선충류

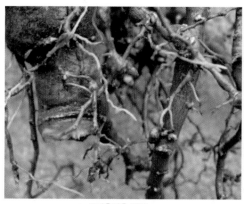
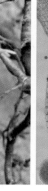
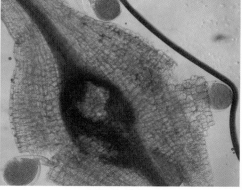

뿌리혹선충 병징

병징부 뿌리혹선충(현미경)

선충류 병징

- 뿌리 속에서 생활하므로 양분과 수분 흡수가 저해되어 생장이 부진해지고 피해 받은뿌리는 수많은 혹이 생기거나 기형적인 모습으로 변하여 상품성이 저하됨.

병원균 발생상태

- 연작지나 다년 재배 작약에서 많이 발생하고 사질토에서 특히 발병률이 높음.
- 작약에 보고되어 있는 선충류에는 당근뿌리혹선충(Meloidogyne hapla Chitwood)
  등20여종이 보고되어 있음.

방 제

- 가급적 사질토 포장과 이전 선충류의 피해가 있었던 곳에는 재배를 자제함.
- 휴경하면서 심경을 해주면 표토층에 주로 서식하는 선충의 밀도가 감소되어 이후 재배시 피해를 줄일 수 있음.
- 뿌리혹선충에 등록되어 있는 약제는 포스티아제이트입제, 카두사포스입제, 터부포스입제, 다조멧입제 등이 있음.

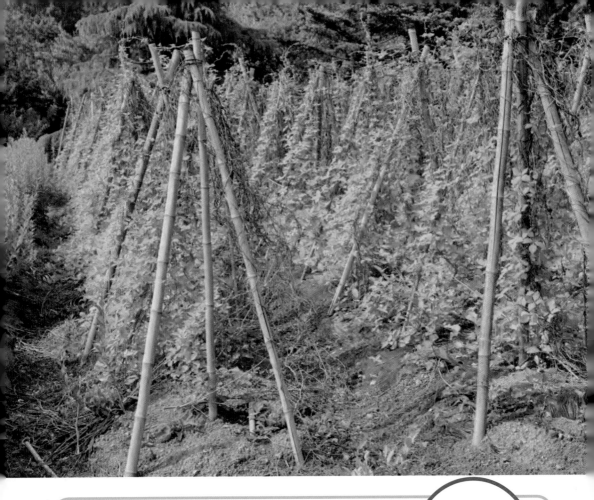

과명 : 초롱꽃과(Campanulaceae)

이명 : 사삼(沙蔘), 노삼(奴蔘), 산해라(山海螺)

생약명 : 양유(羊乳)

분포지 : 전국 각지

번식법 : 남부 평야 지대는 3월 하순~4월 상순
　　　　고랭지에서는 4월 중순 파종

꽃 피는 시기 : 8~9월

채취 시기 : 가을

용도 : 약용, 식용

약용 : 거담, 배농(排膿), 강장, 최유(催乳), 해독, 소종(消腫), 생진(生津)

더 덕

(양유)

학명
Codonopsis lanceolata (Siebold & Zucc.) Trautv.

생태적 특성

초롱꽃과에 속하는 덩굴성 식물로 살찐 덩이뿌리를 갖고 있는데 이를 식용 및 약용으로 쓴다. 덩굴로 되어 있는 줄기는 담홍색이며 1~2m가량 자라고 식물 전체에서 향이 나는 방향성 식물이다. 더덕 잎이나 줄기를 자르면 흰색 즙이 나오고 8~9월경에 종 모양의 자주색 꽃이 핀다.

뿌리 모양은 길이 10~20㎝, 직경 1~3㎝ 정도로 뿌리 전체에 혹이 많아 두꺼비 등처럼 생겼다. 이 혹 모양이 더덕더덕 붙어 있어서 '더덕'이라 부른다. 향이 강해 더위가 기승을 부릴 때면 가장 짙은 냄새를 풍긴다. 아무리 냄새에 둔감한 사람이라도 한여름에 숲을 걷다가 더덕 특유의 향을 맡고는 더덕이 있는 곳을 찾아낼 수 있을 정도이다.

식품으로 가치가 매우 높은데 인, 티아민(thiamin), 리보플라빈(riboflavin), 단백질, 지질, 당류, 철 등 성분을 많이 함유하고 있다.

뿌리에 사포닌(saponin), 이눌린(inulin)이 다량 함유되어 있고, 잎에는 플라보노이드(flavonoid)가 있어 최근 동물 실험 결과 핏속의 콜레스테롤과 지질의 함량을 낮추며 혈관 확장 및 혈압 강하(降下) 효과가 있는 것으로 밝혀졌다. 우리 조상들은 이렇게 좋은 더덕을 식탁에 올려 세계에서 더덕을 가장 많이 먹는 전통적인 식생활 문화를 형성하였다.

예로부터 민간에서는 더덕을 사삼(沙蔘)이라고 하여 인삼(人蔘), 현삼(玄蔘), 만삼(蔓蔘), 고삼(苦蔘)과 함께 5삼 중 하나로 귀하게 여겨서 많이 사용하였다. 현재 한방에서는 더덕을 양유(羊乳), 잔대를 사삼(沙蔘)이라는 생약명으로 쓰고 있다.

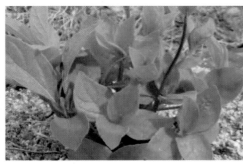

지상부

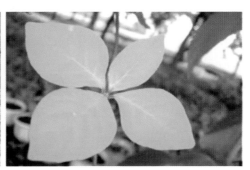

잎 생김새

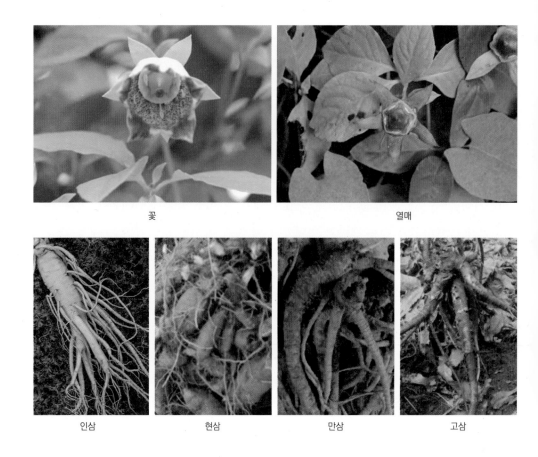

꽃

열매

인삼

현삼

만삼

고삼

재배방법

　뿌리가 곧고 길게 뻗을 수 있어야 되기 때문에 토심이 30~50cm 정도로 깊은 토양이 좋다. 토양 습도 유지가 잘 되면서도 물빠짐이 좋은 pH 5.5~6.0 정도의 약산성이 더덕 생육에 적합하다. 그렇지 못한 토양일 경우에는 유기물을 더 주거나 배수가 잘 되도록 한 다음 재배를 하도록 하여야 한다.

　또한 그늘진 곳에서도 자라나, 햇볕을 좋아하는 식물이기 때문에 음지보다는 양지에서 좋은 품질의 더덕이 생산된다. 발아 적온은 15~20℃로 다른 채소 종자보다 낮으며 비교적 서늘한 곳을 좋아하기 때문에 해발 250m 이상 되는 곳에서 더덕 고유의 향이 더욱 진하다.

품종 품종 육성 기관에서 육성된 품종은 없고 모두 야생종을 채종하여 순화 재배한 것이다. 크게 2가지로 분류할 수 있는데, 뿌리의 표면이 연한 흑갈색을 띠고 잔뿌리가 많고 가늘며 긴 계통과 뿌리 표면이 붉은색을 띠고 잔뿌리가 적으며 굵고 생장력이 왕성한 계통이 있다. 후자의 계통을 택하여 재배하는 것이 유리하다.

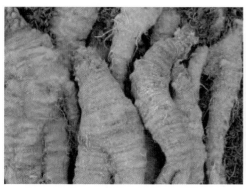

잔 뿌리 없는 더덕

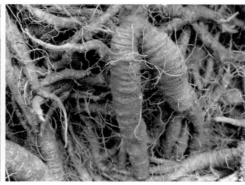

잔 뿌리 많은 더덕

번식 방법 주로 종자 번식을 하는데 육묘 이식을 하면 잔뿌리가 많이 발생하여 상품성이 떨어지므로 보통 직파한다. 종자의 발아 적온은 15~25℃로 비교적 낮은 온도에서 잘 발아하고 발아에는 20일 정도가 소요된다. 종자가 발아하는 데는 반드시 암(暗) 조건이 필요하므로 파종 후 반드시 흙 덮기를 해주어야 한다.

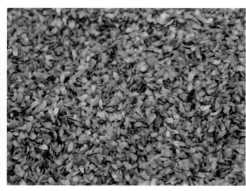

종자

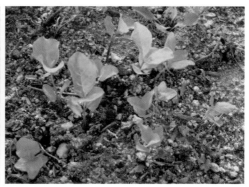

발아

파종 　보통 90~120㎝ 정도의 두둑을 만들고, 종자를 흩어 뿌린 후 더덕 전용 유공(有孔) 비닐을 씌운다. 발아가 된 후 한 구멍에 1~2개씩만 남기고 솎아주 며 지주 재배의 경우 자연스럽게 지주로 유인하여 올라갈 수 있도록 해 준다. 또는 약 10㎝ 간격으로 골을 만들어 줄뿌림을 하는 방법도 있는데, 관리에 매 우 편리하다. 종자를 뿌릴 때는 종자가 작고 가벼우므로 잔모래와 1 : 4 정도 로 섞어서 파종하면 고르게 뿌릴 수 있다. 파종 후에는 잘 썩은 퇴비와 모래참 흙을 1 : 2(용량비)로 고루 섞어 채로 친 상토로 종자가 보이지 않게 0.5㎝ 두께 로 복토를 해 주고 짚이나 건초를 덮어 수분유지를 해 준다(발아가 시작되면 피복물 을 걷어 주어야 한다). 파종 양은 10a당 3~6L 정도의 종자가 필요하며 다소 밀식 (密植)을 해야 잔뿌리가 생기지 않고 상품성이 좋아진다.

　파종기는 지역에 따라서 차이가 있으나 중남부 평야지대에서는 3월 하순~ 4월 상순이고 고랭지에서는 4월 중순에 파종하는 것이 안전하다. 파종 전에 퇴 비를 충분히 넣고 반드시 깊이갈이를 3회 이상 해 주면 좋다.

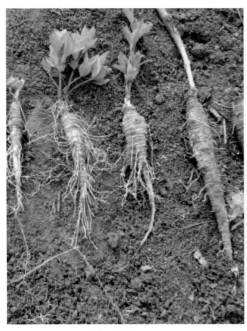

이랑

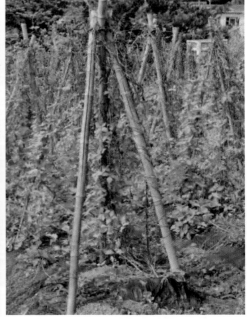

지주

채종   종자의 채종은 1년생 더덕에서 채종한 것은 종자 충실도가 떨어져 발아가 불량할 수 있으므로 반드시 2년생 이상의 건실하게 자란 모주를 대상으로 종자 채취를 하고, 채종용 모주를 별도로 지정하여 병해충의 피해를 입지 않고 건실하게 생육할 수 있도록 관리하는 것도 좋은 방법이다.

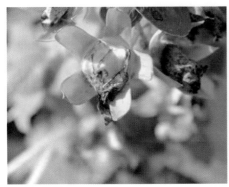 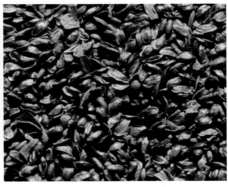

열매   씨앗

제초   가장 일손이 많이 들어가는 것이 제초 작업이다. 육묘 이식 재배의 경우 나프로파미드 수화제를 이식 복토 후 토양 살포하도록 등록 고시되어 있다. 그러나 실생 번식에는 등록 고시된 약제가 없다.

관리법   본잎 3~4매가 되면 2~2.5m 정도의 지주를 세워 덩굴 올리기를 하여 통풍과 채광이 좋도록 해 주어야 한다. 그래야 아래 잎까지 건전하게 살아 엽면적이 많아져 동화량이 증가하고, 병해충 발생도 적어 수량이 많아진다. 덩굴 유인 시에는 보통 오이망을 사용한다.

수확량   생으로 1,800kg/10a/2년생, 건조 450kg/10a/2년생

사용부위   더덕은 뿌리를 약재로 사용한다.

채취와 가공   더덕은 본밭에 심은 후 2~3년째 가을에 수확하게 되는데 생육이 정지된 10월 중순~11월 상순에 한다. 대개 2년생 더덕이면 수확할 때 무게가 30~50g 정도 된다. 수확할 때 뿌리가 상하지 않도록 주의하고 캔 뿌리는 크기별

로 분류한다. 약재로 가공할 것은 망사장갑을 끼고 훑거나 딱딱한 플라스틱 솔로 문지르면 껍질이 벗겨진다. 뿌리를 화력 건조할 때에는 온도가 50℃ 이상 올라가지 않도록 해야 색깔이 검게 변하는 것을 방지할 수 있다.

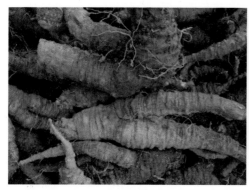

채취품

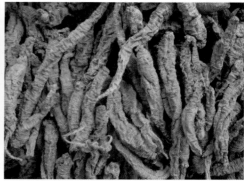

건조

성분　더덕에는 인, 티아민(thiamin), 리보플라빈(riboflavin), 당류 등의 성분이 다량 함유되어 있다. 특히 뿌리에는 사포닌(saponin), 이눌린(inulin)이 다량 함유되어 있어 자양강장, 해열, 거담 등에 효능이 있다.

병충해 방제

병해　더덕에 발생하는 주요 병해는 흰가루병, 녹병, 점무늬병 등이 있는데 녹병에는 마이클로뷰타닐 수화제, 크레속심메틸 액상수화제, 테부코나졸 액상수화제 등이 등록고시되어 있고, 점무늬병에는 디페노코나졸 유제, 아족시스트로빈 액상수화제 등이 등록고시되어 있다.

흰가루병 병징

- 식물체 표면에 밀가루를 뿌려 놓은 듯한 병징이 생기고 심해지면 잎자루와 줄기까지 발생이 확대됨.
- 발병 초기에는 잎의 표면에 흰가루모양 분생포자가 반점상으로 형성되어 부정형으로 변하고 심하면 식물체 전체가 하얗게 보이며 잎이 누렇게 되며 낙엽됨.

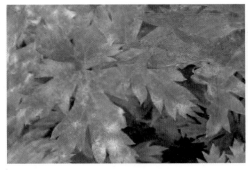

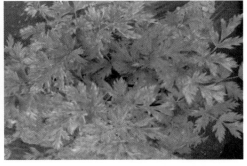

흰가루병   흰가루병

병원균 발생상태

- 병원균은 *Erysiphe pisi* DC.이며 분생포자(무색, $40\sim46\times20\sim24\mu$m)와 자낭각($90\sim145\times110\sim160\mu$m)을 형성하며, 자낭각에는 단순한 부속사를 다수 형성된다.

- 자낭은 $35\sim45\times75\sim95\mu$m 정도이고 자낭포자($20\sim25\times40\sim46\mu$m)는 무색, 단세포로 하나의 자낭내에 3~5개가 들어 있음.

- 병원균은 자낭각 형태로 월동하며 장마 전에 발병되기도 하지만 주로 장마기에 전염이 되며 장마 후 온도가 높고 약간 건조한 상태에서 병 발생이 심하다.

방 제

- 병든 잎이나 식물체를 조기에 제거하여 병 발생이 확대되는 것을 막음.

- 재배년수가 증가할수록 병 발생이 심해지므로 다년근 재배 시 발생초기 트리플루미졸 수화제, 아족시스트로빈액상수화제, 페나리몰유제 등 등록약제로 방제한다.

녹병 병징

- 발생시 잎의 앞면에 황색의 작은 반점이 형성되고, 점차 커지면서 병반과 병반이 합쳐져 대형병반이 형성되며, 심하면 잎 전체가 노랗게 변하고 고사함.

- 잎 뒷면은 주황색, 황색의 하포자가 무수히 밀생하고, 흰색의 포자가 생성되기도 한다.

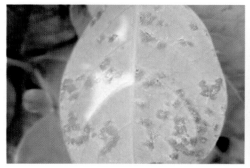
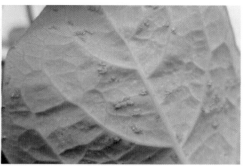

잎 뒷면 병징(주황색 포자)　　　　　　　　　　　잎 뒷면 병징(황색 포자)

병원균 발생상태

- 병원균은 Coleosporium koreanum Henn.이며 동포자는 잎 표면에 밀착되어 형성되고, 소생자를 형성하며, 수포자 및 하포자(담갈색 구형 또는 타원형의 단세포, $24{\sim}28{\times}16{\sim}18\mu\text{m}$)가 형성된다.
- 보통 장마기 전 건조한 시기에 발병이 시작되며 응애류와 발생하는 환경이 비슷하여 응애류의 피해 증상인 흰색 작은 반점과 함께 동시에 관찰되기도 한다.

방 제

발병 초기에 프로클로라즈망가니즈·테부코나졸수화제, 시메코나졸수화제, 마이클로뷰타닐수화제, 크레속심메틸액상수화제, 테부코나졸액상수화제, 테부코나졸유제, 트리플록시스트로빈액상수화제 등 적용 약제를 살포한다.

점무늬병 병징

- 주로 잎에 발생하는데 발병 초기에 담갈색 소형반점이 형성되나 오래된 병반은 암갈색의 원형 또는 타원형으로 확대되며 윤문으로 나타남.
- 전한 부위와 이병부 사이에는 담황색의 무늬가 나타나며 심한 경우에 고사한다.

점무늬병

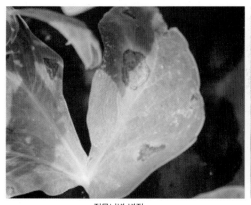 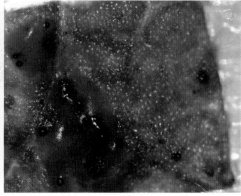

| 점무늬병 병징 | 병자각 형성 |

병원균 발생상태

- 병원균은 Ascochyta sp.로 암갈색 병자각($130\sim160\times150\sim210\mu$ m)과 내부에 병포자(무색, 단세포 혹은 2세포, $5\sim14\times2\sim4\mu$ m)를 형성함.
- 병원균은 병자각 상태로 월동하며 이듬해 알맞은 온습도가 되면 병포자가 공기로 전염되어 감염된다.

방 제

- 적용약제가 아직 없고 실제 재배포장에서는 아직까지 큰 피해 사례가 없으나, 병이 발생하였을 경우에는 확산을 막기 위해 초기에 병반부를 제거해야한다.

충해 더덕에 발생하는 주요 충해는 진딧물류, 차응애 등이 있는데 진딧물류에는 베핀스린 수화제 외 몇 품목이 등록고시되어 있고, 차응애에는 비펜스린 수화제, 아세퀴노실 액상수화제, 부펜피라드 유제 등이 등록고시되어 있다. 그러나 응애에 대한 약제방제 효과는 그다지 크지 않다. 재배 계획 단계에서 밭의 상황을 감안하여 바람이 불어오는 방향과 같은 방향이 되게 골을 설계하는 것이 응애류의 발생 밀도를 낮추는 데 도움이 된다.

응애류

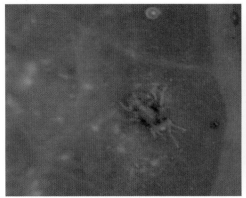
점박이응애

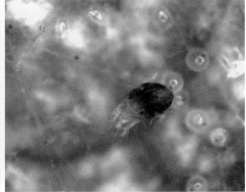
차응애

응애류 형태

- 점박이응애 성충은 란형으로 크기는 암컷 0.4mm, 수컷 0.3mm 내외이며 여름형 암컷은 담황색 내지 황녹색으로 몸통의 좌우에 검은 무늬가 있음.
- 점박이응애, 차응애, 점박이응애붙이 등이 모두 비슷하여 육안으로 구분하기 어려움.

피해증상

- 잎 뒷면에서 세포의 내용물을 빨아먹어 초기에는 흰색의 반점이 무더기로 생기며, 심하면 잎이 갈색으로 변하면서 말라죽고 조기 낙엽됨.
- 신초부위를 집단으로 가해하면 잎이 정상적으로 전개되지 못하여 생육이 지연되면서 신초부위가 고사함.
- 밀도가 높아지면 거미줄을 타고 이동하며 탈피각과 배설물 등으로 잎뒷면이 지저분해짐.

발생상태

- 나무껍질틈이나 주변의 잡초, 낙엽 등에서 월동하며 4~5월에는 월동을 마친 암컷과 제 1세대가 증식하면서 주변 작물체로 이동함.
- 년간 9회 정도 발생하고, 7~9월 고온건조시 다발생하여 피해가 심함(25℃에서 알부터 성충까지 10일 정도 소요).

- 9월 하순부터 월동성충이 나타나기 시작하여 주간을 따라서 월동처로 이동함.

방 제

- 발생초기와 유묘기에 철저한 방제가 필요하며 수확 후 잔존물이나 잡초 등 잠복처를 철저히 제거함.
- 세대기간이 짧고 약제 저항성이 쉽게 유발되므로 방제시 계통이 다른 약제를 살포하여야 함.
- 비펜트린수화제(타스타), 아세퀴노실액상수화제(가네마이트), 클로르페나피르유제(렘페이지), 테부펜피라드유제(피라니카) 등이 차응애 방제약제로 등록되어 있음.

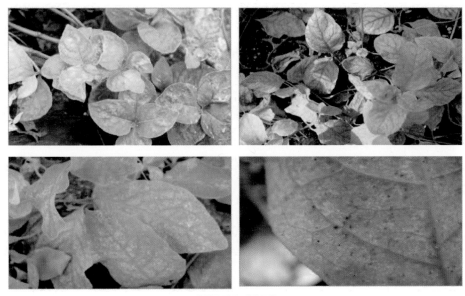

응애류 발생 피해 증상

진딧물 형태

- 유시충은 1.9mm, 무시충은 2mm 정도로서 머리가 암녹색이며, 가슴과 배는 황록색~녹색이고 흰 밀납질 가루로 덮여 있음.

- 뿔관은 흑색이고 배의 7~8마디 등면에 짧은 띠 모양의 두터운 판이 있으며. 털은 짧고 가시모양이며, 더듬이는 몸 길이의 절반 정도임.

진딧물

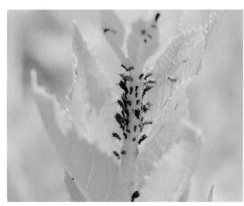
줄기에 발생하는 진딧물

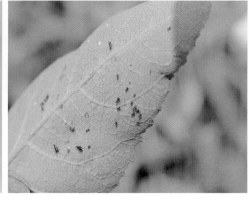
잎에 발생하는 진딧물

피해증상

- 보통 생장부 순이나 어린잎 뒷면에 기생하여 잎을 흡즙하나 다발생하면 상부의 잎도 가해하는데, 피해 잎은 생육이 부진하고 오글오글하게 말린다.
- 배설물에 의해 잎 표면에 그을음이 생겨 광합성을 저해하고 유묘에서 피해를 받으면 쇠약해져 고사하는 경우도 있다.

발생상태

- 산형과 식물과 어수리, 당근, 사상자, 긴사상자, 파드득나물 등에 발생하는데, 6월 상순부터 주로 발견되며 7월 상순경에 피해와 발생이 많다.
- 식물체 밑 잎자루 등을 가해하고 가끔 개미류가 공생하여 흙 등으로 덮어놓기도 한다.

방 제

- 발생 초기에 방제하여야 효과적인데, 더덕에서 진딧물류 방제 약제는 없어 타 작물에 등록된 약제를 사용하되 사전에 약해 유무를 확인하고 사용하여야 함.

유기농업자재 활용 방제법

진딧물류 해충은 증식력이 높기 때문에 예찰을 통한 초기 방제가 중요하다. 진딧물방제에 사용이 가능한 유기농업자재는 고삼, 님, 데리스, 제충국 등 식물추출물과 난황유가 있다. 고삼, 님, 난황유 등 자재의 양도라지수염진딧물에 대한 살충력은 시험된 바 없으나, 목화진딧물, 복숭아혹진딧물, 기장테두리진딧물 등의 진딧물류에 살충효과가 있는 것으로 확인된 바 있다. 식물추출물은 고농도에서 약해를 유발할 수 있으며, 화학약제에 비해 효과의 발현이 늦거나 약효가 낮을 수 있으므로 이에 유의하여야 한다.

다른 약용 작물에 나타나는 진딧물 형태

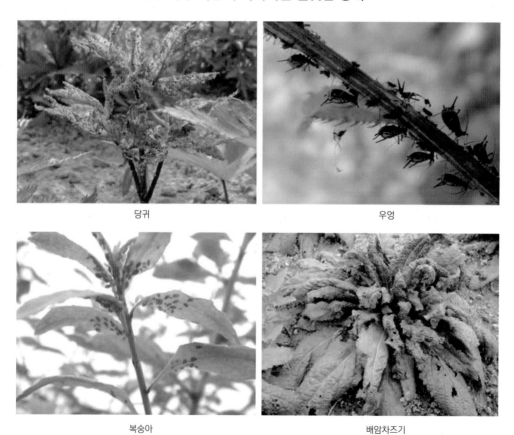

당귀

우엉

복숭아

배암차즈기

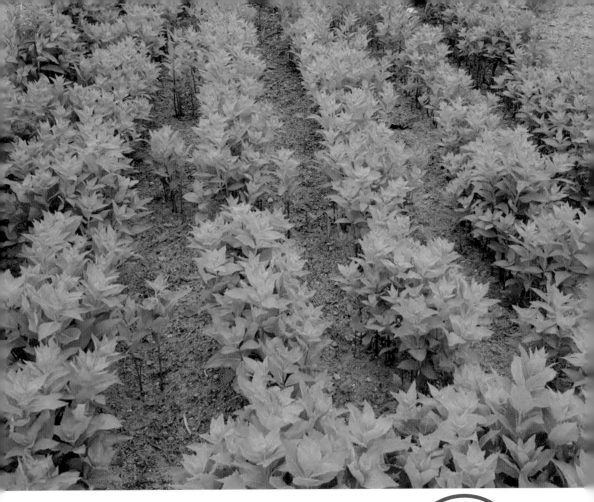

과명 : 초롱꽃과(Campanulaceae)

이명 : 이여(利如), 고경(苦梗), 백약(白藥), 경초(梗草)

생약명 : 길경(桔梗)

분포지 : 전국

번식법 : 봄파종(3~4월), 가을파종(11월 초~중순)

꽃 피는 시기 : 7~8월

채취 시기 : 늦가을~이른 봄

용도 : 약용, 식용

약용 : 목감기, 인후통, 치통, 부인병, 설사, 진해, 거담

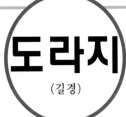

도라지
(길경)

학명
Platycodon grandiflorum A. De Candolle

생태적 특성

길경(桔梗), 즉 도라지는 동남아시아 원산의 다년생 초본으로 높이는 40~100㎝이고 줄기는 하나 또는 여러 개가 나 있다.

뿌리는 굵고 길게 자라는데 자르면 흰빛의 즙액이 나온다. 어긋나는 잎은 양끝이 좁고 가장자리에 톱니가 있으며 길이 3~6㎝ 정도의 긴 달걀 모양으로 표면은 녹색, 뒷면은 청회색이고 가장자리에 예리한 톱니가 있다.

꽃은 7~8월에 보라색과 백색으로 개화하며 원줄기 끝에 1개 또는 여러 개가 위를 향해 달려 있다. 달걀형의 열매는 삭과로 꽃받침 조각이 달린 채 익는다. 종자는 검은 빛으로 길이는 3~4㎜ 정도이다.

깊이가 있는 상자나 분에 심어두면 매년 채취가 가능하며 줄기가 무성하게 퍼지지 않아 가정에서 분화 재배가 가능하다.

식용과 약용뿐만 아니라 아이들과 함께 기르면서 식물의 가치와 용도들을 가르칠 수 있어 학습과 정서 순화를 위한 원예치료용으로 이용할 수 있어 여러 가지로 유용한 식물이다.

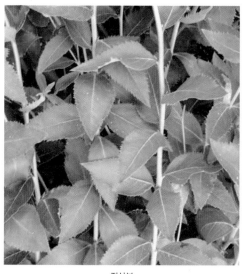

지상부

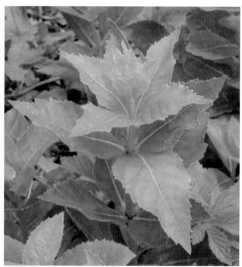

잎 생김새

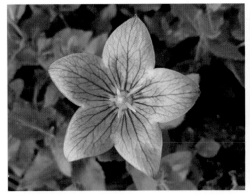

꽃

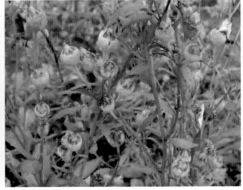

열매

재배방법

도라지는 내한성이 강하므로 우리나라 대부분의 지역에서 재배가 가능하지만 햇빛이 잘 들고 토심이 깊은 지역이 좋다. 또한 약산성의 물빠짐이 잘 되는 사양토 내지는 식양토가 좋다. 모래땅이나 자갈이 많은 땅에서는 잔뿌리의 발생이 많고 뿌리의 비대가 불량해지며, 점질토에서는 뿌리 뻗음이 좋지 않고 수확하는 데 노력이 많이 든다. 번식법은 종자를 파종하는 직파법과 육묘하여 이식하는 육묘이식법이 있으나 육묘이식재배는 노력이 많이 들기 때문에 장생도라지 생산 등 일부 특수한 경우를 제외하고는 대부분 직파재배를 한다. 특히 잔뿌리 발생을 억제하고 뿌리 뻗음을 좋게 하기 위하여 본밭은 발효된 퇴비를 충분히 넣고 2~3회 깊이갈이를 해준다

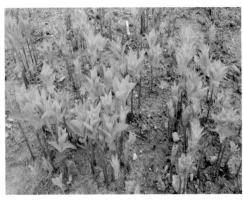

직파법

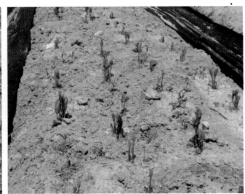

육묘이식법

품종 약용이나 식용으로 육성된 품종은 거의 없고 대개 지방재래종이 재배되고 있다.

채종 가을에 종자가 완전히 성숙하여 꼬투리가 터지기 직전에 줄기를 베어 말린 후 털어서 정선한다. 잘 건조한 종자를 통풍이 잘되는 곳에 보관했다가 파종용 종자로 사용한다.

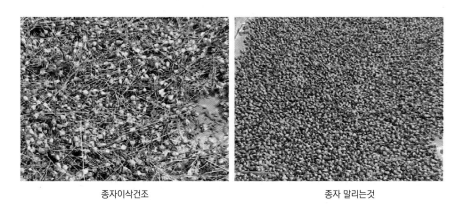

종자이삭건조   종자 말리는것

파종 파종 시기는 봄파종(3~4월)과 가을파종(11월 초~중순)이 있는데 보통 가을파종을 많이 한다. 가을파종은 종자가 싹이 트지 않고 겨울을 넘길 수 있도록 토양이 얼기 전에 파종하는 것이 좋다.

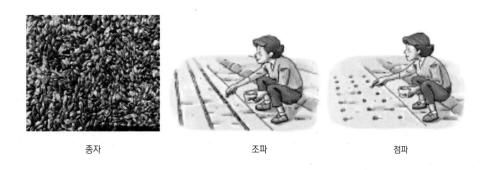

종자   조파   점파

주요관리법 도라지 재배 시 가장 많은 노력이 드는 것은 제초작업이다. 세톡시딤 유제 등의 등록고시된 제초제를 사용하거나 손 제초를 하는데, 잡초가 크게 자라기 전에 실시해야 어린 묘의 피해를 줄일 수 있다. 또한 솎음작업은 제초작업을 할 때 함께 실시하는데 비가 온 후나 관수 후에 실시하는 것이 좋고, 3.3㎡(평)당 400주 정도가 적당하다. 가지뿌리를 억제하기 위하여 초밀식재배를 권장하기도 한다.

꽃망울이 생겨 종자가 익을 때까지 생식 생장에 많은 영양을 소모하므로 영양분이 꽃으로 이동하는 것을 방지하기 위하여 꽃대를 제거해주어야 한다. 꽃대를 제거하는 시기는 6월 중순이나 하순경 꽃망울이 생길 때가 적기이며, 이 이전에 제거하면 다시 꽃대가 올라온다.

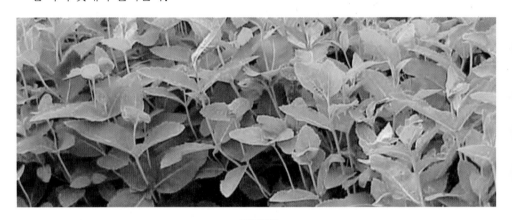

초밀식재배

수확량 생근으로 1,600~2,000kg/10a/2년, 건근으로 220~400kg/10a/2년

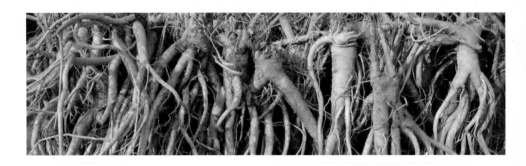

사용부위   길경(도라지)은 뿌리를 사용한다.

채취와 가공   파종 2~3년 후 가을에 채취하는데 겉껍질에 사포닌이 많이 있으므로 벗겨내지 말고 깨끗이 씻어 건조한다.

성분   사포닌(saponin), 알파-스피나스테롤(α-spinasterol), 푸라티코도닌(platycodonin), 베투린(beturin), 이눌린(inulin), 당질, 칼슘, 철분 등이 함유되어 있다.

병충해 방제

병해 : 주로 병해로는 점무늬병, 줄기마름병, 탄저병 등이 있다.

줄기마름병 병징

가지나 줄기에 주로 발생한다. 나무 전체에 피해를 주기도 하고, 땅가 부위에서 분지되어 나온 줄기의 일부분에 시들음 증상을 일으킨다. 병원균에 감염된 땅가 부위를 자르면 갈변되어 있으며, 감염된 부위에는 자낭각이 돌기처럼 형성되어 있어 육안으로도 확인할 수 있다.

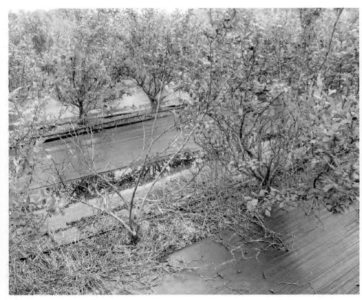
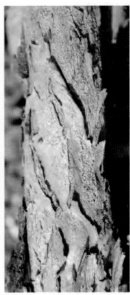

발생상태

● 병원균은 줄기의 땅가 부위나 병든 가지에서 월동한다. 포자를 통하여 비나 바람, 관수시설에 의해 다른 줄기를 감염한다.

방 제

● 마른 줄기나 가지를 잘라 제거한다.
● 감염된 줄기가 발견될 경우 함께 제거한다.
● 저항성 품종을 심는다.
● 병원균의 전파는 주로 빗물을 통해 일어나므로 비 가림 시설을 설치한다.

탄저병 병징

● 잎, 잎자루, 줄기에 발생하는데 잎에서는 처음에 원형 또는 부정형의 작은 반점을 형성하고, 병이 더 심해지면 확대되어 암갈색의 불규칙한 대형병반으로 된다.
● 줄기에서도 잎에서와 같은 모양의 병반이 형성되고, 심한 경우 말라서 부러진다.

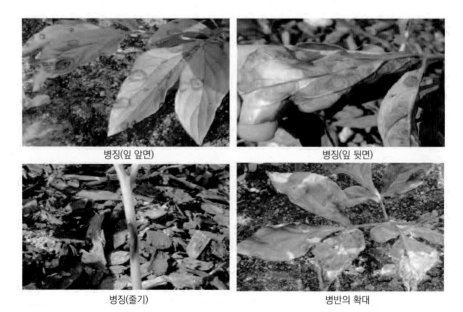

병징(잎 앞면)　　　　　　　병징(잎 뒷면)

병징(줄기)　　　　　　　　병반의 확대

발생상태

- 병원균은 Colletotrichum sp.이며 분생포자($13 \sim 22 \times 4 \sim 6 \mu$ m)는 타원형이고 담황색이다.
- 균사의 형태로 월동하고 이듬해 분생포자를 형성하여 전염된다.
- 전염원의 특성상 빗물에 용해되어 토양표면에 존재하다가 빗방울 등에 의해 지상부로전염되므로 장마철 고온다습한 조건에서 발병이 심하다.

방 제

- 병든 잎이나 식물체 전체를 조기에 제거하여 병 발생이 확대 되는 것을 막도록 하고, 발생 초기에 디티아논액상수화제, 이미녹타딘트리스알베실레이트・티람수화제, 프로클로라즈망가니즈수화제, 아족시스트로빈액상수화제 등 적용 약제로 방제한다.

충해 : 주요 해충으로는 진딧물, 담배나방, 등이 있다. 특히 여름 장마철에 지상부가 지나치게 무성하게 자라지 않도록 주의하고 배수로를 깊이 파서 포장이 과습하지 않도록 관리하는것이 가장 중요하다. 심할 때는 적용 약제를 살포하여 방제한다.

진딧물

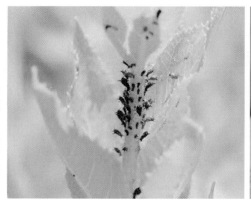

줄기에 발생하는 진딧물

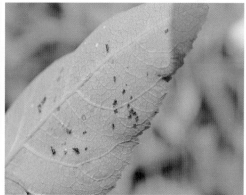

잎에 발생하는 진딧물

진딧물 병징

- 유시충은 1.9mm, 무시충은 2mm 정도로서 머리가 암녹색이며, 가슴과 배는 황록색~녹색이고 흰 밀납질 가루로 덮여 있음.
- 뿔관은 흑색이고 배의 7~8마디 등면에 짧은 띠 모양의 두터운 판이 있으며, 털은 짧고 가시모양이며, 더듬이는 몸 길이의 절반 정도임.

피해증상

- 보통 생장부 순이나 어린잎 뒷면에 기생하여 잎을 흡즙하나 다발생하면 상부의 잎도 가해하는데, 피해 잎은 생육이 부진하고 오글오글하게 말린다.
- 배설물에 의해 잎 표면에 그을음이 생겨 광합성을 저해하고 유묘에서 피해를 받으면 쇠약해져 고사하는 경우도 있다.

발생상태

- 산형과 식물과 어수리, 당근, 사상자, 긴사상자, 파드득나물 등에 발생하는데, 6월 상순부터 주로 발견되며 7월 상순경에 피해와 발생이 많다.
- 식물체 밑 잎자루 등을 가해하고 가끔 개미류가 공생하여 흙 등으로 덮어놓기도 한다.

방 제

- 발생 초기에 방제하여야 효과적인데, 더덕에서 진딧물류 방제 약제는 없어 타 작물에 등록된 약제를 사용하되 사전에 약해 유무를 확인하고 사용하여야 함.

유기농업자재 활용 방제법

진딧물류 해충은 증식력이 높기 때문에 예찰을 통한 초기 방제가 중요하다. 진딧물방제에 사용이 가능한 유기농업자재는 고삼, 님, 데리스, 제충국 등 식물추출물과 난황유가 있다. 고삼, 님, 난황유 등 자재의 양도라지수염진딧물에 대한 살충력은 시험된 바 없으나, 목화진딧물, 복숭아혹진딧물, 기장테두리진딧물 등의 진딧물류에 살충효과가

있는 것으로 확인된 바 있다. 식물추출물은 고농도에서 약해를 유발할수 있으며, 화학
약제에 비해 효과의 발현이 늦거나 약효가 낮을 수 있으므로 이에유의하여야 한다.

담배나방 병징

- 다자란 애벌레는 40~45mm 정도로 색깔은 다양하며 몸의 양측면에 긴 띠가 있으
  며, 번데기 길이는 15~20mm이고 적갈색이다.
- 성충은 15~20mm이고 회갈색으로 복잡한 무늬가 있으며 뒷날개는 회백색이다.

피해증상

- 어린 유충기에는 주로 잎의 뒷면이나 새순부위에 모여서 표피만 남기고 식해하므로
  관상으로는 작물 보호제에 의해 약해를 받은 것처럼 지저분한 반점이 생긴다.
- 유충이 2령 이상 크게 자라면서 주변 잎을 먹고, 3령 이상 유충은 잎의 뒷면 또는 흙
  덩어리사이에 몸을 숨기며 흩어져 잎을 먹으면서 피해를 유발한다.

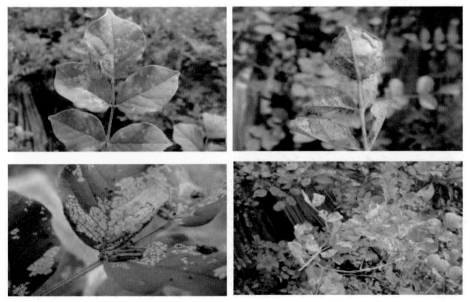

담배나방 유충발생 피해사례

발생상태

- 년간 4~5회 발생하고 유충 및 번데기로 월동하며, 낮에는 숨어 있다가 주로 밤에 활동한다.
- 암컷성충 수명은 10~12일 정도이고 평균 1,000여개의 알을 낳고, 1세대는 5월 상순, 2세대는 6월 중순, 3세대는 7월 하순, 4세대는 8월 하순, 5세대는 9월 중하순에 발생최성기를 보인다.

방 제

- 페로몬트랩이나 유아등을 이용해서 성충 발생기를 알 수 있다.
- 어린 유충은 잎 뒷면에 모여 가해하므로 백색의 갉아먹은 흔적을 보고 포살하고 약제방제할 경우에는 3령 이상의 유충에는 약효가 낮으므로 어린 유충기에 약제를 살포한다.
- 나방류 적용약제는 없고 진딧물 방제용인 아세타미프리드수화제(모스피란)를 이용한다.

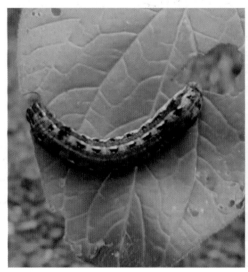
애벌레

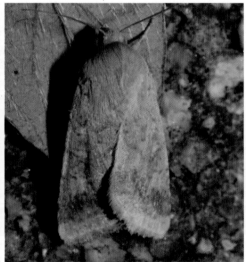
나방

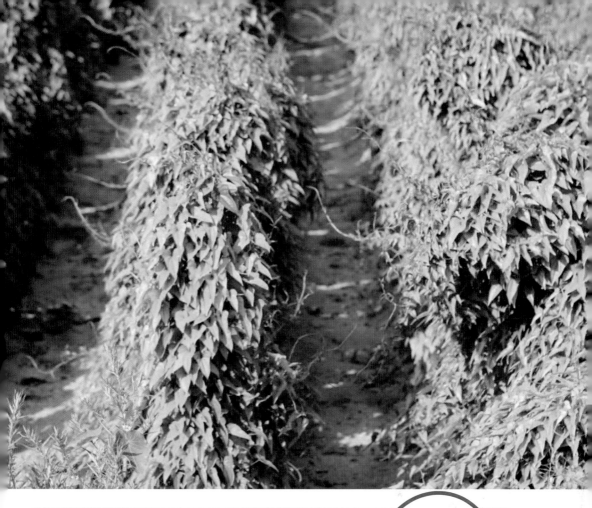

마
(산약)

과명 : 마과(Dioscoreaceae)

이명 : 서여(薯蕷), 산우(山芋), 산여(山藷), 옥연(玉延), 서약(薯藥)

생약명 : 산약(山藥)

분포지 : 전국의 산에서 자라고, 밭에서 재배한다.

번식법 : 줄기에 달리는 영양체인 영여자나 덩이뿌리로 번식

꽃 피는 시기 : 7~8월

채취 시기 : 가을(10~11월)

용도 : 약용, 식용

약용 : 자양 강장, 요통, 건위, 당뇨, 가래 제거, 소갈, 신장 질환, 폐허증, 소화 촉진

학명

마(*Dioscorea oppostifolia* L.), 참마(*D. japonica* Thunb.)

생태적 특성

이 약재의 기원에 대하여 「대한약전」에서는 '마과의 덩굴성 다년생 초본인 마(Dioscorea batatas Decne.) 또는 참마(Dioscorea japonica Thunb.)의 주피를 제거한 뿌리줄기로서 그대로 또는 쪄서 말린 것'이라고 기재하고 있다.

마(참마)는 중국이 원산지며 우리나라와 일본, 대만 등지에 분포하는데 전국적으로 재배도 많이 하고 있다.

산 속의 마는 덩굴줄기 끝부분에 새로운 마가 형성되어 지난해의 묵은 마에서 양분을 받아 아주 빠르게 자란다. 암수 딴그루로, 잎은 긴 달걀 모양이거나 달걀 모양의 바소꼴이고 끝이 뾰족하며, 아래쪽은 화살촉 모양이고 잎자루가 있다. 7~8월경 잎겨드랑이에 1~3개의 수상꽃차례가 달린다. 수꽃송이는 곧게 서고, 암꽃송이는 아래로 늘어져서 작고 하얀 꽃을 드문드문 피운다. 꽃이 지면 폭이 넓은 타원형에 날개가 3개 있는 삭과를 맺는다.

산속에서 마를 발견하고 파보았더니, 굵은 손가락 크기라서 실망한 적이 종종 있을 것이다. 이것은 줄기에 달린 영양체인 1~2g의 영여자(열매)가 떨어져서 자랐기 때문이다.

신라시대 향가인 '서동요'에도 등장할 정도로 우리 민족의 식생활 속에 깊숙이 자리 잡고 있는 마는 어지러움과 두통, 진정, 체력 보강, 담 제거 등 한방에서 알려진 효능만도 10여 가지에 달할 정도로, 산약(山藥)이라는 생약명에 걸맞게 예로부터 약용으로 널리 이용되어왔다.

마는 자양강장에 특별한 효험이 있고 소화불량이나 위장장애, 당뇨병, 기침, 폐질환 등에도 효과가 두드러진다. 특히 신장 기능을 튼튼하게 하는 작용이 강해 원기가 쇠약한 사람이 오래 복용하면 좋다고 한다. 마는 구워서도 먹지만 날것을 가늘게 썰거나 갈아서 먹기도 한다. 또는 쪄 말려 가루를 내 먹기도 한다. 마에 함유된 효소는 열에 약하므로 생즙으로 먹는 것이 좋다고 하며 마만 갈아 먹는 것보다 사과나 당근 등을 함께 넣어 갈아 먹으면 향이 좋아 먹기도 좋고 영양도 만점이다.

또한 마는 혈관에 콜레스테롤이 쌓이는 것을 예방하는 좋은 식품으로 옛날부터 '마장국(메주에 마즙을 넣어 만든 것)을 먹으면 중풍에 걸리지 않는다'라는 말이 있을 정도이다. 이는 마에 함유된 사포닌이 콜레스테롤 함량을 낮춰 혈압을 내리게 하기 때문으로 보인다. 영양적 측면에서 마에는 녹말과 당분이 많이 함유되었고 비타민 B, B_2, C, 사포닌 성분도 함유되어 있다.

특히 마의 점액질에는 소화효소와 단백질의 흡수를 돕는 '뮤신(mucin)'이라는 성분이 들어 있는데 뮤신은 사람의 위 점막에서도 분비되며 이것이 결핍되면 위궤양을 일으키는 원인이 된다고 한다. 따라서 마를 섭취함으로써 위궤양 예방, 치료 및 소화력 증진에도 도움이 된다. 뿐만 아니라 뮤신은 장벽을 통과할 때 장벽에 쌓인 노폐물을 흡착하여 배설하는 중요한 역할을 하여 정장작용이 매우 뛰어난 것으로 알려져 있다. 생활 속의 처방으로는 마를 강판에 갈아 종기에 붙여도 잘 낫는다.

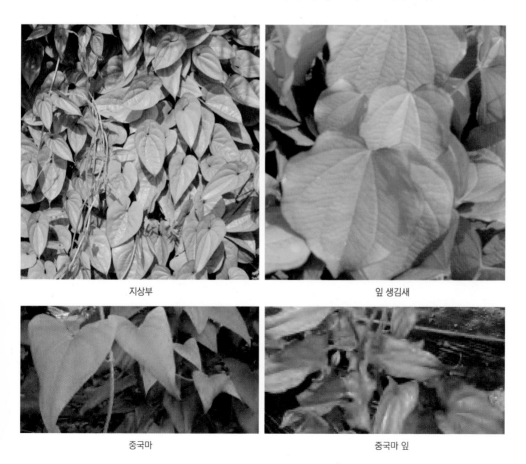

지상부   잎 생김새

중국마   중국마 잎

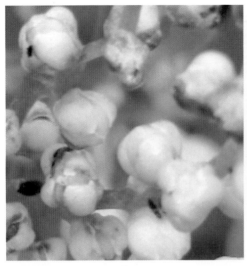

꽃

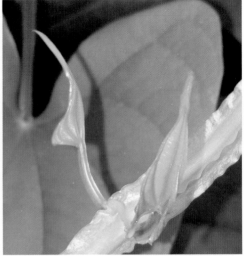

중국마 줄기

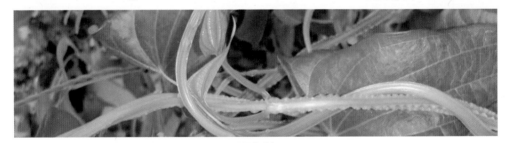

중국마 새순

재배방법

품종 자웅이주(雌雄異株, 암수딴그루) 식물로 자연 상태에서 교잡이 쉽게 이루어져 다양한 변이가 생긴다(600여 종). 식용하는 것은 50여 종인데 현재 재배되고 있는 마는 괴근(塊根, 덩이뿌리)의 모양에 따라 장마(야구방망이 모양의 길게 생긴 마), 단마(재배의 편이성을 위해 품종 개량한 짧게 생긴 마), 불장마(끝이 말굽 모양으로 생긴 마), 둥근마로 나눈다. 현재 국내에는 1996년 안동북부시험장에서 육성한 번식용 품종인 마 1호, 긴마 4호가 있다. 또한 우리나라 농수산대학에서 도입 육종하여 보급하고 있는 둥근대마(D. alata L.)가 건강식으로 기대되고 있다.

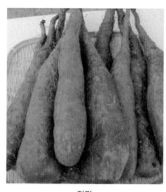

장마

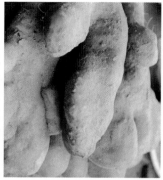

불장마

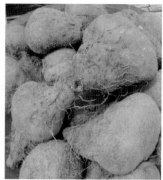

단마

번식 방법　종자 번식법과 영양 번식법이 있다. 종자 번식을 할 경우 생육이 부진하고 잡종이 되기 때문에 번식용으로 쓰지 않고, 영여자 번식이나 괴경 번식 등의 영양 번식법을 주로 쓴다.

① 영여자 번식법

　　엽액에 주아가 달리는데 이 주아를 영여자라고 한다. 영여자는 종자가 아니고 영양체이며 종근의 육성을 목적으로 심는다. 영여자 재배는 월동이 가능한 남부 지방에서는 영여자를 채취한 당년 가을 10~11월이나 이듬해 봄인 4월에 심는다. 중부 이북에서는 동해를 받지 않도록 저장하였다가 이듬해 봄에 묘상에 심는다. 밭을 갈기 전 10a당 완숙 퇴비 2,000kg, 질소 15kg, 인산 13kg, 칼륨 15kg을 전층시비하고 깊이갈이를 한 다음 폭 30cm의 두둑을 만들고, 포기 사이 5~10cm로 하여 한 알씩 심고 3cm 정도씩 흙을 덮어 준다. 덩굴이 30cm 정도 자라면 지주를 세우고 덩굴을 유인하여 올려 준다.

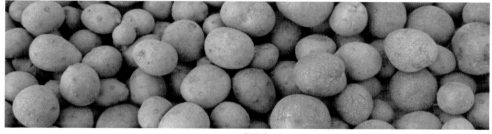

잉여자

② 괴경 번식법

괴경을 절단하여 번식하는 방법으로서 괴경을 절단할 때는 반드시 표피를 붙여서 절단해야 싹을 틔운다. 절단부위가 클수록 어린 식물체가 영양을 충분히 받아서 튼튼히 자라고 수량도 높아지지만 종근 소요량이 많아지므로 종근의 크기를 적절히 조절해야 한다. 적정 종근의 크기는 60~70g 정도이다. 병원균의 침입을 막기 위하여 베노람 수화제로 분의(粉依) 소독하여 바람이 잘 통하고 그늘진 곳에 1~2일 정도 말린 후 심는다. 괴경은 부위에 따라서 묘두(苗頭), 두부(頭部), 동부(胴部), 미부(尾部)로 나눌 수 있고, 묘두에서 미부로 갈수록 발아 기간이 길어지지만 종근으로 사용할 때는 수량 차이는 별로 없다.

● 발아 처리 : 발아 기간이 한 달 정도로 길기 때문에 발아를 촉진시켜 주면 생육 기간이 연장되어 수량이 높아진다. 마의 절편을 에세폰 100ppm(10,000배액) 액에 30~60분간 담갔다가 그늘에서 말린 다음 심으면 발아가 촉진되고 발아율도 높아진다.

● 정식(아주심기)법

남부 지역에서는 가을이나 봄 어느 때나 가능하지만 중북부 지역에서는 동해를 받을 수 있으므로 봄에 정식한다. 10a당 완숙 퇴비 3,600kg, 질소 43kg, 인산 28kg, 칼륨 32kg을 기준으로 정식 2개월 전에 완숙 퇴비를 전량 뿌려 주고 pH 6.2에 맞게 석회량을 조절하여 경운한다. 질소-인산-칼륨은 밑거름과 웃거름으로 나누어 주는데 밑거름은 종근을 정식하기 전에 각각 19-17-16kg씩을 뿌리고 로터리하며, 웃거름은 1차로 6월 하순에 13-11-10kg을 골의 옆을 파고 시용하고, 2차 웃거름은 7월 중순~하순경에 1차 웃거름을 준 고랑의 반대편을 파고 시용한다. 재식 밀도는 품종에 따른 차이는 없으나 긴 마 계통은 이랑 폭 80cm에 포기 사이 30cm로 하여 10a당 4,200주를 재식하고, 단마 계통은 이랑 폭 60cm에 포기 사이 20cm로 8,300주를 재식하면 다수확이 가능하다. 특히 심기 전 밭을 깊이 갈고 두둑을 높게 하면 괴경의 비대가 좋아지고 수확 작업도 편리하다.

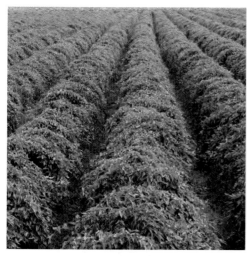
채취전 정식 밭

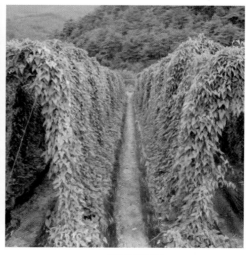
지주세워진 밭

- 영여자 : 종자 준비(3월) → 파종(4월) → 지주 세우기(5월 하순~6월 하순) → 웃거름(6월 하순~7월 하순) → 수확(2년째 10월).
- 영양 번식 : 정식(3월 하순~4월 하순) → 지주 세우기(5월 하순~6월 하순) → 웃거름(6월 하순~7월 하순) → 관리(김매기, 병충해 방제 등) → 수확(10월 하순~11월 상순).

주요 포장 관리

- 지주 설치 및 배수 관리 : 잡초 방제를 위하여 리뉴론 수화제(1000배액), 에탈플루랄린 유제(300배액), 펜디메탈린 입제(10a당 2kg)를 처리한다. 유식물이 자라면 덩굴이 타고 올라가도록 덕을 만들어 유인해 주어야 하는데, 덕의 간격은 적당하게 하고, 지주 높이는 보통 1.5~1.8m로 한 다음 오이망을 씌워주면 편리하다. 특히 장마철에 배수가 되지 않으면 뿌리줄기가 썩기 쉬우므로 장마가 시작되기 전 배수 관리를 철저히 해 주어야 한다.
- 피복 : 비닐 피복은 토양의 수분 유지, 볏짚 피복은 여름철의 지나친 고온을 막을 수 있으므로 생육이 촉진되고 수량도 증가된다. 그러나 토양 수분이 과다할 경우에는 주의한다.

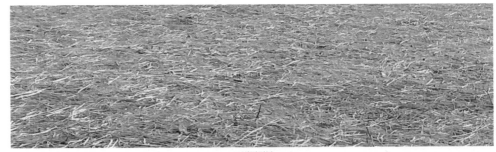
볏짚피복

수확 및 가공 가을에 잎이 떨어진 다음에 수확(남부 지역은 이때부터 이듬해 이른 봄
까지)하는데 작업 시 상처가 생기지 않도록 주의한다. 수확 후 씨뿌리, 영여자,
생식용은 통풍이 잘 되고 그늘진 곳에 예비 저장했다가 상처가 아물면 모래나
병균에 감염되지 않은 산 흙을 이용하여 뿌리가 서로 닿지 않도록 움 저장법(땅
속에 움을 만들어 그곳에 농작물을 보관하는 식품 저장법)으로 저장한다.

- 저장 조건 : 건조하지 않은 곳으로 5~12℃가 좋다. 저온 저장고를 이용하
  여 4℃ 내외로 저장하면 이듬해 7월까지 저장이 가능하며 골판지 상자를 이
  용하여 규격 출하를 할 수 있다.
- 영여자 저장 : 9~10월(서리 오기 전)에 수확하여 예비 저장했다가 11월 말
  ~12월 초순에 본 저장법(기본이 되는 저장. 고구마나 감자는 임시 저장을 거쳐 이 저장
  으로 들어감)으로 저장한다.
- 가공 : 한약재로 쓸 것은 물에 잘 씻어 잔뿌리를 없애고, 칼로 껍질을 벗겨
  햇빛이나 건조실(변색되지 않도록 온도 조절에 주의)에 말린다. 건조 조건이 좋지
  않을 때는 시루 등에 쪄서 말리기도 한다(증산약).

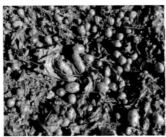
잉여자

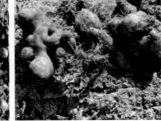
마 채취품

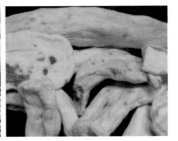
마 건조

수확량 생근 3 500kg/10a/1년 건조 800kg/10a/1년

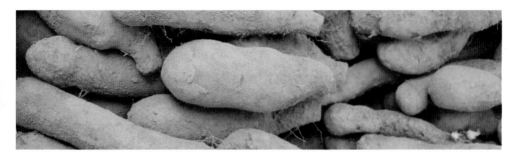

사용부위 마의 덩이뿌리 또는 겉껍질을 벗겨낸 덩이뿌리를 사용한다. 특히 마의 겉껍질을 벗겨내고 4~5㎝ 길이로 잘라 햇볕에 말린 것을 산약(山藥)이라 부른다.

채취와 가공 가을(10~11월)에 채취하여 물에 잘 씻어 잔뿌리를 없애고, 칼로 겉껍질을 벗겨 햇볕이나 건조실에 말린다. 건조 시에는 변색되지 않도록 온도 조절에 주의한다.

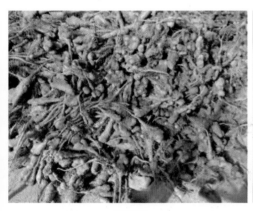

덩이뿌리

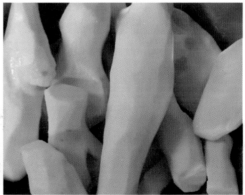

껍질 벗긴 마

성분 마에는 전분 외에 점액질의 뮤신(mucin), 알란토인(allantoin), 용혈(적혈구의 세포막이 파괴되어 그 안의 헤모글로빈이 혈구 밖으로 나오는 현상) 작용이 매우 적은 사포닌(saponin), 아르기닌(arginine) 등을 함유하고 있다.

병충해 방제

병해　재배 시 가장 문제가 되는 주요 병해로는 점무늬병, 탄저병, 줄기 썩음병, 잎마름병, 청미병 등이 있다.

탄저병은 6월 하순부터 잎과 줄기에 흑갈색의 둥근 병징을 나타낸다. 방제는 돌려짓기를 하고, 클로로타로닐 수화제 등의 적용약제를 살포한다. 점무늬병에는 테부코나졸 유제 등의 적용약제를 살포하고, 흰무늬병에는 아족시스트로빈 · 디페노코나졸 액상수화제 등이 등록 고시되어 있다.

청미병은 괴경(塊莖)에 발생하는데 내부가 갈색으로 말라 썩는다. 청미병을 예방하기 위해서는 수확할 때 상처가 생기지 않도록 주의하고, 생긴 상처 부위는 잘 아물도록 예비 저장을 하였다가 저장한다. 종근은 베노람으로 분의 소독한다.

토양 선충의 피해가 많은데 이어짓기를 하면 피해가 심하기 때문에 화본과 작물과 돌려짓기를 하거나 충분한 유기물을 넣어서 미생물이 풍부한 토양으로 복원해야 한다. 특히 미부숙 퇴비가 선충 피해를 불러오므로 완숙 퇴비를 사용하여 좋은 토양을 만들어야 한다. 또 응애 피해 예방을 위하여 포장의 이랑 방향을 바람이 잘 통과하도록 설계한다.

점무늬병

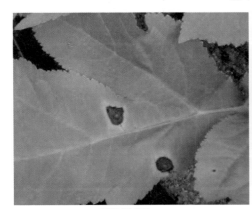

점무늬병 병징

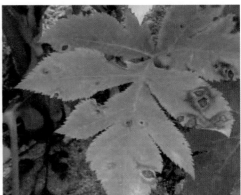

병자각 형성

병원균 발생상태

- 병원균은 Ascochyta sp.로 암갈색 병자각(130~160×150~210μm)과 내부에 병포자(무색, 단세포 혹은 2세포, 5~14×2~4μm)를 형성함.
- 병원균은 병자각 상태로 월동하며 이듬해 알맞은 온습도가 되면 병포자가 공기로 전염되어 감염된다.

방 제

- 적용약제가 아직 없고 실제 재배포장에서는 아직까지 큰 피해 사례가 없으나, 병이 발생하였을 경우에는 확산을 막기 위해 초기에 병반부를 제거해야한다.

탄저병 병징

- 잎에 발생하는데 원형 내지 타원형의 퇴색한 병반을 형성하고, 병이 진전되면 병반이 서로 융합되어 커지고 잎이 말라죽는다.

탄저병

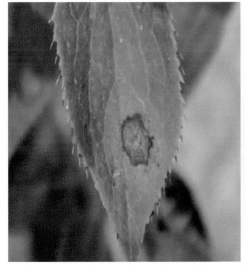
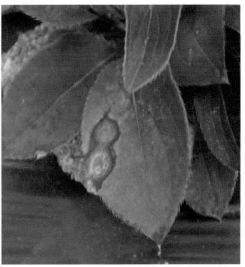

발병 초기(타원형의 병반 발생)　　　　　　　　발병중기 병반

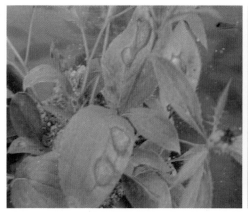

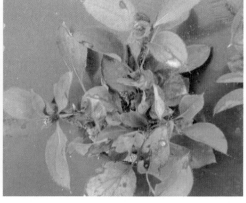

발병 후기 병반   발병말기 잎 전체 고사

병원균 발생상태

- 병원균은 Colletotrichum gloeosporioides Penz.이며 병반상에 분생포자층이 형성되고, 때로는 강모를 가지고 있다.
- 분생포자 혹은 균사의 형태로 월동하며, 빗물에 용해되어 물과 함께 이동되어 토양표면에 존재하다가 지상부로 전염이 되므로 장마철 고온 다습한 조건에서 발병이 심하다.

방 제

- 현재 등록되어 있는 적용약제가 없어 약제 등록을 추진 중이며, 병든 잎이나 식물체전체를 조기에 제거하여 병 발생이 확대 되는 것을 막도록 한다.

줄기마름병 병징

- 가지나 줄기에 주로 발생한다. 나무 전체에 피해를 주기도 하고, 땅가 부위에서 분지되어 나온 줄기의 일부분에 시들음 증상을 일으킨다. 병원균에 감염된 땅가 부위를자르면 갈변되어 있으며, 감염된 부위에는 자낭각이 돌기처럼 형성되어 있어 육안으로도 확인할 수 있다.

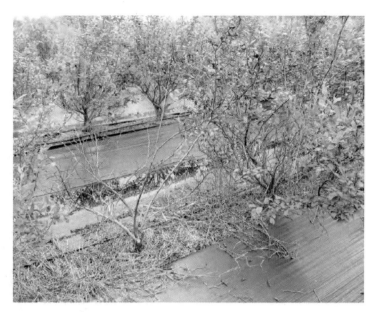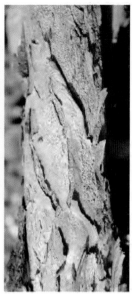

발생상태

- 병원균은 줄기의 땅가 부위나 병든 가지에서 월동한다. 포자를 통하여 비나 바람, 관수시설에 의해 다른 줄기를 감염한다.

방 제

- 마른 줄기나 가지를 잘라 제거한다.
- 감염된 줄기가 발견될 경우 함께 제거한다.
- 저항성 품종을 심는다.
- 병원균의 전파는 주로 빗물을 통해 일어나므로 비 가림 시설을 설치한다.

충해 : 충해로는 뿌리혹선충과 응애 피해가 있다.

선충류 병징

- 뿌리 속에서 생활하므로 양분과 수분 흡수가 저해되어 생장이 부진해지고 피해 받은 뿌리는 수많은 혹이 생기거나 기형적인 모습으로 변하여 상품성이 저하된다.

선충류

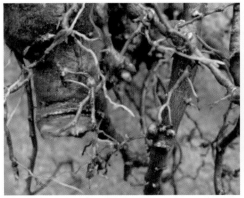

뿌리혹선충 병징

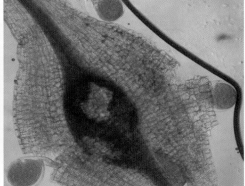

병징부 뿌리혹선충(현미경)

병원균 발생상태

- 연작지나 다년 재배 작약에서 많이 발생하고 사질토에서 특히 발병률이 높음.
- 작약에 보고되어 있는 선충류에는 당근뿌리혹선충(Meloidogyne hapla Chitwood) 등20여종이 보고되어 있다.

방 제

- 가급적 사질토 포장과 이전 선충류의 피해가 있었던 곳에는 재배를 자제한다.
- 휴경하면서 심경을 해주면 표토층에 주로 서식하는 선충의 밀도가 감소되어 이후 재배 시 피해를 줄일 수 있다.
- 뿌리혹선충에 등록되어 있는 약제는 포스티아제이트입제, 카두사포스입제, 터부포스 입제, 다조멧입제 등이 있다.

응애류 병징

- 점박이응애 성충은 란형으로 크기는 암컷 0.4mm, 수컷 0.3mm 내외이며 여름형 암컷 은 담황색 내지 황녹색으로 몸통의 좌우에 검은 무늬가 있다.
- 점박이응애, 차응애, 점박이응애붙이 등이 모두 비슷하여 육안으로 구분하기 어렵다.

응애류

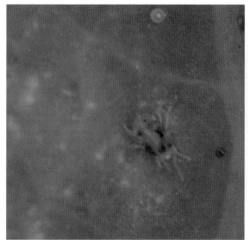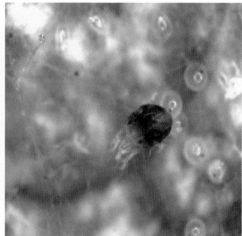

차응애

피해증상

- 잎 뒷면에서 세포의 내용물을 빨아먹어 초기에는 흰색의 반점이 무더기로 생기며, 심하면 잎이 갈색으로 변하면서 말라죽고 조기 낙엽된다.
- 신초부위를 집단으로 가해하면 잎이 정상적으로 전개되지 못하여 생육이 지연되면서 신초부위가 고사한다.
- 밀도가 높아지면 거미줄을 타고 이동하며 탈피각과 배설물 등으로 잎뒷면이 지저분해진다.

발생상태

- 나무껍질틈이나 주변의 잡초, 낙엽 등에서 월동하며 4~5월에는 월동을 마친 암컷과 제 1세대가 증식하면서 주변 작물체로 이동한다.
- 년간 9회 정도 발생하고, 7~9월 고온건조시 다발생하여 피해가 심하다(25℃에서 알부터 성충까지 10일 정도 소요).
- 9월 하순부터 월동성충이 나타나기 시작하여 주간을 따라서 월동처로 이동한다.

방 제

- 발생초기와 유묘기에 철저한 방제가 필요하며 수확 후 잔존물이나 잡초 등 잠복처를 철저히 제거함.

- 세대기간이 짧고 약제 저항성이 쉽게 유발되므로 방제시 계통이 다른 약제를 살포하여 야 함.

- 비펜트린수화제(타스타), 아세퀴노실액상수화제(가네마이트), 클로르페나피르유제 (렘페이지), 테부펜피라드유제(피라니카) 등이 차응애 방제약제로 등록되어 있음.

다른 약용 작물에 나타나는 응애류 형태

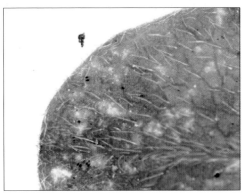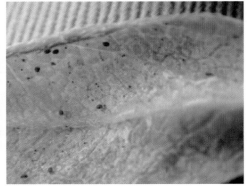

점박이 응애와 차응애 피해사례

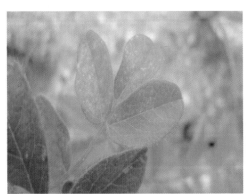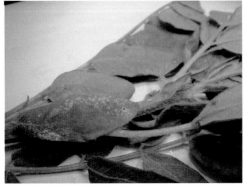

응애류 피해증상

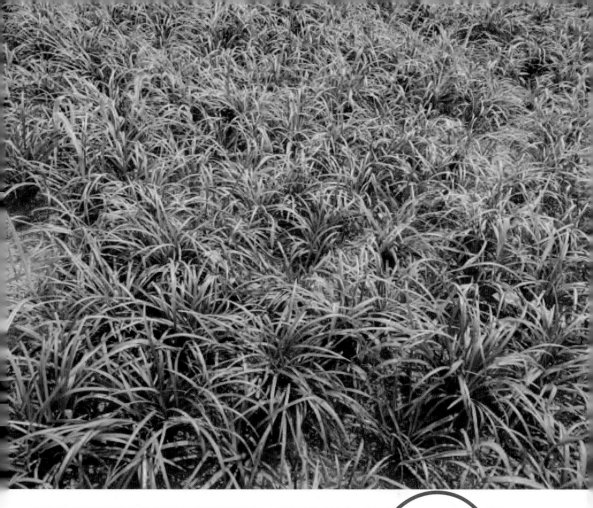

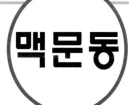

맥문동

과명 : 백합과

이명 : 숭상맥동, 맥동, 겨우살이풀, 문동(門冬)

생약명 : 맥문동(麥門冬)

분포지 : 충남, 경남, 전남 일원

번식법 : 포기나누기, 종자 파종

꽃 피는 시기 : 6~9월

채취 시기 : 반드시 겨울을 넘기고 봄 3~4월에 채취

용도 : 약용, 관상용

약용 : 당뇨병, 이뇨, 심장염, 해열, 감기, 강장, 소염, 거담, 강심, 진해, 항균

학명

Liriope platyphylla Wang et Tang

생태적 특성

백합과에 속하는 다년생 초본으로 뿌리가 짧고 굵다. 뿌리를 말린 모양이 마치 껍질이 두꺼운 보리 같다고 하여 '보리 맥(麥) 자'를 붙여서 맥문동이라고 부르는데 수염뿌리는 가늘고 길며 곳곳에 비대한 작은 괴근(塊根, 덩이뿌리)이 나와 있다. 잎은 밑둥치의 뿌리 있는 곳에서 뭉쳐나며 가을이 되면 잎 사이에서 꽃줄기가 곧게 올라 그 끝부분 꽃송이에 담자색의 꽃이 많이 피고 열매는 장과(漿果)로서 구형이며 흑색으로 성숙한다.

여름에는 꽃이 좋고 가을에는 구슬과 같은 열매를 볼 수 있으므로 정원에 심어 관상용으로 이용하며 덩이뿌리를 약용으로 쓰는데 긴 타원형으로 연한 황백색을 띠고 투명하게 보인다.

중국이 원산으로 우리나라, 일본 등지에 분포하며 우리나라에서는 중부 이남의 산과 들에 그늘지고 습한 곳에서 자생하고 농가에서는 적당히 습기가 있는 사양토에서 재배하고 있다. 밀양이 예로부터 주산지이며 최근에는 충남 청양과 서천 지방에서도 재배한다.

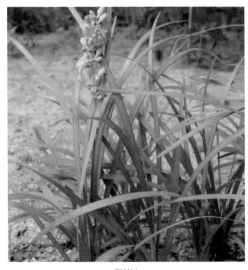

지상부

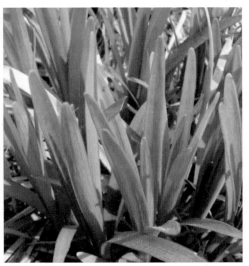

잎 생김새

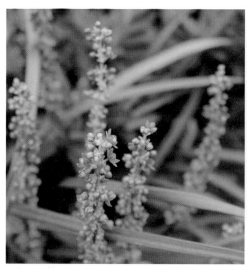
꽃

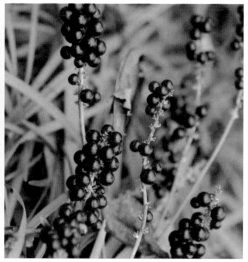
열매

재배방법

재배하기에 적합한 토양은 물 빠짐이 좋고 유기물 함량이 많은 pH 6.0~6.8의 모래참흙이나 양토(壤土)가 적합하다. 만일 물 빠짐이 나쁜 토양이나 점질토(粘質土)에 심으면 덩이뿌리의 비대 생육도 늦어지지만 비대해진 덩이뿌리가 썩는 경우도 많아 수량이 감소한다. 또한 질소질 비료를 많이 주면 잎만 무성하게 자라고 덩이뿌리의 비대 생장이 좋지 않으므로 주의하여 재배하는 것이 좋다. 연작과 과도한 화학 비료의 단용 재배는 피하고 유기질 비료를 사용하면 품질 향상에 도움이 된다. 종자 파종법과 포기나누기법이 있으나 농가에서는 보통 포기나누기법을 많이 쓴다.

파종 10~11월에 채종한 종자를 표피 제거 후 일주일가량 음지에서 건조시켰다가 노천매장한 후, 봄에 묘판에 파종한다. 대량으로 번식할 때는 종자번식이 가능하나 발아기간이 길고 묘판에서 1년 동안 비배관리(거름을 잘 뿌려 토지를 걸게 하여 식물을 가꿈) 후 본토에 아주심기함으로써 상당한 시간이 소요되는 단점이 있다.

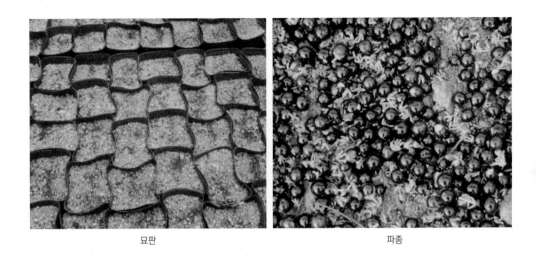

묘판   파종

포기나누기 번식할 포기는 발육이 좋고 비대 건실한 괴근(덩이뿌리)이 많이 붙는 것을 선택해야 한다. 수확할 때 괴근을 따고 좋은 포기만을 모아서 뿌리의 길이 2~3㎝ 정도 남기고 자르며 지상부의 잎도 잘라버리고 일단 다발로 흙 속에 저장하였다가 본밭에 심으며 심을 때 포기는 4~6촉이 되도록 포기를 나누어서 심되 심는 간격은 90㎝ 두둑에 3줄로 심는데 가로 23㎝, 세로 25㎝ 간격이다.

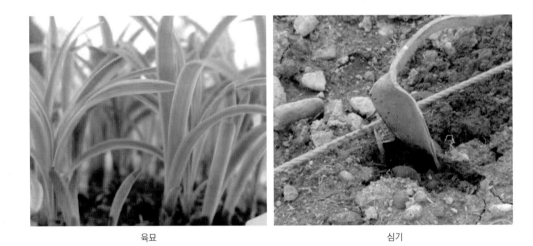

육묘   심기

아주심기 90~120㎝의 두둑을 만들고 20~25㎝ 간격으로 3줄로 심는데 4~6
촉 정도로 포기나누기를 한 것을 활착이 잘 되도록 적당한 깊이로 심고 흙을 덮는다.

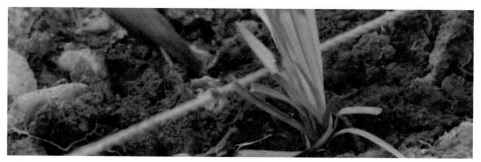
정식 아주심기 밭

시비방법 밑거름은 완숙된 퇴비, 계분, 인산, 칼리 등을 적당히 혼합하여 밭 갈기 전
에 골고루 뿌려 전층시비(全層施肥)가 되도록 한다.

주요관리 정식 후 수시로 김매기를 해주며 작업 시에는 두둑 위를 밟지 않도록 하는
것이 좋고 얇은 천이나 신문지, 짚, 건초 덮기로 수분 증발을 억제해주면 생육이 더
욱 촉진된다. 현재 식재방법은 검은 비닐을 두둑에 씌워서 식재하고 이랑 사이는 부
직포를 씌워주면 김매기 일손이 줄고 수분이 보습된다.

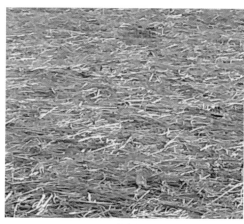
짚 덮기

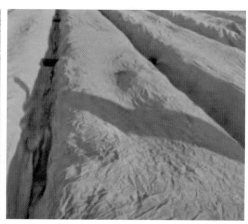
부직포 덮기

수확량 : 건조로 150~200kg/10a/1년

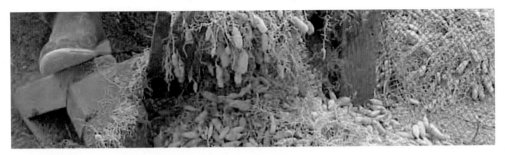

사용부위　맥문동은 괴근(塊根), 즉 덩이뿌리를 약재로 사용한다.

채취가공　봄에 덩이줄기를 채취하여 깨끗이 씻은 후 말린다. 뿌리의 크기에 따라서 대맥, 중맥, 소맥으로 구분하여 저장을 하되 대맥은 심(목부)을 제거한 후 말린다.

성분　맥문동에는 오피오포고닌(ophiopogonin) A, B, C, D 등이 함유되어 있고 베타시토스테롤(β-sitosterol), 스티그마스테롤(stigmasterol)도 함유되어 있다.

병충해 방제

충해 : 맥문동을 재배할 시, 간혹 진딧물이 생길 수 있으며 그 외의 병충해는 크게 문제가 되지 않는다. 진딧물은 친환경 천연 살충제를 이용하여 구충해주어야 한다.

진딧물

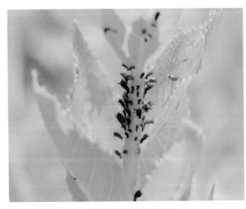

줄기에 발생하는 진딧물

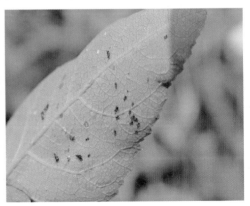

잎에 발생하는 진딧물

진딧물 형태

- 유시충은 1.9mm, 무시충은 2mm 정도로서 머리가 암녹색이며, 가슴과 배는 황록색~ 녹색이고 흰 밀납질 가루로 덮여 있음.
- 뿔관은 흑색이고 배의 7~8마디 등면에 짧은 띠 모양의 두터운 판이 있으며, 털은 짧고 가시모양이며, 더듬이는 몸 길이의 절반 정도임.

피해증상

- 보통 생장부 순이나 어린잎 뒷면에 기생하여 잎을 흡즙하나 다발생하면 상부의 잎도 가해하는데, 피해 잎은 생육이 부진하고 오글오글하게 말린다.
- 배설물에 의해 잎 표면에 그을음이 생겨 광합성을 저해하고 유묘에서 피해를 받으면 쇠약해져 고사하는 경우도 있다.

발생상태

- 산형과 식물과 어수리, 당근, 사상자, 긴사상자, 파드득나물 등에 발생하는데, 6월 상순부터 주로 발견되며 7월 상순경에 피해와 발생이 많다.
- 식물체 밑 잎자루 등을 가해하고 가끔 개미류가 공생하여 흙 등으로 덮어놓기도 한다.

방 제

- 발생 초기에 방제하여야 효과적인데, 더덕에서 진딧물류 방제 약제는 없어 타 작물 에 등록된 약제를 사용하되 사전에 약해 유무를 확인하고 사용하여야 함.

친환경 천연 살충제

1. 난황유

난황유란 식용유를 계란노른자로 유화시킨 현탁액으로 각종 식물의 병해충 예방 및 방제목적으로 활용하는 유기농작물보호제이다. 난황유는 농약과 화학비료를 사용하 지 않는 유기농재배 뿐만 아니라 가정원예 등 모든 식물재배에 널리 활용할 수 있다.

난황유는 식품으로만들어지므로 매우 안전하고 인축독성 및 환경오염이 없다. 또한, 식용유와 계란노른자 및믹서기만 있으면 누구든지 가정에서 손쉽게 만들어 사용할 수 있고 가격 또한 저렴하다. 난황유는 거의 모든 유기농작물에 병해충관리를 위해 사용할 수 있다. 특히 식물병에서는 흰가루병과 노균병에 방제 효과가 높으며 해충에서는 응애, 가루이, 깍지벌레 등에 효과가 뛰어나다. 또한 난황유는 천연비료로서 양분공급 효과도 있으므로 1석2조의 효과를 얻을 수 있다

1) 난황유를 만드는 방법 – 1말(20ℓ)기준

①물 100㎖에 달걀노른자 1개를 넣고 믹서로 1~2분 정도 갈아 노른자를 푼다.

②여기에 식용유 60㎖(소주잔 1잔)를 넣고 다시 믹서로 5분 이상 강하게 간다.
　(기름방울이 작을수록 분산이 잘되고 작물에 잘 붙어 방제효과가 좋다.)

③만들어진 난황유를 물 20ℓ 에 섞고 잎의 앞·뒷면에 골고루 묻도록 충분히 뿌려 준다. (살포량이 500ℓ (25말)인 경우에는 계란노른자 15개 정도만 첨가하여도 되고 사용하고남은 난황유는 냉장고에 보관하면 오랫동안 사용할 수 있다.)

※주재료로서 옥수수기름이나 콩기름 등 거의 모든 식용유를 사용할 수 있다.
　하지만 채종유나해바라기유가 다른 식용유에 비해 물리성과 효과가 우수하고
　약해 발생우려가 적다.

살포량 별 필요한 식용유와 계란 노른자 양

재료별	병 발생 전(0.3% 난항유)			병 발생(0.5% 난항유)		
	1말 (20ℓ)	10말 (200ℓ)	25말 (500ℓ)	1말 (20ℓ)	10말 (200ℓ)	25말 (500ℓ)
식용유 계란노른자	60㎖ 1개	60㎖ 7개	1.5ℓ 15개	100㎖ 1개	1ℓ 7개	2.5ℓ 15개

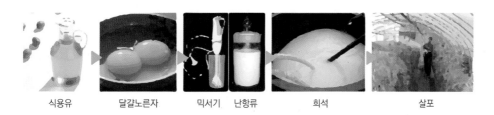

식용유	달걀노른자	믹서기	난항류	희석	살포

2) 사용방법

● 예방적 살포는 10~14일 간격, 병·해충발생 후 치료적 목적은 5~7일 간격으로 살포한다. (병발생후에는 효과가 떨어지므로 예방적 살포가 중요하다.)

● 잎의 앞·뒷면에 골고루 묻도록 충분한 양을 살포해야 한다.

● 난황유는 직접적으로 병해충을 살균·살충하기도 하지만 작물 표면에 피막을 형성하여 병원균이나 해충의 침입을 막아주므로 너무 자주 살포하거나 농도가 높으면 작물 생육이 억제될수 있다.

오이   장미

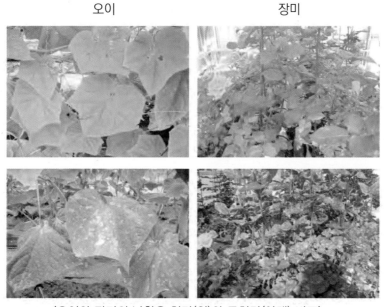

〈오이와 장미의 난황유 처리(위)와 무처리(아래) 비교〉

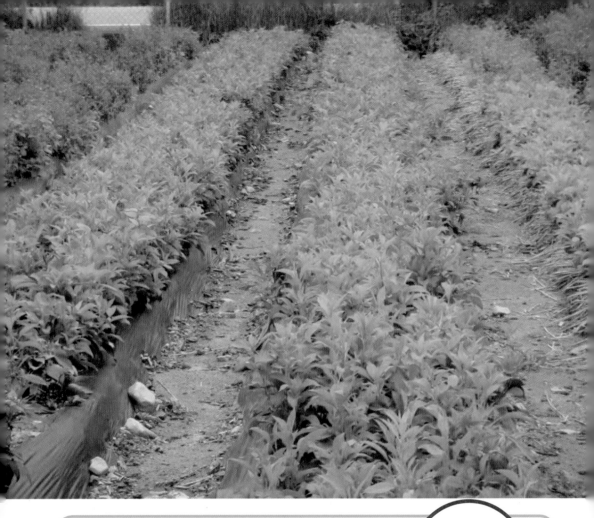

삽주

(백출)

학명
Atractylodes japonica Koidzumi

과명 : 국화과(Compositae)

이명 : 천생출, 동출, 백출, 생창출, 천계, 산계, 산정

생약명 : 백출(白朮)

분포지 : 전국 양지바른 야산

번식법 : 3월 중순~4월 상순 파종

꽃 피는 시기 : 8~9월

채취 시기 : 늦가을~봄

용도 : 약용, 식용

약용 : 방향성 건위(芳香性健胃), 이뇨, 동통(疼痛), 발한, 해열

생태적 특성

「대한약전」에 의하면 '국화과의 다년생 초본인 삽주(*Atractylodes japonica* Koidzumi) 또는 백출(*Atractylodes macrocephala* Koidzumi)의 뿌리줄기 또는 주피를 제거한 뿌리줄기'라고 기재되어 있다.

삽주와 백출은 형태적 특성이 비슷하고 공통점은 엽병이 있으며 잎이 항상 3~5갈래로 깊이 갈라지며 뿌리줄기가 발달한다는 것이다.

백출 중국의 협서, 절강, 안휘, 강서, 호북성 등의 산지에 분포하며 우리나라에서는 중국에서 종자를 도입하여 재배하고 있다. 다년생 초본으로 초장은 30~80㎝ 정도이고 줄기는 직립하며 아래는 목질화하며 생육이 왕성하고 상부에서 분지가 생긴다. 잎은 호생(互生)하며 줄기의 아래 잎은 엽병이 있고, 3~5갈래로 깊이 갈라지며 갈라진 잎은 타원형 혹은 난형이고 피침형으로 끝이 짧고 뾰족하다. 잎 가장자리는 가시 모양의 톱니가 있고 기부는 좁고 끝의 엽편이 가장 크다. 꽃은 9~10월에 가지 끝에서 큰 두상화가 하나씩 피는데 삽주의 두상화서보다 크기가 커서 길이 2.5~3.5㎝, 직경 2~3㎝이고 총포는 종 모양이며 자색의 꽃이 핀다.

삽주 국화과에 속하는 다년생 초본으로 우리나라, 일본, 중국의 동북 지방 산지에 자생하는데, 초장이 30~100㎝에 달하고 뿌리가 굵으며 마디가 있다. 잎은 근생엽과 경생엽으로 구분되며, 근생엽과 밑부분의 잎은 꽃이 필 때 없어지고 경생엽은 타원형 또는 긴 타원형이며 길이 8~10㎝로서 표면이 윤택하고 뒷면에 흰빛이 돌며 가장자리에 짧은 바늘 같은 가시가 있고 3~5개로 갈라진다. 엽병은 길이 3~8㎝이고, 윗부분의 잎은 갈라지지 않고 엽병이 거의 없다.

꽃은 두상화서로서 8~9월에 가지 끝에 하나씩 피며 길이는 약 2㎝, 직경은 1~1.5㎝ 정도이다. 열매는 9~10월에 맺는다. 총포는 종 모양, 총포편은 7~8열이고 털이 조금 있으며 끝은 둔하고 바깥 것은 타원형, 중간 것은 장원형, 안쪽은 길고 끝에 자색 띠가 있다. 꽃은 모두 관상화로 꽃잎은 백색이며, 길이가 1㎝ 정도이고 끝이 5갈래로 갈라져 길게 펼쳐진다. 뿌리줄기는 비후하고 수평으로 뻗으며 거무스름하고 울퉁불퉁한 굴곡이 심하며 잔뿌리가 붙어 있다.

중국, 일본, 만주 및 우리나라에서 분포하는데 우리나라에서는 주로 산야에서 자생하고 있으며 농가에서 약용으로 재배하기도 한다. 가정에서는 부드러운 싹을 삽주국, 삽주쌈, 나물 등으로 만들어 먹는다. 여러 가지 별명이 있는데 천생출(天生朮), 동출(冬朮), 산출(山朮), 백출(白朮), 창출(蒼朮), 선출(仙朮), 산연(山蓮)이라고 부르기도 한다.

분류학적으로 백출(白朮)과 창출(蒼朮)은 주의해야 하는데 백출이 백출(*Atractylodes macrocephala* Koidzumi)과 삽주(*Atractylodes japonica* Koidzumi)를 기원으로 하는 것에 비하여 창출은 「대한약전」에서 '국화과에 속하는 다년생 초본인 가는잎삽주[모창출(茅蒼朮), *Atractylodes lancea* D.C] 또는 만주삽주[북창출(北蒼朮), 당삽주, *Atractylodes chinensis* D.C]의 뿌리줄기'로 기재하고 있다.

일반인들이 가장 쉽게 식물체를 분류하는 특성으로는 백출 기원의 삽주와 백출의 경우에는 엽병(잎자루)이 있으나 창출 기원의 모창출과 북창출의 경우에는 모창출의 신초 잎을 제외하고는 엽병(잎자루)이 전혀 없다는 점이다. 이 점을 주의하여 관찰하면 편리하다.

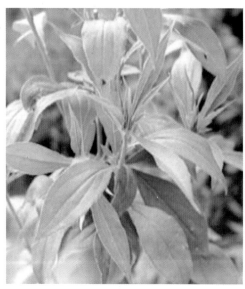

지상부

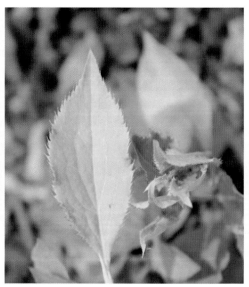

잎 생김새

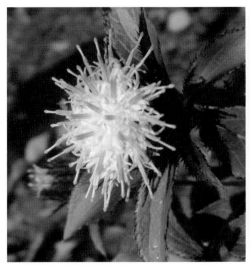

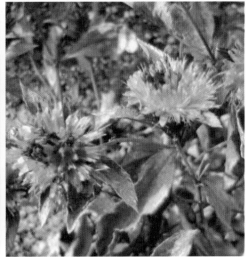

꽃   열매

재배방법

　초세가 강하여 어느 곳에서나 잘 자라지만 햇볕이 잘 드는 비교적 서늘한 산간
지에서 잘 자라며, 고온 다습한 곳은 피한다. 토질은 사질 양토, 화산 회질 양토,
부식질 양토 등 지나치게 건조하지 않으며 물빠짐이 좋고 유기물 함량이 많은 토
양이 알맞다. 화산 회질 양토에서는 건조에 유의해야 한다. 물빠짐이 좋지 않고
지하수위가 높아서 과습하면 뿌리가 부패할 우려가 있으므로 이런 토양은 피하는
것이 좋다.

　백출은 포기나누기(분주법)에 의한 번식을 하기도 하지만 수량과 품질이 낮아 실
용적이지 않고, 주로 종자 번식을 하고 있다. 종자 번식을 할 경우에도 직파 기술
이 확립되지 않아서 직파보다는 육묘 이식법이 안전하다.

　품종　현재까지 등록된 품종은 없고 야생종 또는 재배종에서 종자를 채취하
여 재배하고 있다. 주의할 점은 뿌리썩음병이 토양의 수분과 밀접한 관계가 있
으므로 토양 선택을 잘 해야 하고 두둑을 최대한 높이 해서 물빠짐이 좋게 해
야 한다.

포기나누기 : 늦가을 뿌리를 수확하여 30g 이상 되는 것을 땅속에 흙이나 모래와 섞어 저장하였다가 이듬해 3월 하순～4월 상순경 눈이 움트기 시작할 때 2～3개의 눈을 붙여 자른다. 자른 부위는 초목회를 묻혀 가능한 건조하기 전 곧바로 심는다 (30×30㎝ 간격). 종근이 큰 것이 생육이 빠르고 건실하게 자라므로 뿌리나누기를 할 때 가능한 크게 자를수록 유리하나 지나치게 크면 종근이 많이 소요된다. 보통 10a 당 12,000본 정도의 종근이 필요한데 100～125㎏ 정도 된다.

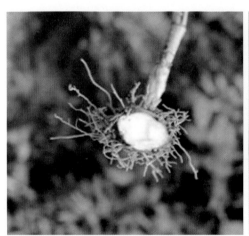

자른부위

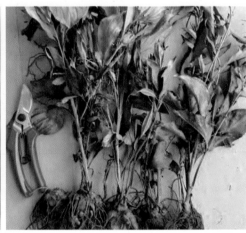

분주

육모 이식법

종자 선별 및 파종 종자는 묵은 종자를 피하고 신선하고 충실한 종자를 선별하고 베노람 수화제 200배액에 1시간 침지한 후 그늘에 말려서 파종하면 전염성 병의 발생을 막을 수 있다. 종자를 25～30℃의 물에 24시간 침종한 후 파종하면 출아기간도 단축하고 발아율도 높아진다. 육묘상은 양토 또는 사양토의 적당한 토양에 이랑 사이 45㎝ 정도로 하여 너비 100㎝, 높이 30㎝ 정도의 두둑을 만들고 15㎝ 간격으로 얕게 골을 치고 종자를 줄뿌림한 다음 종자가 묻힐 정도로 얕게 흙을 덮어주고 짚이나 왕겨를 깔아주어 건조를 막는다. 파종 후 20일 정도면 발아하게 된다. 묘판 면적은 본밭 10a당 1a 정도가 소요되는데 종자는

200~300g 정도가 필요하다. 파종 시기는 3월 하순~4월 상순경이다.

아주심기(정식) 묘상에서 1년 정도 자라면 본밭에 이식할 수 있는데 당년 10월 하순경 또는 이듬해 봄에 눈의 신장이 시작되기 전(3월 중순~하순경)에 종근을 캐서 본밭에 이식한다. 식재 거리는 30×20㎝가 적당하며 검은색 비닐로 피복재배하면 노지재배보다 수량을 높일 수 있다.

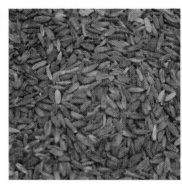

종자

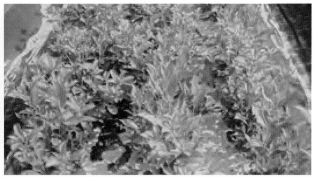

아주심기

주요관리법 멀칭을 하지 않은 밭은 복토한 후 표토의 굳어짐과 건조를 막기 위하여 짚이나 왕겨 등을 깔아준다. 초기 생육이 잡초보다 떨어지므로 싹이 나면 수시로 제초 작업을 하여 초기 경쟁에서 잡초에 지지 않도록 주의한다. 뿌리의 생장속도가 빨라지고 여름에 꽃망울이 맺히는데 채종할 모주를 제외하고는 순지르기(적심)하여 뿌리의 생장을 돕는다. 생육상태를 보아 매년 추비(복합비료 30㎏, 퇴비 800㎏, 유박 50㎏ 정도)를 실시한다. 여름철, 특히 장마철에는 배수 관리를 철저히 하고, 건조 피해 또는 잡초 발생을 막고, 겨울 월동을 위해서 짚을 깔아준다.

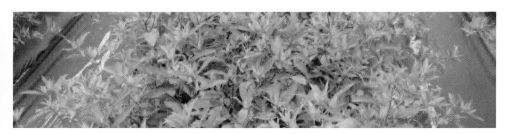

부직포를 덮어준다

수확량 분주법으로 재배하면 500∼600kg/10a/1년, 육묘이식하면 200∼300kg/

10a/1년 [분주법이나 육묘이식 모두 건조근으로 수확할 경우]

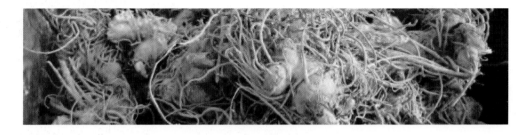

사용부위 백출은 뿌리가 약용으로 쓰이며 잎은 채소로서 식용된다.

채취와 가공 포기나누기에 의해 종근(씨뿌리)을 심은 것 또는 파종 육묘하여 이식한
것은 늦가을에 수확한다. 수확은 밭의 한쪽부터 깊이 갈아서 뿌리가 상하지 않도
록 주의해서 수확하며 수확한 뿌리는 잔뿌리를 떼고 물에 잘 씻어서 표피를 벗기
거나 또는 그대로 건조한다.

성분 삽주 뿌리에는 정유의 주성분인 아트락틸론(atractylon), 아트락티롤(atractylol) 및
비타민 A, D 등이 함유되어 있으며 이 밖에 아트락틸로딘(atractylodin), 히네솔(hinesol),
베타유데스몰(β-eudesmol), 엘레몰(elemol) 등이 함유된 것으로 밝혀졌다.

백출은 특이한 냄새가 있으며 맛은 달고 약간 맵다. 뿌리줄기에는 부테놀라이드
(butenolide), 아세틸아트락틸로디놀(acetylatractylodinol), 3베타하이드록실아트락틸론(3β-hydro
xyatractylon), 셀리나(selina) 등도 함유되어 있다.

병충해 방제

초세가 강하여 병충해의 피해가 없는 편이지만 뿌리썩음병, 입고병, 뿌리선충,
진딧물 등이 백출의 재배 기간에 발생한다. 연작할 때 병해 발생이 많고, 특히 장
마기의 잦은 강우로 토양 수분이 과다하면 뿌리썩음병 발생이 많아지므로 장마 직
전과 직후에 배수로를 정비하여 과습으로 인한 병 발생을 예방해야 한다. 때로는
균핵병이 생기기도 하는데 에토프 입제, 타보 입제, 지오람 수화제 등을 관행적으
로 살포하고 있으나 등록 고시되지 않았다.

뿌리썩음병 , 선충류

- 뿌리썩음병의 경우 뿌리가 검게 변색되어 썩으며 식물체 생육에 지장을 초래한다.
- 선충류의 경우 피해 받은 뿌리는 수많은 혹이 생기거나 기형적인 모습으로 변한다.

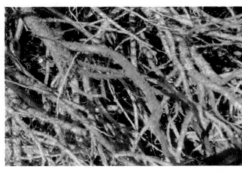

뿌리썩음병 병징

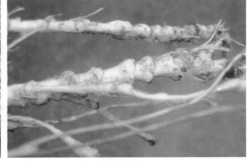

선충류 피해 병징

병원균 발생상태

- 뿌리썩음병 병원균은 Phytophthora spp.이며 여름 장마기 토양수분 함량이 높게
- 유지되는 경우 발병이 심하고, 연작지나 다년근 황기를 생산하는 포장에서 특히 많이 발생한다.
- 황기에 보고되어 있는 선충류는 당근뿌리혹선충(Meloidogyne hapla Chitwood) 등 7종이있고, 사질토에서 선충의 이동성이 좋아 발병률이 높다.
- 선충류는 뿌리 속에 발생하므로 피해 받은 뿌리는 많은 혹이 생기며 기형으로 변하여 상품성이 저하되고, 식물체의 양분과 수분 흡수를 저해시켜 생장을 부진하다.

방 제

- 연작 재배를 피하고 이전 작물에서 뿌리썩음병이나 선충류의 피해가 있었던 포장은 피해야 한다.
- 휴경하고 심경을 해주면 표토층에 주로 서식하는 선충의 밀도가 감소되어 이후 재배 시 피해를 줄일 수 있다.

충해 : 진딧물

진딧물

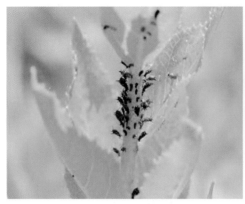 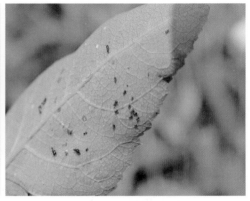

줄기에 발생하는 진딧물   잎에 발생하는 진딧물

진딧물 형태

- 유시충은 1.9mm, 무시충은 2mm 정도로서 머리가 암녹색이며, 가슴과 배는 황록색~
  녹색이고 흰 밀납질 가루로 덮여 있음.

- 뿔관은 흑색이고 배의 7~8마디 등면에 짧은 띠 모양의 두터운 판이 있으며. 털은
  짧고 가시모양이며, 더듬이는 몸 길이의 절반 정도임.

피해증상

- 보통 생장부 순이나 어린잎 뒷면에 기생하여 잎을 흡즙하나 다발생하면 상부의 잎도
  가해하는데, 피해 잎은 생육이 부진하고 오글오글하게 말린다.
- 배설물에 의해 잎 표면에 그을음이 생겨 광합성을 저해하고 유묘에서 피해를 받으면
  쇠약해져 고사하는 경우도 있다.

발생상태

- 산형과 식물과 어수리, 당근, 사상자, 긴사상자, 파드득나물 등에 발생하는데, 6월
  상순부터 주로 발견되며 7월 상순경에 피해와 발생이 많다.

● 식물체 밑 잎자루 등을 가해하고 가끔 개미류가 공생하여 흙 등으로 덮어놓기도 한다.

방 제

● 발생 초기에 방제하여야 효과적인데, 더덕에서 진딧물류 방제 약제는 없어 타 작물
에 등록된 약제를 사용하되 사전에 약해 유무를 확인하고 사용하여야 함.

다른 약용 작물에 나타나는 진딧물 형태

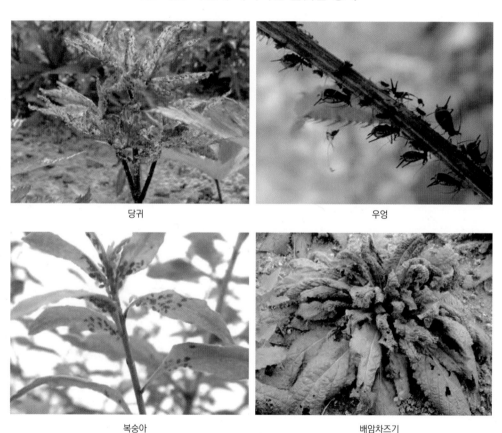

당귀

우엉

복숭아

배암차즈기

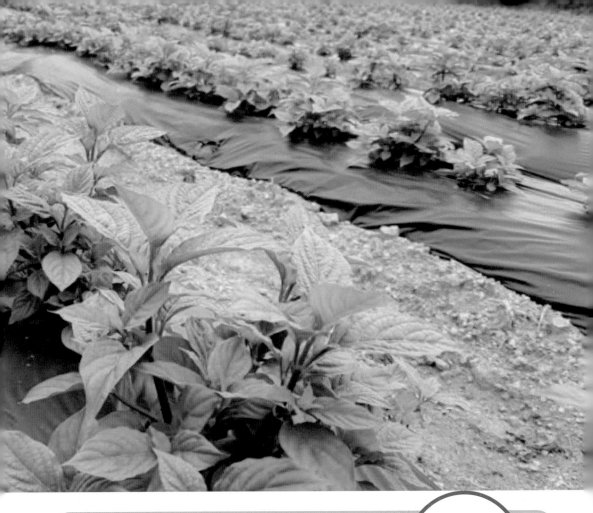

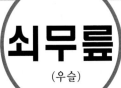

쇠무릎
(우슬)

학명
Achyranthes japonica Nakai

과명 : 비름과(Amaranthaceae)

이명 : 쇠무릎지기, 산현채, 우경(牛莖), 접골초

생약명 : 우슬(牛膝)

분포지 : 전국

번식법 : 종자 번식(3~4월), 이식, 분주법

꽃 피는 시기 : 8~9월

채취 시기 : 늦가을~이른 봄

용도 : 약용, 식용

약용 : 신경통, 관절염, 이뇨, 월경 불순, 타박상, 진통

생태적 특성

쇠무릎이라고 불리는 우슬(牛膝)은 비름과에 속하는 다년생 초본으로 뿌리는 거친 수염 모양이고 줄기는 네모졌으며 직립하고 다갈색으로 가지가 많이 갈라져서 크기가 50~100cm 정도이며 마디는 볼록하게 융기되어 있다. 잎은 장타원형 또는 타원형의 도란형에 서로 마주 나고 잎 양끝은 좁고 털이 약간 나 있다.

꽃은 수상화서로 가지 끝이나 잎 겨드랑이에서 양성으로 밑에서 위로 피어 올라가며 모두 밑으로 굽어져 있다. 흑색의 꽃이 8~9월에 피고 열매는 타원형에 광택이 있고 종자는 한 개씩 들어 있고 황갈색이다.

쇠무릎은 마디 부위가 굵어 황소의 무릎처럼 생겼다고 하여 붙여진 이름이며 가을에 열매가 성숙하고 나면 스치는 옷자락에 붙어 먼 곳까지 이동하여 번식하는 식물이다.

중국, 한국, 일본 등에 분포하고 있으며 우리나라 각지의 인가 근처에 자생하고 재배하기도 한다. 쇠무릎의 어린순은 나물로 먹으며, 뿌리를 약용으로 쓰는데 한방에서 이 뿌리를 우슬(牛膝)이라고 한다.

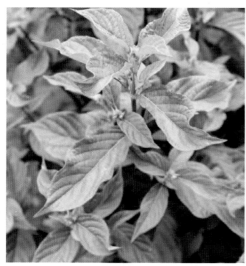

지상부

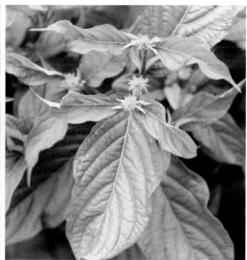

잎 생김새

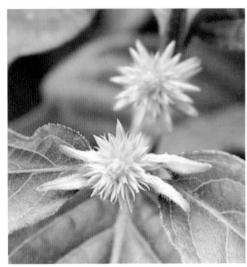

꽃

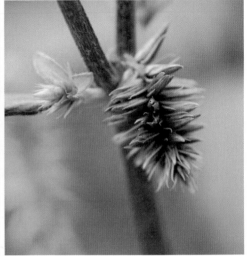

열매

재배방법

쇠무릎은 종자로 번식하며 직파하여 재배한다. 쇠무릎은 15~20일간 싹을 틔워 서리 피해를 받지 않는 시기에 파종하는데, 남부 지역의 경우에는 4월 중순, 중부 지역의 경우에는 5월 초순이 파종 적기이다.

채종 종자의 채종은 늦가을 경엽이 누렇게 시들 때 생육이 양호한 포기를 낫으로 베어 말린 후 종자를 채취하여 정선한다.

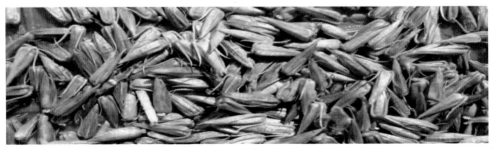

종자

파종준비 파종 전에 발아억제물질을 제거하기 위하여 종자를 망사에 담아 흐르는 물에 1~2일간 침종 후 4℃에서 15일간 저온 냉장처리를 한다. 종자소독은 벤레이트 1,000배액에 3~6시간 소독한 후 맑은 물로 충분히 씻는다. 소독이 끝난 종자는 20~25℃에서 5~7일간 처리한 후 발아되기 전에 파종한다.

파종방법 파종방법은 흩어뿌림[산파(散播)], 줄뿌림[조파(條播)], 점뿌림[점파(點播)] 등이 있다.

- 산파법은 두둑의 폭을 90~120㎝ 정도로 만들고 흩어뿌림을 한 다음 전용 비닐을 피복하거나, 짚으로 피복한 후 발아한 뒤에 제거한다.
- 줄뿌림은 줄 간격 20~30㎝, 포기 사이 5㎝ 간격으로 한다.
- 점파는 인력점파기를 사용하여 줄뿌림과 같은 간격으로 파종한다. 파종 후에는 종자가 안 보일 정도로 복토를 하고 판자 같은 것으로 가볍게 눌러준다. 조파나 인력점파기를 사용하면 노력도 절감되고 수량도 증수되어 산파보다 유리하다. 파종한 지 3주일 내외가 되면 싹이 튼다. 발아하면 아주 밀식된 곳이 아니면 솎아주지 말고 그대로 배게 키운다. 현재는 주로 우슬 전용 비닐을 이용하여 재배하고 있다.

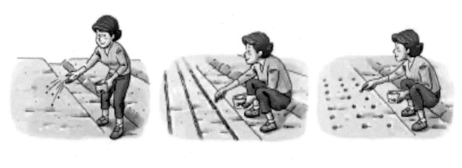

산파   조파   점파

시비방법 쇠무릎은 비옥한 땅의 경우에는 거름을 주지 않아도 잘 자라지만, 척박한 땅의 경우에는 10a당 퇴비 2,000㎏과 발효된 계분 80㎏을 밭갈이 전에 밑거름으로 뿌려주어 전층시비(갈아서 농사 짓기에 알맞게 된 작토의 전층에 비료가 섞여 들어가도록 하는 방법)가 되도록 한다. 웃거름을 많이 주면 줄기와 잎이 웃자라므로 적게 주어야 한다. 웃거름으로 콩 전용 복비를 10a당 20㎏씩 6월과 8월에 준다.

본밭관리 쇠무릎은 특히 습해에 약하다. 따라서 6~7월 장마철에 포장이 과습하지 않도록 배수 관리를 철저하게 해주어야 한다. 또한 7~8월이 되면 경엽이 무성하고 꽃대가 올라와 개화, 결실하게 되는데, 이때 채종할 것이 아니면 7월 중순에 30㎝ 정도만 남기고 1차로 잘라준다. 8월 중·하순에는 40㎝만 남기고 2차로 잘라주어 쓰러짐을 방지해주고, 뿌리의 발육이 잘 되도록 해준다. 간간이 제초를 해줄 필요도 있다.

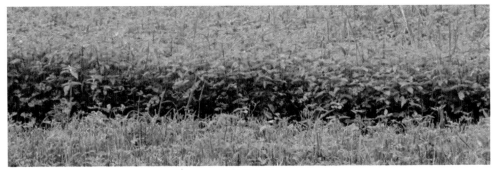
1차로 잘라준다

수확량 생근으로 900~1,200㎏/10a/1년

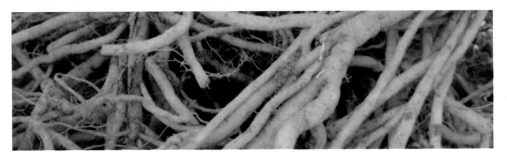

사용부위 우슬은 뿌리를 약재로 사용한다.

채취와 가공 우슬 뿌리는 12월경에 채취하는데 수염뿌리와 흙을 제거하고 건조시킨 후 잘게 썰어서 생약재로 사용한다.

성분 우슬(쇠무릎) 뿌리에 식물 호르몬의 일종인 엑다이스테론(ecdysterone), 이노코스테론(inokosterone)이 함유되어 있으며 그 밖에도 시토스테롤(sitosterol), 스티그마스테롤(stigmasterol), 아스파라긴산, 아미노산, 호박산 등이 포함되어 있다.

병충해 방제

생육이 왕성하여 병충해는 별로 문제가 되지 않으나 병해로서 갈색점무늬병, 탄저병, 흰가루병 등이 발생하고 충해로는 거세미나방, 진딧물, 응애, 파밤나방 등이 피해를 준다.

병해 갈색점무늬병, 탄저병, 흰가루병

갈색점무늬병 병징

- 발병 초기때는 갈색의 소형반점이 형성되고 진행되면 병반이 담갈색의 원형 또는 타원형으로 확대됨.

- 피해가 심하면 병반이 융합되어 찢어지고 조기 낙엽이 되며, 총채벌레 피해가 함께 발생하면 잎이 오그라들게 됨.

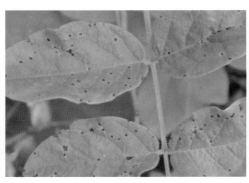
갈색점무늬병 초기 병징

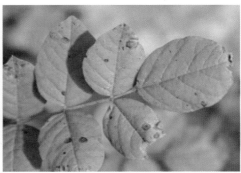
병반의 확대

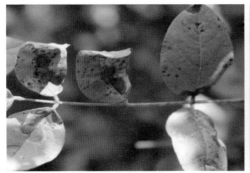

병반의 융합및 줄기로 전염   병자각

병원균 및 발생생태

- 병원균은 Phoma sp.이며 암갈색 병자각과 병포자를 형성함.
- 병원균은 병자각 상태로 월동하며 이듬해 전염원이 되는 것으로 여겨짐.
- 5월 상순 기온이 상승하면서 발생되고 7월~8월까지 성엽과 줄기에 지속적으로 발생하는데 새로 나는 잎을 따라 계속 감염됨.

방 제

발병 초기에 적용약제인 디페노코나졸유제, 아족시스트로빈수화제, 클로로탈로닐수화제로 방제하여 병의 확산을 막음.

탄저병 병징

- 잎, 잎자루, 줄기에 발생하는데 잎에서는 처음에 원형 또는 부정형의 작은 반점을 형성하고, 병이 더 심해지면 확대되어 암갈색의 불규칙한 대형병반으로 된다.
- 줄기에서도 잎에서와 같은 모양의 병반이 형성되고, 심한 경우 말라서 부러진다.

발생상태

- 병원균은 Colletotrichum sp.이며 분생포자($13{\sim}22{\times}4{\sim}6\mu$ m)는 타원형이고 담황색이다.

- 균사의 형태로 월동하고 이듬해 분생포자를 형성하여 전염된다.
- 전염원의 특성상 빗물에 용해되어 토양표면에 존재하다가 빗방울 등에 의해 지상부로전염되므로 장마철 고온다습한 조건에서 발병이 심하다.

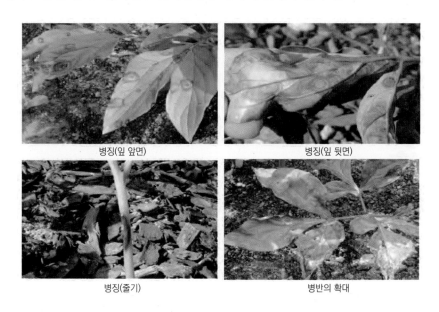

병징(잎 앞면)　　　　　　　　　　　　病징(잎 뒷면)

병징(줄기)　　　　　　　　　　　　병반의 확대

방 제

병든 잎이나 식물체 전체를 조기에 제거하여 병 발생이 확대 되는 것을 막도록 하고,발생 초기에 디티아논액상수화제, 이미녹타딘트리스알베실레이트·티람수화제, 프로클로라즈망가니즈수화제, 아족시스트로빈액상수화제 등 적용 약제로 방제한다.

충해 거세미 나방, 진딧물, 응애, 파밤나방

나방류 병징(거세미나방, 파밤나방)

- 거세미나방(Agrotis segetum), 숯검은밤나방(Agrotis tokionis) 및 검거세미나방(Agrotis ipsilon)이 있다. 숯검은밤나방 성충은 날개편 길이가 50㎜, 유충은

회흑색을 띠나 점차 흑색이 짙어져 검게 된다. 검거세미나방 성충은 날개를 편 길이가 47~48mm이고, 몸은 진한 회갈색이다. 유충은 40mm이고, 어린 유충은 녹색이지만자라면서 갈색을 띤다. 거세미나방 성충은 날개를 편 길이가 38~45mm로 회갈색을뛰며 중앙부에 콩팥무늬, 고리무늬가 있고, 노숙유충은 길이가 40mm에 달한다.

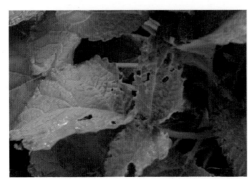 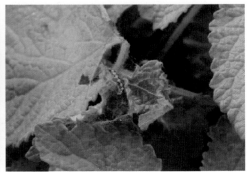

나방 유충 발생과 피해 증상

발생상태

- 거세미나방은 년 2~3회 발생하며 성충의 발생최성기는 6월 중순, 8월 중순 및 10월 상순이다. 검거세미나방은 년 3회 발생하며 성충의 발생최성기는 6월 중순, 8월중순 및 9월 하순이다. 숯검은밤나방은 9월 중순부터 10월 하순에 걸쳐 년 1회발생한다.
- 어린 유충은 잎 등에 해를 입히지만 피해는 심하지 않다. 하지만 3령 이상의 유충은 겉흙에 서식하면서 기저부에 가까운 어린 작물의 줄기를 잘라 그 일부를 땅속으로끌어들여 피해를 입힌다. 두과작물, 유료작물, 가지과작물, 박과작물 등 대부분의어린 작물에 피해를 준다.

유기농업자재 활용 방제

- 나방류 해충 방제에 활용이 가능한 유기농업자재는 식물추출물인 고삼, 님, 멀구슬, 데리스, 제충국, 은행(잎, 열매) 등과 곤충병원성미생물인 비티(Bacillus thuringiensis), 곤충병원성선충(Steinernema capocapsae) 등이 있다. 이 허용물질들은 팥, 조, 기장,

수수의 거세미나방류를 대상으로 시험된 바는 없으나 파밤나방, 담배거세미나방, 배추좀나방, 옥수수들명나방 등 나방류 해충에 살충효과가있는 것으로 알려져 있다. 식물추출물은 고농도에서 약해를 유발할 수 있으며, 곤충병원성미생물은 화학약제에 비해 효과의 발현이 늦고 방제효과가 낮은 단점이 있으므로 이에 유의해야 한다. 또한 곤충병원성선충은 살아있는 생물이므로 예방 차원의 살포가 아닌 어린 나비목 해충의 유충이 발생되었을 때 살포하여야 하며 햇빛의자외선에 매우 약하므로 해가 진 직후에 살포해야 효과를 높일 수 있다.

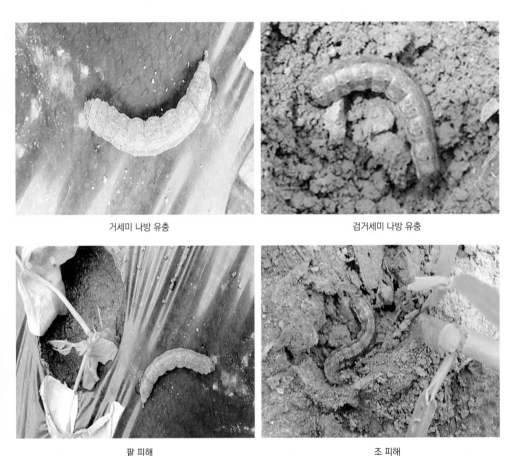

거세미 나방 유충

검거세미 나방 유충

팥 피해

조 피해

응애류 병징

- 점박이응애 성충은 란형으로 크기는 암컷 0.4mm, 수컷 0.3mm 내외이며 여름형 암컷은 담황색 내지 황녹색으로 몸통의 좌우에 검은 무늬가 있음.
- 점박이응애, 차응애, 점박이응애붙이 등이 모두 비슷하여 육안으로 구분하기 어려움.

응애류

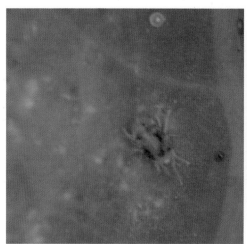 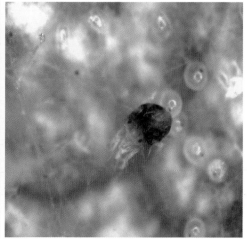

차응애

피해증상

- 잎 뒷면에서 세포의 내용물을 빨아먹어 초기에는 흰색의 반점이 무더기로 생기며, 심하면 잎이 갈색으로 변하면서 말라죽고 조기 낙엽됨.
- 신초부위를 집단으로 가해하면 잎이 정상적으로 전개되지 못하여 생육이 지연되면서 신초부위가 고사함.
- 밀도가 높아지면 거미줄을 타고 이동하며 탈피각과 배설물 등으로 잎뒷면이 지저분해짐.

발생상태

- 나무껍질틈이나 주변의 잡초, 낙엽 등에서 월동하며 4~5월에는 월동을 마친 암컷과 제 1세대가 증식하면서 주변 작물체로 이동함.

- 년간 9회 정도 발생하고, 7~9월 고온건조시 다발생하여 피해가 심함(25℃에서 알부터 성충까지 10일 정도 소요).
  9월 하순부터 월동성충이 나타나기 시작하여 주간을 따라서 월동처로 이동함.

방 제

- 발생초기와 유묘기에 철저한 방제가 필요하며 수확 후 잔존물이나 잡초 등 잠복처를 철저히 제거함.
- 세대기간이 짧고 약제 저항성이 쉽게 유발되므로 방제시 계통이 다른 약제를 살포하여야 함.
- 비펜트린수화제(타스타), 아세퀴노실액상수화제(가네마이트), 클로르페나피르유제(렘페이지), 테부펜피라드유제(피라니카) 등이 차응애 방제약제로 등록되어 있음.

다른 약용 작물에 나타나는 응애류 형태

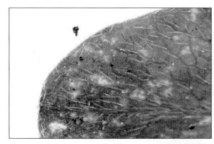
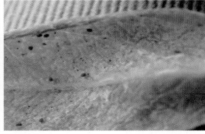

점박이 응애와 차응애 피해사례

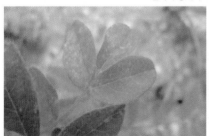
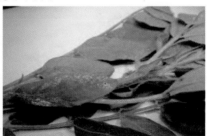

응애류 피해증상

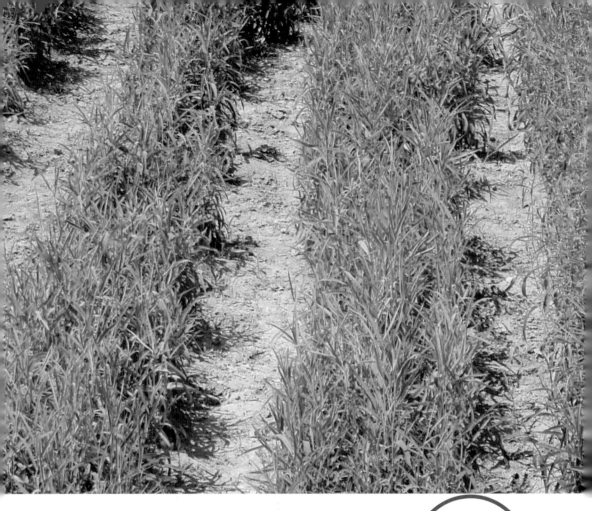

과명 : 산형과(Umbelliferae)

이명 : 묏미나리, 북시호, 시초(柴草), 여초(茹草), 지훈(地熏)

생약명 : 시호, 참시호, 개시호

분포지 : 전국 각지의 산과 들판의 양지바른 곳

번식법 : 3~4월 또는 10월 하순~11월 중순 파종

꽃 피는 시기 : 8~9월

채취 시기 : 11월 중순~하순(얼음이 얼기 전)

용도 : 약용

약용 : 해열, 진통, 강장제, 호흡기나 소화기 질환, 순환기 질환

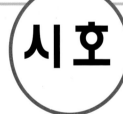

시호

학명
Bupleurum falcatum Linné

생태적 특성

　미나리과에 속하는 다년생 초본으로 전체에 털이 없고 줄기는 가늘고 길며 바로 직립하고 높이가 60cm 내외로 가지가 갈라져 있다.

　잎은 어긋나기(互生)를 하고 넓은 선형이며 꽃은 복산화서이고 줄기 끝이나 가지 끝에 정생(頂生)하며 꽃은 다수이고 선상 피침형이며 8~9월에 황색으로 핀다.

　종자는 타원형이며 9~10월 성숙한다. 뿌리는 주근(柱根)과 세근(細根)으로 되어 있고 주근은 가늘고 길며 구부러지고 세근은 분지(分枝)한다. 외면은 암갈색을 띠고 가로 주름이 있으며 파절면은 섬유성인 이들 뿌리를 모두 약용으로 쓴다. 한때 일본에서 들여와 전남 순천 등지에서 계약 재배했던 '미시마(三島)시호'가 여기에 속한다.

　맛은 시고 약성은 평범하여 독이 없으며 방향성 향기가 있다. 중국, 몽고, 시베리아, 일본, 우리나라 등지에 널리 분포하고 우리나라에서는 산야에 자생하고 있으며 농가에서 약용으로 많이 재배하고 있다. 그 밖에도 시호의 변종으로서 개시호(*B. longiradiatum*), 좀시호(*B. reveillel*), 참시호(*B. scorzonerifolium*), 중국시호(*B. chinense*) 등이 있다.

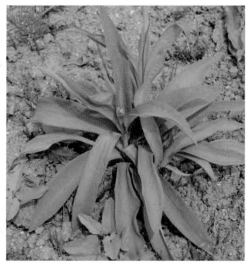

지상부

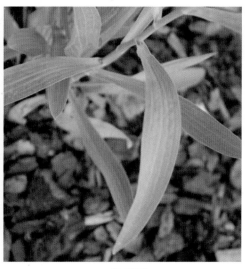

잎 생김새

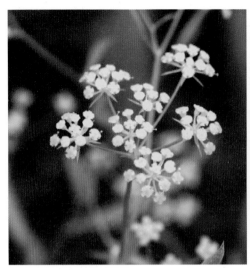
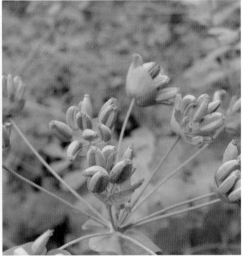

꽃   열매

재배방법

　우리나라 전역에서 재배가 가능하다. 그러나 생육 기간이 긴 중남부 지역이 유리하며 통풍이 양호하고 햇볕이 잘 드는 곳에서 재배하는 것이 유리하다. 토양은 배수가 잘 되며 토심이 깊고 유기물 함량이 많은 식양토나 양토로서 수분 유지가 잘 되는 땅이 적합하다. 산성 토양에서도 비교적 잘 자라므로 석회 시용이 별도로 필요하지 않고, 개간지에서는 병해 발생이 적다. 배수 불량 또는 연작의 경우 뿌리 썩음병의 발생이 많아지므로 주의한다.

품종　외부 형태 및 해부학적 특성을 기초로 우리나라산 시호를 3종 2변종으로 분류하고 있다. 현재 재배되고 있는 시호는 '재래시호'와 '삼도시호'가 있는데 농촌진흥청 영남농업시험장에서는 1995년 기존 재래 집단으로부터 순계분리 육종에 의해 다수성이고 사이코사포닌(Saikosaponin) 함량도 높은 '장수시호'를 육성하여 우량 품종으로 보급하였고, 1998년에 삼도시호를 순계 분리하여 단간 내도복성이며 품질이 우수한 '삼개시호'를 육성하였다.

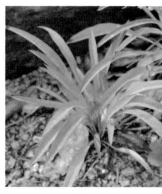

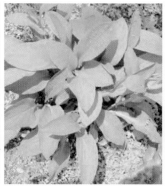

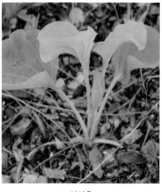

등대시호   개시호   섬시호

채종 종자의 충실도는 1년생보다 생육이 좋은 2년생 포기에서 채종하는 것이 양호하며 충실한 종자를 파종하여야 발아율이 높고 생육도 좋다.

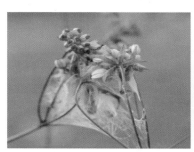

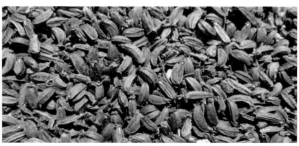

열매   종자

재배 1년생 뿌리에서 주성분인 사이코사포닌이 2년생 뿌리보다 많아 수출용은 1년생으로 생산하는 것을 원칙으로 하고 있다. 육묘 이식 재배나 혹은 직파 재배로 2년생 뿌리를 생산했으나 현재는 비옥한 땅에 직파하여 1년생 뿌리로 수확한다.

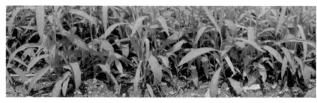

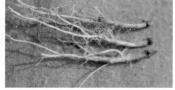

직파 재배지   1년생 뿌리

파종 시기 직파 재배 시 파종은 늦가을(10월 하순~11월 중순)이나 이른 봄(3월 중순~하순)에 가능하나 일반적으로 늦가을 파종이 발아율이 높고 수확량도 많다. 봄파종 적기는 중북부나 경북의 산간지는 3월 말에서 4월 중순이며 중남부 및 충남, 전남북, 경남, 제주의 평야는 3월 중순~말이 양호하다.

파종 방법 비중 1.03의 벼 종자 염수선(소금물에 종자를 넣고 비중에 따라 선별하는 방법)의 농도와 같은 소금물을 만들어 볍씨와 같은 요령으로 가라앉은 종자를 물에 닦아 그늘에서 건조하여 파종용 종자로 쓴다. 가을파종의 경우 염수선한 종자를 그대로 파종하지만, 봄에는 그대로 파종하면 종자 표면의 발아 억제 물질 때문에 발아가 불량하므로 반드시 흐르는 물에 2일 이상 담가 발아 억제 물질을 제거한 후 파종해야 한다. 파종은 폭 90㎝ 정도의 두둑을 만들고 골 사이를 20㎝로 하여 깊이 1㎝ 정도로 얕게 골을 파고 줄뿌림하고 복토하거나 인력 파종기를 이용하여 수월하게 파종한다. 파종 직후에는 수분 보존을 위하여 볏짚으로 덮어 주고 바람에 날아가지 않도록 새끼나 비닐 끈으로 고정시킨다.

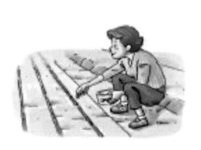

조파

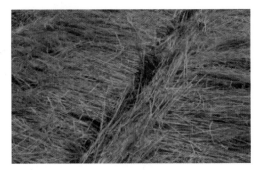

볏짚 덮은 모습

주요 관리법

● 제초　농촌진흥청 시험 결과에 따르면 파미드 수화제와 리누론 수화제가 약으로 인한 해도 적고 입묘율도 높아 효과적으로 알려졌으며 펜디메탈린도 약해가 없다. 남부 지방에서는 파종 후 펜디메탈린을 사용하기도 하는데 안전 사용 기준을 지켜서 펜디메탈린을 사용할 경우 제초 작업에 드는 노력을 절감할 수 있다.

- 피복 볏집 제거 : 발아하여 2/3 정도가 출현하면 즉시 볏짚을 걷어 준다. 너무 빨리 걷어 주면 발아 출현이 불량하고 늦게 되면 묘가 웃자라서 볏짚을 걷어 줄 때 부러지는 것이 많다.
- 솎음 : 여러 개가 모여 난 곳은 본엽이 2~3매일 때 솎아 주는데 포기 사이 거리가 먼 것은 2~3본을 남겨 둔다. 너무 배게 나지 않으면 그대로 둔다.
- 순지르기 : 순지르기는 종자 생산에 따른 영양 손실을 방지하고 도복(작물이 비나 바람 따위에 쓰러지는 일)에 의한 피해를 방지해 주므로 꼭 해주는 것이 좋다. 순지르기는 7월 상순~중순경 원줄기가 40㎝ 정도 자라면 30㎝ 정도만 남기고 잘라 주고 다시 50㎝가 되면 40㎝를 기준으로 하여 윗부분을 잘라 준다. 순지르기는 맑은 날에 해야 상처 부위로 병균의 침입이 적다. 여기서 순지르기란 초목의 곁순을 잘라 내는 일을 말하며 눈따기, 곁순치기, 적순, 적심 등으로도 부른다. 잡초 방제는 씨를 뿌리고 펜디메탈린을 살포한 후 40일 간격으로 계속 3~4회 정도 펜디메탈린을 살포하면 시호만 생장이 되므로 잡초 방제는 하지 않아도 된다.

수확량 　건근으로 100~150㎏/10a/2년

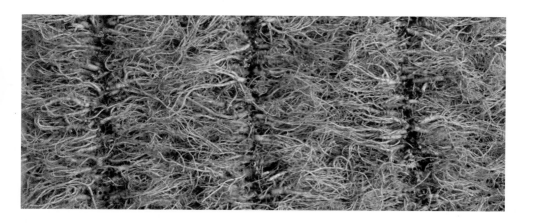

사용부위 　시호는 뿌리를 약재로 사용한다. 정선을 할 때 줄기의 일부가 섞여 들어가지 않도록 특별히 주의를 해야 한다.

채치와 가공 시호는 늦가을(11월 중순에서 하순 사이)이 수확 적기이다. 다만 수확 전에 줄기를 20㎝가량만 남기고 자른 후 뿌리를 캐내어 잔뿌리를 제거한 후 맑은 물에 씻어서 건조시킨다. 건조기나 비닐하우스에서 약간 건조시킨 후 햇볕에 말리면 잘 마른다. 날씨에 따라 차이는 있지만 7~10일이면 완전히 건조된다. 건조가 끝나면 가위를 이용하여 줄기 부분을 완전히 제거한 후 통풍이 잘 되는 곳에 저장했다가 출하한다.

성분 시호 뿌리에 함유된 주요 성분을 보면 사포닌(saponin)인데 사이코사이드(saikoside)와 이것이 가수분해하여 사이코게닌(saikogenin)이 생성되어 학질로 인한 발한이나 해열약으로 사용한다. 그 외에 스티그마스테롤(stigmasterol)과 스피나스테롤(spinasterol)을 함유하고 있다. 이 밖에도 루틴(rutin)과 지방산으로 팔미틴산(palmitic acid), 스테아린산(stearic acid), 올레인산(oleic acid), 리놀레인산(linoleic acid) 등도 들어 있다. 건조한 시호의 지표물질로 사이코사포닌 a가 0.3% 이상 함유되어 있어야 한다.

병충해 방제

병해 시호의 주요 병해로는 입고병, 탄저병, 갈색점무늬병이 있다. 입고병이 발병하면 리도밀 등의 약제를 준다. 시호 잎이나 꽃, 줄기에 발생하는 탄저병은 잎에 갈색 병반을 형성하고 줄기와 꽃은 말라 죽게 되는데 홀벳 수화제를 주면 병이 정지되지만 품목고시가 되어 있지 않다. 갈색점무늬병이 발병하면 잎과 줄기에 갈색의 작은 반점으로 시작하여 원형 또는 불규칙한 모양으로 번지는데 심하면 잎이 말라 죽어 낙엽이 된다. 홀벳 수화제, 다이젠엠-45 등을 주는데 이 역시 품목고시가 되어 있지 않다.

탄저병 병징

- 잎, 잎자루, 줄기에 발생하는데 잎에서는 처음에 원형 또는 부정형의 작은 반점을 형성하고, 병이 더 심해지면 확대되어 암갈색의 불규칙한 대형병반으로 된다.
- 줄기에서도 잎에서와 같은 모양의 병반이 형성되고, 심한 경우 말라서 부러진다.

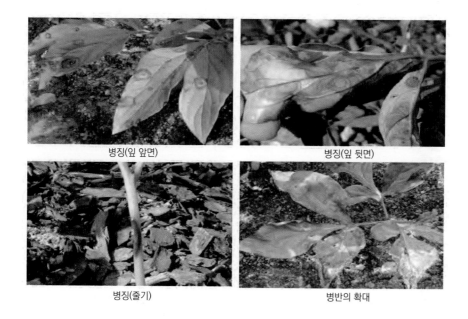

병징(잎 앞면)　　　　　　　　　　　　병징(잎 뒷면)

병징(줄기)　　　　　　　　　　　　　병반의 확대

발생상태

- 병원균은 Colletotrichum sp. 이며 분생포자(13~22×4~6μ m)는 타원형이고 담황색이다.
- 균사의 형태로 월동하고 이듬해 분생포자를 형성하여 전염된다.
- 전염원의 특성상 빗물에 용해되어 토양표면에 존재하다가 빗방울 등에 의해 지상부로전염되므로 장마철 고온다습한 조건에서 발병이 심하다.

방 제

- 병든 잎이나 식물체 전체를 조기에 제거하여 병 발생이 확대 되는 것을 막도록 하고, 발생 초기에 디티아논액상수화제, 이미녹타딘트리스알베실레이트 · 티람수화제, 프로클로라즈망가니즈수화제, 아족시스트로빈액상수화제 등 적용 약제로 방제한다.

유기농업자재 제조 및 활용방법

사용방법 및 주의사항

- 황토유황합제는 여러 병해충에 대한 방제효과가 있는데 특히 과채류 및 엽채류 흰가루병 등에 방제효과가 높다. 또한, 여러 과수농가에서는 탄저병과 같은 각종 병해 방제 목적으로사용한다.

- 황토유황합제는 pH 11~13까지 되는 강알칼리이므로 제조할 때나 살포할 때 액체가 직접 몸에 닿지 않도록 해야 한다. 또한, 오래 보관을 하면 pH가 더 올라가는 경향이 있으므로주의해야 한다.

- 화학농약이나 강산용액을 함부로 황토유황합제와 혼합하여 사용하지 않도록 하고 천연유화제와 혼용하면 효과가 증진된다.

- 황토유황합제는 뛰어난 천연농약임은 틀림없지만 약해가 나타날 수 있기 때문에 너무 자주 살포하지 말아야 하며(2주 간격 이상), 고온기, 개화기(과수 등)에는 사용을 피하는 것이 좋다.

- 황토유황합제의 원료로 가성소다가 사용되기 때문에 유기자재로서 적합한지 논란이 있으니 가성소다의 사용량이 관련규정*의 기준치를 넘지 않도록 적절히 활용하는 것이 바람직 하다.

식물추출물

알코올(주정)을 활용한 식물추출물 제조

식물추출 화합물은 다양한 생물활성물질을 함유하고 있으면서 곤충을 직접 죽이기도 하며기피제 및 섭식저해작용을 하는 친환경 농업에서는 새로운 해충 방제용 대체자재로 인식되고있다. 농가에서는 끓는물에서 추출하거나 갈아서 살포하는 방법도 사용하나 여기에서는 많은식물물질의 추출이 가능한 알코올 추출을 소개한다.

제조방법

① 식물 채집 : 잎(은행, 후추, 담배, 협죽도, 허브류, 무화과) 뿌리(창포, 석산, 자리
공, 고삼, 마늘), 꽃(제충국), 열매, 씨(멀구슬, 유채, 고추, 초피)

② 그늘진 곳에서 5일 정도 말린 후 추출이 잘 되도록 믹서기로 간다.

③ 소주 또는 주정 2ℓ 에 추출물 200g을 넣고 1주일 이상 둔다.

④ 햇빛이 없는 곳에 보관하고 필요시 200~300배로 희석하여 살포한다.

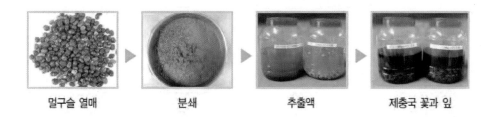

| 멀구슬 열매 | 분쇄 | 추출액 | 제충국 꽃과 잎 |

효과

① 벼멸구 : 창포, 곽향, 나비나물, 후추열매, 초피 껍질, 편백 잎, 참가시 잎

② 진딧물 : 창포, 나비나물, 팔각향, 후추열매, 천궁

③ 배추좀나방 : 팔각향, 후추, 천궁 강황, 굴피, 나도밤나무, 회화, 초피, 해송

④ 담배거세미나방 : 초피나무, 회화나무

⑤ 점박이응애 : 치자, 무화과, 소사, 벽오동, 피마자, 보리밥, 층층, 편백잎

⑥ 흰가루병 : 소래쟁이뿌리

⑦ 도열병, 딸기잿빛곰팡이병 : 황련뿌리

주의사항

● 추출물은 인축에도 독성이 있을 수 있으므로 어린이들이 닿지 않는 곳에 보관하며
직접 만지게 되면 피부 염증을 유발할 수 있다.

● 여러 식물을 동시에 추출하면 그 당시는 효과가 높으나 추후 내성이 생긴다.

● 효과를 높이기 위해 천연유화제와 1 : 1로 혼용하면 효과적이다.

갈색점무늬병 병징

- 발병 초기때는 갈색의 소형반점이 형성되고 진행되면 병반이 담갈색의 원형 또는 타원형으로 확대됨.
- 피해가 심하면 병반이 융합되어 찢어지고 조기 낙엽이 되며, 총채벌레 피해가 함께 발생하면 잎이 오그라들게 됨.

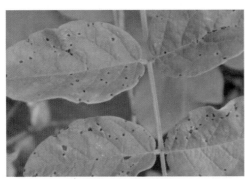

갈색점무늬병 초기 병징

병반의 확대

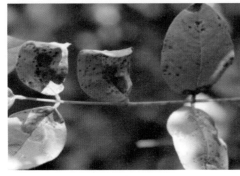

병반의 융합및 줄기로 전염

병자각

병원균 및 발생생태

- 병원균은 Phoma sp.이며 암갈색 병자각과 병포자를 형성함.
- 병원균은 병자각 상태로 월동하며 이듬해 전염원이 되는 것으로 여겨짐.
- 5월 상순 기온이 상승하면서 발생되고 7월~8월까지 성엽과 줄기에 지속적으로 발생하는데 새로 나는 잎을 따라 계속 감염됨.

방 제

● 발병 초기에 적용약제인 디페노코나졸유제, 아족시스트로빈수화제, 클로로탈로닐 수화제로 방제하여 병의 확산을 막음.

선충류 병징

● 뿌리 속에서 생활하므로 양분과 수분 흡수가 저해되어 생장이 부진해지고 피해 받은뿌리는 수많은 혹이 생기거나 기형적인 모습으로 변하여 상품성이 저하됨.

선충류

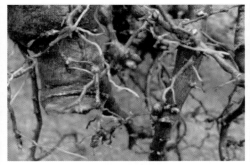

뿌리혹선충 병징

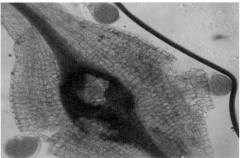

병징부 뿌리혹선충(현미경)

병원균 발생상태

● 연작지나 다년 재배 작약에서 많이 발생하고 사질토에서 특히 발병률이 높음.

● 작약에 보고되어 있는 선충류에는 당근뿌리혹선충(Meloidogyne hapla Chitwood) 등20여종이 보고되어 있음.

방 제

● 가급적 사질토 포장과 이전 선충류의 피해가 있었던 곳에는 재배를 자제함.

● 휴경하면서 심경을 해주면 표토층에 주로 서식하는 선충의 밀도가 감소되어 이후 재배 시 피해를 줄일 수 있음.

● 뿌리혹선충에 등록되어 있는 약제는 포스티아제이트입제, 카두사포스입제, 터부포스 입제, 다조멧입제 등이 있음.

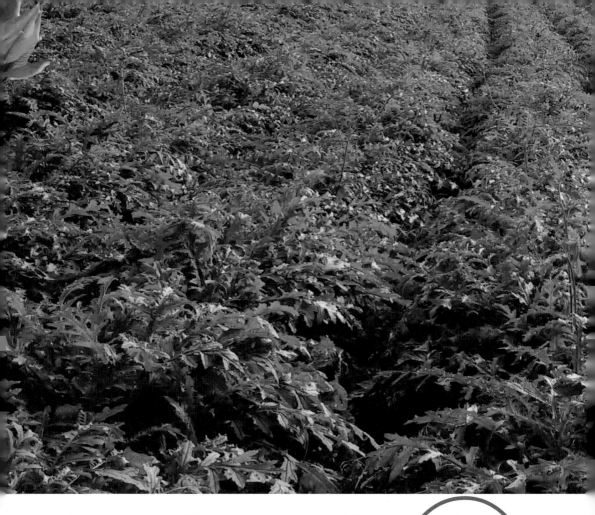

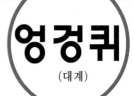

엉겅퀴
(대계)

학명
Cirsium japonicum De Candole

과명 : 국화과(Compositae)

이명 : 가시나물, 항가시, 항가새, 자계(刺薊)

생약명 : 대계(大薊)

분포지 : 전국 각지

번식법 : 2~3월 파종, 3~4월 이식

꽃 피는 시기 : 6~8월

채취 시기 : 9~10월

용도 : 약용, 식용(과실주, 양주, 탄산 음료)

약용 : 감기, 백일해, 고혈압, 장염, 신장염, 토혈, 혈뇨, 혈변, 항균, 지혈

생태적 특성

　풀밭에서 흔히 볼 수 있는 다년생 초본으로서 높이는 1m 정도이다. 뿌리는 키에 비해 짧은 편으로 전체에 흰 털이 나 있으며 깃털 모양의 잎은 어긋나기를 하고 거친 톱니와 가시가 있다. 잎 뒷면에 흰 솜털이 나 있고 줄기와 가지 끝에 수술과 암술로만 이루어진 꽃이 한 송이씩 핀다. 꽃받침에 끈적끈적한 점액이 있는 것이 특색이다.

　산과 들에서 흔히 볼 수 있는 홍자색 꽃을 피우는 자생력이 강한 식물로 꽃이 피는 여름에 들길을 걸을 때 정겨움을 더해 준다.

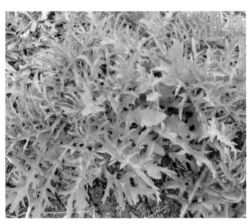

지상부

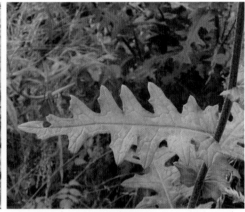

잎 생김새

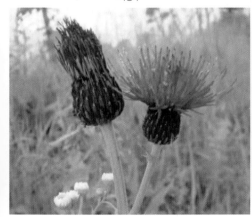

꽃

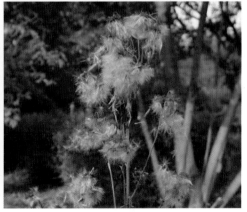

열매

재배방법

　실생법(일반 식물이나 농작물을 씨로 번식시키는 방법)이나 분주법(포기나누기)으로 재배하게 되며 전국 어디에서나 잘 자란다. 토질은 그다지 가리지 않으나 비배관리(거름을 잘 뿌려 토지를 걸게 하여 식물을 가꿈)를 잘하여 크게 키우는 것이 좋다. 농가에서는 주로 실생 번식법으로 재배를 한다.

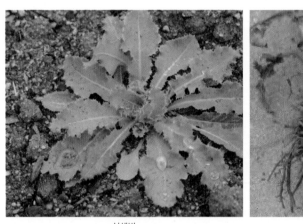
실생법

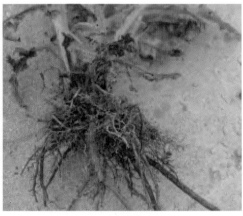
분주법

품종　육성 보급된 품종은 아직 없고, 농가에서 자가 채종하여 사용하고 있다.

고려엉겅퀴

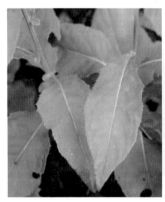
지상부

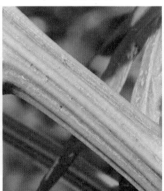
줄기

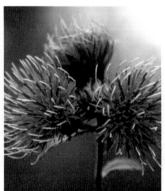
꽃

지느러미엉겅퀴

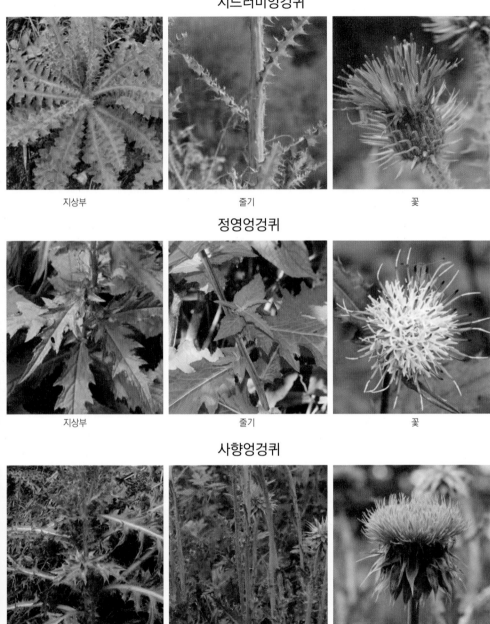

지상부   줄기   꽃

정영엉겅퀴

지상부   줄기   꽃

사향엉겅퀴

지상부   줄기   꽃

도깨비엉겅퀴

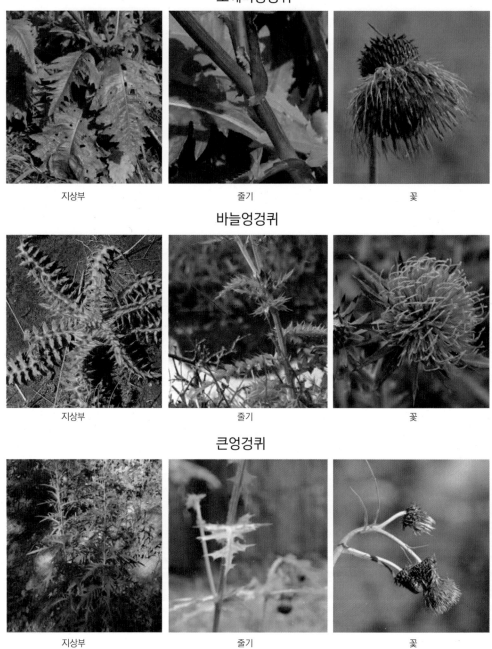

지상부   줄기   꽃

바늘엉겅퀴

지상부   줄기   꽃

큰엉겅퀴

지상부   줄기   꽃

파종 씨가 익는 10~11월에 채종하여 이듬해 봄에 직파하는데 이랑 너비 90㎝의 두둑을 만들어 흩어뿌림이나 줄뿌림한다. 발아율이 좋은 편이다.

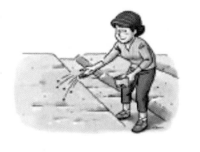

산파

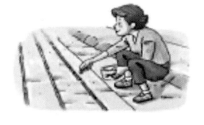

조파

번식 방법 산에서 포기를 캐다가 80㎝ 너비 이랑에 50㎝ 간격으로 심어 뿌리가 잘 번식하도록 한다.

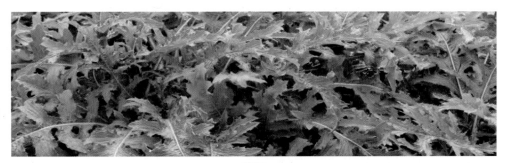

재배밭

사용부위 엉겅퀴는 뿌리를 포함한 전초를 약재로 사용한다.

채취와 가공 엉겅퀴는 가을에 꽃이 피고 난 후 뿌리를 채취하고 잎과 줄기는 꽃필 무렵에 채취하여 햇볕에 말려 사용한다.

성분 엉겅퀴 전초에는 알칼로이드(alkaloid)와 정유 성분이 다량 함유되어 있다. 또한 엉겅퀴 뿌리에는 타락사스테릴아세테이트(taraxasteryl acetate), 스티그마스테롤(stigmasterol), 알파-아마린(α-amarin), 베타-시토스테롤(β-sitosterol) 등이 함유되어 있다.

241

병충해 방제

병충해는 아직까지 특별히 알려진 바 없으나 봄에서 여름을 지나면서 땅속의 뿌리를 갉아먹는 애벌레가 있어 식물체를 고사시키므로 이를 방제해야 한다. 아주심기를 하기 전이나 월동 전후 또는 경엽(줄기와 잎)을 수확한 후 황(S) 성분이 들어 있는 제재를 이용하여 토양 조절 및 충해를 억제한다. 한편 토양을 너무 습하게 관리를 하면 뿌리가 부패하면서 여러 가지 병해가 발병하여 고사하게 되므로 관수 관리를 철저히 하도록 한다.

병해 뿌리 썩음병

뿌리썩음병 , 선충류

● 뿌리썩음병의 경우 뿌리가 검게 변색되어 썩으며 식물체 생육에 지장을 초래한다.

● 선충류의 경우 피해 받은 뿌리는 수많은 혹이 생기거나 기형적인 모습으로 변한다.

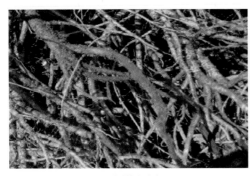
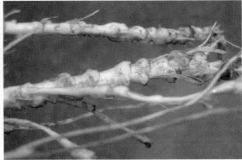

뿌리썩음병 병징   선충류 피해 병징

병원균 발생상태

● 뿌리썩음병 병원균은 Phytophthora spp.이며 여름 장마기 토양수분 함량이 높게 유지되는 경우 발병이 심하고, 연작지나 다년근 황기를 생산하는 포장에서 특히 많이 발생한다.

● 황기에 보고되어 있는 선충류는 당근뿌리혹선충(Meloidogyne hapla Chitwood) 등 7종이있고, 사질토에서 선충의 이동성이 좋아 발병률이 높다.

- 선충류는 뿌리 속에 발생하므로 피해 받은 뿌리는 많은 혹이 생기며 기형으로 변하여 상품성이 저하되고, 식물체의 양분과 수분 흡수를 저해시켜 생장을 부진하다.

방 제

- 연작 재배를 피하고 이전 작물에서 뿌리썩음병이나 선충류의 피해가 있었던 포장은 피해야 한다.
- 휴경하고 심경을 해주면 표토층에 주로 서식하는 선충의 밀도가 감소되어 이후 재배 시 피해를 줄일 수 있다.

충해 애벌레류

나방류 병징(거세미나방, 파밤나방)

거세미나방(Agrotis segetum), 숯검은밤나방(Agrotis tokionis) 및 검거세미나방(Agrotis ipsilon)이 있다. 숯검은밤나방 성충은 날개편 길이가 50mm, 유충은 회흑색을 띠나 점차 흑색이 짙어져 검게 된다. 검거세미나방 성충은 날개를 편 길이가 47~48mm이고, 몸은 진한 회갈색이다. 유충은 40mm이고, 어린 유충은 녹색이지만 자라면서 갈색을 띤다. 거세미나방 성충은 날개를 편 길이가 38~45mm로 회갈색을뛰며 중앙부에 콩팥무늬, 고리무늬가 있고, 노숙유충은 길이가 40mm에 달한다.

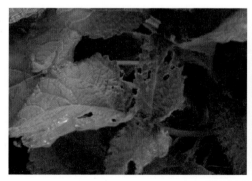 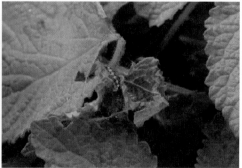

나방 유충 발생과 피해 증상

발생상태

- 거세미나방은 년 2~3회 발생하며 성충의 발생최성기는 6월 중순, 8월 중순 및 10월 상순이다. 검거세미나방은 년 3회 발생하며 성충의 발생최성기는 6월 중순, 8월중순 및 9월 하순이다. 숯검은밤나방은 9월 중순부터 10월 하순에 걸쳐 년 1회발생한다.
- 어린 유충은 잎 등에 해를 입히지만 피해는 심하지 않다. 하지만 3령 이상의 유충은 겉흙에 서식하면서 기저부에 가까운 어린 작물의 줄기를 잘라 그 일부를 땅속으로끌어들여 피해를 입힌다. 두과작물, 유료작물, 가지과작물, 박과작물 등 대부분의어린 작물에 피해를 준다.

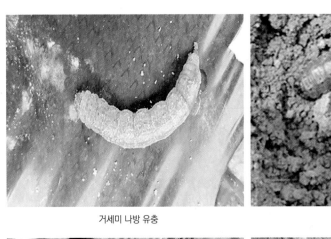
거세미 나방 유충

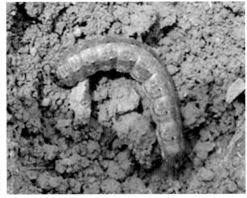
검거세미 나방 유충

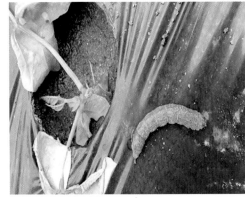
팥 피해

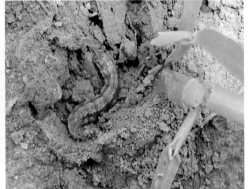
조 피해

유기농업자재 활용 방법

석회보르도액

석회보르도액은 일명 보르도액이라 부르기도 한다. 1882년 프랑스의 밀라데트 (Millardet)가좀도둑을 방지할 목적으로 황산구리와 석회를 섞은 흰푸른색 액체를 뿌린 포도나무는 생육기내내 잎을 매달고 있는데 비하여, 이 혼합액을 뿌리지 않은 포도나무의 잎은 병에 걸려 죽고땅에 떨어진다는 사실을 알아냈다. 그는 수많은 실험 끝에 1885년 황산구리와 석회수화제를섞어 사용하면 포도 노균병을 효과적으로 방제 할 수 있다는 사실을 알아냈다. 석회보르도액은포도 노균병 방제에 효과적임을 발견된 이래 여러 가지 병을 방제할 목적으로 광범위하게 이용되고 있는 보호용(예방용) 살균 제이다. 보르도액은 병원균의 포자가 날라 오기 전에 작물의줄기와 잎에 살포하여 작 물에 부착한 포자가 발아하는 것을 억제하는 특성을 가지고 있어 예방효과는 매우 우 수하나 치료효과는 미미하므로 병 발생 전에 살포하는 것이 좋다.

석회보르도액의 제조방법

가. 준비물 : 황산구리, 생석회, 통(고무통 또는 나무통), 저울, 막대기를 높일

　　　수 있다.

나. 재료구입처 : ① 황산구리 : 농업자재판매상(또는 인터넷 구입)

　　　　　　② 생석회 : 농업자재판매상(또는 인터넷 구입)

다. 제조방법

① 불순물을 줄이기 위하여 순도가 높은 황산구리($CuSO_4.5H_2O$, 순도 98.5% 이상) 와생석회(CaO, 순도 90% 이상)를 준비한다.

② 한 용기에 제조하는 총량의 80~90%의 물에 황산구리를 녹여서 묽은 황산구리액 을 만든다.

③ 다른 용기에 생석회를 소량의 따뜻한 물로 잘 섞은 후(消和, slaking), 물을 첨가 하여제조하는 총량의 10~20%되게 석회유를 만든다. 사용하는 통이나 저어주는 막대기등은 반드시 금속제가 아닌 재질(고무통, 나무통)을 사용한다.

④ 황산구리액과 석회유를 충분히 냉각시킨 후 석회유를 잘 저으면서 황산구리액을 천천히 가하여 석회보르도액을 만든다.

라. 제조 예 (4-4식 석회보르도액 20ℓ 제조시)

① 황산구리와 생석회를 준비한다.

② 한 용기에 16ℓ 의 물에 황산구리 80g을 녹여서 황산구리액을 만든다.

③ 다른 용기에 생석회를 소량의 물로 잘 섞은 후 물을 첨가하여 4ℓ 의 석회유를 만든다.

④ 황산구리액과 석회유를 충분히 냉각시킨 후 석회유를 잘 저으면서 황산구리액을 천천히가하여 석회보르도액을 만든다.

석회보르도액의 제조방법

석회보르도액 제조시 주의할 점은 반드시 석회유에 황산구리액을 첨가하여야 하며, 석회유와 황산구리액을 저온에서 반응시켜야 한다. 만약 황산구리액에 석회유를 첨가하거나 두 가지 액을 따듯한 상태에서 반응시키면 산성액이 되고 석회보르도액의 입자가크게 되어 물에 골고루 풀리지 않아 사용할 수 없게 된다.

석회보르도액의 종류

석회보르도액은 황산구리와 생석회의 혼합비에 따라 그 종류가 다양하다. 석회보르도액의 종류는물1ℓ 중에 함유되는 황산구리와 생석회의 양(g)에 따라서 3-3식, 4-4식, 6-6식, 8-8식 등으로 부리며 각각의 제조함량은 표 1과 같다.

황산구리와 생석회의 함량에 따른 석회보르도액의 종류

종류	물 100ℓ		종류	물 100ℓ	
	황산구리	생석회		황산구리	생석회
3-3식	300g	300g	4-8식	400g	800g
3-6식	300g	600g	4-12식	400g	1200g
3-9식	300g	900g	5-5식	500g	500g
3-12식	300g	1200g	6-3식	600g	300g
4-2식	400g	200g	6-6식	600g	600g
4-4식	400g	400g	8-8식	800g	800g
4-6식	400g	600g			

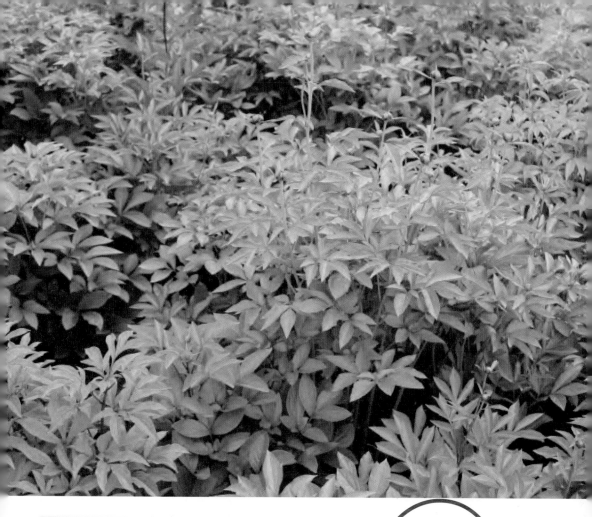

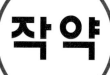

과명 : 미나리아재비과(Ranunculaceae)

이명 : 함박꽃, 적작약(赤芍藥), 백작약(白芍藥), 금작약(金芍藥)

생약명 : 작약(芍藥)

분포지 : 전국

번식법 : 2~3월경 종자 파종, 봄·가을 이식, 분주

꽃 피는 시기 : 5~6월

채취 시기 : 가을

용도 : 약용, 원예용, 관상용

약용 : 복통, 위통, 치통, 두통, 설사 복통, 월경 불순, 월경이 멈추지 않는 증세

학명
Paeonia Lactiflora Pall.

생태적 특성

　미나리아재비과에 속하는 다년생 초본으로 길고 살찐 뿌리를 갖고 있으며 줄기는 곧게 서고 60㎝ 안팎의 높이로 자란다. 잎은 서로 어긋나기를 하는데 두 번에 걸쳐 3배의 잎 조각이 한 자리에 합쳐 나거나 한 번 합치기도 한다. 꽃의 생김새가 모란과 비슷하나 꽃잎이 10~13장으로 많고 꽃이 피는 시기도 모란보다 조금 늦어 모란과 쉽게 구별할 수 있다. 꽃은 가지 끝에 각각 한 송이씩 정생(頂生)하며 대형이고 홍색 또는 백색으로 5~6월에 핀다. 뿌리는 곧고 길며 방추형으로 다수이고 절단면은 적색을 띠는데 이 뿌리를 약용으로 쓴다.

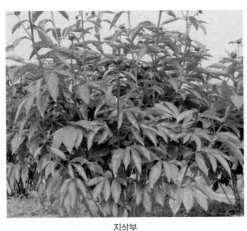

지상부

잎 생김새

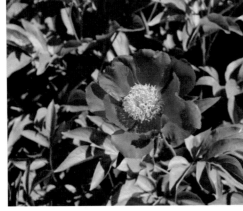

꽃

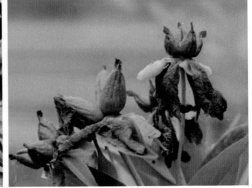

열매

중국, 일본, 우리나라 등 각지에 재배되고 있으나 우리나라에서는 꽃이 아름답기 때문에 약용 재배뿐만 아니라 관상용으로 화분 재배도 많이 하고 있다. 다년생이기 때문에 집 안 베란다에서 키우면 매년 신경을 쓰지 않아도 해마다 봄이 되면 풍성한 꽃을 볼 수 있어서 좋다. 특히 가족 중 치통이나 복통 등의 환자가 갑자기 생기면 바로 채취하여 약용으로 사용할 수가 있어서 널리 이용되고 있다.

생약명으로 작약(芍藥)이라고 하는데 꽃의 색깔에 따라서 백색 꽃이 피는 것을 백작약(白芍藥), 홍색 꽃이 피는 것을 적작약(赤芍藥)이라 하고 있으나 이는 정확하지 않다(백작약 기원의 산작약처럼 꽃이 적색인 것도 있음).

현재 우리나라, 중국, 일본 등 주요 작약 재배국들의 농가에서는 모두 적작약 기원의 *Paeonia albiflora* Pall을 재배하고 있으며, *Paeonia japonica* Miyabe et Takeda를 비롯하여 백작약 기원의 작약은 그 수량성이 너무 낮아서 농가에서 재배를 하지 않고 있는 실정이다.

재배방법

품종 농촌진흥청 산하 시험연구기관에서 육성된 적작약 기원의 품종으로서 의성작약, 태백작약, 사곡작약 등이 육성 보급되었다.

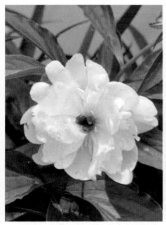
백작약

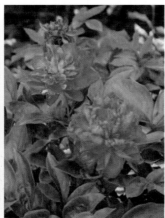
겹작약

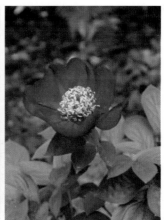
작약

번식방법 종자번식법과 포기나누기(분주)법이 있다. 종자번식의 경우 한 번에 많은 묘를 생산할 수 있는 장점은 있으나 타화수정식물인 작약의 경우 변이가 심하기 때문에 연구용이 아니면 대부분 포기나누기(분주)법을 쓰고 있다. 분주를 하면 모주와 같은 형질 특성을 유지하고 육묘에 필요한 기간을 단축시키는 장점이 있다.

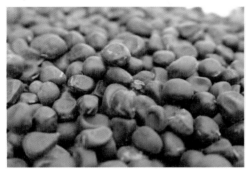
종자번식

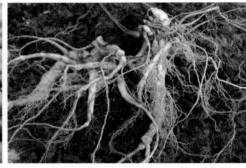
포기나누기

분주적기 작약은 10월 초순부터 땅이 얼기 전까지 새 뿌리를 내리고 이듬해 봄에 지상부의 생육이 왕성해지므로 가을(9월 하순~10월 초순)에 분주를 해야 한다.

종근준비 작약의 포기를 캐낸 다음 굵은 뿌리는 정선하여 한약재로 가공하고, 머리 부분을 쪼개서 종근으로 사용하는데, 대개 종근 하나에 건전한 눈 3개 정도를 붙여서 쓴다. 적정 종근의 무게는 35~40g 정도이다. 상처 부위는 병원균의 침입을 방지하기 위하여 소독을 해야 하는데 베노람 수화제로 분의소독을 한 후 심는다. 10a당 종근 소요량은 120~180㎏ 정도 된다.

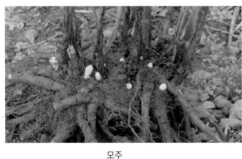
모주

종근

아주심기 작약은 재배기간이 보통 4~5년 정도로서 다른 작물에 비하여 길기 때문에 심기 전에 충분한 양의 유기물을 주고 2~3회 깊이갈이를 하고 두둑을 60~120㎝ 로 만들고 정식한다. 심는 간격은 줄 간격 60㎝, 포기 사이 40㎝ 정도가 적당하다. 심을 구덩이를 파고 눈이 위로 올라오게 심는다. 그 다음 싹이 1~2㎝ 정도 덮이게 흙으로 덮은 후 심은 자리를 밟아서 물을 주고 날씨가 추우면 짚을 덮어서 보온을 해 준다. 뿌리 심기는 가을철 10월 초순에서 늦어도 하순까지는 해야 한다.

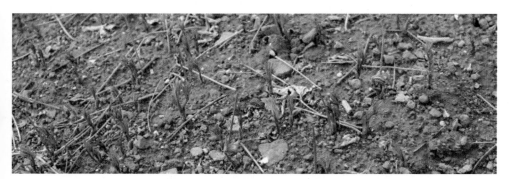

아주심기 재배 밭

종자파종 종자 파종은 싹이 트면 미리 준비해둔 묘상에 밑거름을 넣고 2m 안팎의 이랑을 만들어 줄을 지어 뿌리거나 점뿌림을 한다. 흙을 2~3㎝ 정도 덮은 다음 짚 이나 잡초를 깔아서 물을 주고 마르지 않게 해야 한다. 2월 하순에서 3월 상순경 싹 이 나오면 덧거름을 3~4배로 늘리거나 요소를 물에 타서 중거름으로 준다. 묘상에 심은 모는 이듬해 가을에 다시 옮겨 심게 된다.

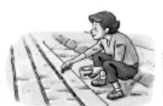

조파

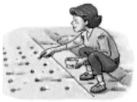

점파

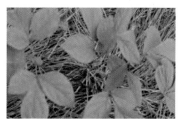

짚피복 밭

시비방법 작약은 밑거름보다 웃거름 위주로 주어야 한다. 밑거름이 많거나 앞작물 재배 때 잔여 비료가 많으면 뿌리의 생장이 좋지 않아서 7~8월에 많이 고사한다.

주요 포장관리 제초작업은 수시로 해주고 웃거름 직후 제초와 흙덮기를 겸하여 해 주면 좋다. 검정 비닐 피복재배 시에는 배수로의 잡초 제거 위주로 한다. 또한 종자 채취 또는 절화용을 제외하고는 꽃대를 제거해주어야 하는데 어릴 때 낫으로 2~3 회 제거작업을 한다. 또한 비닐 피복재배를 하면 1년차에는 가뭄과 습해를 방지할 수 있다. 특히 습기가 많아지면 뿌리가 썩기 때문에 배수로 정비에 많은 노력을 기 울여야 한다.

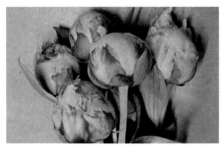

절화꽃   꽃대

수확량 생근으로, 2 000~3,000kg/10a/4년근

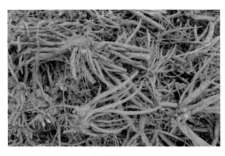

뿌리생근

생산량(ton)
■ 100 ton 이상
■ 30 ton 이상
■ 10 ton 이상
□ 1 ton 이상
□ 1 ton 미만

생산지 분포도

사용부위 작약은 뿌리를 약재로 사용한다.

채치와 가공 작약은 관행적으로 뿌리를 가을에 채취하여 대나무칼로 외피를 제거한 후 음건하거나 햇볕에 말려 사용하는 것이다.

근래에는 원통형 회전식 박피기를 이용하여 껍질을 벗겨내고 연탄건조를 시키는 방법을 많이 이용하였다. 그러나 연탄건조의 경우 뿌리의 색깔이 갈변하지 않고, 색택이 좋아지는 장점은 있으나 약재 속에 이산화황이라고 하는 발암성 물질이 침착되는 문제점을 안고 있다.

최근에 개발된 생력화 건조가공기술인 '무박피절단건조'는 수확한 작약 뿌리를 박피기에 넣고 10분 정도만 회전시켜 세척만 하고 생작약을 절단하여 40℃로 열풍 건조하는 방법으로써 박피 및 건조시간을 절약하고, 약효성분의 유실을 막을 수 있는 좋은 방법이다.

성분 작약 뿌리에는 파에오니플로린(paeoniflorin), 파에오놀(paeonol), 파에오닌(paeonin), 안식향산, 아스파라긴, 지방유, 타닌(tannin), 베타−시토스테롤(β-sitosterol) 등이 함유되어 있다.

병충해 방제

병해 병해로는 잎마름병, 탄저병, 흰가루병, 녹병, 점무늬병 등이 발생한다. 이들 병해는 주로 통풍이 잘 되지 않고 햇볕이 잘 들지 않는 곳이나 질소질 비료를 과다하게 사용한 밭에서, 또는 연작(이어짓기)을 한 포장에서 많이 발생하므로 이어짓기를 피하고, 포기 사이와 줄 사이를 너무 배지 않게 조정하는 경종적 예방에 노력해야 한다.

잎마름병 병징

- 잎과 줄기에 나타나고 처음에는 불규칙한 담갈색의 작은 반점에서 점차 확대되면서 타원형 또는 불규칙한 병반이 발생한다.
- 병반주위는 노란 색깔이 나타나고 심하면 잎 전체가 마르고 줄기 전체가 고사한다.

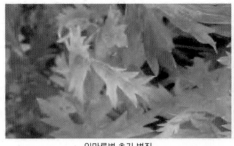
잎마름병 초기 병징

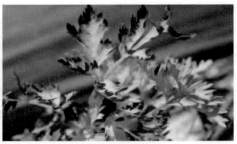
잎마름병 병징

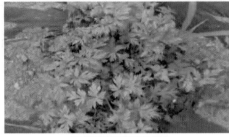
잎마름병 병반 확대 및 전반

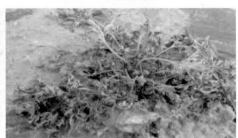
잎마름병으로 인한 지상부 고사

병원균 발생상태

- 병원균은 Septoria sp.이며 병자각(구형, 85~160μ m)과 병포자(무색, 3~4개의 격벽, 20~50×2~2.5μ m)를 형성한다.
- 강우가 많은 7~9월 경에 병 발생이 심하며 병자각의 형태로 월동하여 일차전염원이 되고, 감염된 부위에서 생긴 병포자에 의해서 확산된다.

방 제

- 병 발생 초기에 등록 약제인 디페노코나졸유제(10%), 이미녹타딘트리스알베실레이트수화제, 이프로디온수화제 등을 살포한다.

흰가루병 병징

- 잎, 잎자루, 줄기에 발생하는데 잎의 표면에는 흰가루 모양의 분생포자가 점무늬로 나타나 점점 불규칙한 모양으로 변하고, 심해지면 식물체 전체가 하얗게 보이며 생기를 잃고 일찍 떨어지기도 한다.

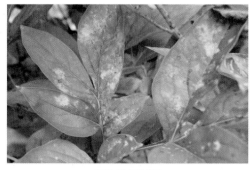
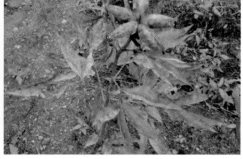

흰가루병 초기 병징   흰가루병 후기 병징

병원균 발생상태

- 병원균은 Erysiphe aquilegiae DC.이며 분생포자(타원형 또는 장타원형, 무색 단
  세포26~40×12~17μ m)는 균사상의 분생자경에 연쇄적으로 형성된다.
- 자낭각(70~144μ m)은 구형이고 내부에 3~6개의 자낭을 형성한다.
- 병원균은 자낭각을 형성하여 월동하며 잎 표면에 생긴 흰색의 분생포자가 바람에 흩
  날려 주변으로 전염되는데, 통풍이 안되고 그늘진 곳에서 발생이 심하다.

방 제

- 작약은 다년근 수확 작물로 재배년수가 증가할수록 병발생이 심해지므로 병든 잎이
  나식물체는 조기에 제거하여 병 발생의 확대를 억제해야 한다.
- 발생초기에 트리플루미졸수화제, 트리포린유제, 아족시스트로빈액상수화제, 폴리
  옥신비수화제, 페나리몰유제 등의 적용약제를 살포하여 방제해야 한다.

녹병 병징

- 처음에는 잎의 표면에 담황갈색이나 자갈색의 작은 반점이 나타나고, 점차 커지면서
  병무늬가 부정형으로 형성 된다.
- 잎 뒷면에 가루모양의 담황색 포자덩어리가 형성되고 1~2mm길이의 둥근 기둥모양
  의흑갈색 털 모양체가 형성되는데, 심하면 잎 표피 조직이 찢어지고 색이 변하여 잎이
  떨어지거나 말라죽는다.

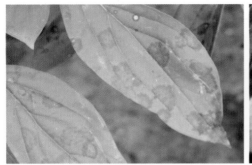
녹병 병징(잎 앞면)

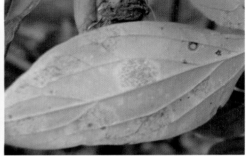
녹병 병징(잎 뒷면)

병원균 발생상태

● 병원균은 Coleosporium koreanum Henn.이며 동포자는 잎 표면에 밀착되어 형성되고, 소생자를 형성하며, 수포자 및 하포자(담갈색 구형 또는 타원형의 단세포, $24 \sim 28 \times 16 \sim 18\mu$ m)가 형성된다.

● 보통 장마기 전 건조한 시기에 발병이 시작되며 응애류와 발생하는 환경이 비슷하여 응애류의 피해 증상인 흰색 작은 반점과 함께 동시에 관찰되기도 한다.

방 제

● 발병 초기에 프로클로라즈망가니즈 · 테부코나졸수화제, 시메코나졸수화제, 마이클로뷰타닐수화제, 크레속심메틸액상수화제, 테부코나졸액상수화제, 테부코나졸유제, 트리플록시스트로빈액상수화제 등 적용 약제를 살포한다.

점무늬병 병징

● 잎에 갈색의 원형반점이 형성되고 병반의 가장자리는 적갈색을 띠며, 진전되면 병반이 융합하여 커지고 부정형으로 확대되기도 한다.

점무늬병

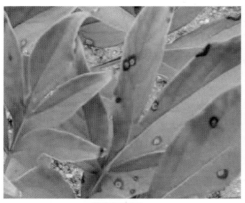

점무늬병 병징

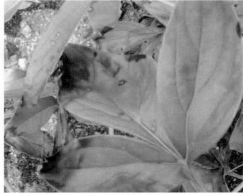

병반 확대

병원균 발생상태

- 병원균은 Alternaria sp.와 Phoma sp.의 두 종류 진균이 관여하는데, Alternaria sp.는 곤봉형의 분생포자를 형성하고 Phoma sp.는 병자각과 무색, 단세포의 병포자를 형성한다.
- Alternaria sp.의 분생포자 혹은 Phoma sp.의 병포자가 공기전염에 의해 병발생이 되며, 6월경부터 발병하여 장마기에 발생이 심하다.

방 제

- 전년도에 이병된 식물체에서 월동한 병원균에 의해 병이 발생하지 않도록 하는 관리가 필요하며, 발생 시 적용 약제인 폴리옥신비수화제, 프로피네브수화제 등을 살포하여 방제한다.

탄저병 병징

- 잎, 잎자루, 줄기에 발생하는데 잎에서는 처음에 원형 또는 부정형의 작은 반점을 형성하고, 병이 더 심해지면 확대되어 암갈색의 불규칙한 대형병반으로 된다.
- 줄기에서도 잎에서와 같은 모양의 병반이 형성되고, 심한 경우 말라서 부러진다.

<h1>발생상태</h1>

- 병원균은 Colletotrichum sp. 이며 분생포자($13{\sim}22{\times}4{\sim}6\mu$ m)는 타원형이고 담황색이다.
- 균사의 형태로 월동하고 이듬해 분생포자를 형성하여 전염된다.
- 전염원의 특성상 빗물에 용해되어 토양표면에 존재하다가 빗방울 등에 의해 지상부로 전염되므로 장마철 고온다습한 조건에서 발병이 심하다.

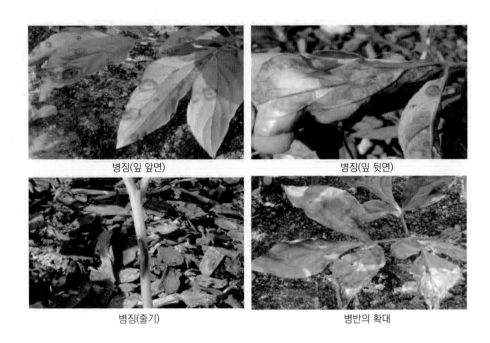

병징(잎 앞면)   병징(잎 뒷면)

병징(줄기)   병반의 확대

<h1>방 제</h1>

- 병든 잎이나 식물체 전체를 조기에 제거하여 병 발생이 확대 되는 것을 막도록 하고, 발생 초기에 디티아논액상수화제, 이미녹타딘트리스알베실레이트 · 티람수화제, 프로클로라즈망가니즈수화제, 아족시스트로빈액상수화제 등 적용 약제로 방제한다.

충해 충해로는 토양선충이 가장 중요하며, 깍지벌레, 하늘소, 진딧물 등에 의한 피해가 있다. 작약의 병해충 방제를 위한 연구가 많이 진행되어 적용약제들이 많이 등록고시되어 있다. 따라서 적용약제를 안전사용기준을 지켜서 사용하면 좋다.

선충류 병징

- 뿌리 속에서 생활하므로 양분과 수분 흡수가 저해되어 생장이 부진해지고 피해 받은뿌리는 수많은 혹이 생기거나 기형적인 모습으로 변하여 상품성이 저하된다.

선충류

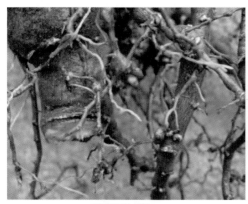 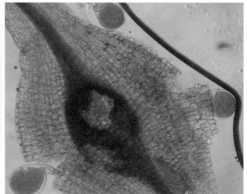

뿌리혹선충 병징   병징부 뿌리혹선충(현미경)

병원균 발생상태

- 연작지나 다년 재배 작약에서 많이 발생하고 사질토에서 특히 발병률이 높음.
- 작약에 보고되어 있는 선충류에는 당근뿌리혹선충(Meloidogyne hapla Chitwood) 등20여종이 보고되어 있다.

방 제

- 가급적 사질토 포장과 이전 선충류의 피해가 있었던 곳에는 재배를 자제함.
- 휴경하면서 심경을 해주면 표토층에 주로 서식하는 선충의 밀도가 감소되어 이후 재배 시 피해를 줄일 수 있다.

- 뿌리혹선충에 등록되어 있는 약제는 포스티아제이트입제, 카두사포스입제, 터부포스 입제, 다조멧입제 등이 있다.

깍지벌레 병징

- 흰색 또는 회백색으로 암컷은 뒤쪽을 향해 부채모양으로 넓어진 둥근 모양이고 뽕나무 깍지벌레에 비해 방추형으로 약간 길다.
- 암컷(2.0~2.5mm)은 원반형이고, 다 자라면 1쌍의 투명한 날개가 달린 성충이 되고 ₩ 수컷은 길쭉한 모양으로 성충(0.6mm)은 등적색이다.

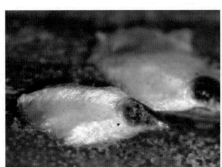 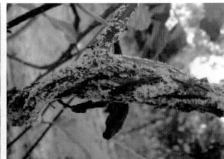

깍지벌레 피해

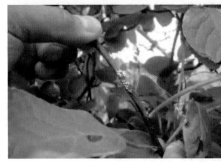 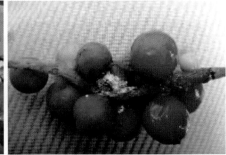

깍지벌레 피해

병원균 발생상태

- 5월 하순과 8월 상순이 알과 약충의 발생최성기이며, 부화한 약충은 가지나 줄기의 적당한 부분에 고착한다.

- 부화 후에 탈피를 하며 밀납을 분비 하여 깍지를 형성하는데 2회 탈피를 하고 나서 번데기가 되며, 6월에는 성충이 되어 알을 낳고 교미 후 수컷은 죽고 암컷은 월동한다.

방 제

- 묘목에 의해 전파가 많이되므로 깍지벌레가 없는 묘목을 심는 것이 가장 중요하다.
- 재식거리를 유지하여 나무사이 이동을 억제하고, 농약만으로 방제가 어렵기 때문에 천적(무당벌레, 풀잠자리, 기생성 천적)등을 보호하여 밀도를 억제할 필요가 있다.
- 약제 방제시 농약 침투가 용이한 어린 약충 시기에 발생지점을 중점으로 약제를 살포하는 것이 효율적이다.

진딧물

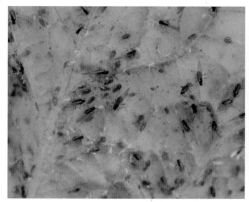

흑진딧물

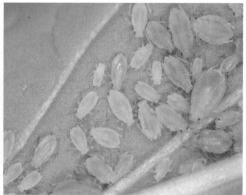

잎뒤에 발생하는 진딧물

진딧물 병징

- 유시충은 1.9mm, 무시충은 2mm 정도로서 머리가 암녹색이며, 가슴과 배는 황록색~녹색이고 흰 밀납질 가루로 덮여 있음.
- 뿔관은 흑색이고 배의 7~8마디 등면에 짧은 띠 모양의 두터운 판이 있으며, 털은 짧고 가시모양이며, 더듬이는 몸 길이의 절반 정도임.

피해증상

- 보통 생장부 순이나 어린잎 뒷면에 기생하여 잎을 흡즙하나 다발생하면 상부의 잎도 가해하는데, 피해 잎은 생육이 부진하고 오글오글하게 말린다.
- 배설물에 의해 잎 표면에 그을음이 생겨 광합성을 저해하고 유묘에서 피해를 받으면 쇠약해져 고사하는 경우도 있다.

발생상태

- 산형과 식물과 어수리, 당근, 사상자, 긴사상자, 파드득나물 등에 발생하는데, 6월 상순부터 주로 발견되며 7월 상순경에 피해와 발생이 많다.
- 식물체 밑 잎자루 등을 가해하고 가끔 개미류가 공생하여 흙 등으로 덮어놓기도 한다.

방 제

- 발생 초기에 방제하여야 효과적인데, 더덕에서 진딧물류 방제 약제는 없어 타 작물에 등록된 약제를 사용하되 사전에 약해 유무를 확인하고 사용하여야 함.

다른 약용 작물에 나타나는 진딧물 형태

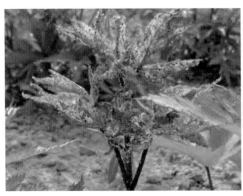

당귀

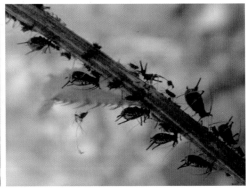

우엉

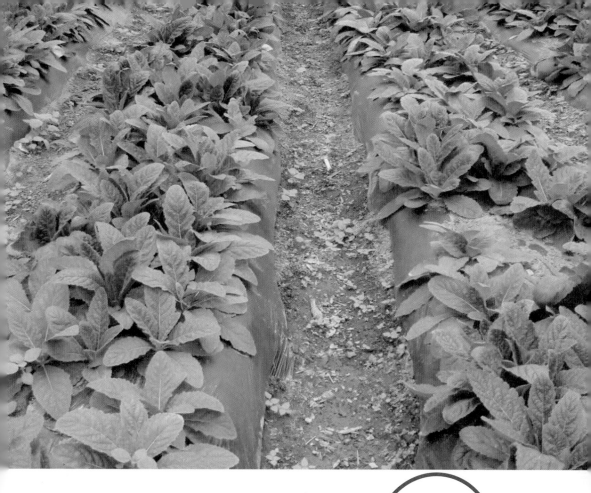

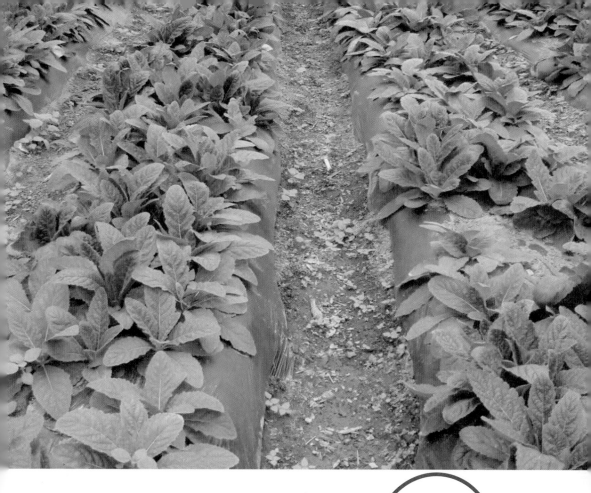

지황

과명 : 현삼과(Scrophulariaceae)

이명 : 지수(地髓)

생약명 : 생지황(生地黃), 건지황(乾地黃), 숙지황(熟地黃)

분포지 : 전국

번식법 : 4월 하순~5월 상순 종근 분근법

꽃 피는 시기 : 6~7월

채취 시기 : 가을(지상부가 고사한 뒤)

용도 : 약용(뿌리)

약용 : 보혈, 강장제, 당뇨병, 백내장, 항균, 고혈압, 월경 불순

학명

Rehmannia glutinosa Liboschitz ex Steudel

생태적 특성

원산지는 중국으로 일본, 우리나라 등에 분포하며 우리나라에서 전국적으로 많이 재배하고 있다. 지황은 다년생 초본으로 현삼과에 속하며 줄기잎은 어긋나게 호생(互生)한다. 잎자루가 있으며 타원형에 끝이 뭉뚝하고 잎 밑에 쐐기 모양의 거치(톱니, 식물의 잎이나 꽃잎 가장자리에 있는 톱니처럼 베어져 들어간 자국)가 있는 반면 줄기 및 잎 전체에 잔털이 많다.

꽃은 6~7월쯤에 홍자색으로 피며, 과실은 타원형의 삭과로서 9~10월경에 결실한다. 뿌리는 굵은 근경(根莖)인데 이것을 약용으로 쓴다.

주로 물빠짐이 좋고 토심이 깊은 식양토나 사양토로서 유기물 함량이 많은 곳이 좋다. 배수가 불량한 곳에서는 뿌리썩음병이 많아진다.

조제법에 따라 땅에서 파내어 씻은 그대로를 생지황(生地黃), 생지황을 그대로 말린 것을 건지황(乾地黃), 생지황을 쪄서 말려서 새까맣고 끈적끈적하게 된 것을 숙지황(熟地黃)이라고 한다. 지황은 이 세 가지로 구분하는데, 각각 사용하는 목적이 다르고 외형, 색깔도 다르다. 중국에서는 생지황을 선지황(鮮地黃), 건지황을 생지황이라고 하므로 혼동하지 않도록 주의한다.

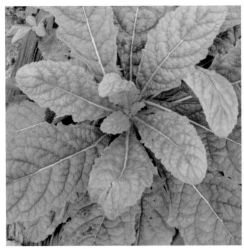

지상부

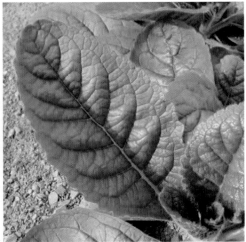

잎 생김새

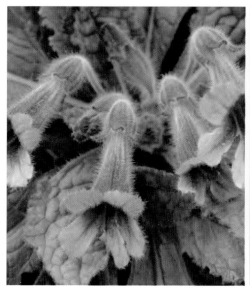
꽃

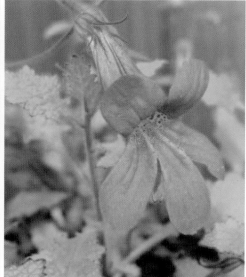
원예종 꽃

재배방법

  번식은 종자 번식법과 종근을 이용한 분근(分根)법이 있으나 종자 번식은 새로운 품종 개량을 위한 육종 방법 등에 이용하며 보통은 뿌리줄기를 5~6㎝ 정도의 크기로 잘라 심는 분근법으로 번식한다. 수확 후 굵은 것은 골라서 약용으로 사용하고, 가느다란 것을 골라서 종근으로 활용하면 좋다.

  우량 종근은 굵기 6㎜ 정도의 가느다란 것이 생육과 수량이 좋고, 굵기가 1㎝ 이상인 종근에서는 꽃대의 발생이 많아지고 굵기가 너무 가늘고 작은 것은 뿌리의 발육이 늦어서 수량이 떨어진다. 우량 종근을 선별하여 하루쯤 말렸다가 구덩이를 파고 움저장을 하였다가 이듬해 정식기에 파내어 사용한다. 정식 시기는 4월 하순~5월 상순으로 종근을 옆으로 뉘어 심는 방법이 싹도 쉽게 나고 심는 시간도 단축된다. 이렇게 심으면 품질과 수량도 많아 유리하다. 10a당 종근 소요량은 60㎏ 정도이다.

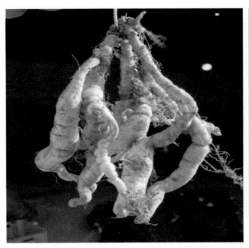
종근

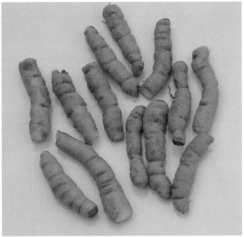
분근

본밭 만들기 거름을 많이 주어야 하는 약초이므로 심기 전해 가을에 10a당 두엄 2,000kg, 계분 50kg, 유기질 비료 50kg을 골고루 뿌린 후 2~3회 경운하여 두었다가 심을 무렵에 두둑을 짓고 심는데 모든 거름은 완숙된 것을 사용해야 한다. 밭은 100cm 정도의 이랑을 만들어 잘 고른 후 골 사이 30cm, 포기 사이 10cm로 심는 것이 뿌리의 수량도 많고 상품 비율도 높다. 무엇보다 배수가 잘 되어야 하므로 토양 선택을 잘하고, 두둑 높이를 최소한 50cm 이상 높게 해야 한다.

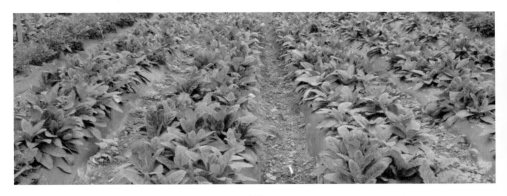
본밭

본밭 가꾸기 심기 전에 뿌리를 파내어 그동안 썩은 부분이 있으면 잘라 내고 길이를 6~9㎝ 정도로 심는다. 자른 부분에 반드시 재를 발라야 하며 자를 때는 손이나 대나무 칼로 잘라야 한다. 심을 때에는 12~15㎝ 간격을 두고 한 뿌리나 작은 것은 조금씩 사이를 띄워 2개씩 넣고 2~2.5㎝ 정도로 흙을 덮은 다음 괭이 같은 것으로 눌러 주고 그 위에 짚을 덮는다. 현재는 비닐 피복 재배를 주로 하고 있다.

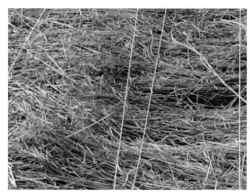

짚덮기

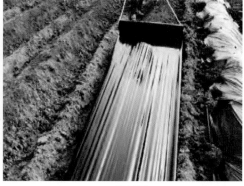

비닐 덮기

주요 관리법 얕게 심어야 하는 약초이므로 잡초가 너무 자랐을 때 뽑으면 뿌리를 해칠 염려가 많다. 또 잡초를 뽑고 나면 바로 풀이나 짚을 두텁게 깔아서 잡초가 자라지 못하게 막는다. 또한 꽃대가 올라오면 뿌리의 비대가 더디므로 수시로 꽃대를 제거하도록 한다. 현재 많이 사용하고 있는 방법은 두둑에 검은색 비닐을 피복하여 재배하는 것이다.

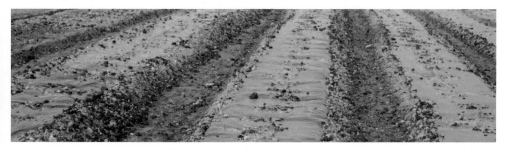

비닐 피복

비가림 재배   일부 지역 농가에서 생육이 양호하고, 수량도 많으며, 한여름 장마철에 흙이 잎 뒷면에 튀어 토양을 통해 이동하는 세균성 병해에 이병되는 것을 방지하고 수분 피해를 방지하기 위하여 비가림 하우스 재배를 하는 경우가 많다. 장마철이 지나면 비가림용 비닐을 제거한다.

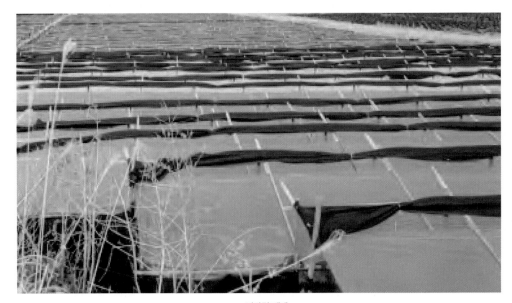

비가림 재배

수확량   생근으로 600~1,200kg/10a/1년, 건근으로 200~300kg/10a/1년

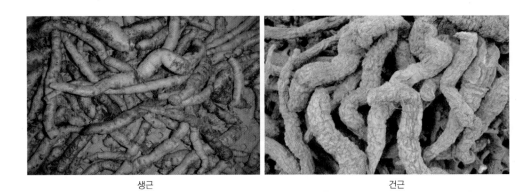

생근   건근

사용부위 뿌리를 사용한다.

채취와 가공

- 채취 : 지황의 재배지역에 따라 채취 적기가 다르다. 보통 중부지방에서는 10월 중순~11월 중순이 적기이지만, 따뜻한 남부지방에서는 11월 중순 이후 발아 전의 이른 봄까지 수확이 가능하다. 대체로 식물체의 지상부가 다 고사한 후 가능한 늦게 채취하는 것이 좋다.

- 선별 : 지황을 수확하여 물에 담그면 물 위에 둥둥 뜨는 천황(天黃), 물의 중간에 뜨는 인황(人黃), 바닥에 가라앉는 지황(地黃)으로 구분할 수 있다. 재배 농가에서는 품질에 따라 중·상으로 구별해 건조 가공한다.

- 가공 : 생지황으로 사용할 것은 수확한 후 상처 난 것은 골라내고, 그늘에서 하루나 이틀 정도 말린 후 저온저장고에 보관하고, 건지황으로 사용할 것은 건조기에서 건조를 한다. 숙지황 제조에 이용할 지황은 물에 담가서 바닥에 가라앉는 지황만을 골라서 가공을 해야 한다. 물에 뜨는 천황과 인황은 따로 골라서 짓찧어 즙액을 내고 이 즙액을 술과 함께 지황에 버무려 시루에 넣고 찐 다음, 햇볕에 말리고, 다시 술을 버무려 찌고 말리는 과정을 반복하여 지황의 속까지 까맣게 흑변이 될 때까지 반복한다. 이렇게 하면 지황의 중요한 성분인 카탈폴(Catalpol)이 흑변하게 되는데 이렇게 찌고 말리는 과정을 반복할 때마다 지황의 무게가 많이 줄어들기 때문에 일부 제조업자들이 이를 소홀히 하기 쉽다. 그러나 이렇게 찌고 말리는 과정을 충분히 하지 않으면, 소화불량과 복통의 원인이 되므로 주의해야 한다. 건조나 찌는 과정에서 지나치게 고온이 되지 않도록 주의한다.

성분 스테로이드의 일종인 시토스테롤(sitosterol), 캄페스테롤(campesterol), 스티그마스테롤(stigmasterol)과 지황소인 레마닌(rehmanin), 만니톨(mannitol) 및 당질, 11종의 아미노산 등이 함유되어 있다.

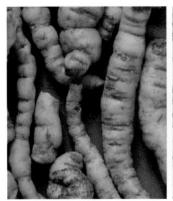
생지황

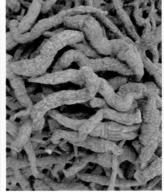
건지황

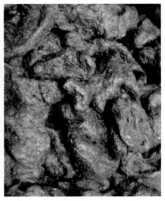
숙지황

병충해 방제

병해 지황의 주요 병은 근부병(뿌리썩음병)이다. 7월 말부터 9월 초순 사이에 고온, 다습한 조건에서 발생하는데 낮에는 시들고 밤에는 생기를 얻다가 일주일쯤 지나면 고사한다. 병이 발생한 포기는 뽑아서 태우고 전 포장에 다이센 M-45 400배액을 충분히 살포해준다. 질소질 비료가 과용되지 않도록 하고 특히 연작지와 과습한 포장에서 근부병의 발생이 많으므로 연작을 피하고 배수관리에 주의를 해야 한다.

뿌리썩음병, 선충류

● 뿌리썩음병의 경우 뿌리가 검게 변색되어 썩으며 식물체 생육에 지장을 초래한다.

● 선충류의 경우 피해 받은 뿌리는 수많은 혹이 생기거나 기형적인 모습으로 변한다.

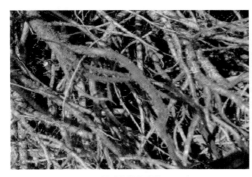
뿌리썩음병 병징

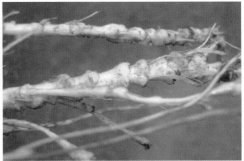
선충류 피해 병징

270

병원균 발생상태

- 뿌리썩음병 병원균은 Phytophthora spp.이며 여름 장마기 토양수분 함량이 높게 유지되는 경우 발병이 심하고, 연작지나 다년근 황기를 생산하는 포장에서 특히 많이 발생한다.
- 황기에 보고되어 있는 선충류는 당근뿌리혹선충(Meloidogyne hapla Chitwood) 등 7종이있고, 사질토에서 선충의 이동성이 좋아 발병률이 높다.
- 선충류는 뿌리 속에 발생하므로 피해 받은 뿌리는 많은 혹이 생기며 기형으로 변하여상품성이 저하되고, 식물체의 양분과 수분 흡수를 저해시켜 생장을 부진하다.

방 제

- 연작 재배를 피하고 이전 작물에서 뿌리썩음병이나 선충류의 피해가 있었던 포장은 피해야 한다.
- 휴경하고 심경을 해주면 표토층에 주로 서식하는 선충의 밀도가 감소되어 이후 재배시 피해를 줄일 수 있다.

충해 청벌레와 거세미나방유충의 피해가 있으나 그 피해는 심하지 않다.

나방류 병징(거세미나방, 파밤나방)

거세미나방(Agrotis segetum), 숯검은밤나방(Agrotis tokionis) 및 검거세미나방(Agrotis ipsilon)이 있다. 숯검은밤나방 성충은 날개편 길이가 50mm, 유충은 회흑색을 띠나 점차 흑색이 짙어져 검게 된다. 검거세미나방 성충은 날개를 편 길이가 47~48mm이고, 몸은 진한 회갈색이다. 유충은 40mm이고, 어린 유충은 녹색이지만자라면서 갈색을 띤다. 거세미나방 성충은 날개를 편 길이가 38~45mm로 회갈색을뛰며 중앙부에 콩팥무늬, 고리무늬가 있고, 노숙유충은 길이가 40mm에 달한다.

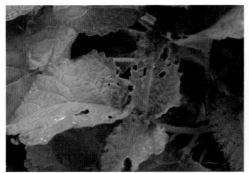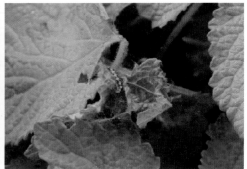

나방 유충 발생과 피해 증상

발생상태

- 거세미나방은 년 2~3회 발생하며 성충의 발생최성기는 6월 중순, 8월 중순 및 10월 상순이다. 검거세미나방은 년 3회 발생하며 성충의 발생최성기는 6월 중순, 8월중순 및 9월 하순이다. 숯검은밤나방은 9월 중순부터 10월 하순에 걸쳐 년 1회발생한다.
- 어린 유충은 잎 등에 해를 입히지만 피해는 심하지 않다. 하지만 3령 이상의 유충은 겉흙에 서식하면서 기저부에 가까운 어린 작물의 줄기를 잘라 그 일부를 땅속으로끌어들여 피해를 입힌다. 두과작물, 유료작물, 가지과작물, 박과작물 등 대부분의어린 작물에 피해를 준다.

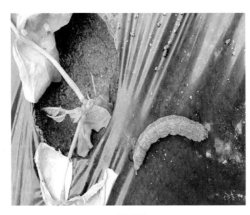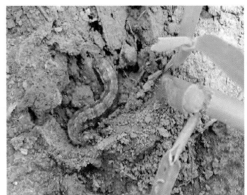

팥 피해   조 피해

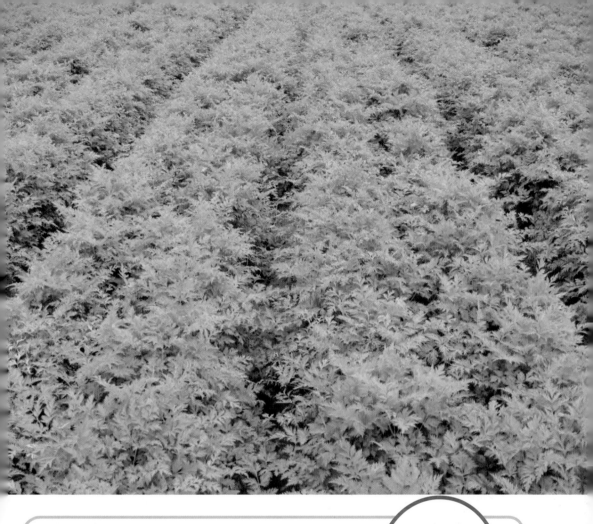

과명 : 산형과(Unbelliferae)

이명 : 궁궁(芎藭), 두궁(杜芎), 무궁(撫芎), 호궁(胡藭)

생약명 : 천궁

분포지 : 전국 각지

번식법 : 뿌리를 나누어 번식

꽃 피는 시기 : 8~9월

채취 시기 : 11~12월에 줄기를 베어 내고 채취

용도 : 약용(뿌리줄기)

약용 : 중풍 치료, 월경 불순, 냉병, 빈혈

천 궁
(일천궁, 토천궁)

학명

(일천궁)
Cnidium officinale Makino
(토천궁)
Ligusticum chuanxiong Hort.

생태적 특성

일천궁(*Cnidium officinale*)은 다년생 초본으로 뿌리줄기가 굵다. 잎은 어긋나며 2~3회 깃털 모양 복엽이며 높이 30~60㎝로 키가 작은 편이다. 털이 없으며, 잎자루는 속이 비어 있고 줄기는 없거나 아주 미미하며 짧다. 꽃은 백색으로 8~9월에 가지 끝에 산형꽃차례로 핀다. 꽃잎은 5개, 5개의 수술과 1개의 암술이 있다. 우산 모양 큰 꽃인 산경(傘梗)은 10개 정도, 작은 꽃 소산경(小傘梗)은 15개 정도이며 중국에서 일본을 거쳐 국내로 들어온 귀화식물로 염색체 불화합성으로 열매는 맺지 않는다.

일천궁은 심은 종구에서 새끼 근경이 발생하는데 새끼 근경은 근생엽만 나오고 줄기를 내지 않으며 심은 종구에서 줄기가 올라오고 심은 종구와 새끼 근경이 자란다. 땅속에 묻힌 줄기 마디에는 토천궁과 같이 영자(莠子)가 형성되며 꽃은 8월 중순경부터 피고 일천궁은 결실하지 않고 영양 번식을 한다.

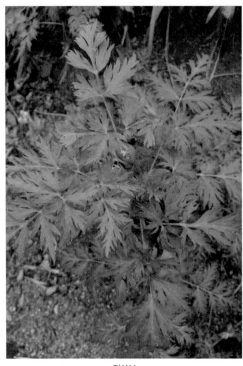

지상부

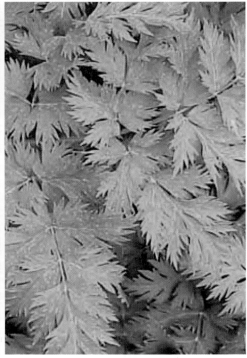

잎 생김새

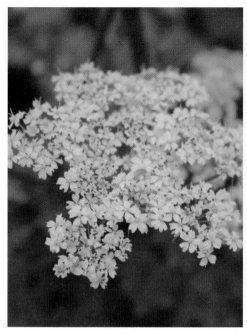
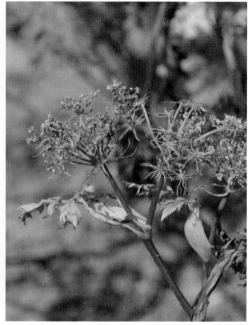

꽃   열매

　토천궁(*Ligusticum chuanxiong*)은 높이 70~100㎝이며 털이 없고 잎은 호생하며 깃털 모양 2~3회 복엽이며 곧게 자란다. 줄기는 턱잎이 감싸고 있고 그 사이에 꽃은 8~9월에 가지 끝에 산형꽃차례로 피며 큰 꽃인 산경은 15~25개로 일천궁보다 크고 많으며 총포(總苞)와 소총포(小總苞)가 있다. 줄기는 1㎝ 내외로 굵고 줄기에 줄기 색보다 진한 녹색으로 세로의 부드러운 능(菱)이 있으며 줄기의 주간을 중심으로 여러 개의 분지가 있다.

　마디는 아래에서부터 위쪽으로 길어지며 분지된 가지에는 각각의 큰 꽃 산경이 핀다. 꽃은 끝쪽이 먼저 피고 아래쪽으로 핀다. 심은 종구에서 새끼 근경을 내지 않고 몇 개의 싹눈이 형성되어 근생엽이 나오고 줄기가 형성되어 올라오며 8월 중순부터 꽃이 피고 심겨진 종구가 커지면서 땅속에 묻힌 줄기 마디에서 염주상으로 육질이 형성되는데 영자(笭子)라 하여 번식용으로 쓴다.

　원산지는 중국이며 우리나라는 여름철이 시원한 경북 영양과 봉화, 강원도 영월 등이 주산지이다.

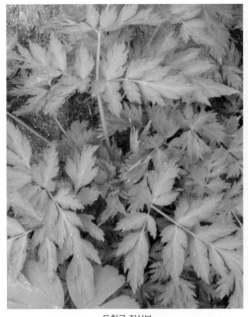

토천궁 지상부

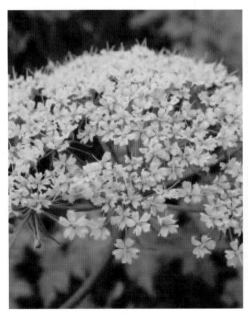

토천궁 잎 생김새

토천궁 꽃

토천궁 열매

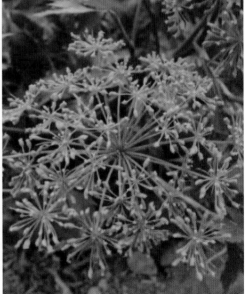

재배방법

여름이 시원하고 강우가 풍부하며 땅이 기름진 곳에서 잘 자란다. 토천궁이나 일천궁은 모두 사양토나 양토로서 유기물 함량이 많고 물빠짐이 좋으며 습기 보존이 잘 되는 땅에서 생육이 양호하다. 뿌리 뻗음이 좋지 않으므로 어느 정도 습기를 유지시켜 줄 필요가 있지만 물빠짐이 나쁘면 장마철에 뿌리가 썩기 쉽다. 배수가 나쁜 점질토에서는 뿌리줄기의 비대가 좋지 않고 사질토에는 가뭄의 피해를 받기 쉽다.

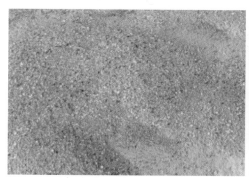

사양토

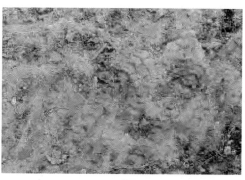

양토

품종 국내에서 재배되고 있는 것은 대부분 지방 재래종이며 지역 재래종 중에서 영양체를 선발한 울릉종이 있다. 토천궁은 일천궁보다 수량성이 낮으나 시장 가격이 높고 내한성이 강해 중북부 지역의 준고랭지 및 고랭지 재배에 적합하다. 일천궁은 토천궁보다 가격이 낮으나 수량성이 높다.

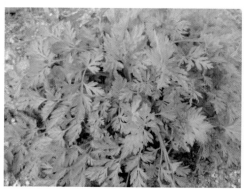

일천궁

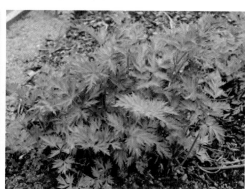

토천궁

● 종자 종묘의 선택과 포장 준비 : 천궁은 종근대가 많이 들어가는데 큰 것을 심을수록 종근 값이 많이 들고 수량성이 높다. 그러나 경영에 합리적인 종근의 크기는 토천궁의 경우 노두 직경이 2.0~2.5㎝ 정도의 크기가 좋고, 종근 소요량은 10a당 60kg 정도이다. 일천궁은 종묘의 무게가 25~30g 정도가 적당하며 10a당 120~150kg(250근)이 소요된다.

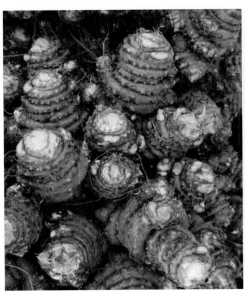 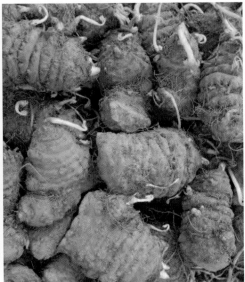

토천궁 종근   일천궁 종묘

번식 방법 토천궁은 꽃이 피기는 하지만 결실하지 않고 일천궁은 꽃대가 올라와 꽃이 피는 것이 매우 적어 종자 채취가 어렵다. 따라서 뿌리를 나누어 번식시키는 것이 일반적이다. 토천궁은 8~9월에 뿌리 윗부분을 흙으로 덮어 주면 흙에 묻힌 아랫부분 마디에 손에 반지를 낀 것 같은 노두(蘆頭) 또는 영자(笭子)가 생기는데 이것을 수확 시에 잘라 씨뿌리로 심는다. 노두가 없거나 부족할 때는 비대한 뿌리줄기를 잘라서 심는다. 일천궁은 토란 모양의 뿌리줄기를 떼어서 심는데 크기가 25~30g 정도인 것을 심고 그보다 작은 것은 가급적 사용하지 않는 것이 좋다.

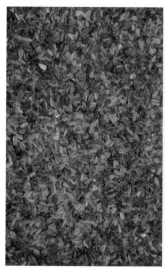
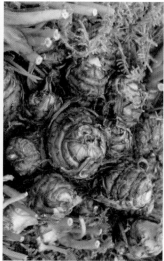
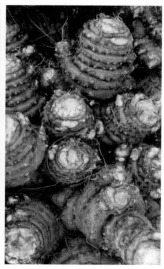

| 천궁씨앗 | 노두가 없다 | 토란모양 |

정식(아주심기)

- 아주심기의 시기 : 토천궁은 추위에 비교적 잘 견디므로 가을 10월 중순~
  하순경에 심어서 새 뿌리가 약간 내린 후 겨울을 넘기면 이른 봄부터 왕성
  한 생육 활동을 한다. 봄에 심을 경우에는 얼음이 풀리면 바로 싹이 트고 생
  육 활동을 시작하므로 싹이 올라오기 전에 가능하면 빨리 심는다. 일천궁
  은 추위에 견디는 힘이 다소 약하므로 겨울철이 비교적 따뜻한 울릉도 이
  외의 지역에서는 가을에 심지 않는 것이 좋은데, 이른 봄에 얼음이 풀리면
  곧바로 심는다.

- 심는 방법 : 심기 전에 폭 100㎝, 검은색의 유공(35×30㎝)비닐을 이용하여
  종합 작업기에 동시 피복기를 부착하면 하루 1,500평 정도 피복 작업이 가
  능하다. 유공 비닐이 없으면 일반 검은색 비닐을 씌워 비닐을 뚫은 다음 싹
  눈이 위로 향하게 심되, 토천궁은 5㎝ 정도, 일천궁은 2㎝ 정도의 두께로
  흙을 덮어 준다. 일천궁은 깊게 심으면 꽃대가 많이 발생하고 염주상의 주
  아가 많이 생기므로 가능하면 얕게 심는다.

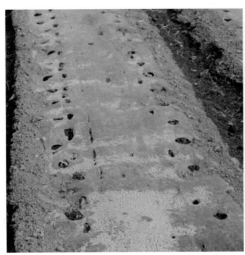

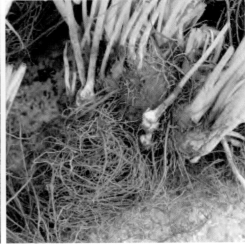

검은색 유공   심기전 준비

거름 주기 거름을 주는 양이나 방법은 토양의 비옥도나 환경에 따라 다르나 10a당 잘 썩은 퇴비 2,000kg과 질소 8~12kg, 인산 6kg, 칼륨 6~10kg이 표준이다. 심기 전에 50%, 봄에 생육 상태를 보아 50%를 주는데 퇴비와 인산은 모두 밑거름으로 준다. 8월 상순경 지상부의 잎 색이 옅어져 비료분이 부족할 때는 요소를 10a당 1포 정도 골 사이에 뿌려 준다. 후기 생육을 관찰하여 잎 색이 옅으면 엽면시비가 효과적이다. 특히 전년에 고추를 재배한 곳에서는 밑거름을 주지 않아도 남은 거름기가 많으므로 주의하여야 한다.

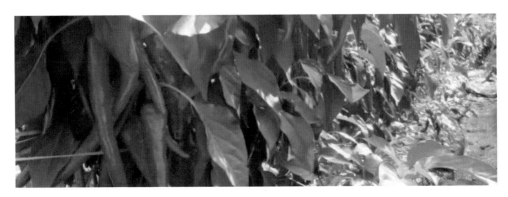

고추밭

주요 관리법

- 흙덮기 : 가을에 심은 것은 3월 하순에서 4월 상순에 싹이 땅 위로 올라오게 되고 봄에 심은 것은 심은 지 15~20일 후에 싹이 땅 위로 올라온다. 싹이 올라오면 풀을 뽑아 주고 흙이 두껍게 덮인 것은 얕게 해 주며 뿌리가 노출된 것은 가볍게 눌러 주면서 흙을 덮어준다. 바람이 많은 곳은 뚫은 비닐이 바람에 펄럭거리지 않도록 흙으로 잘 메워 주어야 잡초 발생이 적다.

- 관수 : 건조에 약한 식물이므로 골 사이에 짚을 깔아 땅의 건조를 막아 주는 것이 좋다. 정식 후 가뭄이 계속되면 관수를 한다. 일천궁은 수분을 좋아하는 작물이므로 5월부터 9월 사이에 가뭄이 계속되어 수분이 부족할 때 4~5일 간격으로 관수해 주면 효과가 크다. 토천궁은 근경 비대기에 수분이 부족할 경우 개화기, 유식물기에 수분이 부족할 경우보다 수량 감소 정도가 크다.

- 근경 형성 : 일천궁의 근경 형성 시기는 7월 하순에서 8월 상순이며, 근경 비대 시기는 8월 하순에서 9월 상순이다. 이 시기에 가뭄이 계속되면 수량 감소가 크므로 스프링쿨러, 헛골 물 흘려대기 등 물 주기 작업을 한다. 토천궁은 9월 상순~중순에 복토를 하여 노두가 발생되도록 하며, 일천궁은 포기 옆의 흙을 헤쳐 주어 뿌리줄기가 잘 굵도록 한다.

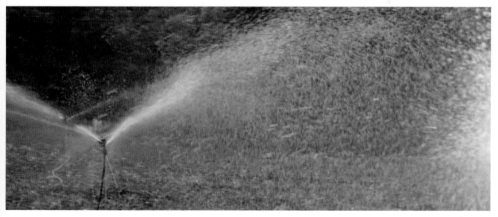

스프링쿨러 물주기

수확량

- 토천궁 : 건재로 400kg/10a/1년
- 일천궁 : 건재로 500kg/10a/1년

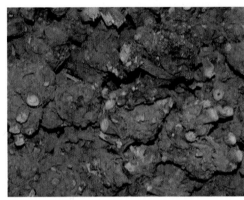

토천궁

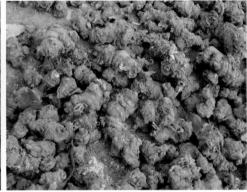

일천궁

사용부위 뿌리줄기(근경)를 주로 약용한다.

채취와 가공

- 수확 : 수확 적기는 잎과 줄기가 누렇게 변한 10월 하순부터 11월 상순이다. 맑
은 날이 2~3일 계속된 다음에 수확해야 뿌리에 붙은 흙이 털려 건조하기 좋다.
잎을 자르고 뿌리를 굴취하여 흙을 털고 밭고랑에서 1~2일간 말린다.

- 건조 및 조제 : 수확한 뿌리는 세척기를 이용하여 잔뿌리가 제거될 때까지 세척
하여 절단기로 5~7㎜ 두께로 절단한 것을 2차로 세척하여 잔여 흙을 제거한 다
음 50℃ 이하의 낮은 온도로 건조시킨다. 생으로 말린 것이 향기가 많고 품질도
좋다. 건조가 덜 되어 수분이 남아 있는 상태로 추위에 얼게 되면 부패하기 쉽
다. 또 썩지 않더라도 조직이 파괴되어 품질이 저하되므로 얼기 전에 건조한다.
육질이 치밀하고 향이 강한 것이 상품이다.

- 저장 : 토천궁은 큰 것은 약재로 이용하고 작은 것과 노두는 바로 심거나 저장
했다가 다음 해 봄에 종근으로 이용한다. 일천궁은 종근을 분리한 후 나머지는
약재로 조제하고 종근은 저장했다가 다음 해 봄에 이용한다.

성분 뿌리줄기에 정유 성분인 크니딜라이드(cnidilide), 리구스틸라이드(ligustilide), 네오크니딜라이드(neocnidilide), 부틸프탈라이드(butylphthalide), 세다닌산(sedanonic acid) 등이 함유되었으며 알칼로이드, 페놀성 성분, 락톤류, 페룰린산(ferulic acid) 등을 함유하고 있다. 알칼로이드 중에는 유효 성분인 테트라메틸피라진(tetramethylpyrazine) 외에 펄롤리린(perlolyrine)이 함유되어 있다.

병충해 방제

연작 연수별 병해 발생 사례

천궁은 한곳에서 계속하여 재배할 경우 여러 종류의 병충해가 발생되고 수량이 줄어든다. 다음의 표에서 1년 재배지에서는 탄저병과 줄기썩음병이 약간 발생하였으나 2년 연작지는 탄저병과 시들음병이 다소 발생하였고, 응애류도 발생하였으며, 3년 이상 연작 재배지는 탄저병과 시들음병이 많이 발생하여 수량에 많은 영향을 주었다. 이는 연작 재배 시 당년에 발병하는 병균들이 토양에서 월동하여 후작물에까지 많이 발병한 것으로 판단된다. 연작 재배 시에는 6개월 전에 충분히 발효된 퇴비를 넣어서 토양이 안정된 상태에서 재배해야 한다 .

(연작 연수별 병해충 발생 빈도)

구분	1년 재배지	2년 연작	3년 연작	5년 이상
탄저병	1	3	9	9
시들음병	0	3	7	3
줄기썩음병	1	1	3	3
점박이응애	0	1	3	3

*주 : 0(발병 없음), 1(소), 3(중), 5(다), 7 이상(심함)

- **토양선충** 토양 선충은 땅속에 살면서 천궁 뿌리를 가해하는 실같이 생긴, 눈에 보이지 않는 아주 작은 벌레로, 이어짓기할 경우 피해가 많다. 뿌리혹선충은 1년 재배지에서는 생육기보다 수확기 때 400배 가까이 증식하여 피해를 주고 참선충은 3년 연작지와 5년 이상 연작지에서 많이 발생하

며, 특히 오랫동안 일천궁을 재배한 울릉도 지방에서는 침선충의 발생량도 많아 지상부의 생육이 현저히 억제될 정도로 그 피해가 심했다. 연작지에는 충분한 발효 퇴비를 가을에 넣고 봄에 정식하는 것이 선충의 피해를 줄이는 방법이다.

일천궁의 종합적인 방제 체계

일천궁 재배 시 가장 문제가 되는 병충해는 뿌리를 가해하는 해충으로 이를 방제하기가 매우 어려우므로 체계적인 방제를 해야 한다. 먼저 전년도 재배작물에 병해충의 발생이 많았다면 가을에 수확 후 깊이갈이를 2~3회 정도 실시하여 발효 퇴비를 넣어 토양이 안정되게 하거나 천궁을 재배하지 않았던 땅으로 바꾸어 재배한다.

- 뿌리응애류 : 일천궁 재배 시 가장 피해를 많이 주는 해충이다. 증상은 5월 하순부터 6월 상순경에 지상부의 끝이 누렇게 변하며 포기 전체의 생육이 떨어지며 포기를 파 보면 뿌리가 썩어 들어가 피해가 심하다. 건전한 포기에서 종묘를 따고 발효 퇴비를 이용한다.

- 응애 : 6월 하순부터 발생하기 시작하여 장마기에 큰 피해를 준다. 잎 뒷면에 붙어서 가해하는데 잘 보이지 않고 아래쪽 잎부터 누렇게 변하므로 병해나 생리 장해로 오인하기 쉽다.

- 기타 해충 : 잘 썩지 않은 퇴비를 주면 굼벵이, 고자리파리 등이 발생하여 뿌리가 썩기 쉽다. 따라서 잘 썩은 퇴비를 사용하도록 하고 심기 전에 반드시 토양 살충제를 살포해 주는 것이 좋다. 태풍이 지나가고 나면 반드시 해충이 발생하므로 포장을 주의 깊게 살펴 자벌레, 나방류가 발생하면 즉시 방제한다.

- 잎마름병 : 6월 하순부터 장마기에 물빠짐이 좋지 않은 곳에서 많이 발생하므로 물이 잘 빠지도록 배수구를 정비해 주고 7월부터 8월 초순 사이에 2회 정도 4-4식 석회보르도액을 뿌려 준다. 이때 반드시 석회보르도액은 사용 전, 후 15일 이내에는 다른 약제를 살포하면 약해 우려가 있으므로 주의한다.

- 불맞은병(붉대병) : 장마가 끝나고 가뭄이 계속되어 가뭄의 피해를 받았을 때 나타나는 병이다. 가뭄 시 물을 뿌려 주거나 이랑에 물을 흘러대기한다.

(일천궁 지상부, 지하부 발생 병해)

구분		병해충명	발생 시기
지상부	해충	파총채벌레	6~7월
		당귀애기잎말이나방	6~7월
		사탕무우들명나방	7~8월
		산호랑나비	7월
		차응애	7~9월
		점박이응애	7~9월
		홍줄노린재	7~9월
		버들쌍꼬리진딧물	7~9월
	병해	마이코플라스마	6월
		탄저병	6~9월
		갈색무늬병	7~9월
		잎마름병	6~9월
		점무늬병	6~9월
		줄기썩음병	7~9월
		자주날개무늬병	8월
		흰가루병	8~9월
지하부	해충	표주박바구미	6~7월
		방아벌레	7월
		풍뎅이	7~8월
		거세미나방	7~8월
		뿌리응애	6~8월
		혹파리	7~8월
	선충(8종)	잎선충, 둥근꼬리선충, 환선충, 나선선충, 뿌리혹선충, 침선충, 참선충, 왜화선충	

- 일천궁에 발생하는 병해충의 종류 : 일천궁 조사 지역의 지상부에 발생하는 해충은 파총채벌레 등 8종이며 발생 시기는 해충의 종류에 따라 6월부터 9월까지 발생되며 주로 유충에 의한 피해가 많다. 지상부에 발생하는 병은 마이코플라스마 등 8종이 발생되며 6월부터 발생되기 시작하여 9월까지 계속 발생된다. 지하부에 발생하는 해충은 표주박바구미 등 6종으로 주로 뿌리 부분을 가해하며 굼벵이는 생육 초기에 종근을 가해함으로써 생장을 억제하고, 지하부에 발생하는 선충은 잎선충 등 8종의 선충이 발생된다.

지상부 병해 발생 양상

- 탄저병 : 6월 하순부터 방생되기 시작하며 9월 중순까지 점차적으로 증가한다. 탄저병의 발생 양상은 초기에는 주로 잎의 가장자리에 갈색의 부정형의 병반이 형성되며 심한 경우에는 줄기로 발생되어 포기 전체가 말라죽고 특히 장마 후 발생이 심하다.

- 줄기썩음병 : 연작지에서 6월 하순부터 발생되기 시작하여 9월 중순까지 점차적으로 증가한다. 줄기썩음병의 증상은 잎이 마르면서 줄기가 썩고 지상부가 누렇게 변하며 심한 경우는 포기 전체가 고사한다. 장마 이후 발생률이 증가하는 경향이고 고온 다습 시 발생되는 것으로 보이며 줄기썩음병은 장마 전 7월 중순에 방제하는 것이 효과적이다.

- 잎마름병 : 연작지나 비연작지 모두 6월 하순부터 발병되기 시작하며 시기가 경과할수록 점차적으로 증가한다. 초기 증상은 탄저병과 비슷하며 처음에는 잎줄기에 작은 반점이 나타나고 장마 후 심한 경우에는 잎 전체가 말라 지하부에서 새로운 싹이 나온다. 잎마름병의 방제 적기는 6월 중순으로 생각되며 그 이후에도 고온 다습 조건이 계속될 시 추후 방제하는 것이 효과적이다.

- 점무늬병 : 비연작지가 6월 하순부터 발생되기 시작하여 7월 하순 이후 발병률이 급속히 증가한다. 증상은 잎마름병과 비슷하며 잎에 갈색의 부정형에 점무늬가 발생하여 심한 경우에는 잎 전체가 누렇게 변한다. 점무늬병의 방제 적기는 6월 중순으로 방제를 소홀히 할 경우 피해가 심하다.

- 흰가루병 : 장마기 이후 발생되며 증상은 잎 표면에 흰 가루를 뿌려 놓은 것

과 같으며 심한 경우에는 잎 전체가 희게 되며 연작지는 8월 중순에 발병하여 9월 중순까지 점차적으로 증가하고 그 이후에도 계속 발병된다.

지상부 충해 발생 양상

- 진딧물 : 지상부에 발생하는 해충으로는 주로 진딧물, 응애가 있다. 진딧물의 발생 양상은 연작지의 경우 7월 상순부터 발생되기 시작하여 8월 상순에 발생이 없다가 8월 하순에 다시 발생되기 시작하여 9월 중순까지 계속 발생되며 밀도가 점차적으로 증가하는 경향이다. 비연작지는 7월 하순부터 발생되기 시작하여 8월에 발생이 없었으며 9월에 다시 발생되는데 8월 상순에 발생되지 않았던 것은 농가에서 약제를 살포하였기 때문으로 생각된다. 따라서 진딧물의 방제 적기는 진딧물 발생 초기인 7월 상순이며 방제가 소홀할 때 밀도가 증가하여 후기에도 피해를 줄 수 있으므로 생육 중기에 예찰하여 2~3마리 발생할 때 한 번 더 방제하는 것이 좋다.

- 응애 : 8월 상순부터 9월 중순까지 발생된다. 발생하는 응애의 종류는 점박이응애와 차응애이다. 연작지는 8월 중순부터 발생되어 점차적으로 증가하는 경향이고 비연작지는 7월 하순부터 발생되기 시작하여 8월 하순에 증가하다가 이후로 점차적으로 줄어든다. 8월 하순의 밀도는 비연작지가 연작지보다 높고 이는 방제를 소홀히 한 필지에서 밀도가 증가하였으나 방제를 하지 않았기 때문이라 생각된다. 발생 양상은 주로 잎 뒷면에 흡즙하여 잎이 퇴색되었으며 심한 경우는 포기 전체의 생장을 저해한다. 일천궁의 응애 초기 방제 적기는 7월 중순으로 생각되며 방제를 소홀히 할 경우 점차적으로 밀도가 증가되어 피해가 늘어난다.

(일천궁 병해 간이 식별표-충해)

충명	피해 증상	생태 요인
뿌리혹선충	잔뿌리에 둥근 혹을 만들어 영양분 섭취	4월 중순~하순부터 활동
고자리파리	뿌리와 줄기를 갉아먹어 잎이 황색으로 변하고 피해 포기는 근경 부위까지 쉽게 뽑아진다. 이 유충은 부패균을 옮기어 직·간접적으로 피해	연 4회 발생(4, 5, 7, 8월) 활발한 활동 시간 : 오후 2~4시
응애류	잎의 앞뒷면에서 유충, 성충이 흡즙하여 엽록소를 잃어 처음엔 흰점이 생기다가 심하면 낙엽이 되어 떨어진다.	연 8~10회 발생
뿌리응애	근경이 썩거나 잎끝이 마름. 저장 중에도 발생	
천궁바구미	성충 : 잎, 줄기 식해 / 유충 : 근경의 잔뿌리를 식해하여 지상부 고사	
당귀길쭉바구미	유충은 대궁 속으로 파먹어 들어가고 성충은 잎이나 순을 가해	
애기잎말이나방	유충이 잎자루 밑부분 틈새로부터 대궁 속으로 파고 들어간다.	
풍뎅이	지하부를 가해하고 상품 가치를 떨어뜨림	
나방류	박쥐나방 유충 : 줄기를 파고 들어가 피해, 산호랑나비 : 유충이 가해	

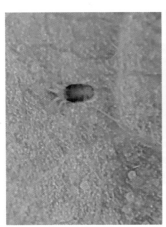

응애

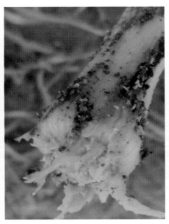

고자리 피해 사례

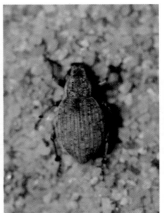

바구미

288

(일천궁 병해충 간이 식별표-병해)

병명	병징	발병 원인
마이코플라스마병 (빗자루병)	위축, 황화, 총생하며 건전주가 감염 시 당년에는 관찰이 어렵고 다음 해에 종근으로 사용할 때 심한 피해	미생물, 매개충 (오대산매미충)
잎마름병	잎에 갈색의 타원형 또는 부정형 병 무늬가 형성. 진전되면 잎 주위가 회색 또는 연한 암갈색으로 변하고 병 무늬 주위는 연한 황색, 심하면 잎 전체가 갈색으로 변하여 마르고 병든 포기가 말라죽기도 한다.	균
자주날개무늬병	잎끝이 누렇게 마르면서 쇠약, 땅과 맞닿은 지제 부위와 뿌리에는 갈색의 균사체가 자라서 엉겨 붙게 된다.	균
탄저병	잎 가장자리부터 갈색의 부정형으로 말라 들어가며 병 무늬 주위는 크게 황색으로 변한다. 줄기에서는 갈색 또는 암갈색의 병 무늬가 형성되며 병든 부위의 줄기는 물러서 부러지기 쉽다.	균
줄기썩음병	줄기가 썩고 지상부위가 누렇게 시들며 심하면 포기 전체가 마른다.	
흰가루병	잎, 엽초, 줄기 등의 표면에 백색 견사상의 반점이 생겨 이것이 점차 확대되어 원형 또는 타원형이 되며 그 표면은 밀가루를 뿌린 것 같다.	
시들음병	초기에 푸른 채로 시들며 옆으로 비스듬히 쓰러지는 경우가 많다. 지제 부위는 갈색 또는 흑색으로 변색되어 썩으며 병이 심하면 누렇게 변색되어 말라죽는다.	균
근부병	뿌리의 껍질부가 검게 변하여 마른 상태로 썩거나 뿌리 속이 누렇게 썩는 경우도 있으며 지제부에도 감염된다.	균
불맞은병		가뭄 피해 시

종근 저장 : 종근 저장 방법은 일반적으로 자루에 넣은 후 땅에 매몰하거나 그대로 햇볕과 비를 맞지 않는 곳에 그대로 둔다. 가급적 따뜻한 실내는 피하는 것이 좋다.

유기농업자재 활용 방법

석회보르도액

석회보르도액은 일명 보르도액이라 부르기도 한다. 1882년 프랑스의 밀라데트 (Millardet)가좀도둑을 방지할 목적으로 황산구리와 석회를 섞은 흰푸른색 액체를 뿌린 포도나무는 생육기내내 잎을 매달고 있는데 비하여, 이 혼합액을 뿌리지 않은 포도나무의 잎은 병에 걸려 죽고땅에 떨어진다는 사실을 알아냈다. 그는 수많은 실험 끝에 1885년 황산구리와 석회수화제를섞어 사용하면 포도 노균병을 효과적으로 방제 할 수 있다는 사실을 알아냈다. 석회보르도액은포도 노균병 방제에 효과적임을 발견된 이래 여러 가지 병을 방제할 목적으로 광범위하게 이용되고 있는 보호용(예방용) 살균 제이다. 보르도액은 병원균의 포자가 날라 오기 전에 작물의줄기와 잎에 살포하여 작 물에 부착한 포자가 발아하는 것을 억제하는 특성을 가지고 있어 예방효과는 매우 우 수하나 치료효과는 미미하므로 병 발생 전에 살포하는 것이 좋다.

석회보르도액의 제조방법

가. 준비물 : 황산구리, 생석회, 통(고무통 또는 나무통), 저울, 막대기를 높일
　　　　　 수 있다.

나. 재료구입처 : ① 황산구리 : 농업자재판매상(또는 인터넷 구입)
　　　　　　　　 ② 생석회 : 농업자재판매상(또는 인터넷 구입)

다. 제조방법

① 불순물을 줄이기 위하여 순도가 높은 황산구리($CuSO_4.5H_2O$, 순도 98.5% 이상) 와생석회(CaO, 순도 90% 이상)를 준비한다.

② 한 용기에 제조하는 총량의 80~90%의 물에 황산구리를 녹여서 묽은 황산구리액 을 만든다.

③ 다른 용기에 생석회를 소량의 따뜻한 물로 잘 섞은 후(消和, slaking), 물을 첨가 하여제조하는 총량의 10~20%되게 석회유를 만든다. 사용하는 통이나 저어주는 막대기등은 반드시 금속제가 아닌 재질(고무통, 나무통)을 사용한다.

④ 황산구리액과 석회유를 충분히 냉각시킨 후 석회유를 잘 저으면서 황산구리액을 천천히 가하여 석회보르도액을 만든다.

라. 제조 예 (4-4식 석회보르도액 20ℓ 제조시)

① 황산구리와 생석회를 준비한다.

② 한 용기에 16ℓ 의 물에 황산구리 80g을 녹여서 황산구리액을 만든다.

③ 다른 용기에 생석회를 소량의 물로 잘 섞은 후 물을 첨가하여 4ℓ 의 석회유를 만든다.

④ 황산구리액과 석회유를 충분히 냉각시킨 후 석회유를 잘 저으면서 황산구리액을 천천히가하여 석회보르도액을 만든다.

석회보르도액의 제조방법

석회보르도액 제조시 주의할 점은 반드시 석회유에 황산구리액을 첨가하여야 하며, 석회유와 황산구리액을 저온에서 반응시켜야 한다. 만약 황산구리액에 석회유를 첨가하거나 두 가지 액을 따듯한 상태에서 반응시키면 산성액이 되고 석회보르도액의 입자가크게 되어 물에 골고루 풀리지 않아 사용할 수 없게 된다.

석회보르도액의 종류

석회보르도액은 황산구리와 생석회의 혼합비에 따라 그 종류가 다양하다. 석회보르도액의 종류는물1ℓ 중에 함유되는 황산구리와 생석회의 양(g)에 따라서 3-3식, 4-4식, 6-6식, 8-8식 등으로 부리며 각각의 제조함량은 표 1과 같다.

황산구리와 생석회의 함량에 따른 석회보르도액의 종류

종류	물 100ℓ		종류	물 100ℓ	
	황산구리	생석회		황산구리	생석회
3-3식	300g	300g	4-8식	400g	800g
3-6식	300g	600g	4-12식	400g	1200g
3-9식	300g	900g	5-5식	500g	500g
3-12식	300g	1200g	6-3식	600g	300g
4-2식	400g	200g	6-6식	600g	600g
4-4식	400g	400g	8-8식	800g	800g
4-6식	400g	600g			

탄저병 병징

- 잎, 잎자루, 줄기에 발생하는데 잎에서는 처음에 원형 또는 부정형의 작은 반점을 형성하고, 병이 더 심해지면 확대되어 암갈색의 불규칙한 대형병반으로 된다.
- 줄기에서도 잎에서와 같은 모양의 병반이 형성되고, 심한 경우 말라서 부러진다.

발생상태

- 병원균은 Colletotrichum sp. 이며 분생포자($13\sim22\times4\sim6\mu$ m)는 타원형이고 담황색이다.
- 균사의 형태로 월동하고 이듬해 분생포자를 형성하여 전염된다.
- 전염원의 특성상 빗물에 용해되어 토양표면에 존재하다가 빗방울 등에 의해 지상부로전염되므로 장마철 고온다습한 조건에서 발병이 심하다.

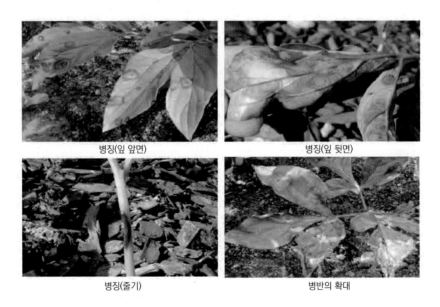

병징(잎 앞면) 병징(잎 뒷면)

병징(줄기) 병반의 확대

방 제

- 병든 잎이나 식물체 전체를 조기에 제거하여 병 발생이 확대 되는 것을 막도록 하고, 발생 초기에 디티아논액상수화제, 이미녹타딘트리스알베실레이트 · 티람수화

제, 프로클로라즈망가니즈수화제, 아족시스트로빈액상수화제 등 적용 약제로 방

제한다.

응애류 병징

- 점박이응애 성충은 란형으로 크기는 암컷 0.4mm, 수컷 0.3mm 내외이며 여름형 암컷
  은 담황색 내지 황녹색으로 몸통의 좌우에 검은 무늬가 있음.
- 점박이응애, 차응애, 점박이응애붙이 등이 모두 비슷하여 육안으로 구분하기 어려움.

응애류

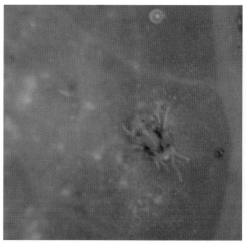 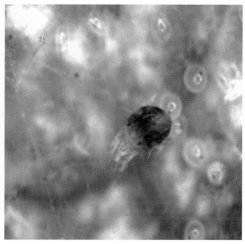

차응애

피해증상

- 잎 뒷면에서 세포의 내용물을 빨아먹어 초기에는 흰색의 반점이 무더기로 생기며, 심
  하면 잎이 갈색으로 변하면서 말라죽고 조기 낙엽됨.
- 신초부위를 집단으로 가해하면 잎이 정상적으로 전개되지 못하여 생육이 지연되면서
  신초부위가 고사함.
- 밀도가 높아지면 거미줄을 타고 이동하며 탈피각과 배설물 등으로 잎뒷면이 지저분해짐.

발생상태

- 나무껍질틈이나 주변의 잡초, 낙엽 등에서 월동하며 4~5월에는 월동을 마친 암컷과 제 1세대가 증식하면서 주변 작물체로 이동함.
- 년간 9회 정도 발생하고, 7~9월 고온건조시 다발생하여 피해가 심함(25℃에서 알부터 성충까지 10일 정도 소요).
  9월 하순부터 월동성충이 나타나기 시작하여 주간을 따라서 월동처로 이동함.

방 제

- 발생초기와 유묘기에 철저한 방제가 필요하며 수확 후 잔존물이나 잡초 등 잠복처를 철저히 제거함.
- 세대기간이 짧고 약제 저항성이 쉽게 유발되므로 방제시 계통이 다른 약제를 살포하여야 함.
- 비펜트린수화제(타스타), 아세퀴노실액상수화제(가네마이트), 클로르페나피르유제(렘페이지), 테부펜피라드유제(피라니카) 등이 차응애 방제약제로 등록되어 있음.

다른 약용 작물에 나타나는 응애류 형태

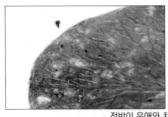 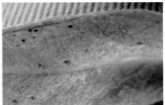

점박이 응애와 차응애 피해사례

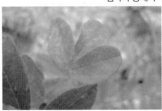 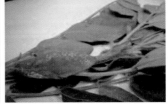

응애류 피해증상

갈색점무늬병 병징

● 발병 초기때는 갈색의 소형반점이 형성되고 진행되면 병반이 담갈색의 원형 또는 타원형으로 확대됨.

● 피해가 심하면 병반이 융합되어 찢어지고 조기 낙엽이 되며, 총채벌레 피해가 함께 발생하면 잎이 오그라들게 됨.

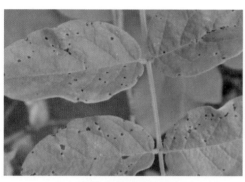

갈색점무늬병 초기 병징

병반의 확대

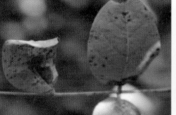

병반의 융합및 줄기로 전염

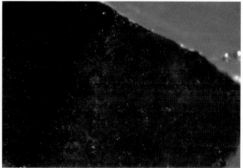

병자각

병원균 및 발생생태

● 병원균은 Phoma sp. 이며 암갈색 병자각과 병포자를 형성함.

● 병원균은 병자각 상태로 월동하며 이듬해 전염원이 되는 것으로 여겨짐.

● 5월 상순 기온이 상승하면서 발생되고 7월~8월까지 성엽과 줄기에 지속적으로 발생하는데 새로 나는 잎을 따라 계속 감염됨.

방 제

● 발병 초기에 적용약제인 디페노코나졸유제, 아족시스트로빈수화제, 클로로탈로닐
수화제로 방제하여 병의 확산을 막음.

선충류 병징

● 뿌리 속에서 생활하므로 양분과 수분 흡수가 저해되어 생장이 부진해지고 피해 받은뿌
리는 수많은 혹이 생기거나 기형적인 모습으로 변하여 상품성이 저하됨.

선충류

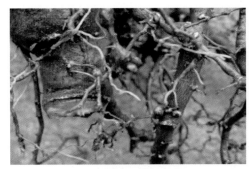
뿌리혹선충 병징

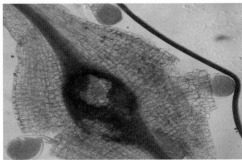
병징부 뿌리혹선충(현미경)

병원균 발생상태

● 연작지나 다년 재배 작약에서 많이 발생하고 사질토에서 특히 발병률이 높음.
● 작약에 보고되어 있는 선충류에는 당근뿌리혹선충(Meloidogyne hapla Chitwood)
등20여종이 보고되어 있음.

방 제

● 가급적 사질토 포장과 이전 선충류의 피해가 있었던 곳에는 재배를 자제함.
● 휴경하면서 심경을 해주면 표토층에 주로 서식하는 선충의 밀도가 감소되어 이후 재배
시 피해를 줄일 수 있음.
● 뿌리혹선충에 등록되어 있는 약제는 포스티아제이트입제, 카두사포스입제, 터부포스
입제, 다조멧입제 등이 있음.

잎마름병 병징

- 잎과 줄기에 나타나고 처음에는 불규칙한 담갈색의 작은 반점에서 점차 확대되면서 타원형 또는 불규칙한 병반이 발생한다.
- 병반주위는 노란 색깔이 나타나고 심하면 잎 전체가 마르고 줄기 전체가 고사한다.

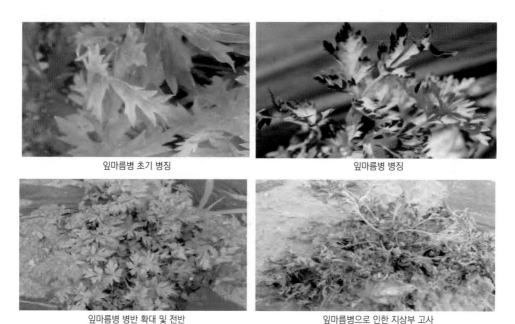

잎마름병 초기 병징

잎마름병 병징

잎마름병 병반 확대 및 전반

잎마름병으로 인한 지상부 고사

병원균 발생상태

- 병원균은 Septoria sp.이며 병자각(구형, 85~160μm)과 병포자(무색, 3~4개의 격벽, 20~50×2~2.5μm)를 형성한다.
- 강우가 많은 7~9월 경에 병 발생이 심하며 병자각의 형태로 월동하여 일차전염원이 되고, 감염된 부위에서 생긴 병포자에 의해서 확산된다.

방 제

- 병 발생 초기에 등록 약제인 디페노코나졸유제(10%), 이미녹타딘트리스알베실레이트수화제, 이프로디온수화제 등을 살포한다.

진딧물

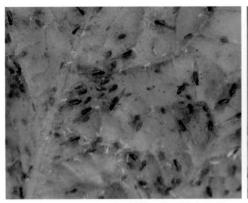
흑진딧물

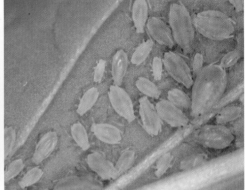
잎뒤에 발생하는 진딧물

진딧물 병징

- 유시충은 1.9mm, 무시충은 2mm 정도로서 머리가 암녹색이며, 가슴과 배는 황록색~녹색이고 흰 밀납질 가루로 덮여 있음.
- 뿔관은 흑색이고 배의 7~8마디 등면에 짧은 띠 모양의 두터운 판이 있으며, 털은 짧고 가시모양이며, 더듬이는 몸 길이의 절반 정도임.

피해증상

- 보통 생장부 순이나 어린잎 뒷면에 기생하여 잎을 흡즙하나 다발생하면 상부의 잎도 가해하는데, 피해 잎은 생육이 부진하고 오글오글하게 말린다.
- 배설물에 의해 잎 표면에 그을음이 생겨 광합성을 저해하고 유묘에서 피해를 받으면 쇠약해져 고사하는 경우도 있다.

발생상태

- 산형과 식물과 어수리, 당근, 사상자, 긴사상자, 파드득나물 등에 발생하는데, 6월 상순부터 주로 발견되며 7월 상순경에 피해와 발생이 많다.
- 식물체 밑 잎자루 등을 가해하고 가끔 개미류가 공생하여 흙 등으로 덮어놓기도 한다.

방 제

- 발생 초기에 방제하여야 효과적인데, 더덕에서 진딧물류 방제 약제는 없어 타 작물
에등록된 약제를 사용하되 사전에 약해 유무를 확인하고 사용하여야 함.

다른 약용 작물에 나타나는 진딧물 형태

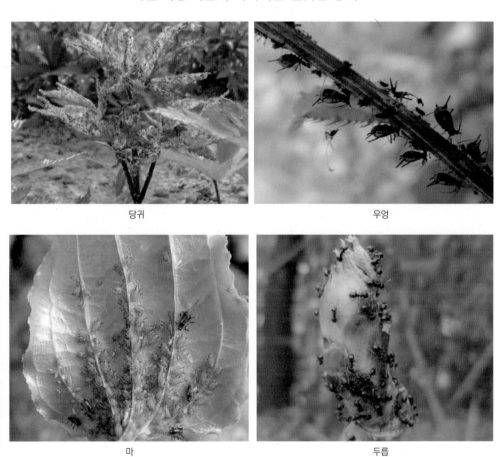

당귀

우엉

마

두릅

나방류 병징(거세미나방, 파밤나방)

- 거세미나방(Agrotis segetum), 숯검은밤나방(Agrotis tokionis) 및 검거세미나방(Agrotis ipsilon)이 있다. 숯검은밤나방 성충은 날개편 길이가 50mm, 유충은 회흑색을 띠나 점차 흑색이 짙어져 검게 된다. 검거세미나방 성충은 날개를 편 길이가 47~48mm이고, 몸은 진한 회갈색이다. 유충은 40mm이고, 어린 유충은 녹색이지만 자라면서 갈색을 띤다. 거세미나방 성충은 날개를 편 길이가 38~45mm로 회갈색을 띠며 중앙부에 콩팥무늬, 고리무늬가 있고, 노숙유충은 길이가 40mm에 달한다.

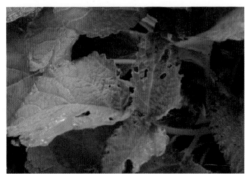 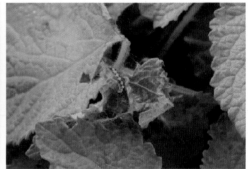

나방 유충 발생과 피해 증상

발생상태

- 거세미나방은 년 2~3회 발생하며 성충의 발생최성기는 6월 중순, 8월 중순 및 10월 상순이다. 검거세미나방은 년 3회 발생하며 성충의 발생최성기는 6월 중순, 8월중순 및 9월 하순이다. 숯검은밤나방은 9월 중순부터 10월 하순에 걸쳐 년 1회발생한다.
- 어린 유충은 잎 등에 해를 입히지만 피해는 심하지 않다. 하지만 3령 이상의 유충은 겉흙에 서식하면서 기저부에 가까운 어린 작물의 줄기를 잘라 그 일부를 땅속으로끌어들여 피해를 입힌다. 두과작물, 유료작물, 가지과작물, 박과작물 등 대부분의어린 작물에 피해를 준다.

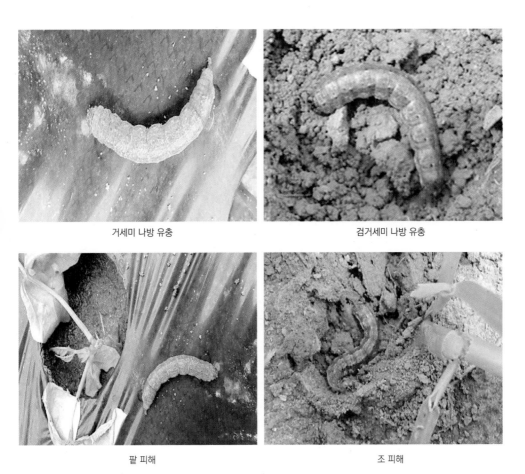

거세미 나방 유충

검거세미 나방 유충

팥 피해

조 피해

방 제

- 페로몬트랩이나 유아등을 이용해서 성충 발생기를 알 수 있다.
- 어린 유충은 잎 뒷면에 모여 가해하므로 백색의 갉아먹은 흔적을 보고 포살하고 약
  제로 방제할 경우에는 3령 이상의 유충에는 약효가 낮으므로 어린 유충기에 약제를
  살포한다.
- 나방류 적용약제는 없고 진딧물 방제용인 아세타미프리드수화제(모스피란)를 이용
  한다.

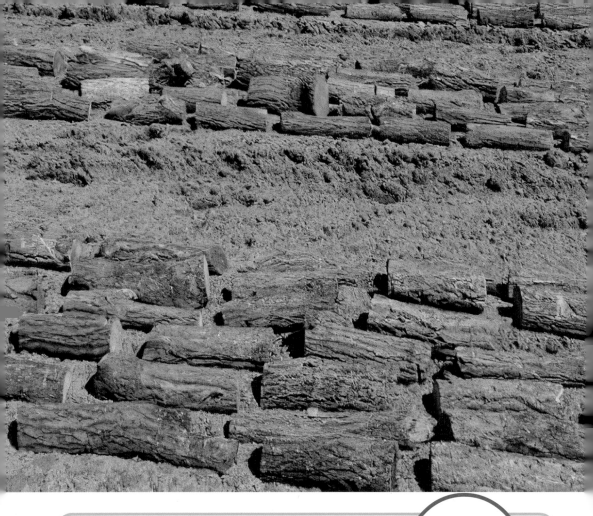

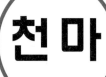

과명 : 난초과(Orchidaceae)

이명 : 수자해좆, 적전(赤箭), 석전(石箭), 신초(神草)

생약명 : 천마(天麻)

분포지 : 부식질이 많은 산지의 숲속

번식법 : 종자 번식, 뽕나무버섯과 공생

꽃 피는 시기 : 6~7월

채취 시기 : 11월~이듬해 4월

용도 : 약용(땅속 덩이줄기), 식용

약용 : 고혈압, 뇌졸중, 불면증, 백혈병, 간경화증, 암, 두통

천마

학명
Gastrodia elata Blume

생태적 특성

천마는 뽕나무버섯균과 공생하는 반기생식물이다. 「대한약전」에 의하면 '난초과의 다년생 초본인 천마의 덩이줄기'를 기원으로 하며, 자생지는 중국, 한국, 일본이다. 부식질이 많은 계곡의 숲 속에서 자라는데 키가 60~100㎝ 정도이며 줄기와 잎은 퇴화되었고 뿌리만 이용할 수 있다. 긴 타원형의 덩이줄기가 약재로 쓰이는 부분인 데 길이 10~18㎝, 지름 3.5㎝ 정도로 뚜렷하지 않은 테가 있다. 붉은 갈색의 줄기는 듬성듬성 잎이 나 있다. 잎의 밑부분은 줄기를 둘러싼다. 더벅머리 총각의 생식기를 닮았다고 하여 '수자해좃'이라는 민망한 이름이 유래된 천마는 어지럼증과 풍기(風氣)를 다스리는 데 특별한 효험이 있다.

꽃은 황갈색으로 6~7월에 피고 외화피(화피, 꽃덮이) 3개는 합쳐져 있어 찌그러진 공같이 보이고 윗부분이 3개로 갈라지고 안쪽에 2개의 내화피가 달려 있어 5개처럼 보인다. 열매는 삭과로 달걀을 거꾸로 세운 모양이다.

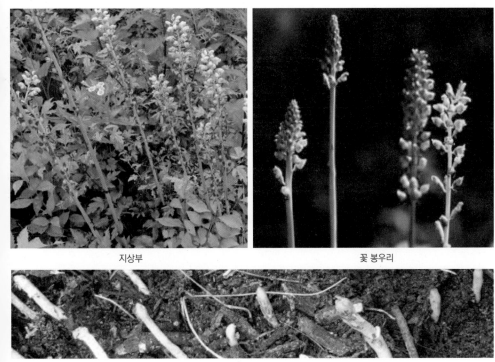

지상부   꽃 봉우리

천마 올라온 모습

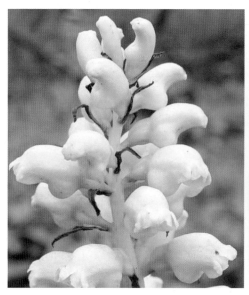
꽃

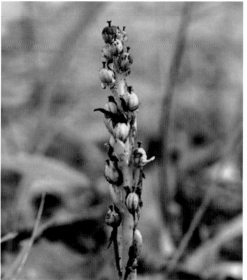
열매

재배방법

천마는 우리나라 전국의 산야에서 재배되지만 생육에 적합한 재배지는 해발 400~800m의 산지이면서 경사도가 30도 미만에다가 여름철의 온도가 낮고 습기가 많으며 겨울에는 춥지 않은 환경에서 잘 자란다. 만약 여름철에 온도가 높고 지형이 험한 곳에서는 생장이 억제되므로 재배에 불리하다. 햇빛은 천마의 생육에 큰 영향은 없으나 지온의 상승을 억제하기 위해 약간 차광이 필요하다. 천마는 10~12℃에서 생육이 시작되고 20~25℃에서 생장이 왕성하며, 5℃ 이상에서 정상적인 월동이 되는데, 2℃ 이하가 되면 휴면에 들어가게 된다. 습도는 평균 70~80%가 유지되고, 토양수분은 건토(乾土) 중 40~45%가 유지되는 곳이 좋다.

또한 부식질과 유기물이 풍부하게 함유되고 수분 함량도 적합한 토양이 생육에 적합하다. 습기가 잘 유지되면서 배수가 잘 되는 사질양토로서 pH 5.0~5.5인 약산성 토양에서 잘 자란다. 아울러 가뭄이 들 때에는 관수가 가능한 곳이 좋다.

우리나라에서는 인천과 경기도 안성, 연천, 강원도 영월, 충북 청주, 제천, 진천, 충남 공주, 청원, 전북 무주, 임실, 장수 등지에서 재배된다.

품종 재배되는 천마의 품종에는 홍간천마(G .elata BI .f .eiata), 오간천마(G. elata BI. f. glauco. s. chow f. now), 선간천마(G. elata BI. f. virids. Mak.) 등이 있다. 홍간천마(홍천마)의 괴경은 타원주형이고 담황색이며 줄기대는 등홍색, 꽃은 황색, 열매는 달걀형이고 덩이줄기의 함수량이 크고 건조 수율은 18~20% 정도이다. 오간천마의 괴경은 타원형 또는 달걀형이고 연한 황색이며 줄기는 회종색, 꽃은 담녹색이고 함수량이 낮아 건조 수율은 29~33%이며 상품성이 좋다. 선간천마(청천마)의 괴경은 거꾸로 선 원추형이고 물고기 비늘편이 발달하였으며 줄기대는 초록색 또는 남녹색이고 열매는 달걀형, 건조 수율은 25%이며 재배적 특성이 가장 우수하다.

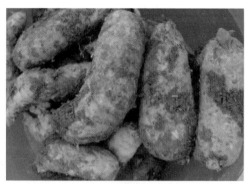

홍간천마

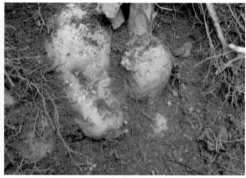

오간천마

번식 공생균인 뽕나무버섯균과의 접촉이 있어야 생장이 가능하기 때문에 재배용 원목에 뽕나무버섯균을 접종하여 균사가 자란 후에 뽕나무버섯균과 공생할 수 있도록 해 주어야 한다.

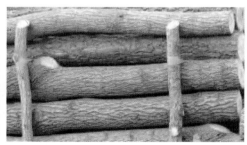

뽕나무 종균목

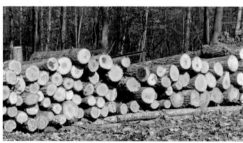

참나무 종균목

종균의 배양 및 증식 뽕나무버섯균은 자실체(子實體)나 버섯자루의 조직에서 채취한다. 보통 버섯자루의 내부 오염이 적은 부위에서 채취, 소독한다. 맥아배지(麥芽培地)에서 채취한 균을 접종하여 25±2℃ 범위에서 20~30일 동안 배양한 것을 원균으로 이용한다. 뽕나무버섯균의 증식은 톱밥 배지에서 한다. 톱밥배지는 참나무톱밥과 느티나무톱밥을 1 : 1의 비율로 혼합하여 수분이 완전히 배도록 물에 담갔다가 꺼내어 수분이 55~60%가 되게 조절한 후 쌀겨 10~20%를 혼합하여 만든다. 이렇게 만들어진 배지는 즉시 500mL 링거 병 같은 것에 담아 뚜껑을 만든다. 이때 공기가 들어가도록 하여 고압 살균기에 넣고 살균하여 식힌 후 균을 접종하여 25±2℃의 암(暗) 조건에서 60일간 배양하여 원목(골목 또는 순목) 접종용으로 쓴다.

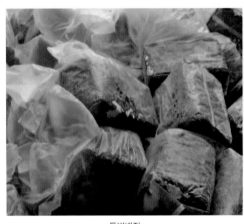
톱밥배지

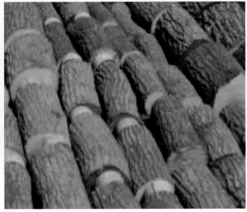
원목

원목 준비 원목으로는 수피가 두꺼운 상수리나무, 참나무류(물참나무, 떡갈나무, 신갈나무, 밤나무 등)가 적합하다. 이 나무들은 지름 7~12㎝인 것을 40~60㎝의 길이로 잘라서 이용한다. 벌목은 수액의 유동이 정지된 겨울(12~3월)에 실시하여 반음지에서 보관하며 수분 함량이 40~45%가 될 때 뽕나무버섯균을 접종한다. 원목에 수분 함량이 과다하면 수피가 벗겨지므로 잘 건조시켜야 하며 또 너무 마르면 균사의 생장을 저해하므로 물에 담가서 수분을 보충한 후에 균을 접종하도록 한다.

원목 종균 접종　원목의 지름이 큰 것은 7㎝ 간격으로, 작은 것은 10㎝ 간격으로 하여 지름 1.2㎝의 크기로 깊이 2~3㎝의 구멍을 음지에서 뚫고 종균을 채운 후 스티로폼 같은 것으로 밀봉한다. 자른 면에는 종균의 크기를 30~50g 정도로 분리하여 부착시킨 후 묻는다.

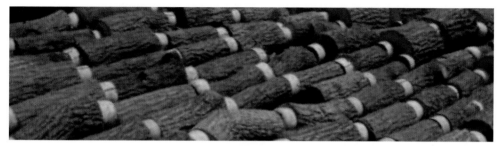

종균접종 원목

원목 묻기　종균 접종이 끝난 원목은 땅속 25~30㎝ 깊이로 파서 묻고 그 위에 낙엽(활엽수)을 깔아 준다. 원목은 원목 사이를 10㎝ 정도 피복한 후 지표면에서부터 10㎝ 정도 밑에 위치하도록 한다. 접종한 원목이 수분을 유지할 수 있도록 해 주고 창고나 음지의 경우 20~25℃를 유지하면 5~7개월이 지난 후에 원목에 균사가 발생하는데 이때 땅에 묻어도 된다.

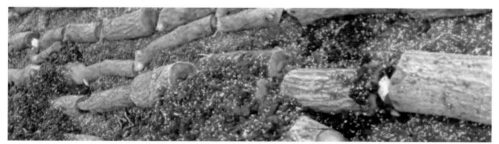

원목묻기

자마의 이식　자마는 상처가 없도록 주의해서 캐내고 마르지 않도록 즉시 심는 것이 좋으므로 이식할 때 채취하는 것이 좋다. 자마의 크기는 클수록 수량이 증가하는 편이지만 5g 이상인 것은 자마를 구입하는 비용이 많이 들어가므로 1~4g 정도가 적당하다. 자마는 종균 접종 골목(원목)에서 균사속이 10㎝ 정도로 1~3개가 출현하는 4~5월에 이식하고, 가을에 이식할 때는 10~11월 땅이 얼기 전에 한다. 이식 거리는 묻은 골목 사이에 한 줄로 10㎝ 간격으로 심거나 골목 가깝게 어긋나게 두 줄로 15㎝ 간격으로 심는다. 그러나 자마의 가격을 따져 보면 한 줄로, 10㎝ 간격으로 심는 것이 경제적이다.

- 자마 심는 깊이 : 자마를 심고 난 후 흙으로 덮고 그 위에 낙엽을 3㎝ 정도가 되게 깔고 바람에 낙엽이 날아가지 않을 정도로 흙을 덮어 주는 작업을 반복한다. 해발 400m 이상의 음지인 산간 지역의 고랭지에서는 심는 깊이를 10~15㎝ 정도가 되도록 하며 그 이하의 지역은 15~20㎝ 깊이가 되도록 덮어 준다.

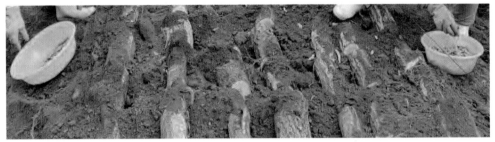

자마심기

주요 관리법　재배하면서 낙엽 피복을 해 주는 것은 토양의 수분 유지를 양호하게 해 주고 여름 한더위에 지온이 28℃ 이상 올라가는 것을 방지하는 차원이다. 또한 낙엽 피복은 월동기에 동해(凍害)를 방지하여 뽕나무 균사와 자마의 발육에 지장이 없도록 해 준다. 이때 낙엽은 활엽수 80%에 침엽수를 20% 혼합하여 쓰거나 활엽수만을 쓰는데, 5㎝ 정도의 두께로 피복한다. 천마는 5월 이전에는 생육도 저조하고 수분 요구도 크지 않으나 6~9월 중순에는 생육이 왕성한 시기로서 건조해지기 쉽고 수분 요구가 많다. 따라서 가뭄이 드는 시기에는 충분히 관수해 주되 9월 하순 이후에는 극심한 가뭄이 오지 않는 한 그대로 둔다.

- 차광망 설치 : 재배지가 나무 속 그늘이 아니고 노지(露地)일 경우 지온의 상

승을 억제하기 위하여 5~9월에 50~70%의 차광망을 씌워 주어야 하는데, 차광망은 높이 1.5~2.0m로 설치한다. 해발 고도가 낮은 지역에는 반드시 차광망을 설치해 주어야 기온을 낮출 수 있다.

- 제초 : 잡초가 발생하면 어릴 때 뽑아 주거나 예취하여 덮어 준다. 이때 잘 못하여 자구(子球)를 심은 곳을 밟거나 속의 흙을 건드리면 뽕나무 균사나 천마에 상해를 주게 되므로 작업에 주의를 요한다.

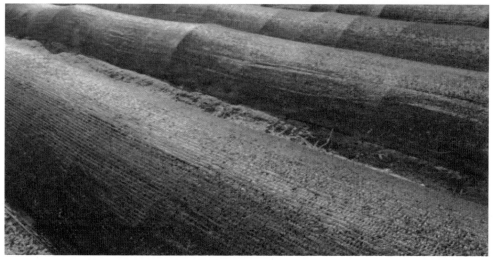
차광막 설치하기

수확 및 가공 가을(11월)부터 이듬해 봄(4월) 사이에 덩이줄기를 채취하게 되며 뜨거운 물에 쪄서 말려 사용한다. 특히 천마는 11월 상순~3월 하순에 수확하는 것이 영양분 축적이 많아서 좋다. 자마의 크기가 10g 미만의 것을 심을 때에는 1년 6개월이 지난 후부터 3년에 걸쳐 수확한다.

- 자마와 성마 : 새끼 뿌리(자마)와 다 자란 뿌리(성마)로 구분되며 성마의 경우 꽃대가 생겨 있어 구분이 가능하다. 5~6월에 꽃대가 올라오는 것을 볼 수 있는데 이것을 그대로 두면 땅속 덩이줄기의 양분을 소모시키고 쇠약해져 덩이줄기가 썩기 쉽다. 그러므로 꽃대가 올라오는 것을 보는 즉시 제거해 준다.

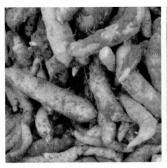

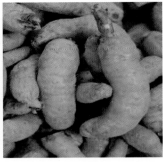

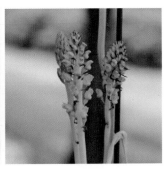

| 자마 | 성마 | 꽃대 |

● 천마 건조 : 수확한 천마는 중량별로 등급을 정하는데 1등품(150g 이상), 2등
품(75~150g), 3등품(50~75g) 등으로 구분하고 50g 이하인 것은 등외품으로
분류한다. 수확한 천마는 물에 깨끗이 씻어서 이물질을 제거하고 끓는 물
에 쪄서 말리는데, 등급에 따라서 1등급은 10~15분, 2등급은 7~10분,
3등급은 5~8분, 등외품은 5분간 쪄서 말린다. 건조는 햇볕에 하거나 대량
으로 할 때는 건조기에 말리는데 건조기에서 건조할 때는 60℃ 이하로 온
도를 조절하여 고온으로 인한 변색을 막아야 한다. 일반적으로 건조 수율은
25% 정도이다. 건조가 완전히 끝난 천마는 습기가 들어가지 않도록 등급별
로 나누어 비닐로 밀폐하여 저온에서 보관한다.

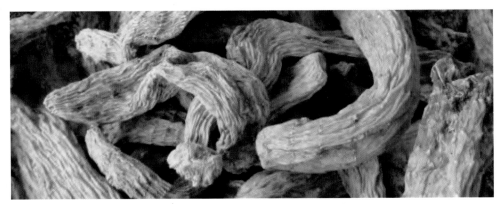

건조천마

수확량 600~900kg/10a/2년

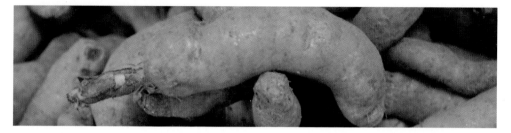

사용부위 덩이줄기(천마)를 약재로 사용한다.

성분 천마의 덩이줄기에는 피-하이드록시벤질알콜(p-hydroxybengylalcohol)과 그 배당체인 가스트로딘(gastrodin), 베타-시토스테롤(β-sitostelol), 구연산, 팔미틴산(palmitic acid) 등이 함유되어 있다. 그 밖에도 바닐린(Vanillin), 뮤신(mucin), 스테롤(sterol), 페놀성 화합물, 유기산, 비타민 A, 칼슘, 마그네슘, 칼륨 등의 유용물질이 함유되어 있다.

병충해 방제

재배하면서 크게 문제가 되는 병해충은 없다. 하지만 간혹 굼벵이가 땅속의 천마의 덩이줄기를 갉아먹거나 잡균(雜菌)이 뽕나무균사속과 천마의 덩이줄기를 썩게 하는 경우가 있다. 방제로는 물빠짐이 잘 되도록 하고, 습기 유지가 잘 되는 피복물을 덮어 주면 된다. 또한 온도를 25℃ 이하로 낮추도록 하며, 좋은 종균과 골목을 사용해야 한다.

충해 굼벵이

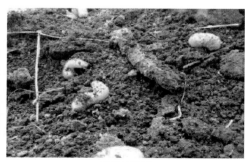

천마밭 궁벵이

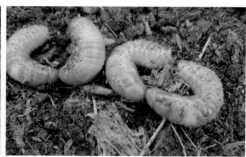

굼벵이 생김새

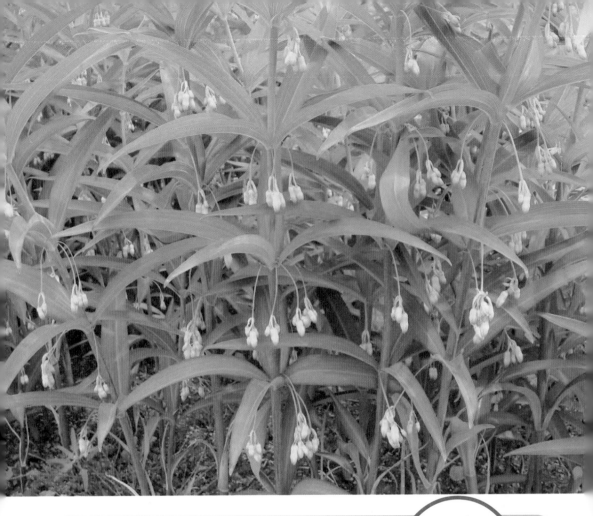

과명 : 백합과(Liliaceae)	**층층갈고리 둥굴레** (황정)
이명 : 괴불꽃, 여위(女萎), 오위(烏萎), 위향(萎香)	
생약명 : 황정(黃精)	
분포지 : 전국	
번식법 : 이른 봄 또는 늦가을 삽목, 이식	학명
꽃 피는 시기 : 6~7월	층층갈고리둥굴레(*Polygonatum sibiricum* Redoute)
채취 시기 : 초겨울이나 이른 봄	진황정(*Polygonatum falcatum* A. Gray)
용도 : 약용, 식용	
약용 : 당뇨병, 신경쇠약, 폐결핵, 마른기침, 강심 작용, 자양 강장	

312

생태적 특성

「대한약전」에 따르면 백합과의 다년생 초본인 진황정(*Polygonatum falcatum* A. Gray), 층층갈고리둥굴레(*Polygonatum sibiricum* Redoute) 또는 전황정(*Polygonatum kingianum* Coll. et Hemsley)의 뿌리줄기를 그대로 또는 외피를 벗기어 찐 것을 기원으로 한다고 기재되어 있어서 옥죽(玉竹) 또는 위유(萎蕤)의 기원으로 하는 둥굴레(*Polygonatum odoratum* Ohni)와는 구분을 해야 한다.

진황정은 우리나라 각지의 산과 들의 숲 가장자리에서 자라는 백합과의 다년생 초본으로 키는 50~80㎝이며 끝이 옆으로 비스듬하게 자란다. 줄기에 6개의 능각이 있으며 끝이 비스듬히 처진다. 잎은 어긋나기를 하여 2줄로 배열되며 피침형 또는 좁은 피침형이고 길이 8~13㎝, 너비 10~25㎜로서 밑부분이 좁아져 원줄기에 달리며 끝이 점차 좁아지고 표면은 녹색, 뒷면은 분백색(粉白色)이며 잎맥 위에 돌기가 약간 있다.

꽃은 푸른색이 도는 흰색으로 5월에 피고 3~5개, 때로는 1개가 잎겨드랑이에 산형 또는 산방형으로 달리며 길이 2㎝ 정도로 통형(筒形)이다. 열매는 검은빛을 띤 녹색으로 밑으로 처지며 9~10월에 둥근 모양으로 검게 익는다.

층층갈고리둥굴레는 다년생 초본으로서 키는 30~90㎝(영양 상태에 따라 훨씬 더 크기도 함)이고 굵은 근경이 옆으로 뻗으면서 번식한다. 잎은 3~5개가 돌려나기(윤생)를 하고 좁은 피침형 또는 선형이고 큰 것은 길이가 11㎝, 너비 5㎜이지만 보통은 길이 5~11㎝, 너비 5~10㎜로서 표면은 녹색, 뒷면은 분백색이며 양끝이 좁고 밑부분이 점점 좁아져서 직접 원줄기에 달린다. 꽃은 6월에 피며 연한 황색으로 잎겨드랑이에 윤상으로 달리고 짧은 꽃자루에 2개의 꽃이 밑으로 향하여 달리는데 소포는 각각 2개씩이다. 장과(漿果)는 흑색으로 익는다.

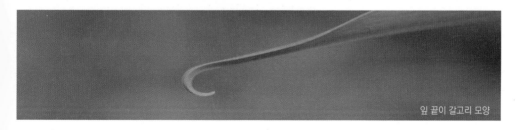

잎 끝이 갈고리 모양

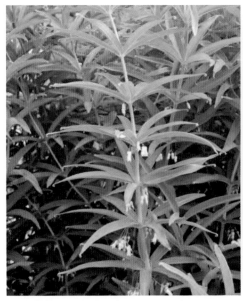

지상부

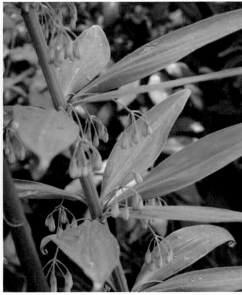

잎 생김새

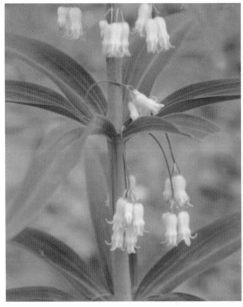

꽃

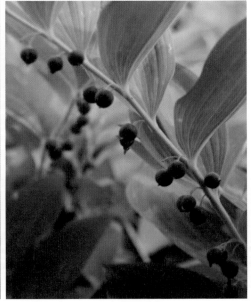

열매

재배방법

추위에 강하며 우리나라 거의 전역에서 재배가 가능하며 어떤 토양에서도 적응을 잘 하나 다습한 곳을 좋아한다. 또한 비옥한 사질 양토가 좋으나 점질 양토에서도 비교적 잘 자란다. 증식 속도가 비교적 빠르므로 2~3년에 한 번은 포기나누기를 겸해 갈아 심어 줄 필요가 있다.

10월부터 다음 해 3월에 지상부가 황색으로 마르기 시작하는데 이때 뿌리줄기를 캐내서 물에 잘 씻고 잔뿌리를 제거한 후 쪄내서 건조한 것을 약용으로 쓴다.

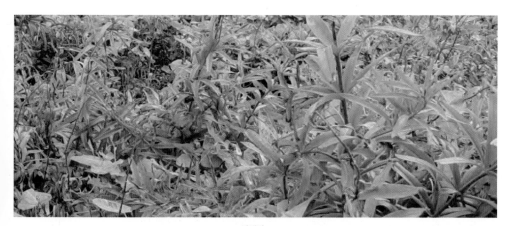
재배밭

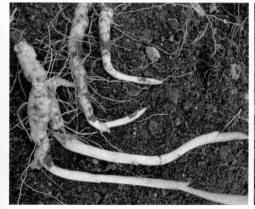
종근채취

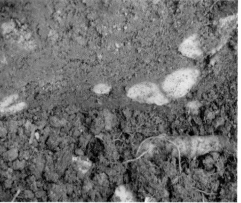
종근심기

번식 방법

실생 번식과 근경 번식법을 다 이용할 수 있으나 주로 근경 번식을 한다.

- 근경 번식 : 근경 번식은 땅을 깊이 갈아서 퇴비, 유박, 계분 등을 기비로 주고 잘 섞은 다음 너비 90㎝, 높이 15㎝로 두둑을 만든다. 고랑 간격을 25~30㎝정도, 포기 사이는 10~15㎝로 하여 3~5㎝ 깊이로 심는다. 눈이 충실하고 잔뿌리가 많은 근경을 골라 6~7㎝로 잘라 심는다. 충실한 눈이 붙은 것은 이듬해 바로 발아가 되나 눈이 부실하거나 없는 것은 1~2년 정도 지나서 발아가 이루어진다.

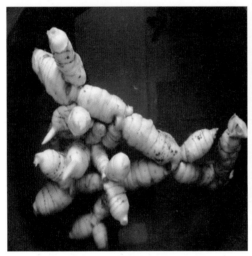
근경

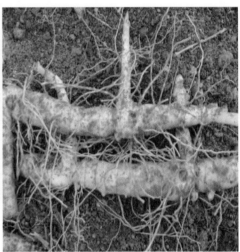
잔뿌리

시비 방법 다비성(多肥性) 숙근초(宿根草)로서 본밭에는 두둑을 만들기 전 완숙 퇴비 3,000㎏ 이상, 복합 비료(18-18-18) 100㎏을 넣고 전층 시비가 되도록 하며, 정식 후에는 왕겨나 톱밥으로 덮어 주어 건조를 방지하고 잡초 발생을 억제한다. 그러나 복합 비료의 시비 문제에 대해서는 검토해 볼 필요성이 있다. 특히 한 번 심어 놓으면 다년간 생육을 하는 식물의 특성상 매년 웃거름으로 복합 비료를 시용하는 기존의 방법은 토양 내 염류의 집적이라는 측면에서는 한번 고려해 볼 필요가 있다.

수확 및 관리 정식한 후 3~5년째의 초겨울(11~12월)에서 이른 봄 사이 수확을 하고 있으나 한약재로 사용할 것은 최소한 3년 이상 된 것으로서 초겨울에 수확하는 것이 좋다. 초겨울에 수확하는데 뿌리가 많이 엉켜 있으므로 포크레인이나 삼발 포크를 특별히 제조하여 캔다. 캔 후 줄기(지상부)와 잔뿌리를 제거하고 물에 세척하여 가공용 내지 약용으로 사용한다. 약용은 세척 후 뿌리를 쪄서(80℃에서 30분 정도) 건조한 후에 이용된다.

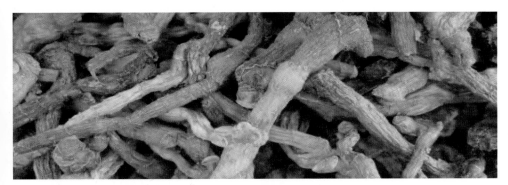

건조 뿌리

사용부위 황정(진황정, 층층갈고리둥굴레)은 뿌리줄기, 즉 근경(根莖)을 약재로 사용한다.

채취와 가공 초겨울에 채취하여 줄기와 잔뿌리를 제거하고 쪄낸 후 온풍건조기 또는 그늘에서 건조하여 잘게 잘라 사용한다.

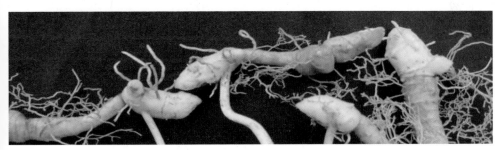

채취 뿌리

성분 황정의 주요 성분으로는 스테로이드 물질, 사포닌, 강심배당체, 점액질 등이 함유되어 있다.

317

병충해 방제

병해　병해로는 탄저병, 흰가루병, 뿌리썩음병 등의 피해가 심하다. 탄저병은 6~8월 사이에 많이 발생한다. 프로피 수화제나 벤레이트 등으로 방제가 잘 되나 등록 고시되지 않았다.

탄저병 병징

- 잎, 잎자루, 줄기에 발생하는데 잎에서는 처음에 원형 또는 부정형의 작은 반점을 형성하고, 병이 더 심해지면 확대되어 암갈색의 불규칙한 대형병반으로 된다.
- 줄기에서도 잎에서와 같은 모양의 병반이 형성되고, 심한 경우 말라서 부러진다.

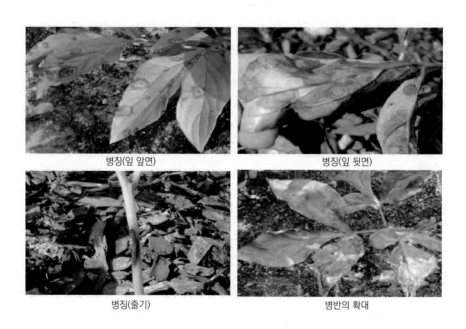

병징(잎 앞면)	병징(잎 뒷면)
병징(줄기)	병반의 확대

발생상태

- 병원균은 Colletotrichum sp.이며 분생포자($13\sim22\times4\sim6\mu$ m)는 타원형이고 담황색이다.
- 균사의 형태로 월동하고 이듬해 분생포자를 형성하여 전염된다.

318

- 전염원의 특성상 빗물에 용해되어 토양표면에 존재하다가 빗방울 등에 의해 지상부로전염되므로 장마철 고온다습한 조건에서 발병이 심하다.

방 제

- 병든 잎이나 식물체 전체를 조기에 제거하여 병 발생이 확대 되는 것을 막도록 하고,발생 초기에 디티아논액상수화제, 이미녹타딘트리스알베실레이트·티람수화제, 프로클로라즈망가니즈수화제, 아족시스트로빈액상수화제 등 적용 약제로 방제한다.

뿌리썩음병 , 선충류

- 뿌리썩음병의 경우 뿌리가 검게 변색되어 썩으며 식물체 생육에 지장을 초래한다.
- 선충류의 경우 피해 받은 뿌리는 수많은 혹이 생기거나 기형적인 모습으로 변한다.

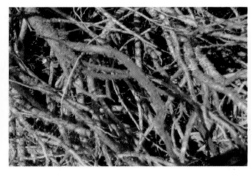
뿌리썩음병 병징

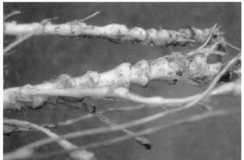
선충류 피해 병징

병원균 발생상태

- 뿌리썩음병 병원균은 Phytophthora spp.이며 여름 장마기 토양수분 함량이 높게 유지되는 경우 발병이 심하고, 연작지나 다년근 황기를 생산하는 포장에서 특히 많이 발생한다.
- 황기에 보고되어 있는 선충류는 당근뿌리혹선충(Meloidogyne hapla Chitwood) 등 7종이고, 사질토에서 선충의 이동성이 좋아 발병률이 높다.

- 선충류는 뿌리 속에 발생하므로 피해 받은 뿌리는 많은 혹이 생기며 기형으로 변하여상품성이 저하되고, 식물체의 양분과 수분 흡수를 저해시켜 생장을 부진하다.

방 제

- 연작 재배를 피하고 이전 작물에서 뿌리썩음병이나 선충류의 피해가 있었던 포장은 피해야 한다.
- 휴경하고 심경을 해주면 표토층에 주로 서식하는 선충의 밀도가 감소되어 이후 재배 시 피해를 줄일 수 있다.

흰가루병 병징

- 식물체 표면에 밀가루를 뿌려 놓은 듯한 병징이 생기고 심해지면 잎자루와 줄기까지 발생이 확대됨.
- 발병 초기에는 잎의 표면에 흰가루모양 분생포자가 반점상으로 형성되어 부정형으로 변하고 심하면 식물체 전체가 하얗게 보이며 잎이 누렇게 되며 낙엽됨.

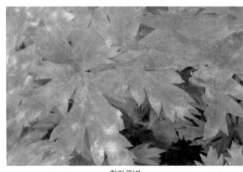
흰가루병

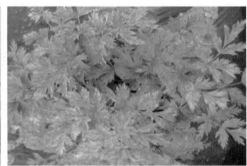
흰가루병

병원균 발생상태

- 병원균은 *Erysiphe pisi* DC.이며 분생포자(무색, 40~46×20~24μm)와 자낭각(90~145×110~160μm)을 형성하며, 자낭각에는 단순한 부속사를 다수 형성함.
- 자낭은 35~45×75~95μm 정도이고 자낭포자(20~25×40~46μm)는 무색, 단세포로 하나의 자낭내에 3~5개가 들어 있음.

● 병원균은 자낭각 형태로 월동하며 장마 전에 발병되기도 하지만 주로 장마기에 전염이 되며 장마 후 온도가 높고 약간 건조한 상태에서 병 발생이 심함.

방제

● 병든 잎이나 식물체를 조기에 제거하여 병 발생이 확대되는 것을 막음.
● 재배년수가 증가할수록 병 발생이 심해지므로 다년근 재배 시 발생초기 트리플루미졸 수화제, 아족시스트로빈액상수화제, 페나리몰유제 등 등록약제로 방제함.

기타 재배 시에 주의할 것은 두더지의 피해이다. 두더지는 처음 발견된 곳에서 잡아 주어야 한다. 그렇지 않으면 온 밭으로 뒤집고 다니며 좋은 뿌리만 골라 가며 먹는데 그 피해가 무척 심하다. 나프탈렌을 두더지가 다니는 곳에서 시작하여 둘레에 50㎝ 간격으로 하나씩 땅속 10~20㎝에 묻어 두면 딴 곳으로 간다. 그러나 무엇보다도 잡아 주는 것이 제일 좋은 방법이다. 두더지는 해가 뜰 때, 점심때, 저녁 해가 질 때 활동하므로 그때 잡아서 작물의 피해가 없도록 한다.

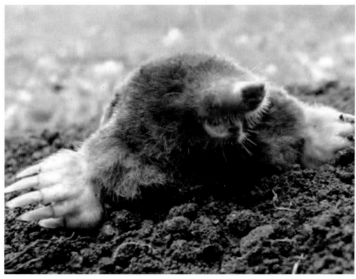

두더지

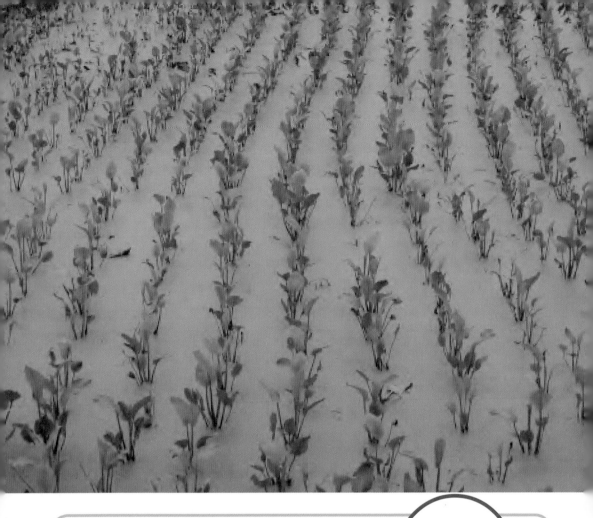

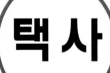

과명 : 택사과(Alismataceae)

이명 : 쇠태나물, 택지(澤芝), 수사(水瀉), 망우(芒芋)

생약명 : 택사(澤瀉)

분포지 : 전국 각지의 논이나 도랑의 습지

번식법 : 3월 하순~4월 하순 파종

꽃 피는 시기 : 7~9월

채취 시기 : 늦가을

용도 : 약용

약용 : 이뇨제, 부종, 각기, 당뇨, 현기증, 종양, 구갈, 음습(陰濕)

학명

택사(*Alisma canaliculatum* All. Br. et Bouché),
질경이택사(*A. plantago-aquatica* var. *orientale* Samuels.)

322

생태적 특성

우리나라, 일본, 중국 등지에 분포하며, 우리나라에서는 제주, 울릉도, 황해도, 평안 북도 등 거의 한반도 전역의 연못이나 늪에 주로 야생한다. 다년생 초본의 습생 식물로 덩이줄기가 공 모양이며 수염뿌리가 많다.

특히 경북의 상주, 의성, 영천 지역, 전북의 남원, 부안 지역, 전남의 광양, 구례, 신안, 순천, 여수, 여천 지방 등 주로 남부 지방에서 많이 재배하고 있었으며, 강원도 등에서 재배하고 있었으나 최근에는 전남 순천과 여수 지방을 제외하고는 재배지가 매우 드물다.

온난하고 습윤한 기후에 적합한 택사는 주로 연못이나 늪에 야생하고 있으며 근래에는 일부 농가에서 재배하고 있는 실정이다.

택사는 쇠태나물이라고도 하며 잎은 뿌리에서 모여 나는 근생엽이고 잎자루는 밑부분이 넓어져 서로 감싸고 있으며 길이는 택사가 15~20㎝, 질경이택사는 30㎝ 내외이다. 잎몸은 피침형 또는 광피침형이며 보통 양끝이 좁고 밑부분이 아래로 흐르며 가장자리가 밋밋하다. 5~7개의 맥이 평행으로 달리고 잎자루는 길이 15~20㎝이다.

꽃은 7~9월에 흰색으로 돌려난다. 꽃이삭은 잎 사이에서 나와서 1m 정도로 자라고, 가지가 갈라지며 마디에 꽃이 돌려붙지만 전체적으로는 원추꽃차례로 된다. 꽃잎은 3개이고 달걀을 거꾸로 세워 놓은 둥근 모양이며 밑부분은 노란색이다. 꽃대는 길이 70~80㎝ 내외이고 많은 꽃이 돌려나서 여러 개의 층을 이루는 윤생 총상화서로서 여기에 흰 꽃이 피는데, 택사는 꽃대가 잎 중앙부에서 올라오는 반면, 질경이택사는 잎 사이에서 여러 개가 올라온다.

열매는 수과(瘦果)로서 납작하고 뒷면에 1개의 골이 있으며 바퀴 모양으로 늘어선다. 택사는 약재로 쓰기 위해 재배하며, 꽃이 필 때 채취한 괴경(덩이줄기)을 깨끗이 씻어 말린 것을 한약재로 이용하고 있는데 이뇨제, 수종, 임질에 효험이 있는 것으로 알려졌다.

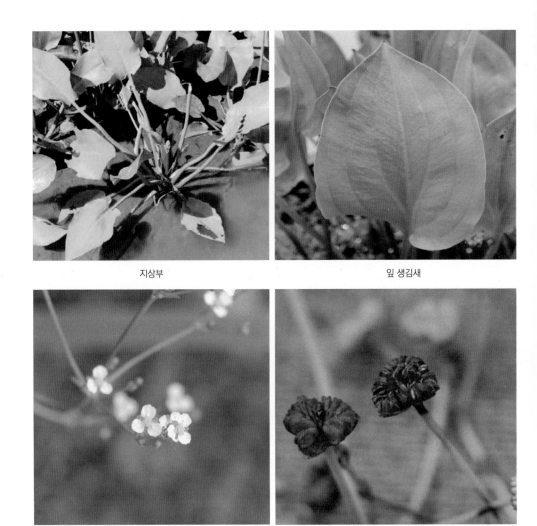

지상부

잎 생김새

꽃

열매

재배방법

　온난하고 습윤한 기후에 적합한 식물이다. 그러나 우리나라 거의 전역에 재배가
가능하며 주로 중북부 지방에서는 단작 재배가, 남부 지역에서는 벼 뒷그루 재배
가 가능한데 수량 면에서는 큰 차이가 없다. 실제로 전남 순천, 여수 일대에서 이
모작으로 주로 재배하고 있는 정도이다.

물을 마음대로 조절할 수 있는 양토나 식양토의 비옥한 논에서 재배하는 것이 좋다. 그러나 너무 비옥한 토양에서는 경엽의 생육만 무성하고 덩이줄기의 비대가 잘 되지 않아서 피하는 것이 좋다. 또한 물빠짐이 좋지 않은 곳에서는 수확 작업에 많은 노력이 들고 불편하므로 피한다.

품종 육성 보급된 품종이 없으며 모두 재래종이 재배되고 있다. 재배되고 있는 속은 택사(*Alisma canaliculatum* All. Br. et Bouché)와 질경이택사(*A. plantago-aquatica* var. *orientale* Samuels.)로 분류된다. 일반적으로 뿌리의 모양이 둥근 것을 율택(栗澤, 택사), 굴곡이 많은 것을 안택(鞍澤, 질경이택사)이라고 구분하기도 한다. 안택은 꽃대가 여러 개 올라오므로 꽃대를 제거해 주는 데 노력이 많이 들고, 뿌리에서 새끼를 많이 칠 뿐만 아니라 뿌리줄기의 비대도 율택(택사)보다 못하며, 굴곡 때문에 가공하는 데도 노력이 많이 들어가므로 질경이택사(안택)보다는 택사(율택)를 재배하는 것이 유리하다.

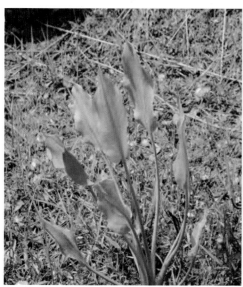

질경이택사

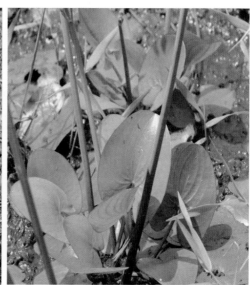

둥근잎택사

번식 방법 종자에 의해서 번식하므로 실생법으로 종자를 파종하여 육묘 이식 재배를 한다. 육묘를 할 논은 물 대기가 좋은 비옥하고 햇볕이 잘 드는 곳을 선택한다.

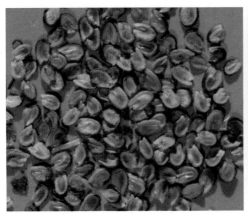
종자

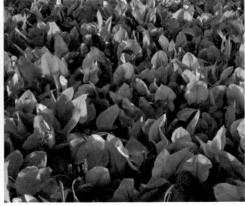
육묘

육묘 이식 재배

- 파종 : 중부 지방은 5월 20일경, 남부 지방은 5월 하순에서 6월 중순까지가 파종 적기이며, 벼 못자리로 사용했던 곳을 후작으로 이용할 수도 있다. 묘상은 본포 10a에 0.5a(15평) 정도가 소요되며 파종할 종자량은 1L 정도가 필요하다.

- 파종 방법 : 벼 못자리와 같이 묘판을 만들고 물을 뺀 다음 바람이 없는 이른 아침에 종자를 10배 정도의 모래와 섞어서 묘판 전면에 고르게 산파(흩어뿌림)하고, 물대기를 했을 때 종자가 뜨는 것을 방지하기 위해 모래로 약간 덮어 준다.

- 묘상 관리 : 파종 후 2~3일 정도는 고랑에만 물을 대는 것이 좋고, 소나기가 올 염려가 있을 때는 묘상 위에 짚이나 이엉 같은 것을 덮어서 빗물에 의해 종자가 유실되는 것을 막아야 한다. 또 물을 댈 때는 물을 서서히 넣어서 종자가 뜨지 않게 주의한다. 파종 후 2주일 내외면 발아가 시작되는데 이때 물은 항상 얕게 대어 주도록 하고 비배 관리에 힘쓰면 잘 자란다. 묘판의 시

비량은 묘판 0.5a에 완숙 퇴비 100kg, 과린산석회 6kg, 초목회 10kg을 밑거름으로 시비하고, 유안 5kg을 2~3회 나누어 웃거름으로 준다.

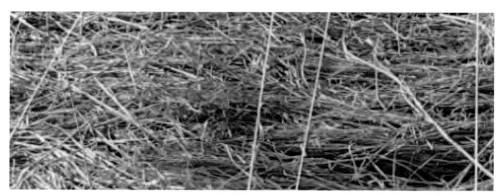

묘상에 짚을 덮은 모습

● 정식 시기 : 중부 지방에서는 7월 하순~8월 상순경, 남부 지방에서는 8월 상·중순경에 심는 것이 적기이며 이때는 묘의 엽장이 15㎝ 내외로 자라는데, 크게 자란 묘부터 뽑아 심는다. 조금 작은 묘도 생육이나 수량에는 큰 영향이 없다.

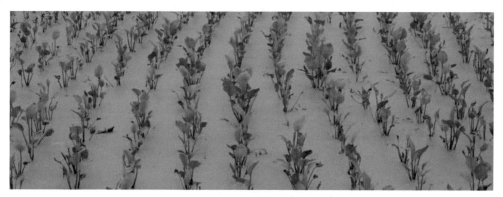

정식 논

● 정식 포장 준비 : 단작 재배의 경우, 정식 적기인 7월 하순까지 퇴비, 계분 등의 유기물을 충분히 주고 2~3회 갈아 두었다가 물을 담아 로터리친 다

음 정식 묘를 심으면 흙이 잘 부식되어 생육에 알맞은 상태가 된다. 이모작 재배의 경우, 벼 뒷그루로 심을 때는 벼 수확 후 곧바로 밑거름을 충분히 주고 갈아 로터리 친다.

- 시비 : 생육 기간이 짧고 다비성 식물이므로 밑거름 중심으로 재배해야 한다. 완숙 퇴비를 10a당 2,000~3,000kg 주거나 계분을 200kg 이상 주고 충분히 갈기와 정지를 한 후 심는다.

- 정식 : 심을 포장에 우선 물을 대고 로터리 친 후 평탄 작업을 하고 그 후 모판에서 모를 뽑아 심는데 잔뿌리가 상하지 않도록 주의한다. 정식 방법은 모를 심을 때처럼 줄을 띄어 가면서 1주 1본씩 넘어지지 않을 정도로 얕게 심는다. 깊이 심으면 뿌리의 발육이 좋지 않아 생육에 지장을 주므로 얕게 심어야 한다. 심을 때는 물을 얕게 대어 모가 물속에 묻히거나 물에 떠오르지 않게 하고, 심을 때 쓰러진 모도 가는 뿌리만 흙 속에 묻혀 있으면 바로 일어선다. 정식 간격은 토양의 비옥도와 비배 관리 상태에 따라 다른데, 대체로 줄 사이 20㎝, 포기 사이를 25~35㎝로 하여 정방형으로 줄을 맞추어 심는다. 보통 7~8줄을 심고 1줄을 띄어서 통로 겸 배수로로 이용하는 것이 관리하는 데 편리하다. 보통 조간×포기 사이를 비옥지 '다비 재배'에서는 45×30㎝로 하고, '보통재배(표준)'에서는 40×27㎝로 한다.

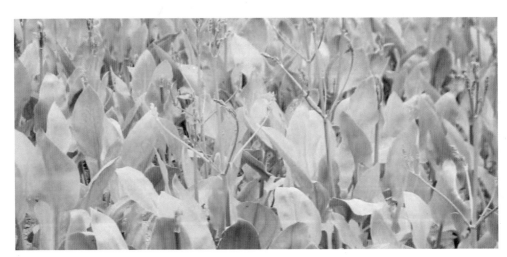

정식된 밭

본밭 관리 정식한 후 2~3일은 물을 얕게 대어 모가 뜨지 않도록 한다. 풀은 정식 2주일 후 큰 풀을 뽑아 주고, 자라는 상태를 보아가면서 2~3회 손제초를 해 준다. 호미질을 하면 뿌리가 끊어져 생육이 불량해진다. 심은 원포기 옆에 다른 포기가 자라면 제초 작업 시 풀과 함께 제거해 준다. 이것을 그대로 두면 덩이뿌리가 둥글지 않고 제대로 비대도 되지 않아 상품성이 떨어지며, 박피 작업에 노력이 많이 든다. 꽃대는 채종용을 제외하고는 대가 굳기 전 포기의 아랫부분에서 제거해 주어야 한다. 이것을 그대로 두면 꽃대로 양분이 올라가 덩이뿌리에 심(목질부)이 생겨 박피할 때 꽃대가 나왔던 부위가 단단해지므로 박피하기가 어렵다.

수확량 생으로 500~600kg/10a/1년, 건조로 150~180kg/10a/1년

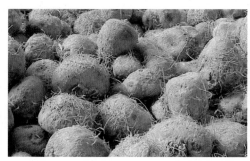
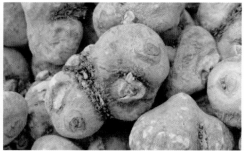

사용부위 택사는 잔뿌리 또는 주피를 제거한 덩이줄기를 약재로 사용한다.

채취와 가공 늦가을 줄기와 잎이 시들어갈 때 수확한다. 수확 방법은 먼저 물을 빼고 논을 말려서 작업이 편하도록 준비한 다음 포기 주위를 낫으로 돌려 벤 후에 흙이 붙은 채로 뽑는다. 그 후 흙을 털고 줄기와 가는 뿌리를 짧게 자르고 물에 씻는다. 수확 후 물에 씻은 덩이뿌리는 1주일 정도 햇볕에 말린 다음 껍질과 줄기를 깎아버리고 다시 햇볕에 말린다. 너무 날것을 깎으면 색깔이 하얗게 되지 않아 품질이 다소 떨어지고, 너무 마른 것을 깎으면 단단하여 깎는 데 노력이 많이 든다. 상등품은 순백색으로 질이 단단한 것이 좋다.

최근 농가에서는 수확한 후 흙을 대충 털고, 건조기에서 건조한 다음 자체 제작한 '회전식 박피기'에서 껍질을 벗겨 다시 말리는 가공법을 쓰고 있다.

성분 택사에는 알리솔(alisol) A와 B, 콜린(choline), 그리고 정유 성분과 소량의 알칼로이드, 아스파라긴, 지방산, 전분, 단백질 등의 성분들이 들어 있다.

병충해 방제

병해 주요 병해로는 적고병(붉은 마름병)이 있다. 처음 줄기와 잎에 황갈색의 반점이 생기고 이것이 차츰 심해지면서 줄기와 잎이 말라죽는다. 발병 초기에 다이센M-45 등의 살균제 살포로 방제가 가능하나 등록 고시되어 있지 않아 주의를 요한다. 미숙 퇴비가 원인이 되므로 완숙 퇴비를 제조하여 사용해야 한다.

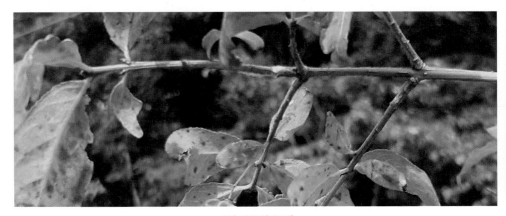

붉은 마름병(적고병)

충해 주요 충해로는 진딧물이 있다. 못자리 때부터 발생하기 시작하여 피해를 주는데 발생 초기에 진딧물 약을 뿌려 방제한다. 이 또한 등록 고시되어 있지 않다.

진딧물 병징

- 유시충은 1.9mm, 무시충은 2mm 정도로서 머리가 암녹색이며, 가슴과 배는 황록색~녹색이고 흰 밀납질 가루로 덮여 있음.

- 뿔관은 흑색이고 배의 7~8마디 등면에 짧은 띠 모양의 두터운 판이 있으며, 털은 짧고 가시모양이며, 더듬이는 몸 길이의 절반 정도임.

진딧물

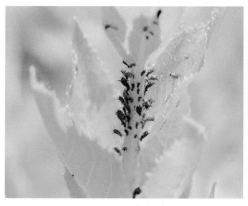

줄기에 발생하는 진딧물

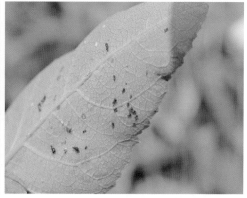

잎에 발생하는 진딧물

피해증상

- 보통 생장부 순이나 어린잎 뒷면에 기생하여 잎을 흡즙하나 다발생하면 상부의 잎도 가해하는데, 피해 잎은 생육이 부진하고 오글오글하게 말린다.
- 배설물에 의해 잎 표면에 그을음이 생겨 광합성을 저해하고 유묘에서 피해를 받으면 쇠약해져 고사하는 경우도 있다.

발생상태

- 산형과 식물과 어수리, 당근, 사상자, 긴사상자, 파드득나물 등에 발생하는데, 6월 상순부터 주로 발견되며 7월 상순경에 피해와 발생이 많다.
- 식물체 밑 잎자루 등을 가해하고 가끔 개미류가 공생하여 흙 등으로 덮어놓기도 한다.

방 제

- 발생 초기에 방제하여야 효과적인데, 더덕에서 진딧물류 방제 약제는 없어 타 작물 에등록된 약제를 사용하되 사전에 약해 유무를 확인하고 사용하여야 함.

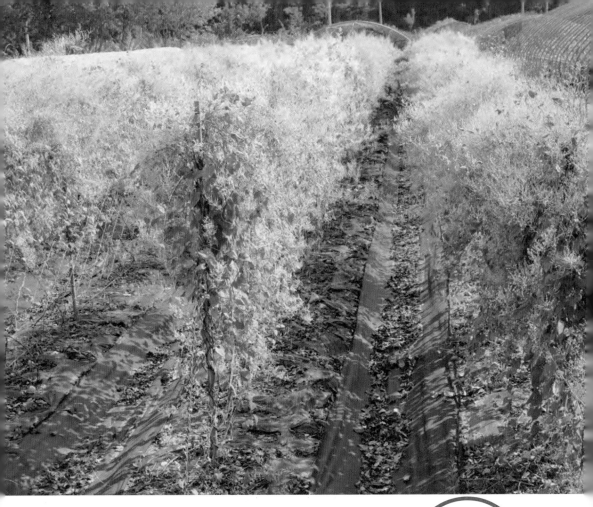

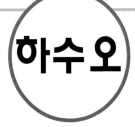

과명 : 마디풀과(Polygonaceae)

이명 : 교등(交藤), 야합(夜合), 수오(首烏), 지정(地精)

생약명 : 하수오(何首烏)

분포지 : 전국의 양지바른 산기슭 또는 바닷가 비탈

번식법 : 3월 하순~4월 초순 파종, 영양 번식

꽃 피는 시기 : 8~9월

채취 시기 : 10~11월

용도 : 약용, 식용

약용 : 자양 강장, 보혈 강장, 정력 증강, 신경통 완화, 변비

학명

Pleuropterus multiflorus Turcz.

생태적 특성

「대한약전외 한약규격집」에 따르면 마디풀과(Polygonaceae)에 속하는 덩굴성 다년생 초본인 하수오(*Pleuropterus multiflorus* Turcz.)의 덩이뿌리(塊根, 괴근)를 기원으로 한다. 생약명은 하수오(河首烏)라고 하여 자양 강장, 보혈 강장, 정력 증강에 강력한 효과가 있는 생약재로 사용한다. 특히 그동안 시중에 나와 있는 상당수의 서적에서 하수오의 학명을 '*Polygonum multiflorum* Thunbergii'로 표기하고 있으나 이번에 이를 바로잡는다.

하수오에 관련된 재미있는 전설을 소개해 보면, 암수가 다른 포기 식물로 낮에는 따로 떨어져 있다가 밤이 되면 서로 엉클어지기 때문에 별명을 '야교' 또는 '야교등(夜交藤)'이라고 하는 설이 있는가 하면, 중국 춘추 시대에 하공이라는 왕이 하수오 뿌리를 달여 먹고 백발이었던 하공의 머리가 까마귀처럼 검게 흑발이 되어 하수오라고 불리게 되었다는 설화도 있다.

덩굴성 초본으로 뿌리는 괴근을 형성하고 줄기는 덩굴로 뻗어 나가며 길이는 2~5m에 달한다. 잎은 난상 심장형에 서로 어긋나며 잎끝이 뾰족하고 가장자리는 밋밋하다. 꽃은 원추화서로 8~9월에 백색 또는 미백색으로 피고 열매는 세모진 난형에 10~11월경에 결실한다.

한방에서 하수오는 생용(生用) 또는 포제하여 사용하는데 검정콩(黑豆)과 황주(黃酒)를 고르게 섞어 증숙[쪄서 익힘]하고 건조하기를 반복한 포제법을 쓴다. 하수오는 간(肝)과 신(腎)을 보하고, 정혈(精血)을 더해 주는 효능이 있어서 머리가 어지럽고 머리카락이 희어지는 것을 막으며, 허리와 무릎이 시고 아픈 데, 또는 유정(遺精) 등의 치료에 이용하고, 생용(生用)을 하면 장을 윤활하게 해 주어 변이 잘 나가게 하고 악창과 종기를 치료하는 효능이 있다. 또한 하수오를 보약으로 복용할 때는 파, 무, 마늘, 비늘 없는 물고기 등을 삼가야 하며 철제 그릇을 사용하면 그 효과가 감소되므로 철제 그릇을 사용하지 말아야 한다고 하였다.

식물 기원상 혼란을 야기할 수 있는 품목으로 백수오가 있는데 백수오는 박주가리과(Asclepiadaceae)의 덩굴성 다년생 초본인 은조롱(*Cynanchum wilfordii* Hemsley)의 덩이뿌리로서 식물 기원을 달리하고 있는데 식물의 형태나 생장 습관, 성미와 효능으로 보아 유사한 점들이 많다. 따라서 이시진(李時珍)은 「본초강목」에서 그 효능 및 작용 범위에 대하여 '하수오는 혈분(血分)에, 백수오는 기분(氣分)에 치우쳐 작용한다'고 설명하고 보익(補益) 약류의 처방에는 양자를 합용하는 것이 좋다고 하였다.

현대에 와서는 중국에서는 하수오를 많이 사용하고, 우리나라에서는 백수오를 많이 사용하는데 이제마(李濟馬)는 「동의수세보원」에서 '소음인에게는 백수오가 좋고, 소음인 보익방에 배합하거나 인삼 대용으로 응용한다.'고 하였다. 신민교는 흰쥐 실험을 통하여 간장 조직 내 지방 활성의 억제 효과를 검토하고, 양자가 모두 효과가 있음을 밝혔으며 두 종류를 같이 사용하면 기혈(氣血)을 모두 보할 수 있다고 하였다.

하수오의 형태적 특성

덩굴성 다년초로서 식물 전체에 털이 없고 덩굴은 담갈색을 띠며, 덩굴이 시계 방향으로 감고 올라가며, 덩굴의 잎은 어긋나고 잎자루가 있다. 잎 표면은 짙은 녹색으로 광택이 있고, 뒷면은 옅은 녹색을 띤다. 잎 모양은 끝이 뾰족하고 밑부분이 넓어져 심장형을 이루며 길이 3~6㎝ 정도이고 잎 가장자리는 굴곡이 없이 매끈하다. 턱잎은 짧은 원통형이다.

꽃은 가지 끝에 총상으로 달리는 원추화서로 8~9월에 피고 담황백색이다. 꽃은 양성화로서 8개의 수술과 1개의 암술이 있으며, 암술머리는 3개로 갈라져 삼구상으로 보인다. 열매는 짙은 갈색을 띤 수과(穗果)이고 종자는 3개의 날개로 싸여 있으며 종자 1,000개의 무게[천립중(千粒重)]는 1.1g 정도로 매우 가볍다.

뿌리는 땅속으로 뻗고 둥근 괴근을 형성하며 표면은 적갈색을 띠고 절단면의 중앙부분은 황갈색을 띤다. 뿌리의 마디 사이에서는 6개 정도의 부정근이 발생하는데, 부정근의 일부는 고구마와 같이 덩이뿌리를 형성하고 나머지 부정근에서는 지근이 많이 발생하여 뿌리 역할을 한다.

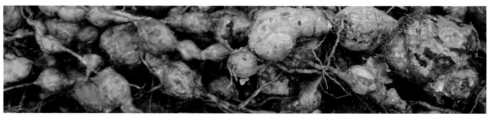

덩이뿌리

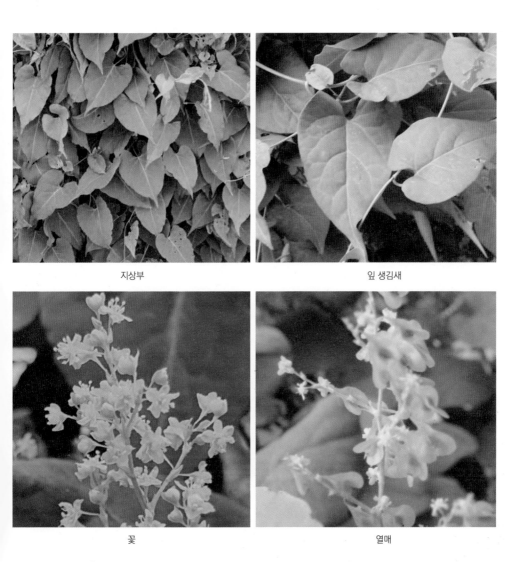

지상부

잎 생김새

꽃

열매

큰조롱이 형태적 특성(백수오)

덩굴성 다년초로서 덩굴은 옅은 녹색을 띠고 시계 반대 방향으로 감고 올라가며 길이는 1~3m 정도이다. 줄기와 잎을 자르면 흰색의 유액이 나온다. 잎은 마주나고 심장형이며 표면은 짙은 녹색이고 뒷면은 옅은 녹색으로 잎끝은 뾰족하다. 잎 가장자리는 굴곡이 없이 밋밋하여 잎자루는 원줄기 밑부분의 것은 길고 위로 올라갈수록 짧아진다.

335

꽃은 7~8월에 잎겨드랑이에서 꽃대가 발생하여 우산 모양을 이루고 황록색으로 핀다. 양성화로서 5개의 수술과 1개의 암술이 있으며 암술머리는 유백색의 공 모양을 이루고 있다. 열매는 삭과로 9월경에 생긴다. 꼬투리는 길이 8~12㎝, 지름 1~1.5㎝의 피침형이고, 꼬투리당 80~100개 정도의 종자가 들어 있으며, 종자 1,000개의 무게[천립중(千粒重)]는 6.5g 정도이다.

종자는 짙은 갈색을 띠며 솜털이 달려 있어서 탈협과 동시에 바람에 날리며 흩어지므로 채종할 때는 주의가 필요하다. 뿌리는 마와 같이 주근이 비대생장하는데, 주근은 초년도에 신장과 비대생장을 하고 이후부터는 비대생장만 계속한다. 비대생장한 원뿌리의 절단면의 바깥 부분은 유백색을 띠고, 중앙 부분은 담황색을 띤다.

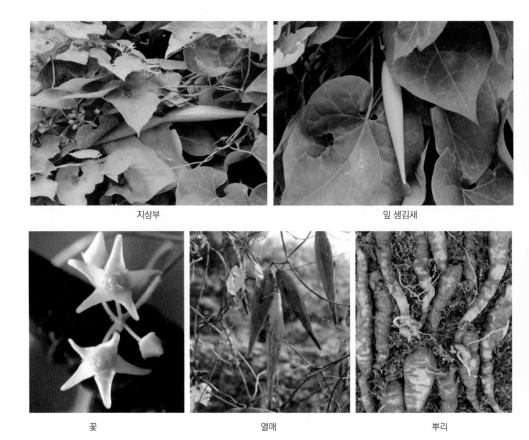

지상부　　　　　　　　　　　　　　잎 생김새

꽃　　　　　　　　　　열매　　　　　　　　　　뿌리

비슷한 약용 식물

이엽우피소

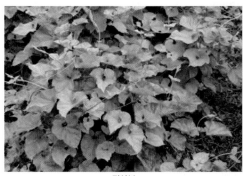

지상부

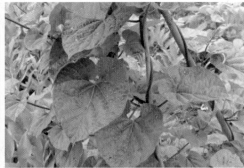

잎 생김새

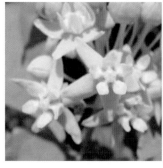

꽃

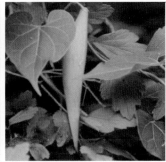

열매

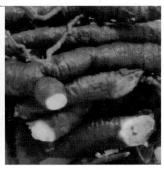

뿌리

박주가리

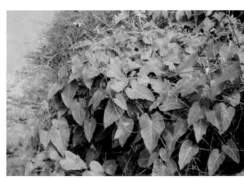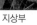

지상부

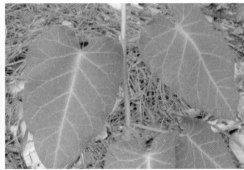

잎 생김새

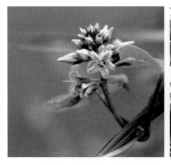
꽃

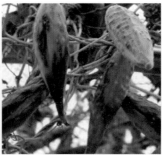
열매

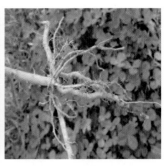
뿌리

재배방법

하수오를 중심으로 재배 방법을 기술하고자 한다. 하수오는 다음과 같이 종자 번식과 영양 번식의 두 가지로 번식, 재배한다.

종자 번식 : 파종 시기는 3월 말~4월 초순경이 적당하다. 300평당 완숙 퇴비 2,000kg, 복합비료(22-22-22) 25kg, 계분 100kg을 섞어 파종 15일 전에 전면 살포한 후 경운(耕耘, 밭갈이)한다. 파종할 두둑은 폭 120cm, 두둑 높이를 30cm로 하여 평탄작업을 하고 종자를 파종한다. 종자를 파종하기 전에 종자량의 5~6배 정도 되는 톱밥과 혼합하여 산파(흩어뿌림)하면 골고루 파종할 수 있다. 하수오 재배 시, 특히 직파 재배 때에 파종 후 3일 이내에 라소 유제 적정량을 포장 전면에 살포한다. 파종 후 20일 정도면 하수오 종자가 발아하여 지표로 올라올 때 건조를 막기 위한 볏짚 피복을 해 주고 발아되어 지표로 올라올 때 흐린 날이나 오후 3시 이후에 볏짚을 걷어 준다. 그 후 약 20일 동안은 풀이 나지 않으며 하수오 줄기는 30~40cm 정도로 성장해 있으므로 그 뒤의 제초는 커다란 문제가 되지 않는다.

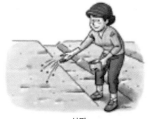
산파

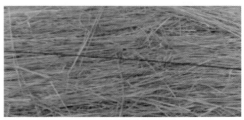
볏짚피복

- 지주 설치 : 덩굴성 식물이며 구근의 비대를 위하여 지주를 설치해야 한다. 180㎝ 정도의 잡목을 피라미드 형태로 세워 주고 상단부를 꼬임끈으로 맨 후 맨 가장자리 두 곳에 말뚝을 박고 상단부를 철사줄로 묶어 준다. 잡목이 없는 곳에서는 대나무를 사용해도 된다. 6월 중순부터 2번 정도 김매기를 해 준다. 이렇게 관리한 후 겨울이 지나 2년차로 접어들면 종근 재배와 동일하게 관리하면 된다.

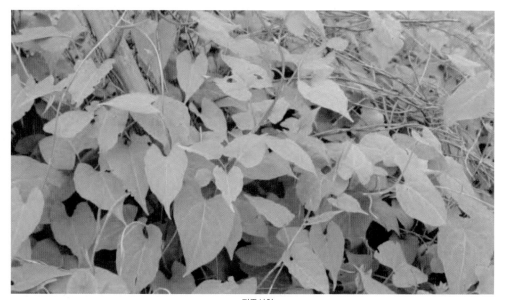
지주설치

영양 번식(종근 재배)

종근 준비는 재배한 구근(球根, 알뿌리)에서 상품성이 없는 것을 골라서 식재한다.

- 분근 번식 : 모주 포장의 10~20배에 달하는 면적에 증식이 가능하다. 또한 경비가 저렴하고 이른 봄에 바로 정식이 가능하다는 장점이 있다. 종근을 채취하여 사용할 밭은 가을에 수확하지 않고 봄에 수확한다. 즉 정식에 적합한 4월 중순경에 수확과 동시에 뿌리줄기를 전부 캐 내어 분근한다. 분근된 종근을 재식할 때에는 부정근이 나와 있는 뿌리줄기를 3~4마디씩 잘라서 2~3마디는 땅속에 묻고, 1마디만 지표면에 약간 보일 정도로 심는다.

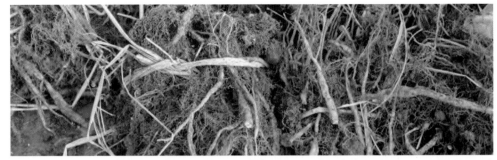

종근

● 삽목 번식 : 숙지삽(전년생 가지를 삽수로 이용)과 녹지삽(당년생 부위를 채취하여 삽수
로 이용)이 가능하다. 삽수의 조제는 늦가을에 충실하게 자란 덩굴을 선별하
여 1m 정도 잘라서 다발을 지어 동해를 받지 않도록 움 속에 저장하였다가
4월 중순~하순경에 10~15㎝의 길이로 조제한 후 모래 상토에 7~12㎝
정도 깊이로 묻고 마르지 않게 수분 관리를 하면 뿌리가 쉽게 발생한다. 또
한 여름 장마기에 충실한 녹지(당년 발생한 덩굴)를 10~15㎝ 길이로 잘라 모
래상토에 삽목하고 수분 관리를 잘 해주면 뿌리가 쉽게 내린다.

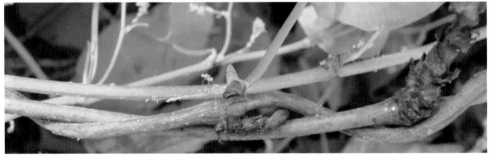

삽수

● 정식 : 4월 중순이 적기이며, 경운 전 토양살충제를 모래와 섞어서 6㎏ 살
포한다. 10a당 퇴비 2,000㎏, 질소 14㎏, 인산 12㎏, 칼륨 8㎏을 시용한
다. 질소 50%와 인산과 칼륨 전량을 시용하고 경운하여 정지한다. 재식 거
리는 줄 간격 30㎝, 주간 거리 20㎝ 간격으로 하여 깊이 10㎝의 골을 만
든 다음 묘의 머리 부분이 약간 보이게 심은 후 제초제로 랏소, 시마진 등

340

을 뿌려준다. 정식 후 묘가 활착되어 생장하며 남은 질소 50%를 8월에 추비로 사용한다.

- 지주 세우기 : 덩굴이 15~25cm 정도 자라면 지주를 설치하여 덩굴을 유인해 준다.
- 제초 관리 : 정식 후 20일 정도 되어 줄기가 올라오기 시작하면 제초 작업을 해 주어야 하며 그 후 7~9월은 잡초의 자람에 따라 인력으로 김매기를 2회 정도 해 주어야 한다.
- 관수 : 생육 중 수분이 가장 필요한 시기인 4~5월의 활착기와 8~9월의 뿌리 비대기에 가뭄이 심하면 30~50mm 정도 물을 관수하여 뿌리의 활착 및 비대 등을 촉진한다.

기타 관리 6월 말~7월 초순경 경엽이 떨어지고 생육이 좋지 않을 때에 줄기를 절단해 주어야 한다. 절단 후 아주 충실한 경엽이 다시 살아 돋아나며, 왕성한 성장을 시작한다.

사용부위 하수오는 뿌리를 약재로 사용한다.

채취와 가공 파종 또는 정식 2년째, 10~11월에 덩굴을 걷어내고 지하부를 굴취, 덩이뿌리를 수확한다. 채취한 하수오는 수염뿌리를 제거하여 가공공장으로 이송한 후 근피가 벗겨지도록 세척한 후 온풍건조기에 넣어서 건조한다. 약재로 사용할 때는 검정콩 삶은 물을 흡수시켜서 찌고 말리는 과정을 반복한 다음 온풍건조기를 이용하여 건조한다. 원래 하수오의 생뿌리는 쪼개보면 연한 담홍색을 띠는데 솥에 몇 차례 찌면 점점 붉어진다(구증구폭). 건조된 약재는 썩지 않도록 잘 보관한다.

성분 하수오에는 옥시메틸안트라퀴논(oxymethylanthraquinone), 레시틴(lecithin), 크리소파놀(chrysophanol), 에모딘(emodin) 등의 성분이 주로 함유되어 있으며 이 외에도 다량의 전분과 지방이 함유되었다.

병충해 방제

뿌리의 피해로 고온 다습한 여름철, 특히 장마기에 근부병이 발생하므로 배수 관리를 철저하게 해 주어야 하며 충해로는 고자리파리 피해와 굼벵이 및 거세미의 피해가 있다. 식재 2개월 전까지 완숙 퇴비를 넣어 병충해가 발생하는 원인을 차단해야 한다. 또한 진딧물 피해가 의외로 심하게 나타나며 탄저병이 많이 발생한다. 방제 약제로는 진딧물 살충제+탄저병 살균제나 석회보르도액을 장마기 이전에 일주일 간격으로 살포하고 있으나 아직까지 등록 고시된 약제는 없다. 탄저병은 연작을 하지 않으면 큰 피해가 없다.

병해 금부병(뿌리썩음병), 탄저병

뿌리썩음병, 선충류

● 뿌리썩음병의 경우 뿌리가 검게 변색되어 썩으며 식물체 생육에 지장을 초래한다.
● 선충류의 경우 피해 받은 뿌리는 수많은 혹이 생기거나 기형적인 모습으로 변한다.

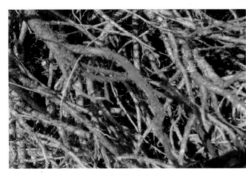

뿌리썩음병 병징

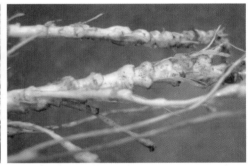

선충류 피해 병징

병원균 발생상태

● 뿌리썩음병 병원균은 Phytophthora spp.이며 여름 장마기 토양수분 함량이 높게 유지되는 경우 발병이 심하고, 연작지나 다년근 황기를 생산하는 포장에서 특히 많이 발생한다.
● 황기에 보고되어 있는 선충류는 당근뿌리혹선충(Meloidogyne hapla Chitwood) 등 7종이고, 사질토에서 선충의 이동성이 좋아 발병률이 높다.

342

- 선충류는 뿌리 속에 발생하므로 피해 받은 뿌리는 많은 혹이 생기며 기형으로 변하여상품성이 저하되고, 식물체의 양분과 수분 흡수를 저해시켜 생장을 부진하다.

방 제

- 연작 재배를 피하고 이전 작물에서 뿌리썩음병이나 선충류의 피해가 있었던 포장은 피해야 한다.
- 휴경하고 심경을 해주면 표토층에 주로 서식하는 선충의 밀도가 감소되어 이후 재배시 피해를 줄일 수 있다.

탄저병 병징

- 잎, 잎자루, 줄기에 발생하는데 잎에서는 처음에 원형 또는 부정형의 작은 반점을 형성하고, 병이 더 심해지면 확대되어 암갈색의 불규칙한 대형병반으로 된다.
- 줄기에서도 잎에서와 같은 모양의 병반이 형성되고, 심한 경우 말라서 부러진다.

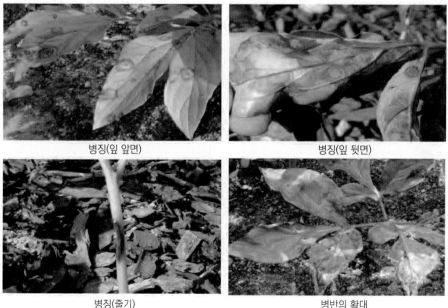

병징(잎 앞면)　　　　　　　병징(잎 뒷면)

병징(줄기)　　　　　　　병반의 확대

발생상태

- 병원균은 Colletotrichum sp.이며 분생포자($13\sim22\times4\sim6\mu$ m)는 타원형이고 담황색이다.
- 균사의 형태로 월동하고 이듬해 분생포자를 형성하여 전염된다.
- 전염원의 특성상 빗물에 용해되어 토양표면에 존재하다가 빗방울 등에 의해 지상부로전염되므로 장마철 고온다습한 조건에서 발병이 심하다.

방 제

- 병든 잎이나 식물체 전체를 조기에 제거하여 병 발생이 확대 되는 것을 막도록 하고, 발생 초기에 디티아논액상수화제, 이미녹타딘트리스알베실레이트·티람수화제, 프로클로라즈망가니즈수화제, 아족시스트로빈액상수화제 등 적용 약제로 방제한다.

유기농업자재 활용 방법

석회보르도액

석회보르도액은 일명 보르도액이라 부르기도 한다. 1882년 프랑스의 밀라데트(Millardet)가좀도둑을 방지할 목적으로 황산구리와 석회를 섞은 흰푸른색 액체를 뿌린 포도나무는 생육기내내 잎을 매달고 있는데 비하여, 이 혼합액을 뿌리지 않은 포도나무의 잎은 병에 걸려 죽고땅에 떨어진다는 사실을 알아냈다. 그는 수많은 실험 끝에 1885년 황산구리와 석회수화제를섞어 사용하면 포도 노균병을 효과적으로 방제할 수 있다는 사실을 알아냈다. 석회보르도액은포도 노균병 방제에 효과적임을 발견된 이래 여러 가지 병을 방제할 목적으로 광범위하게 이용되고 있는 보호용(예방용) 살균제이다. 보르도액은 병원균의 포자가 날라 오기 전에 작물의줄기와 잎에 살포하여 작물에 부착한 포자가 발아하는 것을 억제하는 특성을 가지고 있어 예방효과는 매우 우수하나 치료효과는 미미하므로 병 발생 전에 살포하는 것이 좋다.

석회보르도액의 제조방법

가. 준비물 : 황산구리, 생석회, 통(고무통 또는 나무통), 저울, 막대기를 높일
　　　　수 있다.

나. 재료구입처 : ① 황산구리 : 농업자재판매상(또는 인터넷 구입)

　　　　　　　② 생석회 : 농업자재판매상(또는 인터넷 구입)

다. 제조방법

① 불순물을 줄이기 위하여 순도가 높은 황산구리(CuSO4.5H20, 순도 98.5% 이상)
　와생석회(CaO, 순도 90% 이상)를 준비한다.

② 한 용기에 제조하는 총량의 80~90%의 물에 황산구리를 녹여서 묽은 황산구리액
　을 만든다.

③ 다른 용기에 생석회를 소량의 따듯한 물로 잘 섞은 후(消和, slaking), 물을 첨가
　하여제조하는 총량의 10~20%되게 석회유를 만든다. 사용하는 통이나 저어주는
　막대기등은 반드시 금속제가 아닌 재질(고무통, 나무통)을 사용한다.

④ 황산구리액과 석회유를 충분히 냉각시킨 후 석회유를 잘 저으면서 황산구리액을
　천천히 가하여 석회보르도액을 만든다.

라. 제조 예 (4-4식 석회보르도액 20ℓ 제조시)

① 황산구리와 생석회를 준비한다.

② 한 용기에 16ℓ 의 물에 황산구리 80g을 녹여서 황산구리액을 만든다.

③ 다른 용기에 생석회를 소량의 물로 잘 섞은 후 물을 첨가하여 4ℓ 의 석회유를 만
　든다.

④ 황산구리액과 석회유를 충분히 냉각시킨 후 석회유를 잘 저으면서 황산구리액을
　천천히가하여 석회보르도액을 만든다.

석회보르도액의 제조방법

석회보르도액 제조시 주의할 점은 반드시 석회유에 황산구리액을 첨가하여야 하며,
석회유와 황산구리액을 저온에서 반응시켜야 한다. 만약 황산구리액에 석회유를 첨

가하거나 두 가지 액을 따뜻한 상태에서 반응시키면 산성액이 되고 석회보르도액의 입자가크게 되어 물에 골고루 풀리지 않아 사용할 수 없게 된다.

석회보르도액의 종류

석회보르도액은 황산구리와 생석회의 혼합비에 따라 그 종류가 다양하다. 석회보르도액의 종류는물1ℓ 중에 함유되는 황산구리와 생석회의 양(g)에 따라서 3-3식, 4-4식, 6-6식, 8-8식 등으로 부리며 각각의 제조함량은 표 1과 같다.

황산구리와 생석회의 함량에 따른 석회보르도액의 종류

종류	물 100ℓ		종류	물 100ℓ	
	황산구리	생석회		황산구리	생석회
3-3식	300g	300g	4-8식	400g	800g
3-6식	300g	600g	4-12식	400g	1200g
3-9식	300g	900g	5-5식	500g	500g
3-12식	300g	1200g	6-3식	600g	300g
4-2식	400g	200g	6-6식	600g	600g
4-4식	400g	400g	8-8식	800g	800g
4-6식	400g	600g			

충해 고자리파리, 굼벵이, 거세미, 진딧물

고자리파리 병징

● 뿌리와 줄기를 갉아먹어 잎이 황색으로 변하고 피해 포기는 근경 부위까지 쉽게 뽑아진다. 이 유충은 부패균을 옮기어 직, 간접으로 피해를 유발한다.

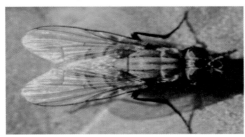
고자리파리

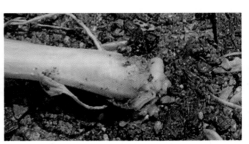
고자리 피해모습

활동시기

- 연 4회 발생(4, 5, 7, 8월)에 활발한 활동시간 : 오후 2~4시에 활발히 활동 한다.

방 제

- 정식 전 입제 : 월동 유충 제거(유기인계)
- 월동 후 희석제 : 월동 후 가해 유충 제거(유기인계, 카바메이트계, 칼탑계 및 신규 계통 약제)

굼벵이 병징

- 하수오 덩굴줄기를 갉아먹거나 잡균이 뽕나무균사속과 하수오 덩굴줄기를 썩게하는 경우가 있다.

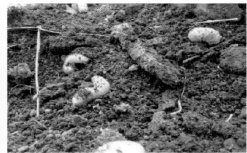
천마밭 굼벵이

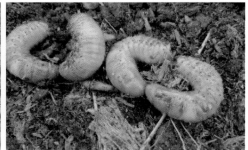
굼벵이 생김새

방 제

- 방제로는 물빠짐이 잘 되도록 하고, 습기유지가 잘 되는 피복물을 덮어 주면 된다.

나방류 병징(거세미나방, 파밤나방)

- 거세미나방(Agrotis segetum), 숯검은밤나방(Agrotis tokionis) 및 검거세미나
  방(Agrotis ipsilon)이 있다. 숯검은밤나방 성충은 날개편 길이가 50mm, 유충은
  회흑색을 띠나 점차 흑색이 짙어져 검게 된다. 검거세미나방 성충은 날개를 편 길이가
  47~48mm이고, 몸은 진한 회갈색이다. 유충은 40mm이고, 어린 유충은 녹색이지만자

라면서 갈색을 띤다. 거세미나방 성충은 날개를 편 길이가 38~45㎜로 회갈색을뛰며 중앙부에 콩팥무늬, 고리무늬가 있고, 노숙유충은 길이가 40㎜에 달한다.

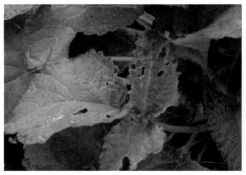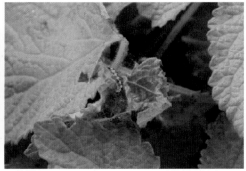

나방 유충 발생과 피해 증상

발생상태

- 거세미나방은 년 2~3회 발생하며 성충의 발생최성기는 6월 중순, 8월 중순 및 10월 상순이다. 검거세미나방은 년 3회 발생하며 성충의 발생최성기는 6월 중순, 8월중순 및 9월 하순이다. 숯검은밤나방은 9월 중순부터 10월 하순에 걸쳐 년 1회발생한다.
- 어린 유충은 잎 등에 해를 입히지만 피해는 심하지 않다. 하지만 3령 이상의 유충은 겉흙에 서식하면서 기저부에 가까운 어린 작물의 줄기를 잘라 그 일부를 땅속으로끌어들여 피해를 입힌다. 두과작물, 유료작물, 가지과작물, 박과작물 등 대부분의어린 작물에 피해를 준다.

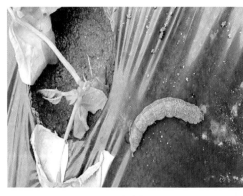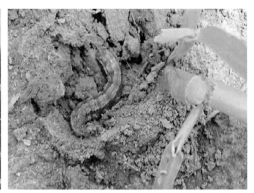

팥 피해   조 피해

진딧물 병징

- 유시충은 1.9mm, 무시충은 2mm 정도로서 머리가 암녹색이며, 가슴과 배는 황록색~
녹색이고 흰 밀납질 가루로 덮여 있음.

- 뿔관은 흑색이고 배의 7~8마디 등면에 짧은 띠 모양의 두터운 판이 있으며, 털은
짧고 가시모양이며, 더듬이는 몸 길이의 절반 정도임.

진딧물

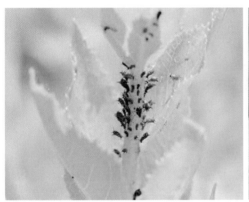 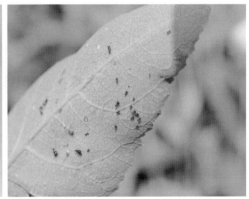

줄기에 발생하는 진딧물   잎에 발생하는 진딧물

피해증상

- 보통 생장부 순이나 어린잎 뒷면에 기생하여 잎을 흡즙하나 다발생하면 상부의 잎도
가해하는데, 피해 잎은 생육이 부진하고 오글오글하게 말린다.

- 배설물에 의해 잎 표면에 그을음이 생겨 광합성을 저해하고 유묘에서 피해를 받으면
쇠약해져 고사하는 경우도 있다.

발생상태

- 산형과 식물과 어수리, 당근, 사상자, 긴사상자, 파드득나물 등에 발생하는데, 6월
상순부터 주로 발견되며 7월 상순경에 피해와 발생이 많다.

- 식물체 밑 잎자루 등을 가해하고 가끔 개미류가 공생하여 흙 등으로 덮어놓기도 한다.

방 제

● 발생 초기에 방제하여야 효과적인데, 더덕에서 진딧물류 방제 약제는 없어 타 작물에 등록된 약제를 사용하되 사전에 약해 유무를 확인하고 사용하여야 한다.

다른 약용 작물에 나타나는 진딧물 형태

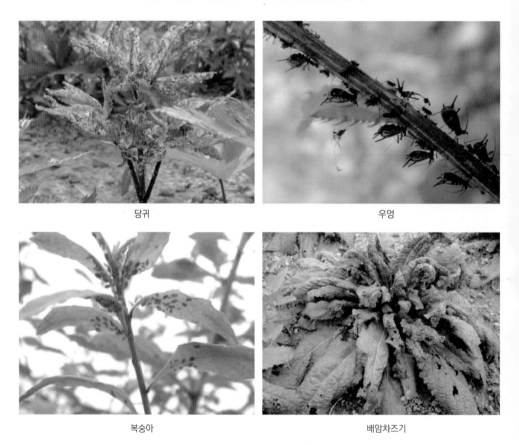

당귀 　　　　　　　　　　　　　　　　우엉

복숭아 　　　　　　　　　　　　　　　배암차즈기

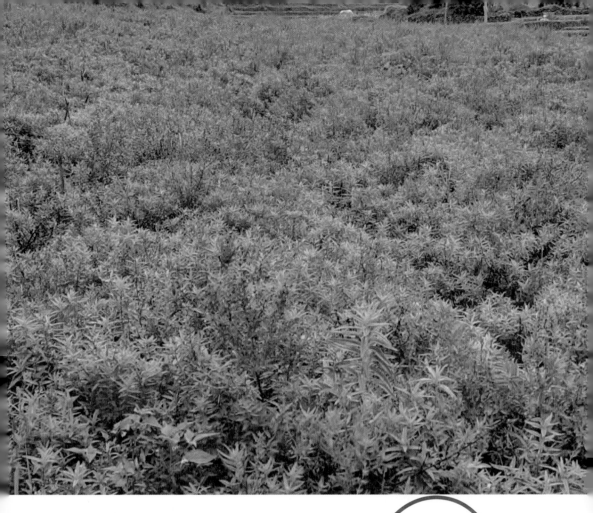

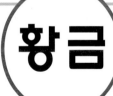

황금

과명 : 꿀풀과(Labiatae)

이명 : 황금초, 조금(條芩), 고금(枯芩), 편금(片芩)

생약명 : 황금, 자금, 황문

분포지 : 경기, 경상도, 전라도 등 중남부 지역

번식법 : 파종이나 육묘 이식

꽃 피는 시기 : 7~8월

채취 시기 : 11~12월

용도 : 약용(뿌리)

약용 : 해열, 이뇨, 지사, 이담, 소염, 동맥 경화, 고혈압, 담낭염

학명

Scutellaria baicalensis Georgi

생태적 특성

꿀풀과에 속하는 다년생 초본으로 식물체 전체에 설쳐 널이 나 있고 줄기는 대개 모여나며 경질(莖質)이고 곧게 섰거나 비스듬히 올라가 여러 갈래로 갈라졌다. 잎은 마주나며 거의 잎자루가 없고 피침형에 잎 밑이 뭉뚝하거나 날카로우며 톱니가 없거나 모연(毛緣)이다.

꽃은 7~8월에 피고 자줏빛이 돌며 총상꽃차례로 한쪽으로 치우쳐서 달린다. 화관(花冠)은 밑부분에서 꼬부라져 곧게 서고 통형이며 길이 1.5~2.5㎝이고 입술 모양이다. 꽃받침은 종 모양이다. 열매는 둥그스름하면서 여윈 모양으로 9~10월에 익는데 꽃받침 안에 들어 있다.

한방에서 뿌리를 해열, 이뇨, 지사, 이담, 소염제로 이용하며 농가에서는 약용 식물로 재배한다.

뿌리의 색깔은 황갈색을 띠며 1년생은 주로 주근이 비대하고 다년생은 곁뿌리들도 비대해지는데 뿌리는 한약재로 이용되고 있으며 조제 시 건재는 충실하고 쓴맛이 강한 것이 우량품이다. 농가 소득 면에서는 황금 재배 농가 대부분이 산파에 의한 무피복 재배로 제초 노력과 수확 노력이 과다하게 소용되어 순수익 감소의 주원인이 되고 있다.

중국 북부가 원산으로 우리나라, 일본, 대만 등지에 재배하고 있으며 우리나라에서는 전국적으로 재배가 가능하나 중부 이북 지방은 기후 관계로 재배가 잘 안되고 중부 및 남부 지방이 적합하다.

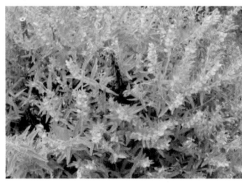

지상부

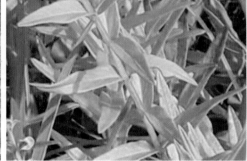

잎

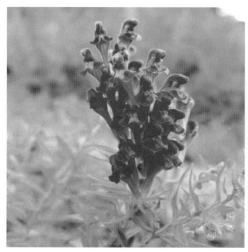
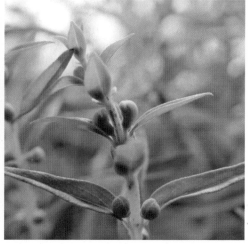

꽃   열매

재배방법

전국 어디서나 재배가 가능하지만 따뜻하고 일사량이 많은 중남부 이남 지역이
유리하며, 토양은 물빠짐이 좋은 식양토나 양토로 토심(土深)이 깊고 유기물이 많은
곳이 재배하기에 좋다. 물빠짐이 좋지 않으면 뿌리가 썩기 쉽고, 점질토에서는 뿌
리의 발육이 좋지 않으며 수확하는 데 노력이 많이 든다. 사질토나 자갈이 많은 곳
에서는 잔뿌리가 많이 발생하여 품질이 떨어지고 겨울에 동해를 입기 쉽다. 황금
의 번식은 종자, 삽목(挿木) 및 분주(分株)로 가능하지만, 종자 파종법이 많이 활용되
고 있다. 종자 파종 재배에는 직파 재배법과 육묘 이식 재배법이 있다.

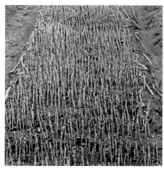
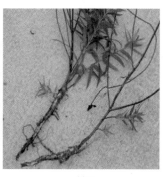
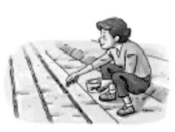

삽목   분주   조파

품종　현재 육성 보급한 품종은 없고, 전남 여천 지역에서 수집한 지방 재래종이 주로 재배되고 있다.

채종　종자는 2년생으로서 병이 없고 발육이 좋은 포기에서 채취한다. 황금은 7~10월에 걸쳐서 계속 꽃이 피므로 여무는 순서대로 아랫부분부터 채종하는 것이 좋다. 다만 채종에 시간이 많이 걸리므로, 잎이 누렇게 변하고 종자가 검게 익었을 때 줄기를 베어내 말린 후 털어서 정선하여 사용한다.

종자

파종 시기　남부 지방에서는 5월 초순부터 하순까지 파종을 하는 것이 뿌리 썩음도 적고 수확량이 제일 많다. 너무 일찍 파종하면 여름에 많이 썩을 위험성이 있다.

파종량　봄에 파종하여 1년생으로 가을에 수확하기 위하여 직파 재배를 하는 경우에는 10a당 2L 정도의 종자가 소요된다. 2~3년생 뿌리를 수확할 목적으로 직파할 경우에는 본답 10a당 1.5L 정도의 종자가 소요되고, 육묘 이식 재배를 할 경우에는 99㎡ 정도의 모판에 0.8L 정도의 종자가 필요하다.

파종 방법　종자를 파종할 때는 흐르는 물에 2~3시간 침종한 뒤 벤레이트티 1,000배액에 3~4시간 소독한 후 맑은 물로 씻어 파종하거나 분의(粉依, 가루약제를 종자 표면에 고루 묻도록 버무림) 처리한 다음 파종한다.

- 직파 재배 : 밑거름을 골고루 뿌린 후 전층시비가 되도록 깊이갈이를 2~3회 한다. 너비 90~120㎝의 두둑을 짓고 15㎝ 간격으로 작은 골을 친 후 줄뿌림을 하거나 흩어뿌림을 하고 흙을 1㎝ 정도 덮어 준다. 점뿌림을 하여

2~3년생으로 수확하고자 하는 경우에는 너비 40㎝의 두둑을 짓고 10~15㎝ 간격으로 2~3립씩 파종한다. 검정 비닐에 구멍을 뚫고 비닐 피복 재배하는 것이 좋다.

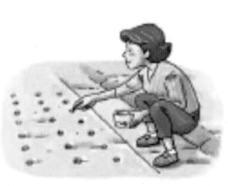

점파

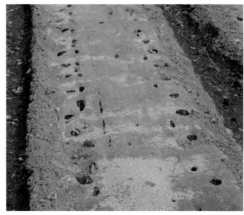

구멍뚫린 비닐

시비 방법 1모작 재배 시에는 밑거름으로 10a당 퇴비 1,500kg, 질소(요소) 7kg, 인산(용과린) 4.5kg, 칼륨(염화칼륨) 5kg을 밭 전면에 고루 뿌린 후 밭갈이하여 전층 시비가 되도록 하고, 두둑을 만들어 직파하거나 이식한다. 웃거름은 6월 상순과 8월 상순에 요소와 염화칼륨 3kg씩을 2회로 나누어 준다. 이모작 재배 시에는 밑거름으로 10a당 퇴비 2,000kg, 질소(요소) 4kg, 인산(용과린) 7.5kg, 칼륨(염화칼륨) 3.5kg을 시용하고, 웃거름은 8월 중순에 요소와 염화칼륨을 2.7kg씩 준다. 2차 연도에도 전년도와 같이 시비한다.

주요 관리법 장마철에 배수가 잘 안 되면 뿌리가 부패하므로 물이 잘 빠지도록 배수구를 깊이 설치해 주어야 한다. 검정 비닐 피복 재배 시에는 발아만 잘 시키면 수확량을 높이고, 제초에 드는 노력을 절감할 수 있다. 7월 중순경부터 개화가 시작되어 10월까지 계속되므로 채종할 포기 외에는 8월 중순에 낫이나 예취기를 이용하여 정단부에서 10㎝ 정도 꽃대를 잘라 준다.

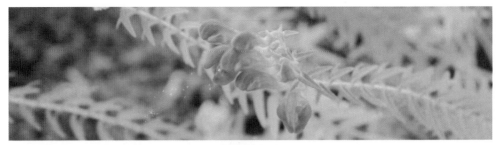

꽃대를 잘라준다

수확량 생근으로 100kg/10a/1년 250kg/10a/2년 450kg/10a/3년생

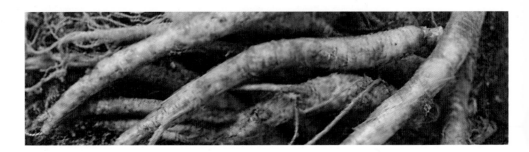

사용부위 황금은 뿌리를 사용한다.

채취와 가공

- 채취 : 황금은 11월 하순~12월 상순경 잎이 누렇게 변하면 줄기를 베어낸 다음 뿌리를 수확한다. 수확한 뿌리는 흙을 털고 살수세척기를 이용하여 깨끗이 세척한다. 대칼과 플라스틱 솔로 문질러 깨끗이 닦거나 세척과 박피를 동시에 할 수 있는 박피기를 이용하면 일손을 줄일 수 있다. 잔뿌리는 따로 모아 저장하여 종근으로 이용할 수 있다.
- 가공 : 열풍 또는 저온 냉풍건조하는 방법이 있다. 이때 수확한 뿌리를 오래 방치했다가 건조하게 되면 청색으로 변하여 상품가치가 떨어진다.

성분 플라본(flavone)의 우고닌(wogonin)과 플라본 배당체인 바이칼린(baicalin)을 함유하며 바이칼린은 가수분해에 의해서 바이칼레인(baicalein)과 글루쿠론산(glucuronic acid)으로 된다.

병해 잿빛곰팡이병, 점무늬병, 줄기썩음병이 발생한다. 질소질의 시비를 적게 하여 과번무(잎이나 줄기가 너무 무성하게 성장해서 뿌리나 과실의 발육이 부실해짐)를 억제한다.

잿빛곰팡이병 병징

- 꽃, 줄기, 잎, 가지에 발생한다. 꽃잎은 갈변하면서 썩기 시작하고, 꽃잎이붙어 있는 어린 과실로 점차 확대되어 흑갈색의 병반이 형성되며, 줄기에서는 수확 후 남아있는 과병의 상처나 꽃잎이 떨어진 부위로부터 연갈색 혹은황갈색 병반을 형성하여 줄기 끝이 시드는 증상을 일으키고, 심해지면 줄기가 마르면서 감염된 줄기 윗부분의 잎이 말라죽는다. 잎에서도 떨어진 꽃잎이 부착된 부위로부터 발병이 시작되며, 수침상 병반을 형성한다. 병반부분에서 회색의 곰팡이가밀생하는 것을 쉽게볼수있다.

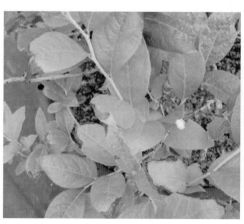
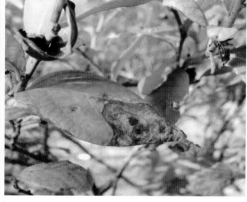

| 초기 병징 | 병징 확대 |

발생상태

- 병원균은 분생포자나 균핵의 형태로 병든 식물체나 토양에서 월동하여 1차 전염원이 되며, 주로 비바람에 의해 날려 전파된다.

방 제

〈경종적 방법〉

질소질 비료의 과다 사용을 금한다.

병원균이 바람에 날려 확산되고, 습도가 높고 저온일 경우 쉽게 발병하므로 통풍과 투광을 좋게 한다.

병든 식물체를 제거하여 전염원 밀도를 낮추고, 포장을 청결하게 관리한다.

〈유기농업자재 활용 방법〉

작물에 발생하는 잿빛곰팡이병 방제에 활용이 가능한 유기농업자재 허용물질은 석회보르도액, 유황제, 미생물제제, 식물추출물, 클로렐라 배양액 등이 있다. 클로렐라배양액을 250배로 희석하여 주1회 예방위주로 경엽살포하면 발병을 줄일 수 있다.

석회보르도액

석회보르도액은 일명 보르도액이라 부르기도 한다. 1882년 프랑스의 밀라데트(Millardet)가좀도둑을 방지할 목적으로 황산구리와 석회를 섞은 흰푸른색 액체를 뿌린 포도나무는 생육기내내 잎을 매달고 있는데 비하여, 이 혼합액을 뿌리지 않은 포도나무의 잎은 병에 걸려 죽고땅에 떨어진다는 사실을 알아냈다. 그는 수많은 실험 끝에 1885년 황산구리와 석회수화제를섞어 사용하면 포도 노균병을 효과적으로 방제할 수 있다는 사실을 알아냈다. 석회보르도액은포도 노균병 방제에 효과적임을 발견된 이래 여러 가지 병을 방제할 목적으로 광범위하게 이용되고 있는 보호용(예방용) 살균제이다. 보르도액은 병원균의 포자가 날라 오기 전에 작물의줄기와 잎에 살포하여 작물에 부착한 포자가 발아하는 것을 억제하는 특성을 가지고 있어 예방효과는 매우 우수하나 치료효과는 미미하므로 병 발생 전에 살포하는 것이 좋다.

석회보르도액의 제조방법

가. 준비물 : 황산구리, 생석회, 통(고무통 또는 나무통), 저울, 막대기를 높일 수 있다.

나. 재료구입처 : ① 황산구리 : 농업자재판매상(또는 인터넷 구입)

　　　　　　　② 생석회 : 농업자재판매상(또는 인터넷 구입)

다. 제조방법

① 불순물을 줄이기 위하여 순도가 높은 황산구리($CuSO_4.5H_2O$, 순도 98.5% 이상) 와생석회(CaO, 순도 90% 이상)를 준비한다.

② 한 용기에 제조하는 총량의 80~90%의 물에 황산구리를 녹여서 묽은 황산구리액을 만든다.

③ 다른 용기에 생석회를 소량의 따뜻한 물로 잘 섞은 후(消和, slaking), 물을 첨가하여제조하는 총량의 10~20%되게 석회유를 만든다. 사용하는 통이나 저어주는 막대기등은 반드시 금속제가 아닌 재질(고무통, 나무통)을 사용한다.

④ 황산구리액과 석회유를 충분히 냉각시킨 후 석회유를 잘 저으면서 황산구리액을 천천히 가하여 석회보르도액을 만든다.

라. 제조 예 (4-4식 석회보르도액 20ℓ 제조시)

① 황산구리와 생석회를 준비한다.

② 한 용기에 16ℓ 의 물에 황산구리 80g을 녹여서 황산구리액을 만든다.

③ 다른 용기에 생석회를 소량의 물로 잘 섞은 후 물을 첨가하여 4ℓ 의 석회유를 만든다.

④ 황산구리액과 석회유를 충분히 냉각시킨 후 석회유를 잘 저으면서 황산구리액을 천천히가하여 석회보르도액을 만든다.

석회보르도액의 제조방법

석회보르도액 제조시 주의할 점은 반드시 석회유에 황산구리액을 첨가하여야 하며, 석회유와 황산구리액을 저온에서 반응시켜야 한다. 만약 황산구리액에 석회유를 첨가하거나 두 가지 액을 따뜻한 상태에서 반응시키면 산성액이 되고 석회보르도액의 입자가크게 되어 물에 골고루 풀리지 않아 사용할 수 없게 된다.

석회보르도액의 종류

석회보르도액은 황산구리와 생석회의 혼합비에 따라 그 종류가 다양하다. 석회보르도액의 종류는 물1ℓ 중에 함유되는 황산구리와 생석회의 양(g)에 따라서 3-3식, 4-4식, 6-6식, 8-8식 등으로 부리며 각각의 제조함량은 표 1과 같다.

황산구리와 생석회의 함량에 따른 석회보르도액의 종류

종류	물 100ℓ		종류	물 100ℓ	
	황산구리	생석회		황산구리	생석회
3-3식	300g	300g	4-8식	400g	800g
3-6식	300g	600g	4-12식	400g	1200g
3-9식	300g	900g	5-5식	500g	500g
3-12식	300g	1200g	6-3식	600g	300g
4-2식	400g	200g	6-6식	600g	600g
4-4식	400g	400g	8-8식	800g	800g
4-6식	400g	600g			

점무늬병

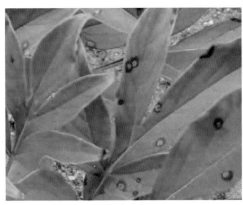
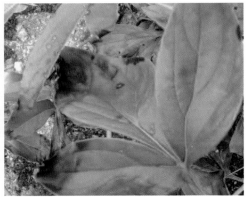

점무늬병 병징   병반 확대

병원균 발생상태

- 병원균은 Alternaria sp.와 Phoma sp.의 두 종류 진균이 관여하는데, Alternaria sp.는 곤봉형의 분생포자를 형성하고 Phoma sp.는 병자각과 무색, 단세포의 병포자를 형성한다.

- Alternaria sp.의 분생포자 혹은 Phoma sp.의 병포자가 공기전염에 의해 병발생이 되며, 6월경부터 발병하여 장마기에 발생이 심하다.

방 제

- 전년도에 이병된 식물체에서 월동한 병원균에 의해 병이 발생하지 않도록 하는 관리가 필요하며, 발생 시 적용 약제인 폴리옥신비수화제, 프로피네브수화제 등을 살포하여 방제한다.

줄기썩음병

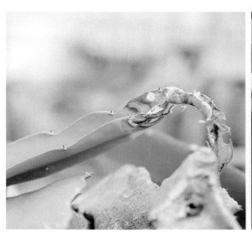 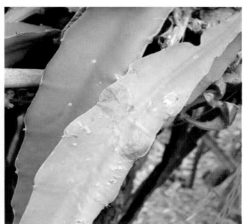

줄기썩음병 병징

- 초기에는 줄기에 작은 점무늬가 형성된다. 점차 줄기 조직이 연황색 내지 황갈색의수침상 병반으로 확대되고, 물러지면서 흑변한다.

병원균 발생상태

- 개미, 달팽이 등에 의한 상처 부위로 병원균이 침입하여 발생한다. 병원균은 병든식물의 잔재 속에서 월동하여 다음해 1차 전염원이 된다. 주로 수공을 통해 침입하거나 곤충의 식흔이나 상처를 통해 침입하여 조직 안으로 퍼진다. 비바람, 농기구등이나 곤충의 유충에 의해서도 전반된다.

방 제

- 감염된 부위는 조기에 제거한다.
- 유기물을 공급하여 수세를 건전하게 유지한다.
- 해충을 제거하여 식물체에 상처가 생기지 않도록 한다.

충해 거세미, 파밤나방, 진딧물, 응애, 뿌리혹선충등이 있으며 아직 품목 고시된 약제는 없다.

나방류 병징(거세미나방, 파밤나방)

- 거세미나방(Agrotis segetum), 숯검은밤나방(Agrotis tokionis) 및 검거세미나방(Agrotis ipsilon)이 있다. 숯검은밤나방 성충은 날개편 길이가 50mm, 유충은 회흑색을 띠나 점차 흑색이 짙어져 검게 된다. 검거세미나방 성충은 날개를 편 길이가 47~48mm이고, 몸은 진한 회갈색이다. 유충은 40mm이고, 어린 유충은 녹색이지만자라면서 갈색을 띤다. 거세미나방 성충은 날개를 편 길이가 38~45mm로 회갈색을뛰며 중앙부에 콩팥무늬, 고리무늬가 있고, 노숙유충은 길이가 40mm에 달한다.

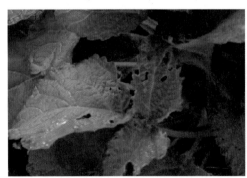 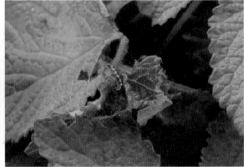

나방 유충 발생과 피해 증상

발생상태

- 거세미나방은 년 2~3회 발생하며 성충의 발생최성기는 6월 중순, 8월 중순 및 10월 상순이다. 검거세미나방은 년 3회 발생하며 성충의 발생최성기는 6월 중순, 8월중순 및 9월 하순이다. 숯검은밤나방은 9월 중순부터 10월 하순에 걸쳐 년 1회발생한다.
- 어린 유충은 잎 등에 해를 입히지만 피해는 심하지 않다. 하지만 3령 이상의 유충은 겉흙에 서식하면서 기저부에 가까운 어린 작물의 줄기를 잘라 그 일부를 땅속으로끌어들여 피해를 입힌다. 두과작물, 유료작물, 가지과작물, 박과작물 등 대부분의어린 작물에 피해를 준다.

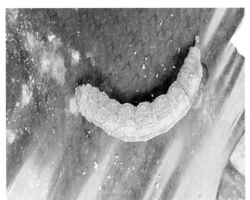
거세미 나방 유충

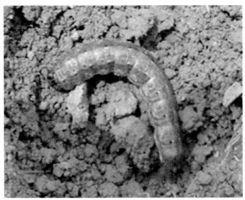
검거세미 나방 유충

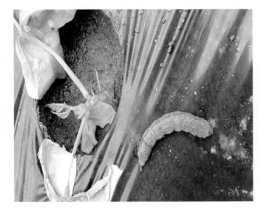
팥 피해

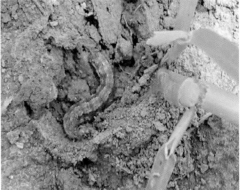
조 피해

363

선충류 병징

● 뿌리 속에서 생활하므로 양분과 수분 흡수가 지해되어 생장이 부진해지고 피해 받은뿌리는 수많은 혹이 생기거나 기형적인 모습으로 변하여 상품성이 저하됨.

선충류

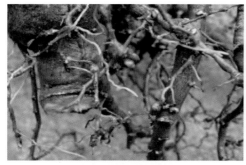

뿌리혹선충 병징

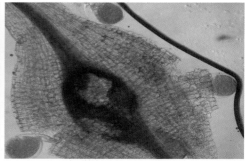

병징부 뿌리혹선충(현미경)

병원균 발생상태

● 연작지나 다년 재배 작약에서 많이 발생하고 사질토에서 특히 발병률이 높음.
● 작약에 보고되어 있는 선충류에는 당근뿌리혹선충(Meloidogyne hapla Chitwood) 등20여종이 보고되어 있음.

방 제

● 가급적 사질토 포장과 이전 선충류의 피해가 있었던 곳에는 재배를 자제함.
● 휴경하면서 심경을 해주면 표토층에 주로 서식하는 선충의 밀도가 감소되어 이후 재배시 피해를 줄일 수 있음.
● 뿌리혹선충에 등록되어 있는 약제는 포스티아제이트입제, 카두사포스입제, 터부포스입제, 다조멧입제 등이 있음.

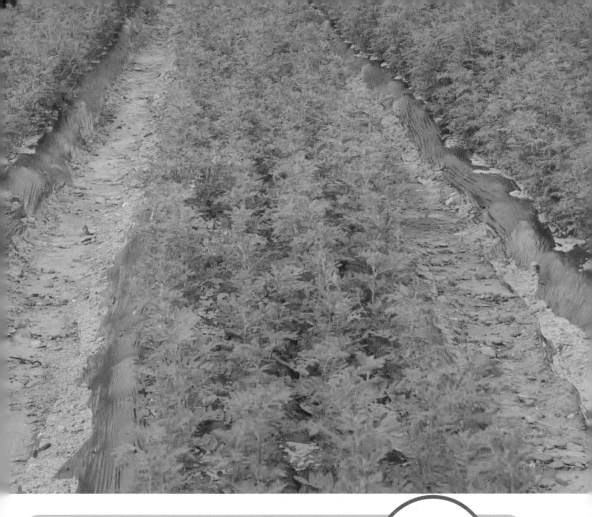

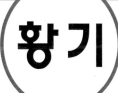

과명 : 콩과(Fabaceae)

이명 : 백본(百本), 옥손(玉孫), 양육(羊肉), 백약면(百藥綿)

생약명 : 황기(黃芪)

분포지 : 경북, 강원, 함북 등지의 산야

번식법 : 10월 하순 파종

꽃 피는 시기 : 7~8월

채취 시기 : 가을 또는 11~12월

용도 : 약용

약용 : 치아 질환, 강장제, 완화제, 지한제, 강심제, 치질

학명

Astragalus membranaceus Bunge

생태적 특성

「대한약전」에 따르면 황기는 콩과의 다년생 초본인 황기(*Astragalus membranaceus* Bunge)의 주피를 거의 벗긴 뿌리를 기원으로 한다.

중국에서 황기로 함께 통용되는 몽고황기나 내몽고황기는 황기의 변종으로 분류된다. 「동의보감」에서는 '단서삼불휘'라고 기재되어 있는데 이것은 같은 콩과에 속하는 식물인 고삼(너삼)과 형태적으로 매우 유사하면서 너삼의 맛이 매우 쓴 데 반하여 황기의 경우에는 단맛이 나기 때문에 붙여진 이름이다. 생약명 또한 황기(黃芪)라고 하여 단너삼 '기(芪)'자를 쓰는데, 중국에서는 황기(黃耆)라 하여 늙은이 '기(耆)'자를 쓴다. 이는 색이 노란빛을 띠고 있으며 오래 복용하면 장수할 수 있음을 뜻한다.

다년생 초본으로 줄기는 녹자색을 띠며 직립하고 초장은 1~1.5m에 이르며 원줄기는 윗부분에 가지가 많이 생기고 표면이 매끄럽게 광택이 있으며 약간의 털이 있다. 꽃은 7~8월에 노란색으로 피며 잎겨드랑이에 총상꽃차례로 달리는데 시간이 지나면서 붉은빛이 도는 자주색으로 변한다. 꽃부리의 길이는 15~18㎜로 나비 모양이고 꽃받침은 길이 5㎜로 종 모양이다.

광택이 나는 열매는 협과로 길이 2~3㎝의 약간 둥근 달걀 모양이다. 뿌리는 직근성으로 곧게 뻗으며 길이는 20~100㎝에 달하고, 굵기는 0.5~2.0㎝ 정도로 겉껍질은 담황갈색이나 절단면의 둘레는 유백색, 속살은 담황백색을 띤다.

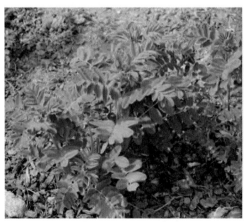

지상부

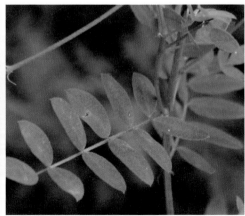

잎

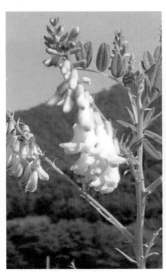
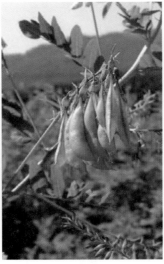
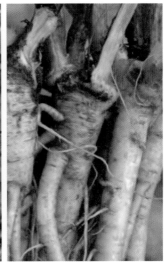

꽃   열매   뿌리(직근성)

재배방법

황기는 추위에 강하여 전국 어느 곳에서나 재배가 가능하지만 강우량이 많고 비바람이 심한 남부 해안지방은 적당하지 않으며, 비교적 서늘한 중북부 산간지방, 즉 여름철 온도가 지나치게 높지 않고 일교차가 큰 곳에서 재배하는 것이 뿌리의 생육도 좋고 품질도 양호하다. 특히 직근성으로서 뿌리가 깊게 뻗어 내려가므로 토심이 깊고, 물빠짐이 좋으며 부식질이 많은 토양이 재배하기에 적합하다.

배수가 좋지 못한 토질에서는 여름 장맛비 올 때에 뿌리가 썩는 경향이 있으며, 사토질에서는 경엽의 성장은 좋으나 뿌리가 곧게 내려가지 못하고 잔뿌리가 많이 생겨서 품질이 좋은 것을 수확하기 어려우므로 두 가지 경우 모두 피하는 것이 좋으며 또한 철분이 과다한 토양도 피해야 한다. 여름철 기온이 높은 평야지에서는 근부병(뿌리썩음병)이 심하여 2~3년생 뿌리를 생산하기가 어렵다. 황기의 번식은 주로 종자번식법을 이용한다.

품종 농촌진흥청 산하 연구기관에서 육성한 '풍성황기'가 있다.

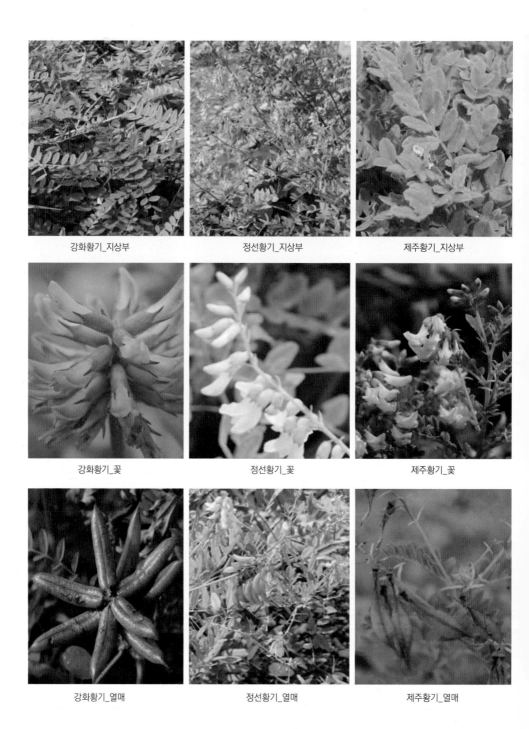

강화황기_지상부 정선황기_지상부 제주황기_지상부

강화황기_꽃 정선황기_꽃 제주황기_꽃

강화황기_열매 정선황기_열매 제주황기_열매

채종　황기의 종자는 2~3년생의 건전한 포기에서 채취해야 한다(1년생은 발아율이 떨어진다). 특히 묵은 종자는 발아율이 나쁘고 생육상태도 불량하며 고사하므로 주의해야 하는데, 종자 색깔이 흑갈색으로 윤기 있고, 종자의 무게가 충실한(1L의 무게가 750g 이상) 햇종자를 택한다. 개화 기간이 60일 이상 지속되기 때문에 채종 적기를 포착하기 어렵다. 채종 시기는 10월 상순~중순경 서리가 내리기 전에 줄기를 20㎝ 높이에서 베어 작은 단으로 묶어 세워 말린 다음 정선한다. 시판되는 종자를 구입할 경우에는 색깔이 검고 광택이 나며 무겁고 충실한 것을 선택한다.

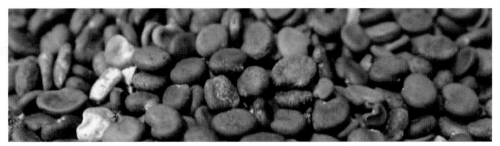

씨앗

정선　종자에는 특히 새콩이나 새삼과 같은 잡초 종자가 섞이지 않도록 잘 정선해야 한다.

재배력　1년째에는 파종(4월 상순~하순) → 솎음, 김매기(4월 하순~5월 중순) → 중경, 웃거름(6월 중순~7월 중순) → 배토(7월 하순~8월 중순) → 당년 수확(11월 중순~)의 순서이며 2년째에는 웃거름과 중경(3월 중순~4월 중순) → 적심(5월 중순~6월 상순) → 웃거름, 중경(6월 상순~하순) → 적심(7월 중순~8월 상순) → 채종(10월 상순~중순) → 수확(10월 하순~11월 중순)의 순서로 한다.

파종　중남부 평야지에서는 4월 초순~중순(만상 피해를 입지 않도록 지역에 따라 조절)으로 파종기가 늦어지면 생육이 떨어져 수량이 감소되므로 너무 늦지 않도록 주의한다.

● 파종 방법 : 파종 전 기비를 전층시비하고 90~120㎝ 정도의 두둑을 만든다. 당년 수확을 할 경우에는 골 사이 15㎝, 포기 사이 10㎝ 간격으로 조파

하거나, 10㎝ 간격으로 2~3알씩 점파한다. 2년근 이상을 수확하려 할 때는 30㎝ 간격으로 작은 골을 만들어 포기 사이 10㎝ 간격으로 조파하거나, 10㎝ 간격으로 점파한다. 파종 후 복토는 0.5~1㎝ 두께로 하는데 인력 파종기, 트렉터 부착 다목적 인력 파종기를 이용하면 편리하고 인력을 절감할 수 있으며 파종 심도가 균일하여 발아가 고르다.

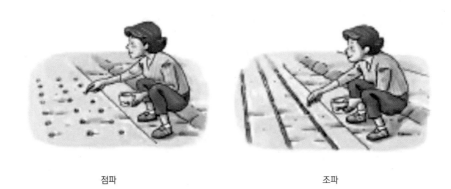

| 점파 | 조파 |

- 종자 소요량 : 당년 수확 시는 조파하려면 3.6L/10a, 점파하려면 2.4L/10a 정도의 종자가 소요된다. 2년 이상 수확 시는 1.8L/10a 정도 필요하다.

시비 방법

① 콩과 식물(질소 고정 능력이 있음)이므로 질소질보다는 퇴비, 인산, 칼륨비료를 많이 주어야 하고, 산성 토양에서는 석회를 충분히 사용하여 중화시킨 후 심어야 한다.

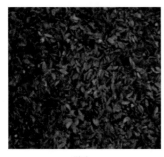
퇴비

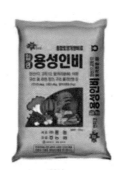
인산

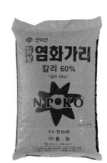
칼륨

② 보통 10a당 질소질 비료 6kg, 인산 비료 8kg, 칼륨 비료 9kg, 퇴비 1000kg 을 밑거름으로 준다.

③ 늦가을 줄기와 잎이 누렇게 마르면 다음 해 수확할 것은 지상부 10㎝ 정 도를 남기고 벤 다음 월동시킨다.

④ 이른 봄에 퇴비 등의 비료를 밑거름보다 30% 정도 더 주어야 2년차 생 육이 좋다.

주요 본밭 관리 파종 후 10일 정도면 발아가 되는데 지나치게 벤 곳만 솎아 준다. 황기는 약간 배게 키우는 것이 곁뿌리 발생이 적어 품질이 좋다. 솎음 작 업은 포기 사이를 10㎝로 하여 1포기씩만 남기고 솎아 준다. 김매기는 황기 생 장에 지장이 없도록 3~4회 하는데 제초제 나프로파마이드 수화제 400배액을 파종 복토 후 토양 살포하기도 한다.

- 보파(補播) : 황기는 직근성 작물로 이식이 잘 안 될 뿐만 아니라 곧은 뿌리 를 수확해야 되므로 결주가 생기면 이식하지 말고 보파해야 한다. 보통 파 종 20일 후에도 발아가 안 되는 결주는 보파한다

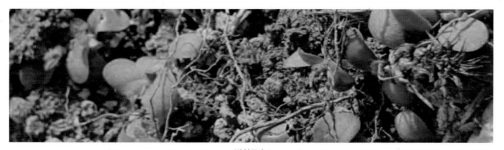
발아모습

- 순지르기(적심) : 지상부 생육이 지나치게 좋으면 도복(쓰러짐)의 우려가 있다. 1년생은 7월 중순 이전에, 2년생은 6월 하순과 7월 하순에 각각 1/4 정도 씩 잘라 준다. 지나치게 많이 자르면 생육에 지장이 많아 수량도 감소한다.
- 배수 : 여름철 장마로 지하 수위가 높아지거나 과습 상태가 되면 뿌리가 썩 으므로 배수에 특히 주의해야 한다. 보통 배수로의 깊이는 40㎝ 이상, 80㎝ 이내로 두둑을 최대한 높여 주는 것이 좋다.

사용부위 황기는 뿌리를 약재로 사용한다.

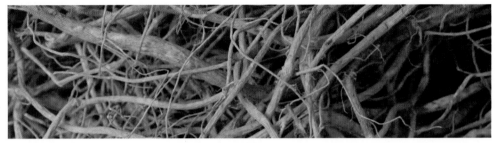
뿌리

채취와 가공 가을(10~11월) 또는 낙엽이 진 다음, 줄기를 잘라내고 뿌리를 채취하여 세척한 후 양건하거나 온풍건조기를 이용하여 건조하여 사용한다 또는 외피를 제거한 다음 말려 꿀을 넣고 약한 불에 볶아서 사용한다. 채취시기는 재배지역에 따라 약간씩 차이가 있다.

성분 황기는 냄새가 거의 없고 맛은 조금 달다. 뿌리에는 사포닌(saponin)의 일종 인 아스트라갈로사이드(astragaloside)와 아미노산(γ-aminobutyric acid), 베타인(betaine), 콜린 (choline), 이소리큐리티제닌(isoli-quiritigenin), 포르모노네틴(formononetin) 등이 함유되어 있 으며 그 밖에도 교질, 점액질, 전분, 자당, 포도당, 섬유소 등이 함유되어 있다.

병해 주요 병해는 노균병, 시들음병, 흰가루병 등이 있다. 여름철 장마기에 심 한 병으로, 노균병에는 디메토모르프 수화제 외 3품목이, 흰가루병에는 아족 시스트로빈 액상수화제 외 2품목이, 그리고 입고병에는 하이멕시졸 · 메타락 실 액제가 등록 고시되어 있다.

노균병 병징

● 잎과 이삭에 발생한다. 잎의 앞면에 황녹색의 줄무늬가 생기고, 습하면 뒷면에 흰색곰 팡이가 형성된다. 심하면 속잎이 나오지 못한다. 이삭은 씨껍질이 비대해져 여물지못 하고 기형이 된다. 군대병, 군데병, 백발병으로도 불린다.

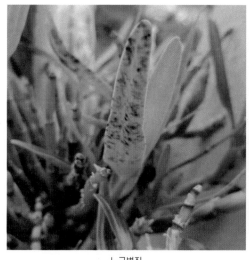
노균병징

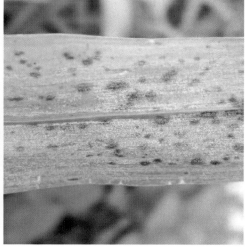
노균병징

발생생태

- 병원균은 종자에 붙어서 혹은 땅 속에서 월동하며, 이듬해 종자가 발아할 때 침입한다. 비바람에 의해 포자가 이동하여 2차 감염이 일어난다. 노균병은 저온 다습한기상조건이 계속되면 급속히 확산된다. 병 발생에 알맞은 토양온도는 20℃ 내외이다.

방 제

〈경종적 방법〉

- 이어짓기를 피하고 돌려짓기를 하며 병든 것은 모아서 태운다.
- 밀식재배를 피하여 다습한 조건이 되지 않도록 한다.

〈유기농업자재 활용 방법〉

유기농업자재는 식물체내 침투이행성이 없거나 적어 병이 발생된 후에 처리할 경우 그 효과가 저조하다. 작물에 발생하는 노균병 방제에 활용이 가능한 유기농업자재허용물질은 석회보르도액, 석회황합제, 유황제, 동제, 난황유, 식물성 기름 등이다. 그러나 조 노균병을 대상으로 시험된 바는 없으므로 약효, 약해에 주의하여 사용하여야 한다.

석회유황합제

유황(硫黃 : Sulphur)의 색깔은 황색, 담황색, 연한 녹황색, 노르스름한 회색, 갈색, 흑색 등이다. 조흔(條痕)은 백색 내지 옅은 황색이다. 결정면에는 금강석 광택이 있고 단면에는 지방 모양의 광택이 있으며 반투명이다.

황을 이용한 석회유황합제는 1881년부터 프랑스에서 쓰기 시작하여 전파되었다. 처음 포도에 사용하여 살균뿐만 아니라 살충력(응애, 깍지벌레)의 효과도 보고 있다. 그러나 정확히 알고 사용하지 않으면 약해를 일으키기 쉬운 결점도 있다.

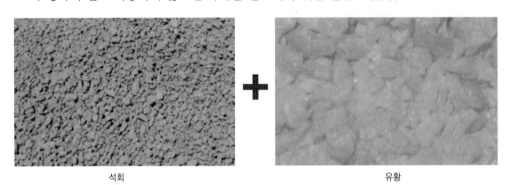

석회   유황

1) 제조법 및 성상

공업적인 제법으로 생석회와 유황을 1 : 2의 중량비로 배합하여 가압솥에 넣고 소요량의 물을 가하여 2기압의 기압 하에 120~130℃에서 약 1시간 가열 반응시킨 다음 30분간 숙성 냉각시켜 여과기로 불용물을 여과해서 제품으로 만든다.

예 석회유황합제 180L를 만드는 데 생석회 35kg+유황 70kg이 소요

제품은 적갈색의 투명한 액체로 강한 알칼리성을 띤다. 비중은 1.29 내외(Be 32~33°)이다. 유효 성분은 다황화석회(CaSn) n=1~5이며, 이것이 약 72.5% 함유되어 있다.

흔히 석회유황합제의 질을 비중으로 표시하나, 이것은 가용성 성분의 함유량을 말하는 것이 아니다. 질은 다황화석회의 함유량이다.

다황화석회는 불안정한 화합물로 공기 중의 산소나 탄산가스에 의하여 활성화유황을 만든다. 이 활성화유황이 살균 작용을 하는 것이다. 그러므로 석회유황합제를 제조할 때는 물론 저장할 때도 가급적 공기의 접촉을 방지하여 다황화석회의 산화체인

티오황산석회, 황화석회의 생성을 방지해야 한다.

석회유황합제의 활성화유황은 유황 분말이나 수화성 유황보다 살균력이 강하다. 동시에 식물에 대한 약해도 크다.

대체로 본제의 살균력은 공기 중의 습도, 온도, 일광, 바람 등의 환경 요인에 크게 영향을 받는다. 특히 온도와 습도가 높으면 높을수록 분해가 빨리 되어 효력이 저하된다. 그러므로 오랜 기간을 두고 발생되는 병해에 대해서는 그 효과를 크게 기대할 수 없다.

2) 성상

적갈색의 투명한 액체로 강한 알칼리성을 띠고, 비중이 1.29 내외(보메비중 32~33)이다. 주성분인 다황화칼슘은 불안정한 화합물로서 공기 중에서 산소 및 이산화탄소와 작용하면 다음과 같이 쉽게 분해되어 활성황(活性黃)을 생성하여 살균 작용을 한다.

공기에 노출되면 분해(활성화황, S 및 티오황산칼슘, CaS_2O_3, 황산칼슘, $CaSO_4$ 생성)가 촉진되므로 저장할 때에는 뚜껑을 잘 막아 보관해야 한다. 위와 같은 반응은 식물의 잎이나 줄기에 살포하였을 때에도 일어난다.

석회유황합제

희석 농도 / 원액 농도	보메 0.5도		보메 5도		보메 10도	
	물 20L당	물 500L당	물 20L당	물 500L당	물 20L당	물 500L당
보메 29도	0.25L	6.25L(0.31통)	2.5L	62.5L(3.1통)	5L	125L(6.3통)
보메 30도	0.24L	6.0L(0.3통)	2.4L	60.0L(3통)	4.8	120L(6.0통)
보메 31도	0.23L	5.75L(0.29통)	2.3L	57.5L(2.9통)	4.6	115L(5.8통)
보메 32도	0.22L	5.5L(0.28통)	2.2L	55.0L(2.8통)	4.4	110L(5.5통)

3) 사용법

본제의 살균력은 석회보르도액에 뒤지나, 흰가루병, 녹병에는 우수하다. 기온이 낮을 때는 비교적 높은 농도로, 높을 때는 낮은 농도로 살포한다.

대체로 월동 과수 병해충에는 3~5°Be액(7~10배액), 그 외의 경우는 0.3~0.5°Be dor(80~140배액)으로 살포한다.

4) 사용상의 주의

① 약제 조제용 용기는 금속 용기를 피한다. 사용 분무기는 사용 후 즉시 암모니아수나 식초산액으로 씻은 다음 물로 잘 씻는다.

② 일반적으로 기온이 높거나 일조가 강하면 약해가 일어나기 쉬우므로 농도를 낮게 해서 사용한다. 복숭아, 살구, 자두, 포도, 배, 콩, 감자, 토마토, 오이, 양파, 생강 등은 약해가 일어나기 쉬우므로 주의해야 한다.

③ 본제는 공기와 접하면 분해가 촉진되므로 저장 시에는 밀폐해야 하며 사용하다가 남은 것은 약제 표면에 소량의 기름을 띄워서 공기와의 접촉을 방지한다.

시들음병 병징

● 발생 초기 식물체가 전체적으로 시듦 증상을 보이고, 아랫 잎부터 노랗게 변하면서 점차 위쪽으로 진전되고 심해지면 식물체 전체가 황갈색으로 마르고 고사한다.

● 발병부위 지제부의 줄기를 잘라보면 도관부가 갈색으로 변색된 것을 볼 수 있다.

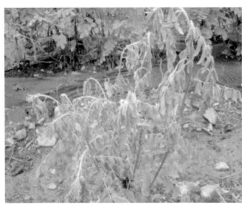 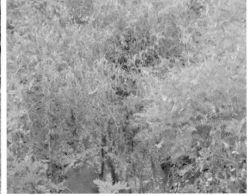

시들음병 초기 병징   식물체 고사

발생생태

● 원균은 Fusarium oxysporum Schl. 이며 크고 작은 분생포자를 형성한다.

● 대형분생포자(28~60×3~5μ m)는 초승달 모양으로 3~5개의 격벽이 있고, 소형분생포자(6~10×2.2~3.5μ m)는 타원형이다.

376

- 균사와 후막포자의 형태로 월동하면서 토양전염하므로 배수가 잘되지 않는 점질토양에서 발생이 많고 연작하면 피해가 심함.

방 제

- 시들음병과 같은 토양전염성병원균에 의한 병은 발생 후에는 방제가 쉽지 않으므로 배수 등 토양 물리성을 고려한 포장 선택이 매우 중요하다.

흰가루병 병징

- 식물체 표면에 밀가루를 뿌려 놓은 듯한 병징이 생기고 심해지면 잎자루와 줄기까지 발생이 확대됨.
- 발병 초기에는 잎의 표면에 흰가루모양 분생포자가 반점상으로 형성되어 부정형으로 변하고 심하면 식물체 전체가 하얗게 보이며 잎이 누렇게 되며 낙엽됨.

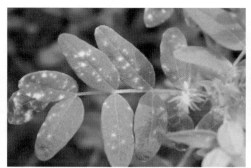
흰가루병

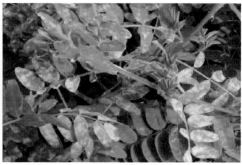
흰가루병

병원균 발생상태

- 병원균은 *Erysiphe pisi* DC.이며 분생포자(무색, 40~46×20~24μm)와 자낭각(90~145×110~160μm)을 형성하며, 자낭각에는 단순한 부속사를 다수 형성된다.
- 자낭은 35~45×75~95μm 정도이고 자낭포자(20~25×40~46μm)는 무색, 단세포로 하나의 자낭내에 3~5개가 들어 있음.

- 병원균은 자낭각 형태로 월동하며 장마 전에 발병되기도 하지만 주로 장마 기에 전염이 되며 장마 후 온도가 높고 약간 건조한 상태에서 병 발생이 심하다.

방 제

- 병든 잎이나 식물체를 조기에 제거하여 병 발생이 확대되는 것을 막음.
- 재배년수가 증가할수록 병 발생이 심해지므로 다년근 재배 시 발생초기 트리 플루미졸 수화제, 아족시스트로빈액상수화제, 페나리몰유제 등 등록약제로 방제한다.

충해 주요 충해는 진딧물과 노린재류 등이다. 진딧물은 5월부터 10월까지 발생하며 특히 건조기 때 발생량이 많다. 아세타미프리드 수화제 등 3~4품목의 등록 고시된 진딧물 약제로 살포한다. 또 야도충, 굼벵이, 기타 토양 해충도 주의해야 하는데 이와 같은 충해는 결주 유발 및 상품성 하락 등을 가져온다. 에토프 입제, 타보 입제 등의 토양 해충약으로 방제할 수 있으나 등록 고시되지는 않았다.

진딧물

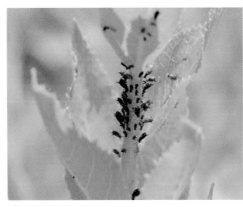

줄기에 발생하는 진딧물

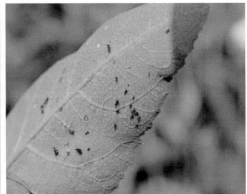

잎에 발생하는 진딧물

진딧물 병징

- 유시충은 1.9㎜, 무시충은 2㎜ 정도로서 머리가 암녹색이며, 가슴과 배는 황록색~녹색이고 흰 밀납질 가루로 덮여 있음.

378

- 뿔관은 흑색이고 배의 7~8마디 등면에 짧은 띠 모양의 두터운 판이 있으며, 털은 짧고 가시모양이며, 더듬이는 몸 길이의 절반 정도임.

피해증상

- 보통 생장부 순이나 어린잎 뒷면에 기생하여 잎을 흡즙하나 다발생하면 상부의 잎도 가해하는데, 피해 잎은 생육이 부진하고 오글오글하게 말린다.
- 배설물에 의해 잎 표면에 그을음이 생겨 광합성을 저해하고 유묘에서 피해를 받으면 쇠약해져 고사하는 경우도 있다.

발생상태

- 산형과 식물과 어수리, 당근, 사상자, 긴사상자, 파드득나물 등에 발생하는데, 6월 상순부터 주로 발견되며 7월 상순경에 피해와 발생이 많다.

- 식물체 밑 잎자루 등을 가해하고 가끔 개미류가 공생하여 흙 등으로 덮어놓기도 한다.

방 제

- 발생 초기에 방제하여야 효과적인데, 더덕에서 진딧물류 방제 약제는 없어 타 작물에 등록된 약제를 사용하되 사전에 약해 유무를 확인하고 사용하여야 함.

황기에 나타나는 진딧물 형태

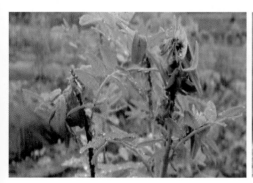 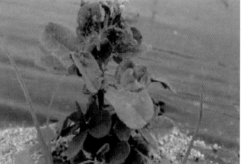

다른 약용 작물에 나타나는 진딧물 형태

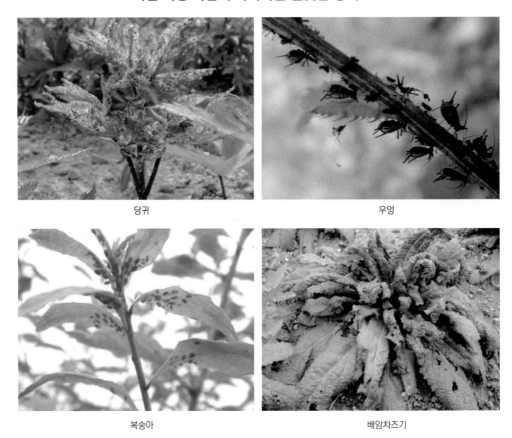

당귀

우엉

복숭아

배암차즈기

노린재류 형태

- 알락수염노린재, 톱다리개미허리노린재 등이 주요 발생 종으로 찔러서 빨아먹는 입 구조를 가지고 있는 납작한 방패 모양의 해충이다.
- 알락수염노린재 성충은 10~15mm 정도로 적갈색에서 황갈색 무늬를 띠며. 톱다리 개미허리노린재는 길이가 15~25mm 정도로 적갈색에서 흑갈색이지만 모두 변이가 심하다.

<h1 align="center">피해증상</h1>

- 가해받은 잎에는 초기 흰 점이 생겼다가 자라면서 상처가 구멍이 되고 잎이 너덜너덜 해질 정도로 피해가 나타나기도 한다.
- 주로 어린 새순을 가해하지만 초기에는 피해증상이 잘 관찰되지 않으나 심할 경우 식물체 전체의 생육도 위축된다.

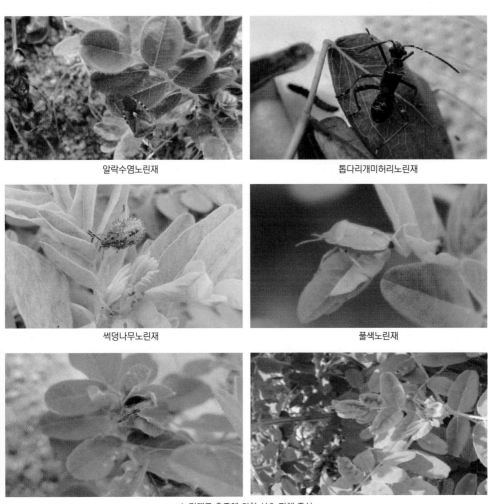

알락수염노린재

톱다리개미허리노린재

썩덩나무노린재

풀색노린재

노린재류 흡즙에 의한 신초 피해 증상

381

발생생태

- 노린재류는 식물체 표면의 위, 아래로 빠르게 이동하며 잘 숨어 있다가 잎이 새로 나오는 부위에서 주로 가해한다.
- 년간 2~3회 발생하며 작물 잔재물이나 포장주위의 잡초 등에서 알로 월동한 후 다음해 4, 5월경부터 기주식물로 이동하여 피해를 준다.

방 제

- 주로 잡초나 노지 식물체에서 재배지로 날아와 가해하기 때문에 방제적기를 놓치기 쉬우므로 초봄부터 수시로 잎의 앞·뒷면을 살펴보면서 방제시기를 결정한다.
- 약제 살포시 인근 식물체 등으로 이동하여 있다가 일정 시간 후 다시 오기 때문에 약제 접촉이 쉽지 않아 방제 효과가 낮을 수 있으므로 약제의 특성을 고려하여 살포 횟수 및 시기를 결정해야한다.
- 노린재류 방제로 등록된 약제는 없으나 진딧물 약제로 등록된 아세타미프리드수화제(모스피란), 티아메톡삼입상수화제(아타라), 피메트로진수화제(체스) 등을 이용할 수 있다.

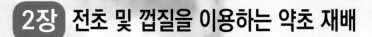

2장 전초 및 껍질을 이용하는 약초 재배

전초

- ◉ 감국
- ◉ 구절초
- ◉ 머위(봉두채)
- ◉ 박하
- ◉ 삼지구엽초(음약곽)
- ◉ 약모밀(어성초)

나무껍질

- ◉ 두충
- ◉ 황칠나무(풍하이)

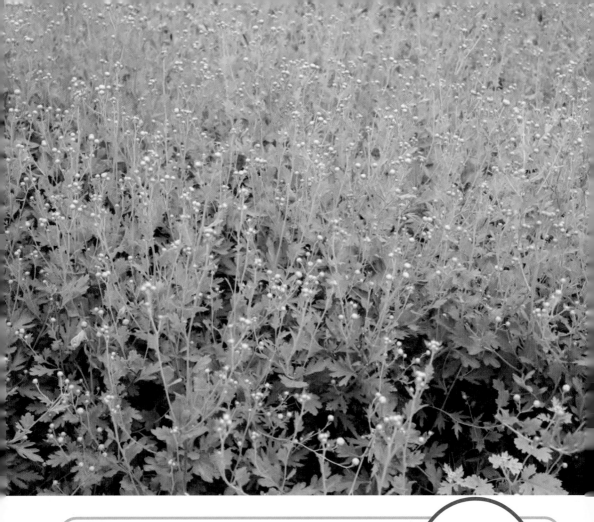

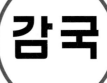

| 과명 : 국화과(Compositae) |
| 이명 : 섬감국, 황국(黃菊), 금정(金精), 절화(節花), 진국(眞菊) |
| 생약명 : 야국(野菊), 야황국(野黃菊), 야국화(野菊花) |
| 분포지 : 산에 분포, 전국 재배 가능 |
| 번식법 : 3~4월경 종자 파종, 봄에 분주·이식 |
| 꽃 피는 시기 : 9~10월 |
| 채취 시기 : 여름~가을 |
| 용도 : 약용, 식용(어린순), 관상용 |
| 약용 : 열감기, 몸살, 폐렴, 기관지염, 두통, 위염, 장염, 종기 |

감국

학명
Chrysanthemum indicum Linné

생태적 특성

감국(甘菊)은 국화과에 속하는 다년생 초본(多年生草本)으로 산기슭의 양지에서 자라며 줄기는 약간 목질(木質)인데 땅속줄기가 길게 옆으로 뻗는다. 줄기의 높이는 약 30~60㎝이며 여러 개가 뭉쳐난다. 잎은 달걀 모양의 진녹색이며 다섯 갈래로 깊게 갈라지고 끝이 뾰족하다. 갈라진 조각은 긴 타원형이며 가장자리에 거친 톱니가 있다.

감국은 9~10월에 황색의 꽃이 줄기와 가지 끝에서 피는데 지름이 2.5㎝ 정도이다. 잎의 밑 부분은 심장형이며 잎자루가 있고 가지는 가을에 분지(分枝)되어 꽃은 두상화(頭狀花)가 피는데 황색으로 가을의 풍치를 아름답게 하여준다.

국화는 중국을 비롯한 아시아와 유럽이 원산이다. 한국, 일본 등 동양 각지에 분포하며 우리나라 전역에 자생하고 가정에서 정원이나 화분용으로 재배하기도 한다. 감국은 향기가 은은하여 술을 빚기도 하고 차를 만들어 마시기도 하며 옛날에 창호지 문의 손잡이 옆에 잎을 넣어 바르면 튼튼하기도 하려니와 비치는 모양이 한결 운치를 더해주었다.

감국의 꽃을 말려서 달여 먹으면 머리가 아프고 어지러울 때, 또한 고혈압과 중풍 환자에게 좋은 것으로 알려져 있다. 또 눈이 침침하여 잘 안 보일 때나 미열이 있을 때 효과가 좋으며 담즙 분비가 부족할 때 촉진제(促進劑)로 쓰인다.

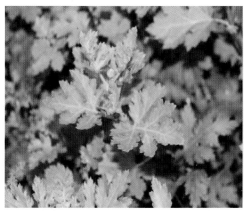

지상부   잎

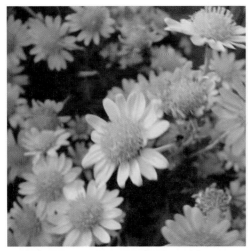
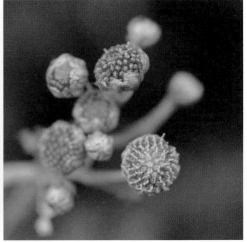

꽃   열매

재배방법

전년의 숙근(여러해살이뿌리)에서 싹이 난 것에서 채묘 또는 포기나누기를 할 수 있다. 약간 습기가 있는 곳에 20㎝ 정도의 간격으로 심으면 된다. 줄기가 30㎝가량 자라면 순치기를 하여 한 개의 싹에서 3~4개의 가지만 나오게 한다.

완숙된 퇴비 등을 밑거름으로 듬뿍 주고 토양 산도를 pH 6.0~6.8로 맞춘다. 꽃이 필 때까지 김매기를 하고 동시에 웃거름을 1~2회 주면 서리가 내리는 늦가을까지도 꽃이 만개한다.

갈아심기는 해마다 이른 봄에 해 준다. 이때 묵은 뿌리를 반 이상 다듬어 새로운 뿌리가 무성하도록 해 주는 것이 좋다. 또한 토양을 완전히 새로운 것으로 바꾸어 주어야 하는데 묵은 흙이 섞여 있을 때에는 아랫잎이 말라 올라가는 원인이 된다.

증식은 이른 봄에 갈아 심을 때 뿌리줄기를 나누면 되는데 4~5월에 잎 한 장씩 붙여서 줄기를 알맞은 길이로 잘라 꺾꽂이를 하기도 한다.

번식 방법 절화용으로 재배 시는 삽목(꺾꽂이) 묘를 이용하는데 5~6월에 새로 난 끝 순을 잘라 삽목하여 번식 묘로 이용한다. 삽목 번식 묘는 당년에 개화주로 번식시킬 수 있는 이점이 있다. 삽목은 마사토나 모래에 삽목 후 음지를 만들고 마르지 않게 수분 관리를 잘 해 주면 한 달이면 완전히 뿌리가 내린다. 관상용으로 재배 시 키를 낮추기 위해서는 7월에 순지르기를 해 주어야 한다.

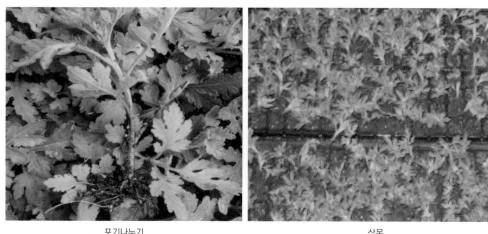

포기나누기	삽목

주요 관리법　재배의 핵심은 햇볕이 잘 들고 배수가 양호한 곳에서 키우는 것이다. 노지 상태에서는 매년 흙을 복토해 주거나 뿌리가 엉킨 것을 1~2년에 1회씩 솎아 주어야 한다. 노지에 배게 심었을 경우에는 개화가 끝난 직후 지상부를 잘라주고 흙으로 2~3㎝ 정도 복토하여 주거나 밀식이 된 곳은 솎음질하여 매년 충실한 꽃을 수확 또는 감상할 수 있게 관리한다.

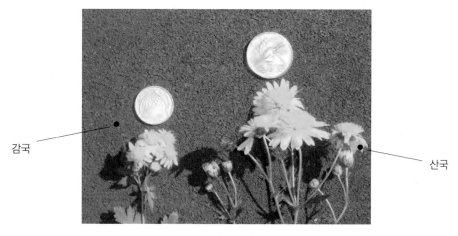

감국

산국

감국과 산국비교

사용부위 감국은 꽃 및 전초를 약재로 사용한다.

채취와 가공 가을에 꽃을 따서 햇볕에 말린 후 잘게 잘라서 사용한다.

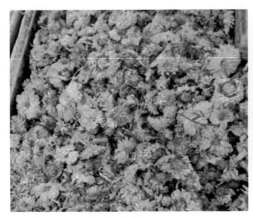
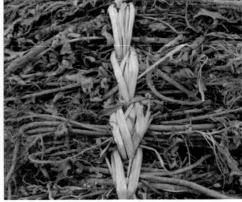

꽃 건조　　　　　　　　　　　　　　　　　전초 건조

성분 전초에 정유, 리나린(linarin), 루테오린(luteolin)의 배당체, 크리산테민(chrysan-themin), 다당류, 쿠마린(cumarin) 등을 함유하고 정유에는 캠퍼(camphor), 캄펨(campheme) 등의 주성분이 함유되어 있다.

병충해 방제

충해 간혹 진딧물이 생길 수 있으며 그 외의 병충해는 거의 없다. 진딧물은 친환경 천연 살충제를 이용하여 없애 주어야 한다. 진딧물 방제에는 질소를 억제하고 규산 100ppm을 살포해 주어도 효과가 있다.

진딧물 병징

- 유시충은 1.9mm, 무시충은 2mm 정도로서 머리가 암녹색이며, 가슴과 배는 황록색~녹색이고 흰 밀납질 가루로 덮여 있음.

- 뿔관은 흑색이고 배의 7~8마디 등면에 짧은 띠 모양의 두터운 판이 있으며. 털은 짧고 가시모양이며, 더듬이는 몸 길이의 절반 정도임.

진딧물

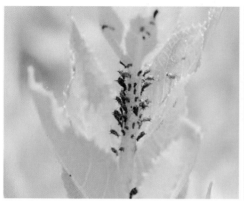
줄기에 발생하는 진딧물

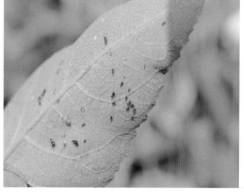
잎에 발생하는 진딧물

- 녹색이고 흰 밀납질 가루로 덮여 있음.
- 뿔관은 흑색이고 배의 7~8마디 등면에 짧은 띠 모양의 두터운 판이 있으며, 털은 짧고 가시모양이며, 더듬이는 몸 길이의 절반 정도임.

피해증상

- 보통 생장부 순이나 어린잎 뒷면에 기생하여 잎을 흡즙하나 다발생하면 상부의 잎도 가해하는데, 피해 잎은 생육이 부진하고 오글오글하게 말린다.
- 배설물에 의해 잎 표면에 그을음이 생겨 광합성을 저해하고 유묘에서 피해를 받으면 쇠약해져 고사하는 경우도 있다.

발생상태

- 산형과 식물과 어수리, 당근, 사상자, 긴사상자, 파드득나물 등에 발생하는데, 6월 상순부터 주로 발견되며 7월 상순경에 피해와 발생이 많다.
- 식물체 밑 잎자루 등을 가해하고 가끔 개미류가 공생하여 흙 등으로 덮어놓기도 한다.

방 제

● 발생 초기에 방제하여야 효과적인데, 더덕에서 진딧물류 방제 약제는 없어 타 작물
에등록된 약제를 사용하되 사전에 약해 유무를 확인하고 사용하여야 함.

친환경 천연 살충제 :

1. 난황유

난황유란 식용유를 계란노른자로 유화시킨 현탁액으로 각종 식물의 병해충 예방 및
방제목적으로 활용하는 유기농작물보호제이다. 난황유는 농약과 화학비료를 사용하
지 않는 유기농재배 뿐만 아니라 가정원예 등 모든 식물재배에 널리 활용할 수 있다.
난황유는 식품으로만들어지므로 매우 안전하고 인축독성 및 환경오염이 없다. 또한,
식용유와 계란노른자 및믹서기만 있으면 누구든지 가정에서 손쉽게 만들어 사용할 수
있고 가격 또한 저렴하다. 난황유는 거의 모든 유기농작물에 병해충관리를 위해 사용
할 수 있다. 특히 식물병에서는 흰가루병과 노균병에 방제 효과가 높으며 해충에서는
응애, 가루이, 깍지벌레 등에 효과가 뛰어나다. 또한 난황유는 천연비료로서 양분공급
효과도 있으므로 1석2조의 효과를 얻을 수 있다

1) 난황유를 만드는 방법 – 1말(20ℓ)기준

①물 100㎖에 달걀노른자 1개를 넣고 믹서로 1~2분 정도 갈아 노른자를 푼다.

②여기에 식용유 60㎖(소주잔 1잔)를 넣고 다시 믹서로 5분 이상 강하게 간다.
  (기름방울이 작을수록 분산이 잘되고 작물에 잘 붙어 방제효과가 좋다.)

③만들어진 난황유를 물 20ℓ 에 섞고 잎의 앞·뒷면에 골고루 묻도록 충분히 뿌려
  준다. (살포량이 500ℓ (25말)인 경우에는 계란노른자 15개 정도만 첨가하여도 되고 사용하
  고남은 난황유는 냉장고에 보관하면 오랫동안 사용할 수 있다.)

※주재료로서 옥수수기름이나 콩기름 등 거의 모든 식용유를 사용할 수 있다.
  하지만 채종유나해바라기유가 다른 식용유에 비해 물리성과 효과가 우수하고
  약해 발생우려가 적다.

살포량 별 필요한 식용유와 계란 노른자 양

재료별	병 발생 전(0.3% 난항유)			병 발생(0.5% 난항유)		
	1말 (20ℓ)	10말 (200ℓ)	25말 (500ℓ)	1말 (20ℓ)	10말 (200ℓ)	25말 (500ℓ)
식 용 유	60㎖	60㎖	1.5ℓ	100㎖	1ℓ	2.5ℓ
계란노른자	1개	7개	15개	1개	7개	15개

    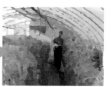

식용유　　　달걀노른자　　믹서기　난항류　　　희석　　　　　　살포

2) 사용방법

● 예방적 살포는 10~14일 간격, 병·해충발생 후 치료적 목적은 5~7일 간격으로 살포한다. (병발생후에는 효과가 떨어지므로 예방적 살포가 중요하다.)

● 잎의 앞·뒷면에 골고루 묻도록 충분한 양을 살포해야 한다.

● 난황유는 직접적으로 병해충을 살균·살충하기도 하지만 작물 표면에 피막을 형성하여 병원균이나 해충의 침입을 막아주므로 너무 자주 살포하거나 농도가 높으면 작물 생육이 억제될수 있다.

오이　　　　　　　　　　　　　　　　　　　　　　　　장미

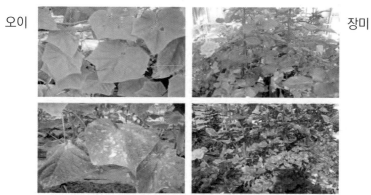

〈오이와 장미의 난황유 처리구(위)와 무처리구(아래) 비교〉

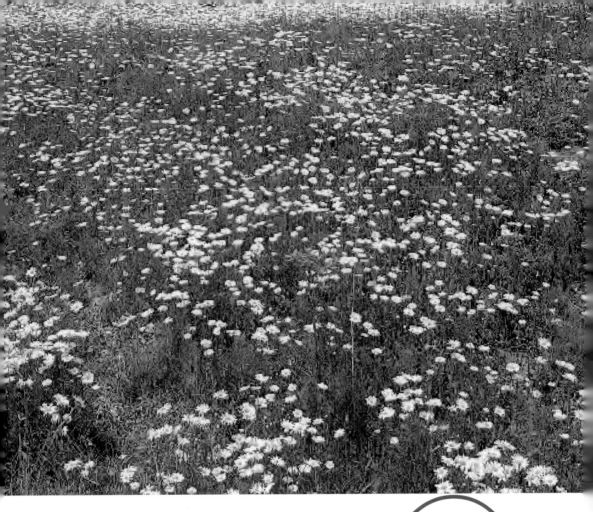

과명 : 국화과(Compositae)

이명 : 구일초(九日草), 들국화

생약명 : 구절초(九折草)

분포지 : 전국의 산과 들

번식법 : 종자 및 영양 번식

꽃 피는 시기 : 9~10월

채취 시기 : 가을

용도 : 약용, 식용, 관상용

약용 : 부인병, 월경 불순, 자궁 냉증, 불임증, 건위, 신경통, 식욕 촉진, 중풍

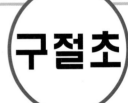

학명

Chrysanthemum zawadskii var. *latilobum* Kitamura

생태적 특성

　산기슭 풀밭에서 흔히 나는 다년생 식물로서 땅속줄기가 옆으로 길게 뻗으면서 번식하며 높이는 50㎝ 내외로 자란다. 잎은 달걀 모양으로 밑부분이 편평하거나 심장 모양이다. 9~10월에 연분홍색 또는 흰색으로 꽃이 피며 열매는 긴 타원형의 수과이다. 수과란 과피(果皮)가 말라서 목질(木質)이나 혁질(革質)이 되고 속에 종자를 가지는 폐과(閉果)를 말하며, 익어도 터지지 않는다.

　음력 9월 9일에 꺾어 모은다고 하여 구절초라고 하는데 부인과 질환이 있는 여성의 경우는 병원 치료도 중요하지만 가정에서 재배하여 계속적으로 복용하면 좋은 효과를 볼 수 있다.

　재배가 아니고 집 안에서 소규모로 키울 경우, 몇 개의 화분에 파종하여 거실이나 창가, 바람과 햇볕이 잘 드는 곳에 두고 재배하면 별다른 신경을 쓰지 않아도 무성하게 잘 자라므로 쉽게 약용할 수 있다.

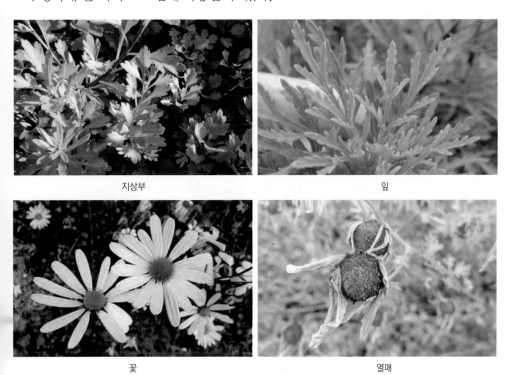

지상부　　　　　　　　　　　　　　　　잎

꽃　　　　　　　　　　　　　　　　열매

재배방법

물빠짐이 좋은 마사토에 부엽을 1 : 1 정도로 섞어서 사용하거나 밭 흙에 부엽을 혼합한 용토를 사용하면 된다. 일반적으로 양지를 좋아하며 특히 직사광선이 오전 중에 2~4시간 정도 비추는 곳에서 재배하는 것이 이상적이다.

잎이 크거나 잎에 무늬가 있는 것은 광선이 약한 곳에서 재배하는 것이 좋다. 지나치게 햇볕이 부족하고, 통풍이 되지 않거나 배수가 잘 안 되고, 온도와 습도가 높으면 식물체가 허약해지는 원인이 된다.

물주기는 건조에 강하고 튼튼하기 때문에 노지 재배에서는 줄 필요가 없지만 화분에 심었을 경우에는 너무 건조하지 않도록 충분히 물을 주어 관리한다.

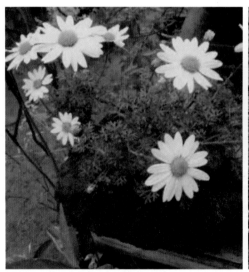

화분재배

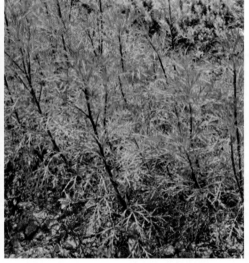

노지재배

번식 방법 종자 번식이나 포기나누기, 삽목으로 번식이 가능하다. 파종할 경우, 종자는 10월 말이나 11월 초에 성숙하는데 꼬투리째 잘 싸서 보관하였다가 이듬해 봄 3~4월경에 파종한다. 포기나누기를 할 경우, 뿌리를 적정하게 분배하고 전정가위로 잘라 준다.

394

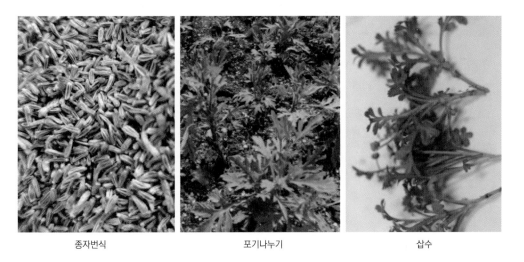

종자번식   포기나누기   삽수

주요 관리법   9월 이후 꽃이 피고 진 다음에는 따로 비료를 줄 필요는 없다. 줄기와 잎이 시들기 시작하는 초겨울이 되면 월동(越冬)할 싹 이외의 지상부는 잘라 주고 월동을 시킨다.

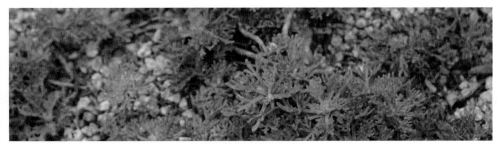

지상부 채취후 새싹이 나는 모습

사용부위   구절초는 줄기와 잎을 약재로 사용한다.

채취와 가공   꽃이 피기 전 채취하여 그늘에 말린다.

성분   카페인산(caffeic acid), 리나린(linarin) 등을 함유하고 있다.

병충해 방제

충해 햇빛과 통풍이 좋은 곳에서 기르면 그다지 병충해는 발생하지 않는다. 줄기 위쪽 어린 잎에만 진딧물이 생길 경우에는 이쑤시개에 물을 묻혀 제거하면 되지만 전체에 퍼져 있으면 진딧물 전용 약제를 살포하기도 하나 등록 고시된 약제는 없다. 또 잎에 흑갈색의 반점이 생기는 경우가 있는데, 보이는 즉시 따서 소각한다. 대체로 병해충에 크게 신경을 쓰지 않아도 좋다.

진딧물 병징

- 유시충은 1.9㎜, 무시충은 2㎜ 정도로서 머리가 암녹색이며, 가슴과 배는 황록색~ 녹색이고 흰 밀납질 가루로 덮여 있음.

- 뿔관은 흑색이고 배의 7~8마디 등면에 짧은 띠 모양의 두터운 판이 있으며, 털은 짧고 가시모양이며, 더듬이는 몸 길이의 절반 정도임.
  녹색이고 흰 밀납질 가루로 덮여 있음.

- 뿔관은 흑색이고 배의 7~8마디 등면에 짧은 띠 모양의 두터운 판이 있으며, 털은 짧고 가시모양이며, 더듬이는 몸 길이의 절반 정도임.

진딧물 피해 사례

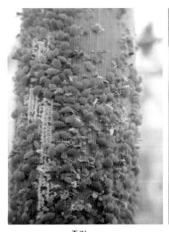 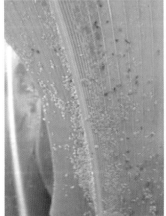 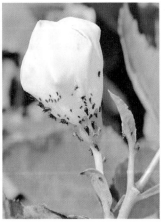

| 줄기 | 잎 | 꽃 |

피해증상

- 보통 생장부 순이나 어린잎 뒷면에 기생하여 잎을 흡즙하나 다발생하면 상부의 잎도 가해하는데, 피해 잎은 생육이 부진하고 오글오글하게 말린다.
- 배설물에 의해 잎 표면에 그을음이 생겨 광합성을 저해하고 유묘에서 피해를 받으면 쇠약해져 고사하는 경우도 있다.

발생상태

- 산형과 식물과 어수리, 당근, 사상자, 긴사상자, 파드득나물 등에 발생하는데, 6월 상순부터 주로 발견되며 7월 상순경에 피해와 발생이 많다.
- 식물체 밑 잎자루 등을 가해하고 가끔 개미류가 공생하여 흙 등으로 덮어놓기도 한다.

다른 약용 작물에 나타나는 진딧물 형태

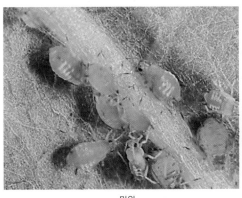 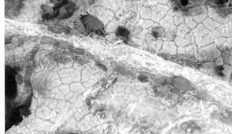

머위   우엉

방 제

- 발생 초기에 방제하여야 효과적인데, 더덕에서 진딧물류 방제 약제는 없어 타 작물에 등록된 약제를 사용하되 사전에 약해 유무를 확인하고 사용하여야 함.

석회유황합제

유황(硫黃 : Sulphur)의 색깔은 황색, 담황색, 연한 녹황색, 노르스름한 회색, 갈색, 흑색 등이다. 조흔(條痕)은 백색 내지 옅은 황색이다. 결정면에는 금강석 광택이 있고 단면에는 지방 모양의 광택이 있으며 반투명이다.

황을 이용한 석회유황합제는 1881년부터 프랑스에서 쓰기 시작하여 전파되었다. 처음 포도에 사용하여 살균뿐만 아니라 살충력(응애, 깍지벌레)의 효과도 보고 있다. 그러나 정확히 알고 사용하지 않으면 약해를 일으키기 쉬운 결점도 있다.

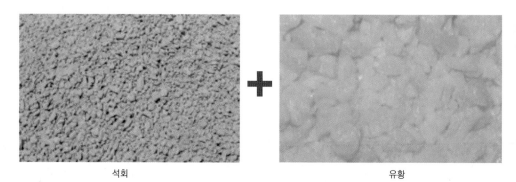

석회   유황

1) 제조법 및 성상

공업적인 제법으로 생석회와 유황을 1 : 2의 중량비로 배합하여 가압솥에 넣고 소요량의 물을 가하여 2기압의 기압 하에 120~130℃에서 약 1시간 가열 반응시킨 다음 30분간 숙성 냉각시켜 여과기로 불용물을 여과해서 제품으로 만든다.

예 석회유황합제 180L를 만드는 데 생석회 35kg+유황 70kg이 소요

제품은 적갈색의 투명한 액체로 강한 알칼리성을 띤다. 비중은 1.29 내외(Be 32~33°)이다. 유효 성분은 다황화석회(CaSn) n=1~5이며, 이것이 약 72.5% 함유되어 있다.

흔히 석회유황합제의 질을 비중으로 표시하나, 이것은 가용성 성분의 함유량을 말하는 것이 아니다. 질은 다황화석회의 함유량이다.

다황화석회는 불안정한 화합물로 공기 중의 산소나 탄산가스에 의하여 활성화유황을 만든다. 이 활성화유황이 살균 작용을 하는 것이다. 그러므로 석회유황합제를 제조할 때는 물론 저장할 때도 가급적 공기의 접촉을 방지하여 다황화석회의 산화체인

티오황산석회, 황화석회의 생성을 방지해야 한다.

석회유황합제의 활성화유황은 유황 분말이나 수화성 유황보다 살균력이 강하다. 동시에 식물에 대한 약해도 크다.

대체로 본제의 살균력은 공기 중의 습도, 온도, 일광, 바람 등의 환경 요인에 크게 영향을 받는다. 특히 온도와 습도가 높으면 높을수록 분해가 빨리 되어 효력이 저하된다. 그러므로 오랜 기간을 두고 발생되는 병해에 대해서는 그 효과를 크게 기대할 수 없다.

2) 성상

적갈색의 투명한 액체로 강한 알칼리성을 띠고, 비중이 1.29 내외(보메비중 32~33)이다. 주성분인 다황화칼슘은 불안정한 화합물로서 공기 중에서 산소 및 이산화탄소와 작용하면 다음과 같이 쉽게 분해되어 활성황(活性黃)을 생성하여 살균 작용을 한다.

공기에 노출되면 분해(활성화황, S 및 티오황산칼슘, CaS_2O_3, 황산칼슘, $CaSO_4$ 생성)가 촉진되므로 저장할 때에는 뚜껑을 잘 막아 보관해야 한다. 위와 같은 반응은 식물의 잎이나 줄기에 살포하였을 때에도 일어난다.

석회유황합제

희석 농도 \ 원액 농도	보메 0.5도		보메 5도		보메 10도	
	물 20L당	물 500L당	물 20L당	물 500L당	물 20L당	물 500L당
보메 29도	0.25L	6.25L(0.31통)	2.5L	62.5L(3.1통)	5L	125L(6.3통)
보메 30도	0.24L	6.0L(0.3통)	2.4L	60.0L(3통)	4.8	120L(6.0통)
보메 31도	0.23L	5.75L(0.29통)	2.3L	57.5L(2.9통)	4.6	115L(5.8통)
보메 32도	0.22L	5.5L(0.28통)	2.2L	55.0L(2.8통)	4.4	110L(5.5통)

3) 사용법

본제의 살균력은 석회보르도액에 뒤지나, 흰가루병, 녹병에는 우수하다. 기온이 낮을 때는 비교적 높은 농도로, 높을 때는 낮은 농도로 살포한다.

대체로 월동 과수 병해충에는 3~5°Be액(7~10배액), 그 외의 경우는 0.3~0.5°Be dor(80~140배액)으로 살포한다.

4) 사용상의 주의

① 약제 조제용 용기는 금속 용기를 피한다. 사용 분무기는 사용 후 즉시 암모니아
수나 식초산액으로 씻은 다음 물로 잘 씻는다.

② 일반적으로 기온이 높거나 일조가 강하면 약해가 일어나기 쉬우므로 농도를 낮
게 해서 사용한다. 복숭아, 살구, 자두, 포도, 배, 콩, 감자, 토마토, 오이, 양파,
생강 등은 약해가 일어나기 쉬우므로 주의해야 한다.

③ 본제는 공기와 접하면 분해가 촉진되므로 저장 시에는 밀폐해야 하며 사용하
다가 남은 것은 약제 표면에 소량의 기름을 띄워서 공기와의 접촉을 방지한다.

다른 약용 작물에 나타나는 진딧물 형태

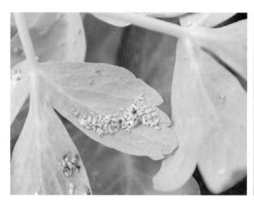
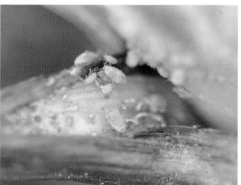
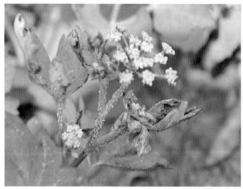
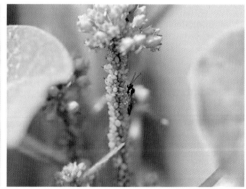

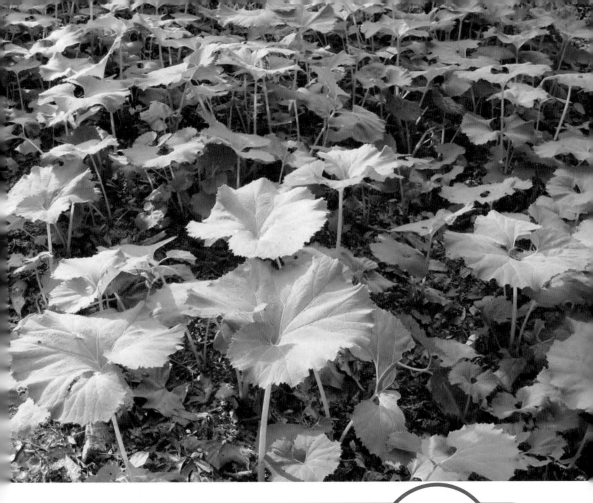

머위

(봉두채)

학명

Petasites japonicus （Siebold & Zucc.）Maxim.

과명 : 국화과(Compositae)

이명 : 머우, 머귀, 머웃대, 사두초(蛇頭草), 야남과(野南瓜)

생약명 : 봉두채(蜂斗菜), 봉두근(蜂斗根)

분포지 : 전국 산야 습지

번식법 : 가을에 채취한 종자를

　　　　이른 봄에 파종, 분주 번식

꽃 피는 시기 : 4월

채취 시기 : 가을

용도 : 약용, 식용

약용 : 소종(消腫 : 종기나 부스럼을 삭힘), 활혈(活血 : 혈액순환 촉진), 해독(解毒), 거어혈(祛瘀血)

생태적 특성

　습지에서 잘 자라는 여러해살이풀로 키가 5~50㎝이다. 잎은 땅속줄기에서 나오고 많은 비늘잎이 붙는다. 잎의 모양은 신장 모양 원형이며 지름 15~30㎝, 잎자루의 길이는 60㎝, 가장자리에 불규칙한 톱니가 있다. 암수딴그루이며 꽃은 덩어리로 피는데 꽃이 먼저 피고 나중에 잎줄기가 나오기 시작한다. 뿌리에서 나오는 잎은 잎자루가 길며 표면에 꼬부라진 털과 뒷면에 거미줄 같은 털이 있으나 없어지며 가장자리에 불규칙한 톱니가 있고 잎자루의 윗부분은 녹색이나 밑으로 갈수록 자줏빛이 돈다. 개화기는 4월이고 암꽃은 흰색으로 먼저 자라고 그 뒤에 황백색의 수꽃이 자란다. 꽃의 지름은 7~10㎜ 정도이다. 양성의 소화는 모두 결실하지 않고 자화서의 암꽃이 열매를 맺으며 자화서는 양성화서와 같으나, 꽃이 핀 다음 콩팥 모양의 잎이 나오며 길이 70㎝ 정도로 길어져서 총상으로 된다. 삭과(蒴果 : 속이 여러 칸으로 나누어지고 각 칸마다 씨가 들어 있는 열매)는 털이 없으며 원통형이고 길이 3.5㎜, 지름 0.5㎜ 정도로 털이 없으며, 관모(冠毛)는 길이가 12㎜ 정도이고 백색이다.

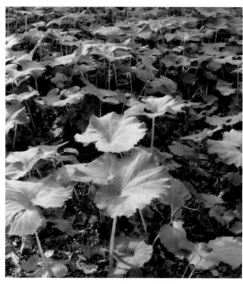

지상부

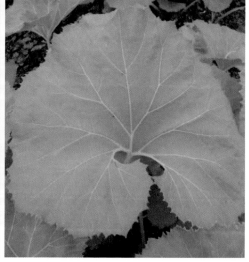

잎

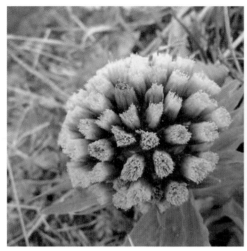
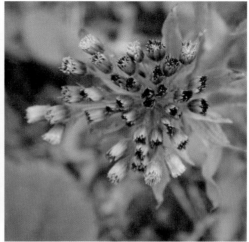

꽃   열매

재배방법

재배 적지 잎사귀가 크기 때문에 메마른 땅보다 습기가 많은 토양이 좋다. 반쯤 볕이 드는 모래땅 또는 양토로 토심이 깊고 기름진 땅이 좋다. 나무 밑 그늘, 밭둑과 담장에서도 잘 자란다.

번식 및 정식

- 번식 : 종자 번식과 분주(포기나누기) 번식으로 하는데 분주(포기나누기) 번식이 유리하다.

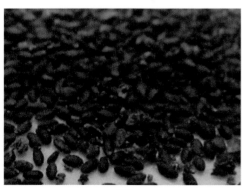
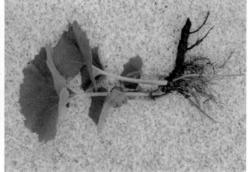

종자   분주

- 이식 시기 : 3~4월 또는 8~9월경에 큰 포기에서 눈을 붙여 이식을 한다.
- 종근량 : 분주(포기나누기) 번식으로 할 때에는 땅속줄기가 10a당 200~250kg 정도 소요된다.

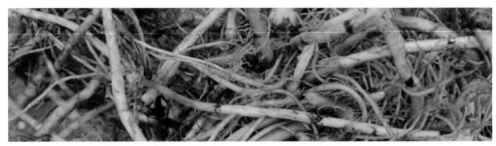
종근

주요 관리

- 시비 : 10a당 시비량은 요소 50kg, 용과린 100kg, 염화칼륨 30kg, 퇴비 5,000kg, 계분 200kg이다. 퇴비를 충분히 주고 재배해야 잎과 줄기의 생산이 많아진다.
- 밑거름 위주로 시비하고 웃거름은 3월 하순 싹 틀 때와 7월 하순에 사용한다.
- 잎이 커서 증발량이 많아 가뭄피해를 받기 쉬우므로 관수를 자주 하여 준다.

수확 및 조제 : 꽃은 싹이 올라오기 전, 잎과 잎자루는 45㎝ 정도 자랐을 때가 좋다. 1~2월경에 비닐을 씌워 보온하면 1개월쯤 빨리 수확할 수 있다. 뿌리는 가을에 채취하여 씻어 말린다.

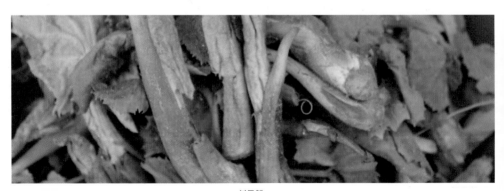
봉두채

사용부위 꽃 · 근경을 사용한다.

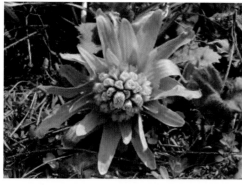
꽃

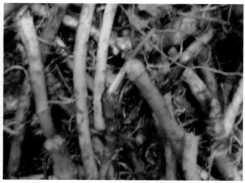
근경

채취와 가공 가을에 채취하여 말리거나 생으로 사용하며 그대로 썰어서 사용한다.

성분 뿌리 정유에는 페타신 50~55% 그 밖에 카렌, 에페모필런, 티올메칠에테르, 리글라론, 퓨라노어모필레인, 페타살번 등이 함유되어 있다.

병충해 방제

병해 야생이나 노지 재배에서는 문제되는 병해충이 별로 없으나 시설하우스 재배를 하는 경우에는 가끔씩 총채벌레류나, 온실가루이, 응애류, 진딧물류 등이 발생할 수 있다. 환경 개선을 통하여 예방을 하는 것이 좋다.

총채벌레류 형태

● 암컷성충은 1.4~1.7mm이며 황색으로부터 갈색까지 변이가 크고 약충은 담황색이다.
● 번데기는 불완전변태를 하고 약충과 비슷하나 촉각이 작아지고 날개가 나온다.

피해증상

● 약충과 성충이 발생 부위를 갉아서 즙액을 흡수하므로 조직이 위축되고 변형된다.
● 주로 잎이나 꽃 등 연약한 부위나 조직 틈에서 가해 하므로 낮은 밀도로 발생하더라도 작물의 생육초기 신초 부위 등에 발생할 경우 피해가 크다.

발생상태

● 년 5~6회 이상 발생하는데 기주식물 종류 및 기상조건(온도)에 따라 불규칙하다.

● 성충은 30~70일간 생존하여 식물체내에 수십~수백개의 알을 낳는데, 노지에서는 4월하순~11월까지 발생하고 대체로 6월 하순과 8월 상중순에 많은 발생을 보인다.

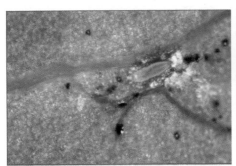
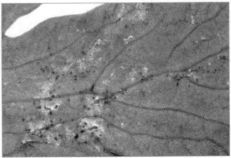

총채벌레 발생과 피해증상

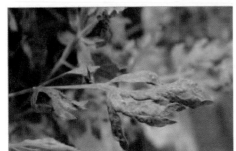
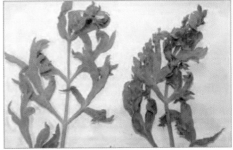

총채벌레 발생과 피해증상

방 제

● 기주범위가 넓고 번식력도 높아 약제로 완전방제가 곤란하므로 물리적, 경종적, 화학적 방제를 잘 조화시켜야 효율적으로 피해를 줄일 수 있는데, 피해가 심한 포장의 경우 재식시 비닐 멀칭을 하는 것도 효과가 있다.

● 끈끈이 트랩을 이용하여 발생을 확인하거나 흰종이를 피해가 의심되는 신초나 가지 밑에 놓고 가볍게 털어보면서 해충 발생을 확인하고 방제시기를 결정한다.

온실가루이 형태

- 성충의 몸길이는 1.4mm 정도이며 수컷은 암컷보다 다소 작으며, 몸색은 옅은 황색이지만 몸표면에 밀가루 모양의 흰왁스가루로 덮여 있어 흰색을 띤다. 알은자루가 있는 포탄 모양이고 길이가 0.2mm이며, 난자루가 잎의 조직내에 삽입되어 엽면에 대해 수직으로 서 있다. 산란 직후는 흰색 또는 옅은 황색이나 부화시에는 청흑색으로 변색된다. 유충은 흰색 또는 연황색이며 3령을 경과하며 1령충은 이동이 가능하나 2령 이후는 고착생활을 한다. 3회 탈피를 하면 번데기가 되는데 모양은 등면에 가시모양의 왁스돌기가 있는 타원형으로 크기는 0.7~0.8mm 정도이며, 처음에는 편평하나 우화가 가까워지면 두터워진다. 등쪽의 머리, 가슴에 직립한 극상돌기가 있는 것이 유충과 다르다.

발생상태

- 온실 내에서는 년 10회 이상 발생하며, 연중 각태를 볼 수 있다. 성충 암컷은 우화한 후 2~3일 이내에 산란을 시작하며 잎 조직내에 산란관을 찔러 조직내에 알을 낳는다. 성충의 평균 수명은 30~40일이며 암컷 한마리는 1일 평균 8개씩 산란하여 약 100~200개의 알을 낳는다. 20~25℃에서 알에서 성충까지 되는데 3~4주정도 소요되고 증식력이 대단히 높아서 짧은 기간내에 다발생할 수 있는 능력을 가지고 있다. 유성생식과 무성생식으로 번식한다.

피해증상

- 약충과 성충 모두 주로 잎의 뒷면에서 식물체의 즙액을 빨아먹는다. 피해 받은식물은 잎과 새순의 생장이 저해되거나 배설물인 감로에 의해 그을음병이 유발되어 상품성이 떨어지고 광합성이 저해되며, 바이러스 매개에 의한 간접적인 피해도 크다. 노지재배하는 초석잠에서는 아직 발생 및 피해가 크지 않으나 재배면적이 늘어나고 기주작물에 적응이 되면 피해가 늘어날 것으로 예상된다.

유기농업자재 활용 방제법

● 가루이류 해충 방제에 사용이 가능한 유기농업자재는 고삼, 님, 데리스 등 식물추출물, 난황유, 포식성 천적인 담배장님노린재(Nesidiocoris tenuis)와 지중해이리응애 (Amblyseius swirskii)가 있다. 고삼, 님, 데리스, 난황유는 온실가루이, 담배가루이 성충에 살충효과가 있는 것으로 알려져 있다. 식물추출물과 난황유는 고농도에서 약해를 유발할 수 있으며, 천적을 포함한 유기농업자재는 화학약제에 비해 효과의 발현이 늦거나 약효가 낮을 수 있고, 담배장님노린재는 밀도가 높아지면 식물의 신초를 흡즙하여 피해를 줄 수 있으므로 이에 유의하여야 한다.

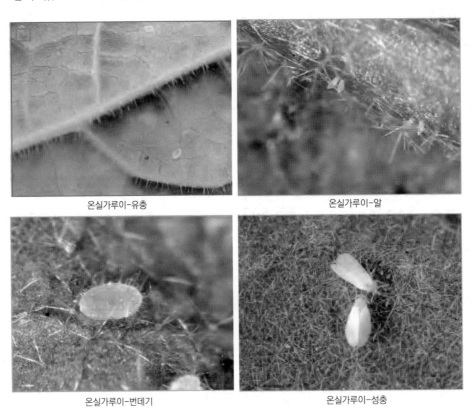

온실가루이-유충

온실가루이-알

온실가루이-번데기

온실가루이-성충

친환경 천연 살충제

1. 난황유

난황유란 식용유를 계란노른자로 유화시킨 현탁액으로 각종 식물의 병해충 예방 및 방제목적으로 활용하는 유기농작물보호제이다. 난황유는 농약과 화학비료를 사용하지 않는 유기농재배 뿐만 아니라 가정원예 등 모든 식물재배에 널리 활용할 수 있다. 난황유는 식품으로만들어지므로 매우 안전하고 인축독성 및 환경오염이 없다. 또한, 식용유와 계란노른자 및믹서기만 있으면 누구든지 가정에서 손쉽게 만들어 사용할 수 있고 가격 또한 저렴하다. 난황유는 거의 모든 유기농작물에 병해충관리를 위해 사용할 수 있다. 특히 식물병에서는 흰가루병과 노균병에 방제 효과가 높으며 해충에서는 응애, 가루이, 깍지벌레 등에 효과가 뛰어나다. 또한 난황유는 천연비료로서 양분공급효과도 있으므로 1석2조의 효과를 얻을 수 있다

1) 난황유를 만드는 방법 – 1말(20ℓ)기준

①물 100㎖에 달걀노른자 1개를 넣고 믹서로 1~2분 정도 갈아 노른자를 푼다.

②여기에 식용유 60㎖(소주잔 1잔)를 넣고 다시 믹서로 5분 이상 강하게 간다.

(기름방울이 작을수록 분산이 잘되고 작물에 잘 붙어 방제효과가 좋다.)

③만들어진 난황유를 물 20ℓ 에 섞고 잎의 앞·뒷면에 골고루 묻도록 충분히 뿌려 준다. (살포량이 500ℓ (25말)인 경우에는 계란노른자 15개 정도만 첨가하여도 되고 사용하고남은 난황유는 냉장고에 보관하면 오랫동안 사용할 수 있다.)

※주재료로서 옥수수기름이나 콩기름 등 거의 모든 식용유를 사용할 수 있다. 하지만 채종유나해바라기유가 다른 식용유에 비해 물리성과 효과가 우수하고 약해 발생우려가 적다.

살포량 별 필요한 식용유와 계란 노른자 양

재료별	병 발생 전(0.3% 난항유)			병 발생(0.5% 난항유)		
	1말 (20ℓ)	10말 (200ℓ)	25말 (500ℓ)	1말 (20ℓ)	10말 (200ℓ)	25말 (500ℓ)
식 용 유	60㎖	60㎖	1.5ℓ	100㎖	1ℓ	2.5ℓ
계란노른자	1개	7개	15개	1개	7개	15개

2) 사용방법

● 예방적 살포는 10~14일 간격, 병·해충발생 후 치료적 목적은 5~7일 간격으로 살포한다. (병발생후에는 효과가 떨어지므로 예방적 살포가 중요하다.)

● 잎의 앞·뒷면에 골고루 묻도록 충분한 양을 살포해야 한다.

● 난황유는 직접적으로 병해충을 살균·살충하기도 하지만 작물 표면에 피막을 형성하여 병원균이나 해충의 침입을 막아주므로 너무 자주 살포하거나 농도가 높으면 작물 생육이 억제될수 있다.

오이   장미

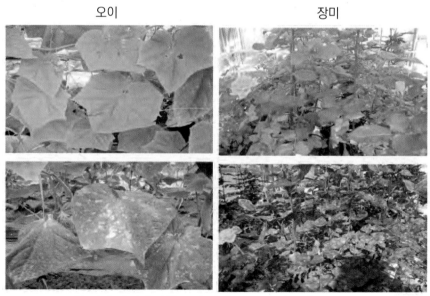

〈오이와 장미의 난황유 처리(위)와 무처리(아래) 비교〉

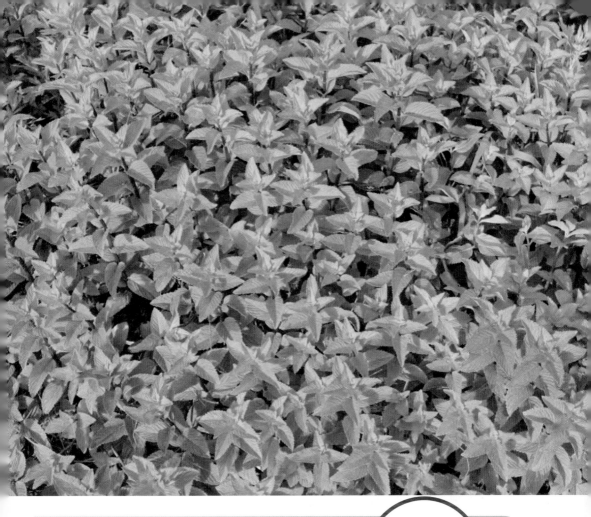

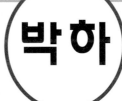

과명 : 꿀풀과(Labiatae)

이명 : 영생(英生), 페퍼민트, 승양채(升揚菜)

생약명 : 박하(薄荷)

분포지 : 전국 도랑가와 같은 습한 곳

번식법 : 3~4월 파종, 영양 번식

꽃 피는 시기 : 7~9월

채취 시기 : 여름부터 가을까지

용도 : 약용, 식용

약용 : 위 경련, 소화 불량, 두통, 치통, 감기, 눈 충혈, 부스럼, 해열, 청량

학명

Mentha arvensis var. *piperascens* Malinvaud

생태적 특성

중국이 원산으로 우리나라와 일본 등지에 분포하고 있다. 꿀풀과에 속하는 다년생 초본으로 비교적 습지에 자라는 숙근초(宿根草)인데 풀 전체에 털이 있고 향기가 좋으며 지하경(地下莖)을 뻗어 번식한다.

박하는 도랑과 같은 습한 땅에서 잘 자라며 높이가 60~90㎝ 정도 자라고 전체에 털이 있다. 밑부분은 포복성(줄기의 지지 기능이 발달하지 않아 지표 위를 옆으로 기는 성질)이고 보통 줄기는 둔하게 네모져 있다.

잎은 마주나기를 하며 긴 둥근 꼴이고 양끝이 좁고 길이 2~5㎝, 너비 1~2.5㎝ 정도이다. 연한 자주색이나 흰색의 꽃이 7~9월에 피고 꽃받침은 녹색이며 끝이 5개로 갈라지고 수술은 4개이다. 열매는 분과이며 긴 둥근 꼴이다.

번식력이 좋고 생명력이 강하여 해마다 빠르게 번식한다. 그러므로 작은 분에 심어 실내에서 재배하여도 잘 자라며 특유의 박하 향이 실내에 은은하게 퍼져 기분을 상큼하게 해 주며 약용과 식용으로도 사용이 가능한 유익한 식물이다.

우리나라에서는 산기슭이나 들판의 습지에 자생하고 농가에서 약용으로 재배하고 있다.

옛날에는 박하를 영생(英生)이라고 해서 나물을 해 먹기 위해 채소밭에 심었다고 「본초서(本草書)」에 기록되어 있으나 지금은 채소로서보다 약용 목적으로 재배하고 있다.

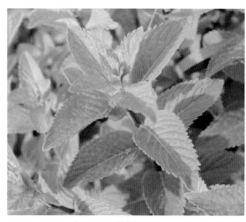

지상부

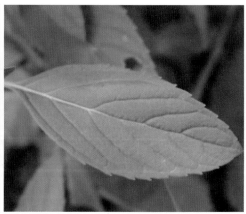

잎

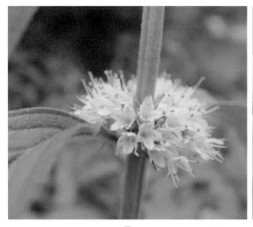
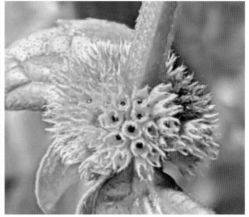

꽃   열매

재배방법

온난한 기후에 적합한 식물이다. 햇볕이 잘 들고 배수가 잘 되는 장소가 재배지로 적합한데, 저온 지대나 고온 지대에 재배하면 박하의 주성분인 멘톨 함량이 적어진다. 따라서 생장기에는 온도가 높고 비가 적당히 오며 수확기를 전후하여 비가 적고 건조하여 일조량이 많은 기후 특성을 가진 곳이 재배 적지이다. 추운 지방에서는 초가을이나 눈이 녹은 후에 심는 것이 좋다.

토양　토양을 별로 가리지는 않으나 유기질이 풍부하고 배수가 잘 되는 양토가 좋으며 산성 토양은 적당하지 않기 때문에 그 경우는 석회를 3.3㎡당 두 줌정도 섞어 주면 좋다. 대체로 산도가 중성 또는 약산성 토양에서 재배하면 생육이 양호하다. pH 5.0 이하의 토양에서는 재배하지 않는다. 따라서 연작을하면 토양이 산성화되고 수량이 감소된다. 또한 토양 수분이 적당하게 있어야좋은데 박하는 천근성(淺根性) 작물이므로 고온 건조한 여름철에 수분 부족으로피해를 받기 쉬우므로 주의한다.

품종　박하는 동양종과 서양종으로 분류한다. 동양종은 줄기, 색, 잎 모양에따라서 적경종(赤莖種), 청경종(靑莖種) 등으로 구분한다. 서양종은 다시 정유의성질에 따라서 페퍼민트, 스피아민트, 메이로알민트 종으로 구분한다.

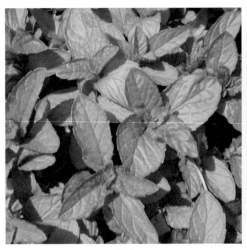

적경종

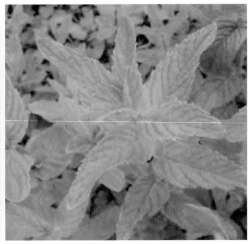

청경종

서양종은 다시 정유의 성질에 따라서 페퍼민트, 스피아민트, 메이로얄민트 종으로 구분한다. 우리나라에서 주로 재배했던 품종은 적경종, 청경종, 삼미종, 수원 1호 등이 있다. 대체로 동양종은 서양종에 비해서 경엽의 수량 및 함유량이 높다.

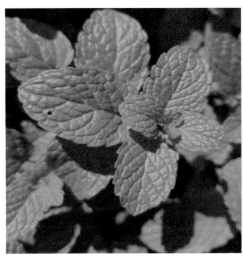

페퍼민트

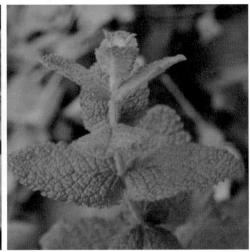

스피아민트

414

번식 방법 박하를 번식하는 방법은 종자 번식과 영양 번식이 가능하며 영양 번식은 삽목법(꺾꽂이), 포기나누기, 뿌리나누기 등이 있고, 주로 분근법을 이용한다. 그러나 종자 번식의 경우에는 박하의 결실이 좋지 않아서 영양 번식법에 비하여 불리하다. 따라서 시험 재배나 품종 개량 등의 목적 외에는 영양 번식법을 많이 따른다.

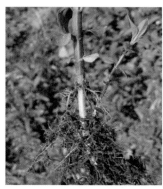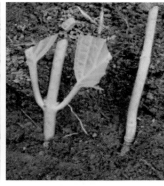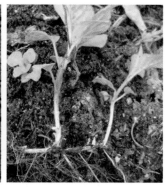

분근법   삽목법   포기나누기

- 분근법 : 분근법은 3~4월경에 박하의 뿌리를 파내어 그 해에 자란 땅속줄기를 10~15㎝ 길이로 잘라서 바로 심거나 모판에 심어 모를 키운 다음 본밭에 심기도 한다. 물에 적신 가마니나 비닐 보습물에 싸서 종근이 마르지 않도록 조치한다.

- 삽목법 : 마디가 있는 줄기를 10㎝ 정도 잘라서 묘판에 꽂는다. 유기질 비료, 모래, 흙의 비율을 1 : 1 : 1로 혼합한 묘판에 심은 후 유기질 비료를 충분히 준다. 실용적 가치는 떨어지지만 종근이 부족하거나 정식한 밭의 결주를 보강하는 목적으로 할 수 있다.

- 포기나누기(분주)법 : 가을에 수확 후 뿌리를 캐었다가 봄에 싹이 나오면 뿌리가 일부 달린 싹을 쪼개서 심는 방법으로 보통 가을에 박하의 뿌리를 파내어 비옥하고 양지바른 곳에 심었다가 이듬해 봄에 비료를 주고 잘 가꾸었다가 5월 중순~하순경에 모가 20㎝ 정도 자랐을 때 한 포기씩 나누어 본밭에 아주심기를 하는 방법이다. 남부 지방은 늦가을에 심어도 되지만 주로 봄에 심으며, 거리는 이랑 너비 45~60㎝, 포기 사이 10~15㎝로 한다.

사용부위　박하는 잎과 줄기를 약재로 이용한다.

채취와 가공　박하 잎과 줄기를 여름부터 가을까지 두 번에 걸쳐 채취하여 그늘에서 말린 다. 사용하기 전에 잘게 자른다. 박하의 유분(油分) 축적은 개화기에 최대에 달하므로 수확 적기는 경엽이 가장 무성하고 개화 최성기에 달했을 때가 적당하다. 보통 1회 수확은 6월 상·중순경으로 조금 빠르게 하고, 제2회 수확은 처음 벤 후 가능한 생육기간을 길게 하여 8월 중순~하순경에 한다. 그러나 2회 수확기가 너무 늦어지면 마지막 3회 수확할 박하의 생장기간이 짧아서 수량이 감소하므로 총 수확량이 적어진다.

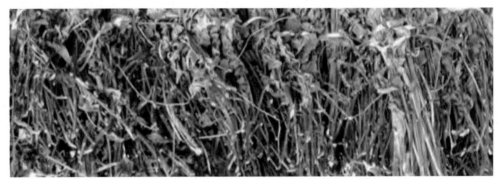

건조

성분　박하의 성분은 정유를 함유하고 있는데 주성분이 멘톨(menthol)이다. 그 외 멘톤(menthone), 이소멘톤(isomenthone), 피넨(pinene), 리모넨(limonene), 캄펜(camphene), 이소리모넨(isolimonene), 멘테논(menthenon) 등이 들어 있다.

병충해 방제

주요 병해로는 녹병, 흰별무늬병(白星病) 등이 있고, 주요 충해로는 진딧물, 거세미나방, 박하마디벌레 등이 있다.

병해　생육 기간 동안 연중 발생하지만 주로 7~8월 장마기에 잎과 줄기에 발생하여 적갈색 또는 암갈색의 병반이 수없이 나타난다. 증상이 심해짐에 따라 하부의 잎이 떨어져 박하의 생산량에 영향을 준다. 병이 발병하기 전에 6-6식 석회보르도액을 25일 내외로 2~3회 뿌려 주면 효과적이나, 등록 고시가 되어 있지 않다. 병균이 흑색 동포자를 형성하여 밭에서 월동하므로 늦가을이나 이른 봄에 고사된 줄기나 낙엽, 밭 주변의 잡초 등을 모아서 태워 버리고 석회질소나 석회 등을 적당량 살포하면 예방은 물론 건실한 생육을 도모할 수 있다.

녹병 병징

- 발생시 잎의 앞면에 황색의 작은 반점이 형성되고, 점차 커지면서 병반과 병반이 합쳐져 대형병반이 형성되며, 심하면 잎 전체가 노랗게 변하고 고사함.
- 잎 뒷면은 주황색, 황색의 하포자가 무수히 밀생하고, 흰색의 포자가 생성되기도 한다.

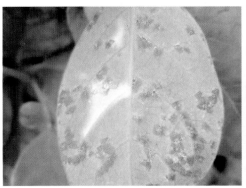
잎 뒷면 병징(주황색 포자)

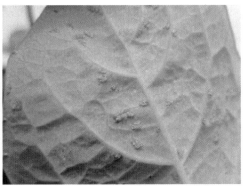
잎 뒷면 병징(황색 포자)

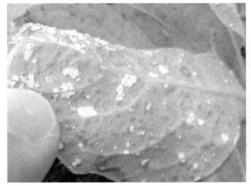
잎 뒷면 병징(흰색, 주황색 포자)

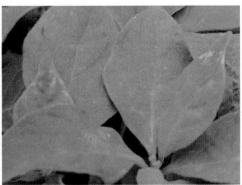
잎 앞면 병징(황색 반점)

병원균 발생상태

● 병원균은 Coleosporium koreanum Henn.이며 동포자는 잎 표면에 밀착되어 형성되고, 소생자를 형성하며, 수포자 및 하포자(담갈색 구형 또는 타원형의 단세포, 24~28×16~18μ m)가 형성된다.

● 보통 장마기 전 건조한 시기에 발병이 시작되며 응애류와 발생하는 환경이 비슷하여 응애류의 피해 증상인 흰색 작은 반점과 함께 동시에 관찰되기도 한다.

방 제

● 발병 초기에 프로클로라즈망가니즈·테부코나졸수화제, 시메코나졸수화제, 마이클로뷰타닐수화제, 크레속심메틸액상수화제, 테부코나졸액상수화제, 테부코나졸유제, 트리플록시스트로빈액상수화제 등 적용 약제를 살포한다.

흰별무늬병 병징

● 흰별무늬병은 잎에 작은 갈색점이 찍히는 병징으로 시작됩니다.

● 직경 1~2mm정도로 확대되면서 중심부는 오목해지고 흰색이 됩니다.

● 반점의 직경은 3mm이상 확대되지 않으나, 잎에 수많은 반점이 형성되어 흰 별이 흩뿌려 진 것 같은 병징이 나타나게 됩니다.

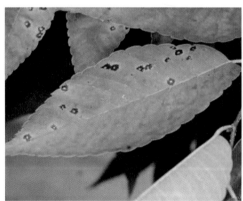

초기증상 병징

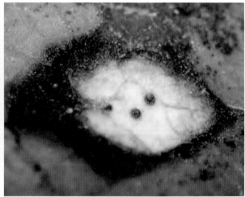

병반 앞뒷면에는 작은 흑갈색 점(분생포자각)이 나타나며, 다습하면 분생포자덩이가 솟아오릅니다.

방 제

- 수확이 끝난 후 병든 잎, 줄기 등을 소각하여 다음해의 전염원을 제거하는 것 입니다. 전염원 제거가 힘들 경우는 5월 하순~9월 중순에 이미녹타딘트스알베실레이트 수화제 또는 디페노코나졸 입상수화제 3~4회 살포해줍니다.

충해 주요 충해로는 진딧물, 거세미나방, 박하마디벌레 등이 있다. 관행적으로 타스타나 모캡 등의 약제들을 사용하고 있으나 등록 고시된 방제 약제가 없기 때문에 완숙 퇴비를 사용하여 포장을 청결히 관리해야 한다.

진딧물

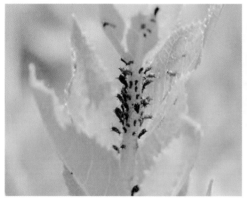
줄기에 발생하는 진딧물

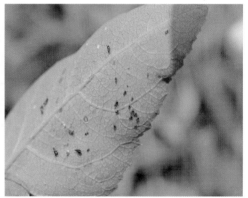
잎에 발생하는 진딧물

- 녹색이고 흰 밀납질 가루로 덮여 있음.

- 뿔관은 흑색이고 배의 7~8마디 등면에 짧은 띠 모양의 두터운 판이 있으며, 털은 짧고 가시모양이며, 더듬이는 몸 길이의 절반 정도임.

피해증상

- 보통 생장부 순이나 어린잎 뒷면에 기생하여 잎을 흡즙하나 다발생하면 상부의 잎도 가해하는데, 피해 잎은 생육이 부진하고 오글오글하게 말린다.

- 배설물에 의해 잎 표면에 그을음이 생겨 광합성을 저해하고 유묘에서 피해를 받으면 쇠약해져 고사하는 경우도 있다.

발생상태

- 산형과 식물과 어수리, 당근, 사상자, 긴사상자, 파드득나물 등에 발생하는데, 6월 상순부터 주로 발견되며 7월 상순경에 피해와 발생이 많다.
- 식물체 밑 잎자루 등을 가해하고 가끔 개미류가 공생하여 흙 등으로 덮어놓기도 한다.

방 제

- 발생 초기에 방제하여야 효과적인데, 더덕에서 진딧물류 방제 약제는 없어 타 작물에 등록된 약제를 사용하되 사전에 약해 유무를 확인하고 사용하여야 함.

나방류 병징(거세미나방, 파밤나방)

- 거세미나방(Agrotis segetum), 숯검은밤나방(Agrotis tokionis) 및 검거세미나방(Agrotis ipsilon)이 있다. 숯검은밤나방 성충은 날개편 길이가 50mm, 유충은 회흑색을 띠나 점차 흑색이 짙어져 검게 된다. 검거세미나방 성충은 날개를 편 길이가 47~48mm이고, 몸은 진한 회갈색이다. 유충은 40mm이고, 어린 유충은 녹색이지만 자라면서 갈색을 띤다. 거세미나방 성충은 날개를 편 길이가 38~45mm로 회갈색을 뛰며 중앙부에 콩팥무늬, 고리무늬가 있고, 노숙유충은 길이가 40mm에 달한다.

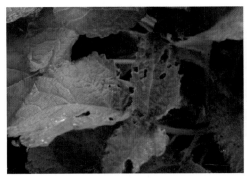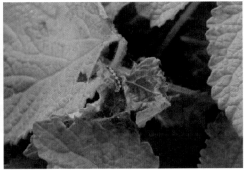

나방 유충 발생과 피해 증상

발생상태

- 거세미나방은 년 2~3회 발생하며 성충의 발생최성기는 6월 중순, 8월 중순 및 10월 상순이다. 검거세미나방은 년 3회 발생하며 성충의 발생최성기는 6월 중순, 8월중순 및 9월 하순이다. 숯검은밤나방은 9월 중순부터 10월 하순에 걸쳐 년 1회발생한다.

- 어린 유충은 잎 등에 해를 입히지만 피해는 심하지 않다. 하지만 3령 이상의 유충은 겉흙에 서식하면서 기저부에 가까운 어린 작물의 줄기를 잘라 그 일부를 땅속으로끌어들여 피해를 입힌다. 두과작물, 유료작물, 가지과작물, 박과작물 등 대부분의어린 작물에 피해를 준다.

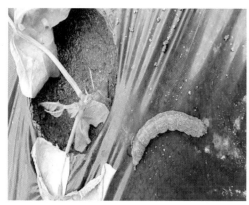

| 팥 피해 | 조 피해 |

방 제

- 토양해충이기 때문에 파종및 정식전에 입재농약을 토양혼화 처리하는 것이 중요하다. 페로몬 트랩을 이용하여 성충을 유인 유살하여 차세대 밀도를 효과적으로 떨어뜨릴 수 있다. 정기적으로 주의를 살피며 피해주가 발견되면 부근 토양중의 애벌레를 잡아 죽이는 동시에 예비묘를 이식한다.

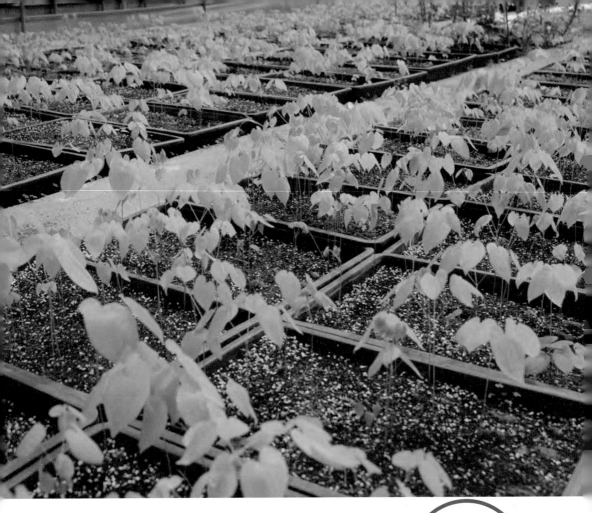

과명 : 매자나무과(Berberidaceae)

이명 : 선령비(仙靈脾), 강전(剛前), 천량금(千兩金), 폐경초(肺經草)

생약명 : 음양곽(淫羊藿)

분포지 : 중부 이북

번식법 : 종자 파종, 이식, 분주법, 생태 육종법

꽃 피는 시기 : 4~5월

채취 시기 : 여름~가을

용도 : 약용, 식용, 관상용

약용 : 정력 강장, 최음, 강정, 발기 부전, 음위, 신경 쇠약, 히스테리

삼지
구엽초
(음양곽)

학명
Epimedium koreanum Nakai

생태적 특성

꽃의 모양이 '배의 닻'과 닮았다 하여 일명 '닻꽃'이라고도 한다. 구릉이나 산의 반음지에서 자라는 다년생 초본으로 3개의 가지가 각각 3개로 나뉘어져서 모두 9장의 작은잎이 생기기 때문에 삼지구엽초(三枝九葉草)라고 한다. 「대한약전」에 의하면 '매자나무과의 다년생 초본인 삼지구엽초 또는 기타 동속 근연식물의 지상부'를 기원으로 하고 있다.

줄기는 곧게 서고 크기는 높이가 30~40㎝ 정도이며 한 포기에서 여러 줄기가 올라와 자라고 있다. 뿌리의 근경은 열을 지어 뻗으며 잔뿌리가 많이 달려 엉켜 붙어 땅속으로 번식해 나간다. 적은 잎은 난형으로 끝이 뾰족하고 밑 부분은 심장형이며 잎 가장자리에는 작은 톱니가 나와 있다.

꽃은 총상화서에 아래로 향하여 달리고 4~5월에 황백색 혹은 연보라색, 백색 등의 꽃이 된다. 열매는 방추형이며 6~7월에 결실하는데 2개로 갈라진다.

삼지구엽초는 남자들의 호기심 어린 선망의 대상으로 정력제 중에서는 제일 많이 알려져 있으며 약용식물로서 인기를 독차지하고 있다. 중국의 「본초강목」에 보면 '서주의 발정한 양(羊)이 이 풀을 먹고 하루에 백 번 교합했다'라고 쓰여 있으며 이때부터 음양곽(淫羊藿)이라는 생약명이 생겼다.

음양곽과 혼동하기 쉬운 유사 식물들로는 매자나무과의 '꿩의다리아재비'가 있는데, 삼지구엽초를 많이 본 사람이라야 식별이 가능할 정도로 풀을 말려 잘게 썰어놓으면 쉽게 구분이 안 된다. 또 미나리아재비과의 산꿩의다리, 금꿩의다리, 범의귀과의 노루오줌 등도 오인되기 쉬운 식물이다. 이런 식물들은 삼지구엽초와는 기원을 달리하는 식물들로서 혼용해서는 안 되므로 주의를 요한다.

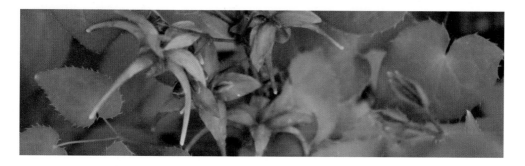

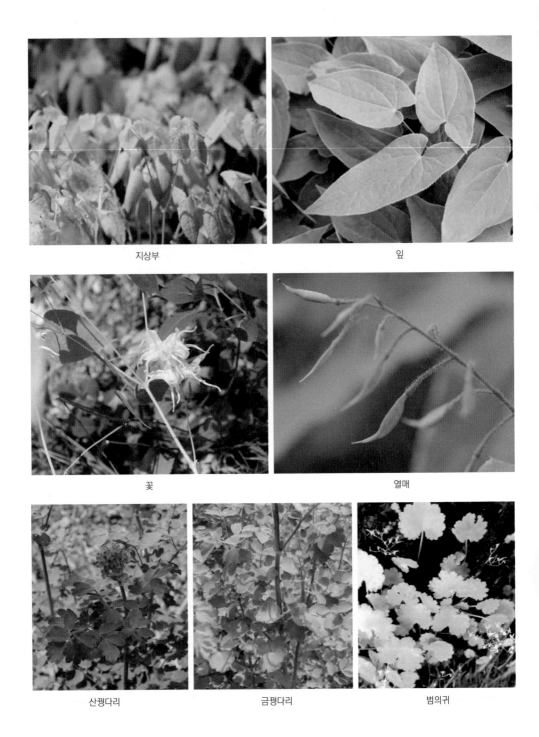

지상부

잎

꽃

열매

산꿩다리

금꿩다리

범의귀

　반그늘에 재배하는 것이 안전하며 토양은 부엽을 풍부히 사용한 비옥한 토양이 좋다. 약간 서늘한 온도 조건이 좋으며 특히 여름철의 고온은 피한다. 왕성한 생장기인 봄에서 여름철에 걸쳐서는 옮겨심기를 하지 않는 것이 좋다.

　초봄이나 가을에 묘종을 반음지에 심는다. 10월 중순~11월경 종자를 반그늘이 진 곳에 파종하거나 늦가을에 뿌리줄기에 눈을 4~5개 붙여서 심는다. 너무 건조하지 않도록 풀을 깔아 주고 관수를 해야 하며 비료로는 부엽토, 유박 등의 썩은 즙을 묽게 해서 사용하는 것도 좋다.

　경기도와 강원도 중북부 지역을 중심으로 한 산지에 자생하고 있으며 현재 우리나라에서 대규모로 재배하고 있는 곳은 없고 철원 등 일부 지역에서 소규모 면적으로 재배하고 있다.

　품종 전 세계적으로 온대 지방에 20여 종이 분포하고 있으며 구미 각국에서는 주로 지피 식물이나 분화 식물로 이용되고 있다. 현재까지 보고된 주요 종들로는 *E. acuminatum*, *E. alpinum*, *E. brevicornum*, *E. diphyllum*, *E. grandiflorum*, *E. koreanum*, *E. macranthum*, *E. pinnatum*, *E. sagittatum* 등이 있다. 일본에서도 교배 육종을 통하여 다양한 화형과 화색을 가진 분화용 식물로 육성되어 있으나 우리나라에서는 아직 육성 보급된 품종이 없다.

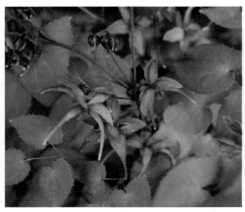

빨간꽃

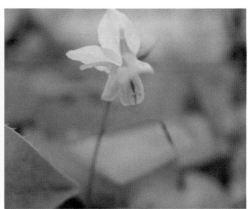

노란꽃

번식 방법 종자 번식과 영양 번식이 가능하다. 영양 번식은 삽목과 분근 번식을 주로 한다.

① 종자 번식 : 4~5월 중에 개화하여 6월에 결실하게 되는데 개화 및 결실률이 매우 낮고 삭과가 쉽게 떨어져 등숙(登熟, 개화 후 종자의 배젖 또는 떡잎에 녹말 등이 축적되는 현상 또는 그 과정) 중에 비바람에 의해 떨어지므로 종자 채취가 매우 어렵다. 또한 종자는 배의 미숙으로 휴면을 하기 때문에 채종 즉시 후숙(後熟)을 시켜야 하는 등의 세심한 주의가 필요하다. 후숙을 하려면 채종 즉시 노천 매장(250일 이상)하여 파종해야 한다. 종자를 후숙 처리하면 이듬해 봄에 발아한다.

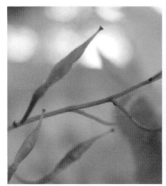
열매

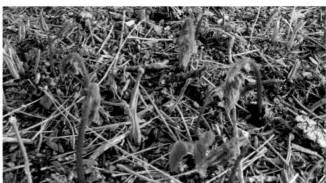
새싹이 올라오는 모습

② 영양 번식

● 삽목(꺾꽂이) : 종자 채취가 어려운 삼지구엽초는 뿌리 삽목에 의한 번식을 많이 한다. 정식 3년째 가을에 지하부를 캐어 새로 출현한 근경을 삽수로 이용하여 근삽을 하는 것이 좋다. 근삽할 때 삽수의 길이는 출아율 및 초기 생육에 많은 영향을 미친다. 근경의 길이가 길수록 삽목 후의 생육이 양호하나 단위 면적당의 종묘 소요량을 고려하여 5㎝ 내외로 하는 것이 적당하다. 근삽의 상토는 펄라이트와 버미큘라이트를 각각 1 : 1의 비율로 하면 출아율 및 정식 후의 활착률 등에서 좋다. 삽수의 생장 조정제로 NAA 1,000ppm에 침지(浸漬) 처리하면 지상부 및 근경 생육이 양호하다. 근삽 시기는 가을

에는 10월 말경, 봄에는 해토와 동시에 일찍 할수록 좋다. 종묘생 사용 근삽 시 삽수의 재식 밀도는 10×15㎝로 하고, 근삽 후 3년째에는 15×20㎝로 이식을 하여 새로운 근경의 생장을 좋게 한다. 이후 근경의 생육 상태에 따라 재식 밀도를 조절한다.

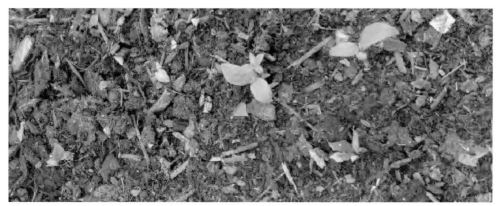

삽목

● 분주 : 분주할 토양은 밭에 퇴비, 깻묵 등을 시용하고 경운한 후 120㎝ 이랑에 10㎝ 정도 높이로 두둑을 만들어 4월이나 8~9월에 30~40㎝ 정도 간격으로 골을 타고 25~30㎝ 간격으로 3~5개의 싹이 붙도록 포기를 나누어 6~10㎝ 정도의 깊이로 심은 후 물을 준다.

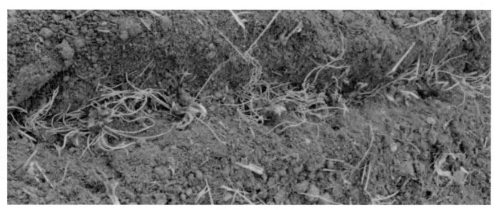

분주하여 정식 된 모습

● 정식 : 정식 시기는 개화기 이후 언제나 가능하지만 생육이 끝난 이후 휴면기에 들어가기 전 10월 하순경에 하는 것이 가장 효과적이다. 봄에 할 경우에는 4월 상순에 실시하는 것이 좋으나 봄에 일찍 기온이 상승하면 휴면 타파된 눈이 빠르게 신장하므로 주의를 요한다.

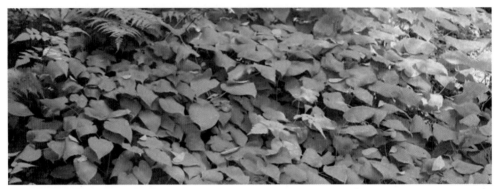

정식 된 재배밭

시비 방법 정식 전에 퇴비를 1a당 2,000㎏ 사용하고 경운하여 로타리 작업을 하고 매년 새로운 근경이 신장해 나갈 수 있도록 경엽의 출현 전에 표층 시비를 한다. 뿌리 삽목을 할 때의 적정 질소 시비량은 10a당 3㎏이며 그 이상을 사용하면 유효 묘를 얻는 비율이 낮아지므로 주의한다.

주요 관리법

● 햇빛 가림 : 생육 초기에 광(光) 부족으로 인하여 웃자라지 않을 정도의 차광이 필요하다. 정식을 하기 전 70% 차광망을 설치하면 좋다.
● 물 관리 : 정식 후 충분히 관수를 해서 활착을 돕는다. 항상 높은 습도를 유지하도록 관리하는 것이 좋다.
● 제초 : 제초는 수시로 실시한다. 특히 명아주, 냉이, 여뀌, 닭의장풀 등의 주요 잡초를 집중적으로 방제하여야 한다. 월동기에는 짚을 이용하여 피복하는 것이 월동 후 출현율이 높고 생육도 양호하다.
● 거름 주기 : 비료는 가을에 퇴비, 계분, 깻묵 등을 포기 사이를 파고 준다. 봄에 새싹이 올라올 때 완숙 계분이나 깻묵 등을 주면 좋다.

사용부위 삼지구엽초는 전초를 약재로 사용하며 여름에서 가을에 지상부를 채집하여 햇볕에 말린 것을 음양곽이 라고 한다.

채취와 가공 삼지구엽초는 줄기와 잎을 여름에서 가을에 채취하여 그늘에서 말려 잘게 썰어서 사용한다. 다년생 식물이기 때문에 다음 해의 경엽 채취를 고려한다면 적정 채취 시기는 9월 중순 이후가 적합하다. 민간에서는 단오절을 전후하여 채취하는 것이 약효가 좋다고 알려져 농가에서는 모내기를 끝내고 여름철을 이용하여 채취하고 있으나, 이듬해의 생장을 위하여 고려해보아야 한다. 지표면의 3~5㎝ 정도에서 전초를 수확하여 바람이 잘 통하는 그늘에서 음건한다. 햇볕에 건조할 경우 약재 특유의 색깔이 퇴색하고, 쉽게 부서진다. 건조된 약재는 건조하고 저온인 곳에 보관한다.

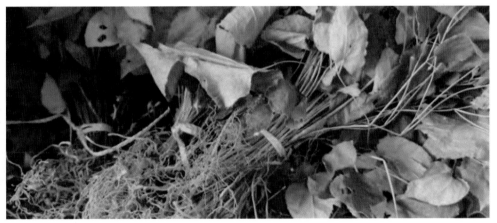

전초 건조

성분 이 약재는 냄새가 없으며 맛은 조금 쓰다. 음양곽의 주성분으로 전초에 알칼로이드, 플라보노이드, 사포닌 등이 함유되어 있으며, 지표성분은 플라보노이드인 이카린(icariin)인데 잎과 줄기에 주로 많이 들어 있다. 잎에는 휘발성 정유 성분, 세릴알콜(ceryl alcohol), 헨트리아콘탄(hentriacontane), 피토스 테롤(phytosterol), 타닌(tannin), 유지 등이 들어 있으며, 팔미틴산(palmitic acid), 리놀레인산(linoleic acid), 스테아린산(stearic acid), 올레인산(oleic acid) 등의 지방산이 함유되어 있다.

병충해 방제

크게 문제가 되는 병해는 보고되지 않았다. 다만, 충해로는 5월 상순~중순경 유엽(幼葉)기에 굴나방 유충의 피해가 있다.

굴나방은 자생지에서는 큰 문제가 없으나 재배지에서는 잎이 무성하여 유충들의 이동이 용이하기 때문에 피해가 더 크다. 이에 대해 현재 품목 고시된 약제는 없으나 다른 작물에 적용되는 굴나방 전용 약제를 발생 초기에 1회 살포하면 약해 발생 없이 방제가 가능하다.

충해 : 굴나방

굴나방류 형태

● 성충은 몸이 대체로 은빛 광택을 띠는 미소하고 연약한 나방이다. 머리는 작고 대체로 회백색을 띠며, 겹눈은 검다. 더듬이는 몸길이의 1.5배 정도로 길고 검은 빛을 띠며, 그 기부는 다소 굵어졌다. 앞날개는 가늘고 길며 끝 부분은 뾰족하게 돌출하였으며, 1개의 흑색 원형반점이 있다. 또한 그 반점의 바로 앞쪽 주변에 반달모양의 현저한 분홍색 반문과 그 앞쪽으로 3개의 황갈색을 띤 반문이 있으며, 날개 가장자리에 V자형의 뚜렷한 암황갈색 반문이 있다. 뒷날개는 갈색이며, 앞·뒷날개 모두 바깥 가장자리에 길고 가느다란 털이 무수히 나있다. 성충은 여름형과 겨울형으로 체색에 변이가 있는데, 대체로 겨울형이 짙은 줄무늬를 가지고 몸의 크기도 약간 더 크다. 알은 우유빛을 띠고 둥글며, 유충은 황갈색 또는 연두색이고 배끝이 가늘며 몸의 각 마디 사이가 잘록하게 구별되고 몇 개씩의 긴 털이 나 있다. 번데기는 암갈색의 원추형인데 머리에 1쌍의 돌기가 있으며 잎뒷면에 양끝을 실로 붙여 그물침대 모양으로 만들어진 흰색의 고치 속에 들어 있다. 성충의 몸길이는 4.5㎜, 날개를 편 길이는 여름형이 8~9.5㎜, 가을형이 9.5~10.5㎜이다. 노숙유충은 5㎜이다.

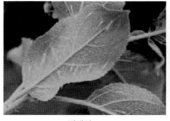
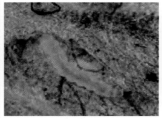
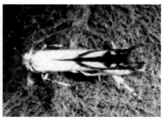

| 번데기 | 유충 | 성충 |

발생생태

- 년 6회 발생하며, 나무의 껍질 틈새, 가지사이, 낙엽밑, 주변 건물의 벽면등에서 주로 암컷 성충으로 월동한다. 가을철 늦게 발생한 개체들은 드물게 번데기 상태로 월동하기도 한다. 월동한 암컷 성충은 5월 상순경에 어린잎 뒷면의 조직속에다 1개씩의 알을 산란한다. 부화한 애벌레는 잎의 표피속에서 불규칙하게 넓적한 굴을 뚫으며, 잎살을 파먹고 자라는데, 초기에는 줄모양으로 굴을 파면서 식해하다가 점차 넓게 무정형으로 확장한다. 나뭇잎에 만들어진 굴속에서 3령을 경과한 후 다 자라난 노숙유충이 된다. 그 후 굴 밖으로 나와서 입에서 실을 토해내어 나뭇잎 뒷면에 거미줄 모양의 하얀 고치를 만들고 그 속에서 번데기가 되며, 약 4일정도 지나면 성충으로 우화한다. 따라서 5월하순부터 새로운 성충이 다시 출현하기 시작한다. 그 이후 약 한달 간격으로 성충의 발생주기가 계속되지만 때때로 세대가 중첩되어서 발생하는 경우가 많다. 성충은 한낮에는 잎 뒷면 등에서 활동을 하지않고 주로 휴식을 취하고 있다가 일몰이 시작되면 활동을 개시해서 활발하게 분산하기도 하는데, 특히 불빛에 잘 유인되기도 한다. 마지막으로 발생하는 제 6회 성충은 9월하순-11월에 우화하여서 주변의 월동처를 찾아서 휴면에 들어간다.

피해증상

- 피해증상은 굴나방의 경우와는 육안으로 쉽게 구별할 수가 있는데, 애벌레가 신초의 어린잎을 주로 가해하여 극심할 경우 새순에 낙엽현상을 초래하는 점이 이미 신장되어 굳은 잎을 가해하는 굴나방과는 다르다. 또한, 피해받은 어린 잎이 적갈색 반점모양으로

불규칙한 원형 또는 얼룩무늬 모양을 이루거나, 넓고 크게 잎의 표면이 연하게 쭈글어들면서 말라들어간다. 때때로 약해를 입은 형상을 하고 있으므로 잘못 오인되는 수도 있다. 8월 하순부터 생육중·후반기가 되면 특히 나무의 꼭대기나 도장지 및 2차 생장한 새순 부위에 나 있는 어린잎만을 집중적으로 가해한다.

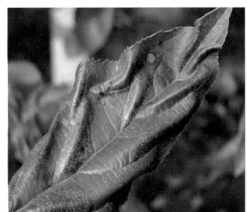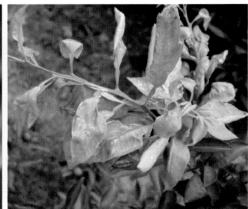

잎 피해 사례

방 제

- 천적에는 고치벌류 1종이 있으며 살충제 절감 예찰방제원에서는 기생율이 60%로 높으므로 천적에 저독성인 약제를 살포한다.
- 새로 자라는 신초선단의 일부 잎만을 가해하므로 수세를 안정시켜서 가능하면 신초신장을 일찍 멈추게 하고 2차생장을 적게하며, 도장지와 지제부의 대목에서 나오는 순 발생을 막거나 제거한다.
- 은무늬굴나방 동시방제 약제로는 진딧물 방제약제인 이미다클로프리드, 푸라치오카브, 나방류 방제약제인 메치온, 트리무론, 주론 등이 효과가 우수하다. 그러나 합성제충국제는 은무늬굴나방에 대하여 방제효과가 저조한 경향이므로 동시방제로는 사용을 지양해야한다.

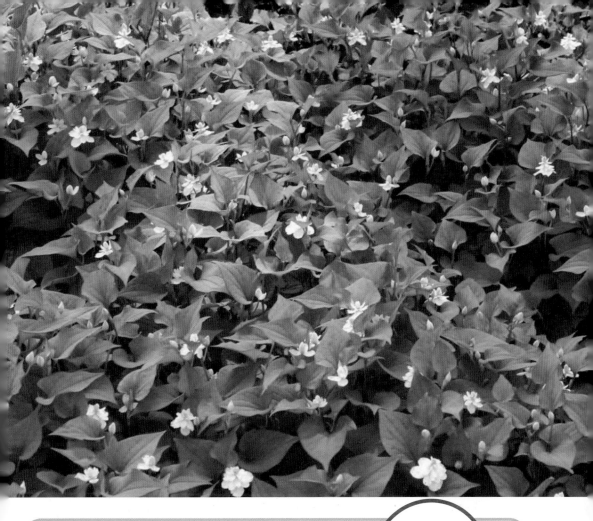

과명 : 삼백초과(Saururaceae)

이명 : 십자풀, 즙채(蕺菜), 중약(重藥), 십약(十藥)

생약명 : 어성초(魚腥草)

분포지 : 남부 지방

번식법 : 종자 파종, 주로 분주(근경) 번식

꽃 피는 시기 : 5~6월

채취 시기 : 여름에 줄기와 잎이 무성하고 꽃이 필 때

용도 : 약용, 식용

약용 : 이뇨(利尿), 화농(化膿), 종양(腫瘍), 창상(創傷), 요도염(尿道炎)

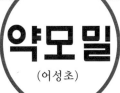

약모밀
(어성초)

학명
Houttuynia cordata Thunb.

생태적 특성

여러해살이풀로서 근경은 백색이며 옆으로 길게 뻗으며 원주형이고 줄기는 곧게 서며 몇 개의 세로 줄이 있고 키는 15~35㎝가량이다. 어긋나는 잎은 잎자루가 길고 심장형이며 길이 5㎝ 내외로 잎끝이 날카롭다. 꽃은 5~6월에 엷은 황색 꽃이 피며 수상화서이고 많은 나화(裸花)가 달린다. 포(苞)는 4개이고 꽃차례 밑에 십자형의 으로 달려 꽃같이 보이며 타원형 또는 장타원형이며 떨어지지 않는다. 꽃은 화피가 없고 3개의 수술이 있어 황색으로 보이며 씨방은 1개이고 상위로서 3실이며 3개의 암술대가 있다. 과실은 삭과(蒴果 : 속이 여러 칸으로 나누어지고 각 칸마다 씨가 들어 있는 열매)로서 다소 구형이며 종자는 각 실에 1개씩 들어 있다.

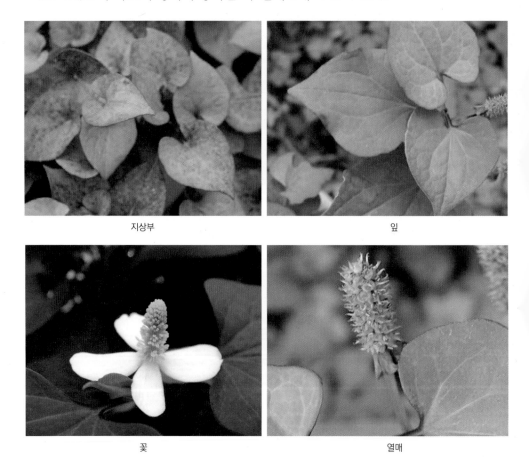

지상부

잎

꽃

열매

재배방법

어성초는 따뜻하고 습윤한 기후를 좋아한다. 또한 그늘지고 축축한 토양에서 잘 자라며 가뭄을 꺼린다. 비옥한 사질양토와 부식질양토가 좋다.

● **종자번식** : 종자는 잘고 육묘하는 데 시간이 많이 걸리므로 특별한 경우 외에는 이용하지 않는다.

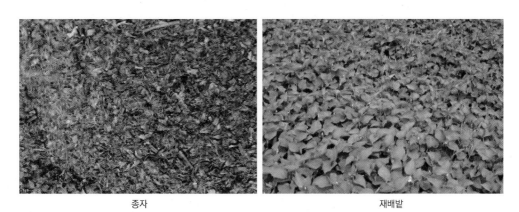

종자   재배밭

● **분주(근경번식)** : 낮고 습한 지대를 골라 20~30㎝ 깊이로 갈고 너비 1.2m, 높이 15~20㎝ 되는 두둑을 만들어 30㎝ 간격으로 골을 만든다. 3월 상순부터 4월

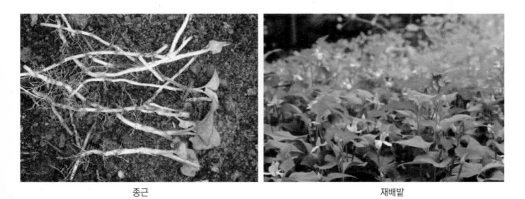

종근   재배밭

주요 관리 : 심은 후 싹이 트고 생장하는데 좋도록 토양의 수분을 확보하며 적절히 웃거름을 준다.

수확 및 건조　　여름(6~7월), 가을(9~10월)에 지상부를 예취하여 음건하거나 온풍 건조기로 건조 감량 40% 정도에서 절단기로 약 3㎝ 크기로 절단하여 햇볕에 말린다.

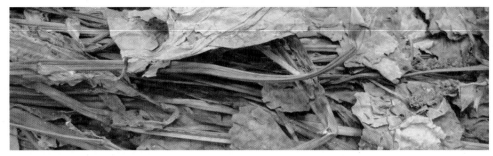

전초 건조

사용부위　뿌리를 포함한 전초를 사용한다.

채취와 가공　어성초는 여름(6~7월)에 1차, 가을(9~11월)에 2차로 지상부를 수확하여 그늘에서 말린다. 마른 잎과 줄기는 잡풀 및 이물을 제거하고 향기가 날아가지 않도록 압착하여 저장한다. 사용 시 생선 비린내가 나므로 술을 뿌려서 시루에 찌고 말리는 과정을 반복하면 비린내를 제거할 수 있다.

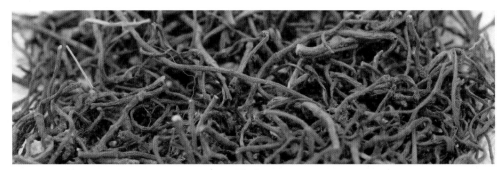

뿌리 건조

성분　주성분은 메틸-엔-노닐케톤(methyl-n-nonylketone, 악취)과 myrcene lauric aldehyde 이며 자극성의 코르다린(cordarine)을 함유한다. 잎에는 퀘시트린(quercitrin) 및 염화칼륨, 황산칼륨 등이 함유되었고 꽃에는 이소퀘시트린(isoquercitrin)이 함유되어 있다.

436

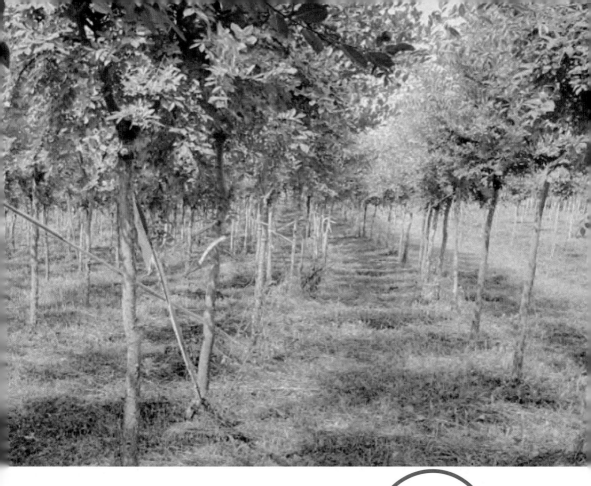

과명 : 두충과(Eucommiaceae)

이명 : 두중(杜仲), 들중나무, 사선(思仙), 목면(木綿)

생약명 : 두충(杜冲)

분포지 : 경남 산청, 함양 등이 주산지

번식법 : 3월 초~중순 파종

꽃 피는 시기 : 4~5월

채취 시기 : 차로 이용할 잎은 4월 중·하순경, 약재로 사용할 잎은 9월 하순,
수피(樹皮)는 심은 지 10년 이상 된 것으로 6월 상·중순

약용 : 강압 작용(降壓作用), 보간신(補肝腎 : 간과 신을 보함), 장근골(壯筋骨 : 근육과 뼈를 튼튼
하게 함), 안태(安胎 : 태아를 편안하게 함), 고혈압(高血壓), 지혈(止血), 이뇨(利尿), 고
정(固精), 요슬(腰膝), 냉통(冷痛)

두 충

학명
Eucommia ulmoides Oliv.

생태적 특성

　여러해살이 갈잎큰키나무로 잎은 어긋나며 타원형이고 끝은 날카롭다. 양면에 털이 거의 없으나 맥 위에는 잔털이 있으며, 가장자리에 예리한 톱니가 있고 잎자루는 길이 1cm 정도의 잔털이 있다. 꽃은 암수 딴 그루이며 화피가 없으며, 4월에 피고 수꽃은 화경과 4~10개의 수술이 있다. 암꽃은 짧은 화경이 있으며 새로 나온 가지 밑부분에 달린다. 자방이 갈라져서 암술 머리로 된다. 열매는 10월~11월에 익으며 편평한 긴 타원형이고 날개가 있으며 날개와 더불어 대를 제외한 길이가 3cm이고 중앙부의 너비가 1cm이며, 대는 길이 6mm 정도이다. 열매를 자르면 고무 같은 점질의 실이 나온다.

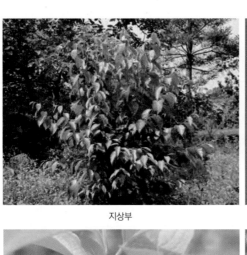

지상부

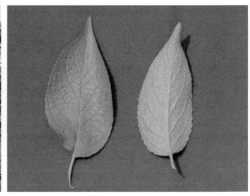

잎 앞과 뒤

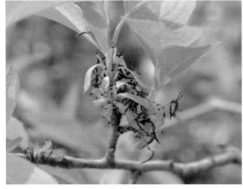

꽃

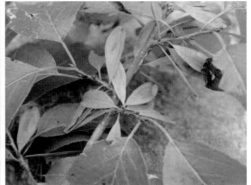

열매

438

재배방법

재배 적지 기후가 따뜻하고 습윤한 환경에서 잘 자라며 토심이 깊고 비옥한 충적토가 알맞다. 그러나 일조가 부족한 그늘이나 산성 토양은 바람직하지 않다.

파종 및 정식

- 번식 : 종자 번식과 녹지 삽목(꺾꽂이)법이 있다. 파종 시기는 3월 하순~4월 상순이다. 녹지 삽목(꺾꽂이)은 당년에 자란 가지가 굳은 다음 6월 말경에 꺾꽂이를 한다.

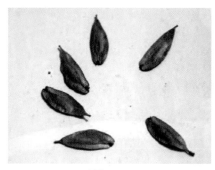
종자

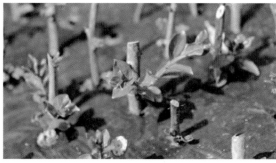
삽목

- 파종 : 너비 150㎝의 두둑을 만들고 20㎝의 줄 사이에 깊이 2~3㎝의 골을 만들어 15㎝ 간격으로 점뿌림한다. 노천매장한 것은 눈이 튼튼한 것만 파종하고, 파종 후 짚이나 마른 풀을 덮어 준다.

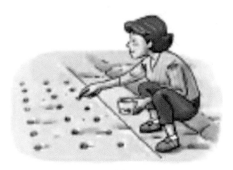
점파

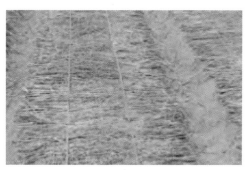
짚 피복

- 식재 : 1년 육묘한 것을 정식하며 예정 수확 시기 및 목적에 따라 거리를 달리하나 대체적으로 이랑 너비 2~3m, 포기 사이 1m 정도로 심는다.

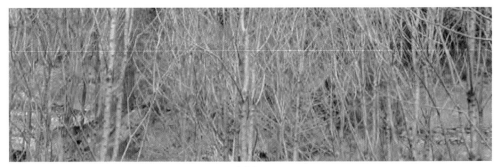

식재밭

주요 관리

- 아주심은 후 2~3년까지는 나무 주위에 김매기와 사이갈이를 철저히 해 주고, 4년차 이후는 풀이 나면 낫으로 베어서 나무 밑에 깔아 준다.

수확 및 조제 : 심은 지 10년 이상 된 나무에서 수액 유동이 왕성한 5~6월에 줄기껍질을 채취하여 주피를 제거한 다음, 직각 절단기로 썰어 햇볕 또는 건조기로 말린다. 가지와 줄기 등의 이물질이 5.0% 이상 혼입되지 않아야 한다.

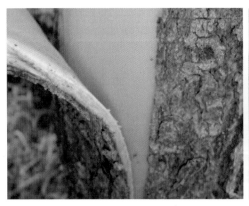

두충 수피(박피)

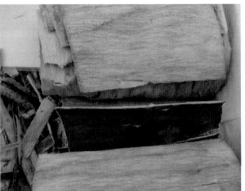

약재건조

440

사용부위 잎은 두충옆이라하여 약용 또는 식용하고 수간부의 코르크층을 제거한 껍질을 두충이라하여 약재로 사용한다.

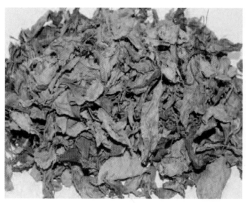
잎 말린것

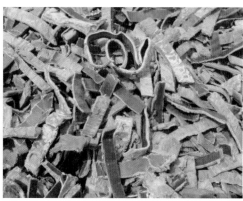
두충약재

채취와 가공 10년 이상된 나무에서 조피(코르크층)을 제거하고 줄기껍질을 채취하여 절단한 다음 두충무게의 잎으로에 해당하는 소금을 넣은 식염수를 흡수시켜 강한햇빛에 말린다. 사용할 때는 진한 갈색 또는, 흑 갈색이 될때까지 후라이펜에 볶아서 내부 백사물질을 태워서 제거한다음 사용한다.

성분 구타페르카, 카페익산, 오쿠빈푸마릭산, 글리코사이드, 탄민등이 함유 되어있다.

병충해 방제

병해 간혹 갈색무늬병과 탄저병이 걸릴 수 있으나 크게 문제 되지는 않고, 등록 고시된 농약도 없다. 그밖에 병해는 크게 문제 되는 것이 없으나 배수 불량지에서는 뿌리가 썩어 죽는 경우가 있으므로 배수가 잘 되도록 관리한다. 해충으로는 육묘상에서 어린 묘의 줄기나 잎을 가해하는 토양 해충 피해가 있으므로 파종 전 토양 소독을 철저히 한다.

갈색점무늬병 병징

- 발병 초기때는 갈색의 소형반점이 형성되고 진행되면 병반이 담갈색의 원형 또는 타원형으로 확대됨.
- 피해가 심하면 병반이 융합되어 찢어지고 조기 낙엽이 되며, 총채벌레 피해가 함께 발생하면 잎이 오그라들게 됨.

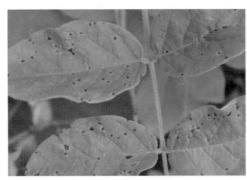

| 갈색점무늬병 초기 병징 | 병반의 확대 |

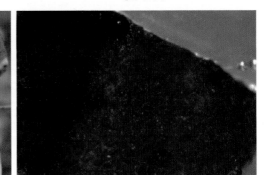

| 병반의 융합및 줄기로 전염 | 병자각 |

병원균 및 발생생태

- 병원균은 Phoma sp. 이며 암갈색 병자각과 병포자를 형성함.
- 병원균은 병자각 상태로 월동하며 이듬해 전염원이 되는 것으로 여겨짐.
- 5월 상순 기온이 상승하면서 발생되고 7월~8월까지 성엽과 줄기에 지속적으로 발생하는데 새로 나는 잎을 따라 계속 감염됨.

방 제

● 발병 초기에 적용약제인 디페노코나졸유제, 아족시스트로빈수화제, 클로로탈로닐
수화제로 방제하여 병의 확산을 막음.

탄저병 병징

● 잎, 잎자루, 줄기에 발생하는데 잎에서는 처음에 원형 또는 부정형의 작은 반점
을 형성하고, 병이 더 심해지면 확대되어 암갈색의 불규칙한 대형병반으로 된다.
● 줄기에서도 잎에서와 같은 모양의 병반이 형성되고, 심한 경우 말라서 부러진다.

발생상태

● 병원균은 Colletotrichum sp.이며 분생포자($13\sim22\times4\sim6\mu$ m)는 타원형이고
담황색이다.
● 균사의 형태로 월동하고 이듬해 분생포자를 형성하여 전염된다.
● 전염원의 특성상 빗물에 용해되어 토양표면에 존재하다가 빗방울 등에 의해 지
상부로전염되므로 장마철 고온다습한 조건에서 발병이 심하다.

방 제

● 병든 잎이나 식물체 전체를 조기에 제거하여 병 발생이 확대 되는 것을 막도록 하
고, 발생 초기에 디티아논액상수화제, 이미녹타딘트리스알베실레이트·티람수화
제, 프로클로라즈망가니즈수화제, 아족시스트로빈액상수화제 등 적용 약제로 방
제한다.

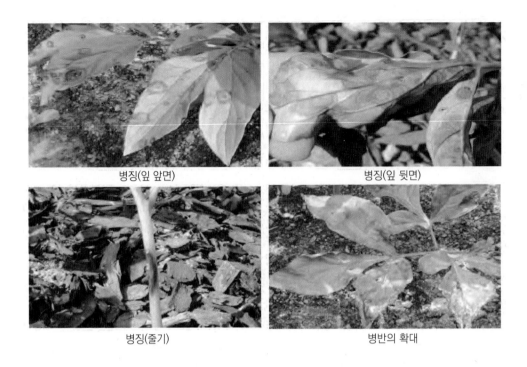

병징(잎 앞면)

병징(잎 뒷면)

병징(줄기)

병반의 확대

충해 심식충

심식충 병징

● 나무밑둥과 줄기에 하얀애벌레인 심식충이 구멍을 뚫어 나무진액을 빨아먹어 고사
시킨다.

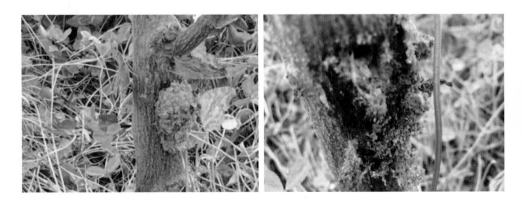

방 제

- 심식충은 유황합제로 주사기를 이용해서 잡는다.
- 벌레들이 들어가 있으면 겉에 톱밥처럼 표시가 난다. 벌레자국이 있으면 주사기로 유황합제는 원액으로 쓴다 벌레는 타고 나무는 아무 피해가 없다.

석회유황합제

유황(硫黃 : Sulphur)의 색깔은 황색, 담황색, 연한 녹황색, 노르스름한 회색, 갈색, 흑색 등이다. 조흔(條痕)은 백색 내지 옅은 황색이다. 결정면에는 금강석 광택이 있고 단면에는 지방 모양의 광택이 있으며 반투명이다.

황을 이용한 석회유황합제는 1881년부터 프랑스에서 쓰기 시작하여 전파되었다. 처음 포도에 사용하여 살균뿐만 아니라 살충력(응애, 깍지벌레)의 효과도 보고 있다. 그러나 정확히 알고 사용하지 않으면 약해를 일으키기 쉬운 결점도 있다.

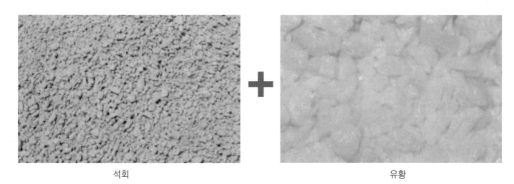

석회   유황

1) 제조법 및 성상

공업적인 제법으로 생석회와 유황을 1 : 2의 중량비로 배합하여 가압솥에 넣고 소요량의 물을 가하여 2기압의 기압 하에 120~130℃에서 약 1시간 가열 반응시킨 다음 30분간 숙성 냉각시켜 여과기로 불용물을 여과해서 제품으로 만든다.

예 석회유황합제 180L를 만드는 데 생석회 35kg+유황 70kg이 소요

제품은 적갈색의 투명한 액체로 강한 알칼리성을 띤다. 비중은 1.29 내외(Be 32~33°)이다. 유효 성분은 다황화석회(CaSn) n=1~5이며, 이것이 약 72.5% 함유되어 있다.

흔히 석회유황합제의 질을 비중으로 표시하나, 이것은 가용성 성분의 함유량을 말하는 것이 아니다. 질은 다황화석회의 함유량이다.

다황화석회는 불안정한 화합물로 공기 중의 산소나 탄산가스에 의하여 활성화유황을 만든다. 이 활성화유황이 살균 작용을 하는 것이다. 그러므로 석회유황합제를 제조할 때는 물론 저장할 때도 가급적 공기의 접촉을 방지하여 다황화석회의 산화체인 티오황산석회, 황화석회의 생성을 방지해야 한다.

석회유황합제의 활성화유황은 유황 분말이나 수화성 유황보다 살균력이 강하다. 동시에 식물에 대한 약해도 크다.

대체로 본제의 살균력은 공기 중의 습도, 온도, 일광, 바람 등의 환경 요인에 크게 영향을 받는다. 특히 온도와 습도가 높으면 높을수록 분해가 빨리 되어 효력이 저하된다. 그러므로 오랜 기간을 두고 발생되는 병해에 대해서는 그 효과를 크게 기대할 수 없다.

2) 성상

적갈색의 투명한 액체로 강한 알칼리성을 띠고, 비중이 1.29 내외(보메비중 32~33)이다. 주성분인 다황화칼슘은 불안정한 화합물로서 공기 중에서 산소 및 이산화탄소와 작용하면 다음과 같이 쉽게 분해되어 활성황(活性黃)을 생성하여 살균 작용을 한다.

공기에 노출되면 분해(활성화황, S 및 티오황산칼슘, CaS_2O_3, 황산칼슘, $CaSO_4$ 생성)가 촉진되므로 저장할 때에는 뚜껑을 잘 막아 보관해야 한다. 위와 같은 반응은 식물의 잎이나 줄기에 살포하였을 때에도 일어난다.

석회유황합제

희석 농도 / 원액 농도	보메 0.5도		보메 5도		보메 10도	
	물 20L당	물 500L당	물 20L당	물 500L당	물 20L당	물 500L당
보메 29도	0.25L	6.25L(0.31통)	2.5L	62.5L(3.1통)	5L	125L(6.3통)
보메 30도	0.24L	6.0L(0.3통)	2.4L	60.0L(3통)	4.8	120L(6.0통)
보메 31도	0.23L	5.75L(0.29통)	2.3L	57.5L(2.9통)	4.6	115L(5.8통)
보메 32도	0.22L	5.5L(0.28통)	2.2L	55.0L(2.8통)	4.4	110L(5.5통)

3) 사용법

본제의 살균력은 석회보르도액에 뒤지나, 흰가루병, 녹병에는 우수하다. 기온이 낮을 때는 비교적 높은 농도로, 높을 때는 낮은 농도로 살포한다.

대체로 월동 과수 병해충에는 3~5°Be액(7~10배액), 그 외의 경우는 0.3~0.5°Bedor(80~140배액)으로 살포한다.

4) 사용상의 주의

① 약제 조제용 용기는 금속 용기를 피한다. 사용 분무기는 사용 후 즉시 암모니아수나 식초산액으로 씻은 다음 물로 잘 씻는다.

② 일반적으로 기온이 높거나 일조가 강하면 약해가 일어나기 쉬우므로 농도를 낮게 해서 사용한다. 복숭아, 살구, 자두, 포도, 배, 콩, 감자, 토마토, 오이, 양파, 생강 등은 약해가 일어나기 쉬우므로 주의해야 한다.

③ 본제는 공기와 접하면 분해가 촉진되므로 저장 시에는 밀폐해야 하며 사용하다가 남은 것은 약제 표면에 소량의 기름을 띄워서 공기와의 접촉을 방지한다.

다른 약용 작물에 나타나는 진딧물 형태

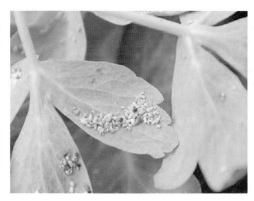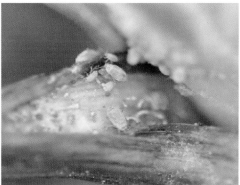

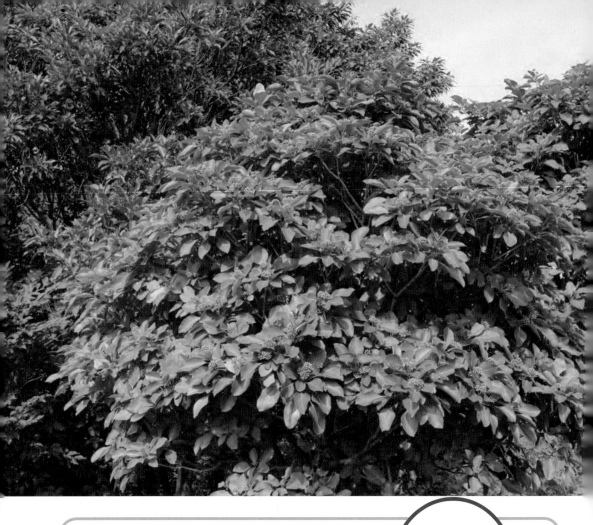

과명 : 두릅나무과(Araliaceae)

이명 : 수계(樹季), 노란옻나무

생약명 : 풍하이(楓荷梨)

분포지 : 제주, 전남, 전북, 경남

번식법 : 3월 중순~하순 파종

꽃 피는 시기 : 6월

채취 시기 : 9월 이후

용도 : 약용, 관상용

약용 : 거풍습(祛風濕 : 풍사와 습사를 제거함), 활혈맥(活血脈)

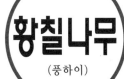

황칠나무
(풍하이)

학명
Dendropanax morbiferus H.Lév.

생태적 특성

늘푸른큰키나무로 우리나라의 남부 해변과 섬의 산록 수림 속에 자라며 높이 15m가량이다. 껍질에 상처가 나면 황색 액이 나온다. 잎은 어긋나며 3~5갈래이나, 노목(老木)에서는 잎이 난형 또는 타원형으로 끝이 뾰족하고 길이 10~20㎝로 잎에 광택이 있다. 양면에 털이 없고, 잎자루가 있다. 꽃은 양성화이며 6월에 가지 끝에 원추상 산형꽃차례로 달리고, 꽃대의 길이는 3~5㎝이며 꿀샘이 있고 꽃자루는 길이 5~10㎜이다. 꽃받침은 종형이며 끝이 5갈래로 갈라지고, 꽃잎은 5장, 수술 5개이다. 자방은 5실이며 암술머리는 5갈래이다. 열매는 핵과로 타원형이며 검은색으로 익는다.

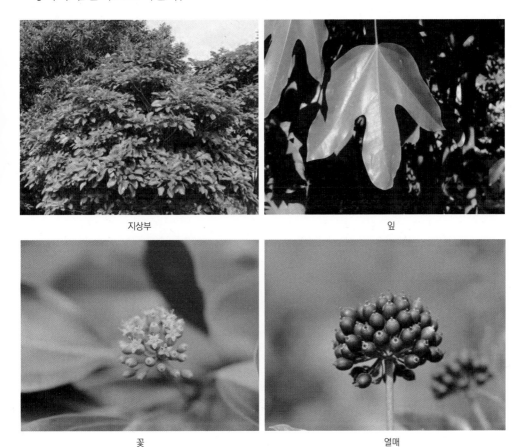

지상부

잎

꽃

열매

재배 적지 겨울이 온난한 남부 지방의 섬 지역 또는 제주도가 겨울을 나는데 무난하다. 일본의 황칠나무보다 국내산 황칠이 더 농황색으로 색깔이 진하다.

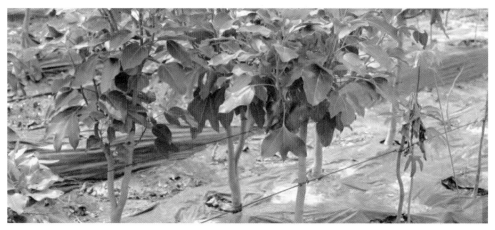

재배적지에 식재된 모습

파종 및 정식 번식은 종자와 꺾꽂이로 번식시킨다. 정식은 씨앗이나 꺾꽂이 묘를 2~3년 정도 육묘한 것을 정식한다.

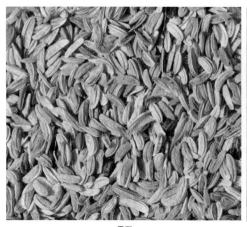

종자

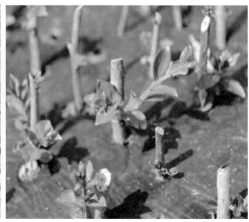

삽목

450

주요 관리

- 종자는 파종한 당년에 발아한다. 과육에 발아 억제 물질이 들어 있어 과육을 제거하고 습기 있는 모래와 혼합하여 저장하였다가 파종한다.
종자의 파종 시기는 3월 15일부터 3월 30일까지가 적기이며 발아 일수는 80~85일 정도이다.

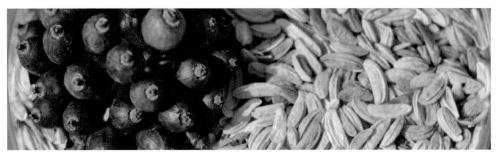

열매   종자

- 종자 발아 후 2~3년까지는 겨울철 저온에 약하므로 비닐하우스 등으로 보온하여 주는 것이 좋다. 꺾꽂이는 3월 하순~4월 중순, 6월 중순~7월 상순에 가지를 꺾꽂이하면 뿌리가 내린다. 묘상에는 해가림을 하여 준다.

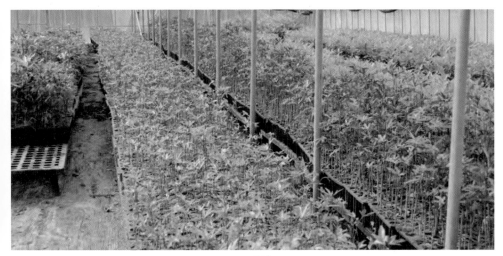

묘상

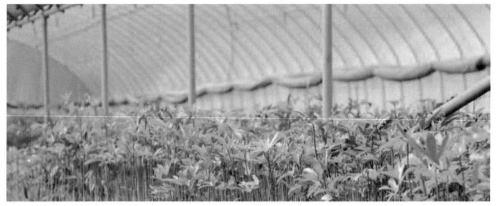

해가림 비닐하우스

수확 및 조제 나무의 자람이 정지되는 9월 이후에 가지와 뿌리줄기를 채취 후 흙을 씻은 후 말린다.

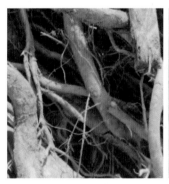

뿌리

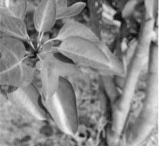

줄기

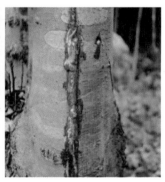

수액

사용부위 주로 뿌리 줄기를 약용으로하고 잎, 가지도 약재로 사용한다.

채취와 가공 나무 성장과 대사작용이 정지되는 시기에 가지와 뿌리 줄기를 채취하여 말려두고 사용한다.

성분 사포닌, 셀레늄, 탄닌, 성분을 함유하고 있다.

정유성분은 주로 세스케르세틴이며 그 밖에도 알콜, 에스테르등이 함유되어 있다.

병충해 방제

공해나 병해충에 대한 내성이 강해서 특별히 문제가 되는 경우는 적으나 하늘소, 심식충류의 피해가 있으므로 대량 발생 시에는 적절한 방제를 해 준다.

충해 심식충

심식충 병징

- 나무밑둥과 줄기에 하얀애벌레인 심식충이 구멍을 뚫어 나무진액을 빨아먹어 고사 시킨다.

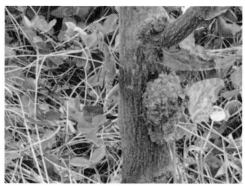 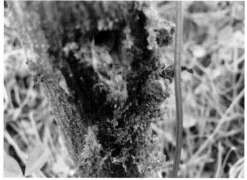

방 제

- 심식충은 유황합제로 주사기를 이용해서 잡는다.
- 벌레들이 들어가 있으면 겉에 톱밥처럼 표시가 난다. 벌레자국이 있으면 주사기로 유황합제는 원액으로 쓴다 벌레는 타고 나무는 아무 피해가 없다.

석회유황합제

유황(硫黃 : Sulphur)의 색깔은 황색, 담황색, 연한 녹황색, 노르스름한 회색, 갈색, 흑색 등이다. 조흔(條痕)은 백색 내지 옅은 황색이다. 결정면에는 금강석 광택이 있고 단면에는 지방 모양의 광택이 있으며 반투명이다.

황을 이용한 석회유황합제는 1881년부터 프랑스에서 쓰기 시작하여 전파되었다. 처음 포도에 사용하여 살균뿐만 아니라 살충력(응애, 깍지벌레)의 효과도 보고 있다. 그러나 정확히 알고 사용하지 않으면 약해를 일으키기 쉬운 결점도 있다.

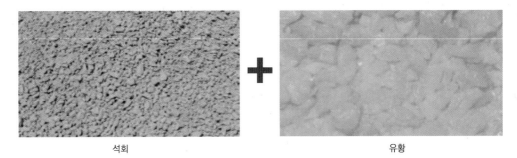

석회   유황

1) 제조법 및 성상

공업적인 제법으로 생석회와 유황을 1 : 2의 중량비로 배합하여 가압솥에 넣고 소요량의 물을 가하여 2기압의 기압 하에 120~130℃에서 약 1시간 가열 반응시킨 다음 30분간 숙성 냉각시켜 여과기로 불용물을 여과해서 제품으로 만든다.

예 석회유황합제 180L를 만드는 데 생석회 35kg+유황 70kg이 소요

제품은 적갈색의 투명한 액체로 강한 알칼리성을 띤다. 비중은 1.29 내외(Be 32~33°)이다. 유효 성분은 다황화석회(CaSn) n=1~5이며, 이것이 약 72.5% 함유되어 있다.

흔히 석회유황합제의 질을 비중으로 표시하나, 이것은 가용성 성분의 함유량을 말하는 것이 아니다. 질은 다황화석회의 함유량이다.

다황화석회는 불안정한 화합물로 공기 중의 산소나 탄산가스에 의하여 활성화유황을 만든다. 이 활성화유황이 살균 작용을 하는 것이다. 그러므로 석회유황합제를 제조할 때는 물론 저장할 때도 가급적 공기의 접촉을 방지하여 다황화석회의 산화체인 티오황산석회, 황화석회의 생성을 방지해야 한다.

석회유황합제의 활성화유황은 유황 분말이나 수화성 유황보다 살균력이 강하다. 동시에 식물에 대한 약해도 크다.

대체로 본제의 살균력은 공기 중의 습도, 온도, 일광, 바람 등의 환경 요인에 크게 영향을 받는다. 특히 온도와 습도가 높으면 높을수록 분해가 빨리 되어 효력이 저하된다. 그러므로 오랜 기간을 두고 발생되는 병해에 대해서는 그 효과를 크게 기대할 수 없다.

2) 성상

적갈색의 투명한 액체로 강한 알칼리성을 띠고, 비중이 1.29 내외(보메비중 32~33)이다. 주성분인 다황화칼슘은 불안정한 화합물로서 공기 중에서 산소 및 이산화탄소와 작용하면 다음과 같이 쉽게 분해되어 활성황(活性黃)을 생성하여 살균 작용을 한다.

공기에 노출되면 분해(활성화황, S 및 티오황산칼슘, CaS_2O_3, 황산칼슘, $CaSO_4$ 생성)가 촉진되므로 저장할 때에는 뚜껑을 잘 막아 보관해야 한다. 위와 같은 반응은 식물의 잎이나 줄기에 살포하였을 때에도 일어난다.

석회유황합제

희석 농도 / 원액 농도	보메 0.5도		보메 5도		보메 10도	
	물 20L당	물 500L당	물 20L당	물 500L당	물 20L당	물 500L당
보메 29도	0.25L	6.25L(0.31통)	2.5L	62.5L(3.1통)	5L	125L(6.3통)
보메 30도	0.24L	6.0L(0.3통)	2.4L	60.0L(3통)	4.8	120L(6.0통)
보메 31도	0.23L	5.75L(0.29통)	2.3L	57.5L(2.9통)	4.6	115L(5.8통)
보메 32도	0.22L	5.5L(0.28통)	2.2L	55.0L(2.8통)	4.4	110L(5.5통)

하늘소 병징

● 성충(成蟲)의 체장(體長)은 11~14mm이고 체색은 흑색바탕에 황금색 털이 나 있다. 날개에는 황금색 반점이 4~5쌍씩 있으나 숫컷에는 반점모양이 일정치 않다. 알은 장경(長徑)이 약2.4mm, 단경(短徑)이 약 0.7mm의 장난형(長卵形)으로 초기에는 유백색을 띠고 부화(孵化)하기 직전에 황백색으로 변한다. 유충의 체장(體長)은 10~15mm이고 머리와 가슴은 갈색이며 몸통은 유백색이다.

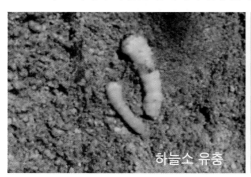

하늘소 유충

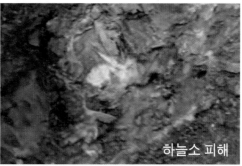

하늘소 피해

발생상태

● 년1회 발생하며 우화시기(羽化時期)는 4월하순~5월하순사이이고 우화최성기 (羽化最成期)는 5월하순으로 약 1주일 사이에 80%이상이 우화(羽化)한다. 우화(羽化)한 성충은 약 1주일 동안 줄기의 수피(樹皮)를 갉아 먹고 생활 하다가 수피(樹皮)를 물어 뜯고 1개씩 산란(産卵)하며 산란수는 약 30개이고 난기간 (卵期間)은 9~16일이다. 부화(孵化)한 유충은 수피(樹皮)밑에서 줄기의 속으로 파먹어 들어가 9월하순경 부터 갱도 끝에 용실(蛹室)을 짓고 유충으로 월동하여 이듬해 3월하순~5월중순사이에 번데기가 된다.

방 제

● 성충 우화최성기인 5월하순에 싸이스린액제(液劑)3,000, 파프유제(乳劑)1,500, 그로포유제(乳劑)1,200배액을 1~2회 살포하며 항공방제에는 파프유제(乳劑) 40배액을 1~2회 살포한다. 6월이후에 바람에 부러진 가지나 혹이 생긴 가지를 모아 태운다.

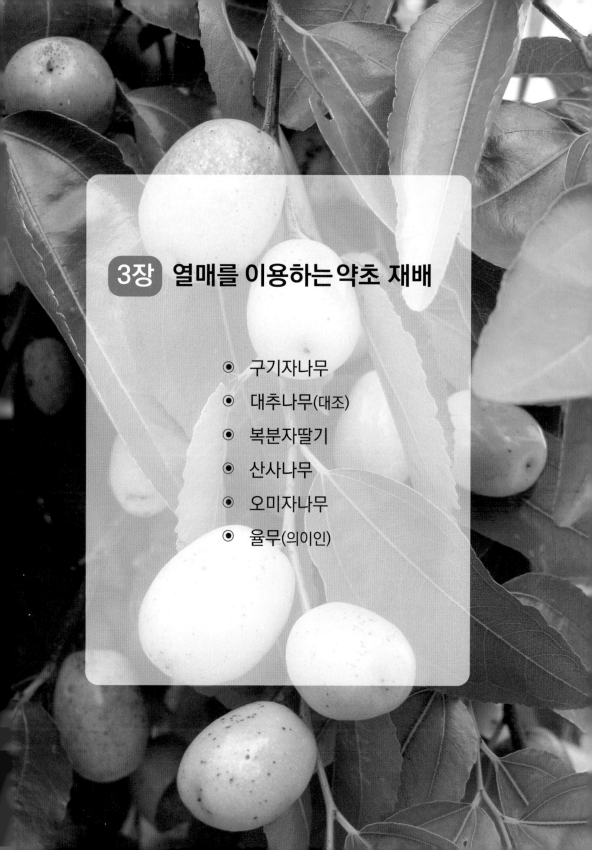

3장 열매를 이용하는 약초 재배

- ◉ 구기자나무
- ◉ 대추나무(대조)
- ◉ 복분자딸기
- ◉ 산사나무
- ◉ 오미자나무
- ◉ 율무(의이인)

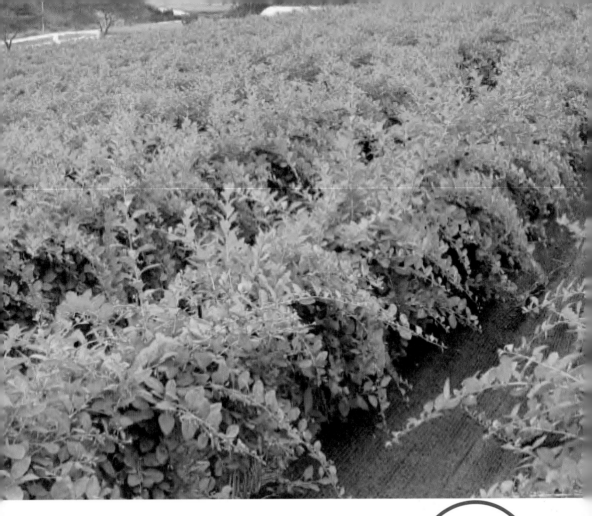

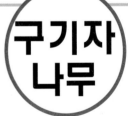

구기자
나무

학명

Lycium chinense Miller

과명 : 가지과(Solanaceae)

이명 : 지골자(地骨子), 적보(赤寶), 청정자(青精子)

생약명 : 구기자(枸杞子, 열매), 지골피(地骨皮, 뿌리껍질)

분포지 : 전남 진도, 충남 청양

번식법 : 종자 번식(3~4월), 삽목 번식(4~5월), 이식

꽃 피는 시기 : 6~9월

채취 시기 : 10~11월

용도 : 약용(열매와 껍질), 식용(어린순)

약용 : 당뇨병, 고혈압, 청열, 양혈, 도한, 해천, 출혈, 치통

생태적 특성

구기자는 구기자나무의 열매를 가리키며 초여름에 난 새싹이나 여름에 다 자란 잎을 따서 햇볕에 말린 것을 구기엽(枸杞葉)이라 하고 구기자나무 뿌리껍질을 지골피(地骨皮)라고 한다.

동아시아 열대에서 온대에 걸쳐 분포하는 낙엽관목으로 높이는 1~2m 정도로 가지가 유연하여 아래로 늘어지며, 흙과 만나면 뿌리를 내리고 번식한다. 가지에 변형 가시가 있고, 잎은 타원형으로 어긋나며 길이 2~4㎝, 폭 1~1.5㎝로 잎은 가장자리에 톱니가 없이 매끄러운 모양이다. 6~9월에 자줏빛 꽃이 피고, 가을이면 타원형의 열매가 붉게 익는다. 열매는 단맛이 난다.

덩굴성 식물로, 예전 시골에서는 길가나 밭두렁 또는 대문 앞에 심어 두고 가을에 들일을 마치고 돌아오는 길에 조금씩 익은 열매를 채취하여 말리곤 하였다.

병해충에도 강하여 잘 자라므로 개나리 대신 심으면 좋다. 가을에 자녀들에게 채취하도록 하여도 좋고 빨갛게 익은 풍성한 열매가 꽃처럼 보기가 좋다.

긴 화분에 몇 그루만 심어도 가정에서 1년 동안 사용하기에 충분한 양의 구기자를 수확할 수 있으며 농가에서는 대체 작물로서 재배하여도 고수익을 올릴 수 있는 약용 식물이다.

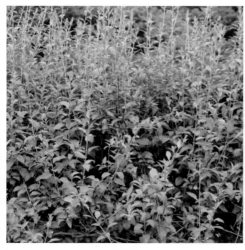

지상부

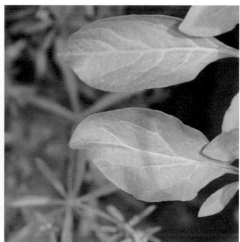

잎

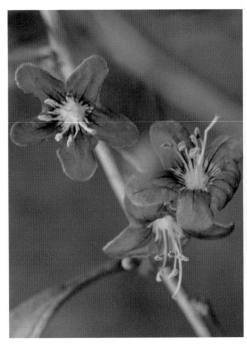
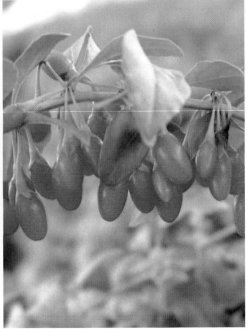

꽃   열매

재배방법

　전남 진도와 충남 청양이 주산지이며, 추위에 견디는 성질이 강하여 전국 어디서나 재배 가능하지만 열매 생산을 목적으로 재배할 때는 개화, 착과, 열매의 성숙 기간 등이 긴 중부 이남 지역이 유리하다. 햇볕이 잘 들고 통풍이 좋은 곳이 재배하기에 유리하다.

　토질을 가리지 않으며 비옥도가 중간 정도 되고 배수가 잘 되는 모래와 찰흙이 알맞게 섞인 곳에서 잘 자란다.

　번식은 꺾꽂이, 휘묻이, 포기나누기, 실생법(종자 파종) 등 여러 가지가 있으나, 일반적으로 꺾꽂이 번식법(삽목)이 많이 이용되고 있다. 꺾꽂이는 3월 하순~4월 하순에 실시한다. 이때 사용하는 번식용 상토는 1개월 전에 만들어 준비를 해두는 것이 좋다. 즉 상토는 수분, 온도, 산소 공급이 적절하여 미생물상이 안정된 상태를 만들어 주는 것이 중요하다.

460

번식 방법 종자 번식과 영양 번식이 있는데 일반적으로 모계의 우수한 형질이 그대로 후손에게 전달되는 영양 번식법을 많이 이용하고, 특히 영양 번식법에는 꺾꽂이, 휘묻이, 포기나누기(분주법, 分株法), 실생법 등 여러 가지가 있으나 꺾꽂이 번식법(삽목법, 揷木法)을 가장 많이 이용하고 있다.

● 꺾꽂이 번식법 : 보통 3월 하순~4월 상순에 실시한다. 삽수(揷穗)는 크지 않은 것이 좋고, 보통 15~18㎝ 정도의 길이로 자른 삽수를 120㎝ 정도의 두둑에 포기 사이 10㎝ 간격으로 심는다. 심을 때는 45° 각도로 꽂은 후 삽수가 땅 위로 2~3㎝ 정도만 보이도록 한다. 너무 깊게 묻히면 싹이 잘 안 나오고, 너무 얕게 심으면 땅 위로 삽수가 높이 올라와 말라죽는다. 물 관리가 편리한 곳에 삽목상을 설치한다. 보통 위와 같이 삽목상에 삽목을 하면 10a당 21,000주 정도가 심어진다.

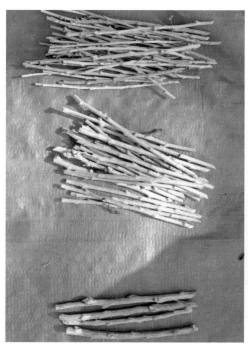

삽수목

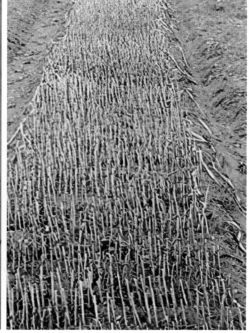

삽목

● 휘묻이 번식 : 7~8월에 새로 뻗은 충실한 가지에 흙을 덮으면 뿌리가 내리
는데, 뿌리가 완전히 내린 것은 가을이나 봄에 일찍 밭에 정식하거나 밭둑,
울타리 주변, 과수원 주변 등에 옮겨 심는다.

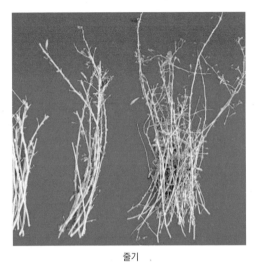

줄기

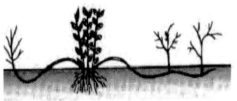

휘묻이

시기 : 여름 7~8월
방법 : 충실한 신소를 땅에 묻어두면 뿌리가 내린다.

구기자 휘묻이법

휘묻이 후 발근 상태

● 포기나누기 : 10월 하순이나 이듬해 봄에 구기자나무의 포기를 완전히 캐
내어 나누어서 심는다.

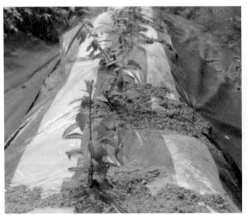

분주 후 정식된 재배밭

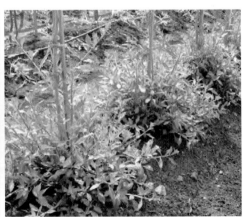

분주 후 활착된 재배밭

● 수분수 혼식 : 일반적으로 자가 불화합성이 있다. 동일 품종 재배 시 수정이 불량하여 수량이 떨어진다. 그래서 적정 수분수 혼식으로 결실률 향상이 필요하다. 특히, 신품종 재배 시에는 추천 수분수를 필히 혼식하는 것이 좋다. 적정 수분수 혼식 비율은 2열은 주품종, 1열은 수분수로 한다. 즉 불로는 청양 재래, 청대는 명안과 혼식하고 장명은 청운과 청명은 호광과 혼식 재배하는 것이 좋다.

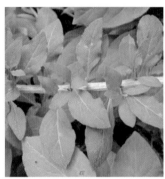
청양재래

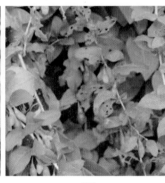
청명

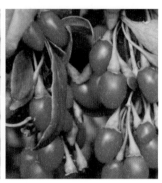
호광

순지르기 과번무(過繁茂)를 막기 위하여 순지르기를 하는데 구기자 생산을 목적으로 할 때는 필요하지만, 구기엽을 생산할 목적으로 재배할 때에는 1회만 실시한다. 1차 순지르기는 5월 하순에 90㎝ 이상 자라 올라온 새 가지의 끝을 10~15㎝ 정도 잘라 준다. 2차 순지르기는 7월 20일경에 하는데 2차 순지르기를 할 때 무성한 잎을 일부 따서 구기엽으로 사용하면 생식 생장이 촉진되므로 일석 이조의 효과를 얻을 수 있다.

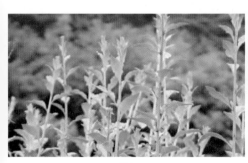
새순

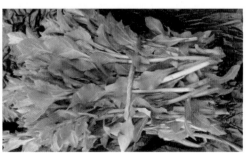
새순 자르기

재배와 수확

- 구기자 : 정식한 당년부터 가능하며 8월 하순~11월 중 · 하순이 수확 적기이다. 잘 익은 것부터 수시로 수확하여 햇볕에 또는 화력으로 건조시킨다.

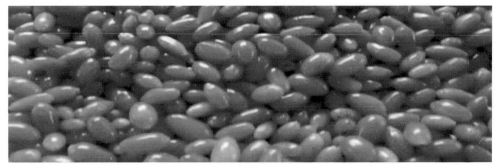

열매

- 구기엽(구기자나무 어린 신초) : 구기엽을 목적으로 재배한 것은 1년에 4~5회에 걸쳐 베어 내는데, 수확 적기는 새싹이 30~40㎝ 자랐을 때이다. 50㎝ 이상 자라면 가지가 목질화되어 베어 내기도 힘들고 절단, 조제가 곤란해지며 품질도 떨어진다. 구기엽으로 쓸 것은 베어 낸 직후 2㎝ 정도로 절단하여 반쯤 마를 때까지 햇볕에 말려서 통풍이 잘 되는 곳에서 음건하거나, 건조기에서 건조한다.

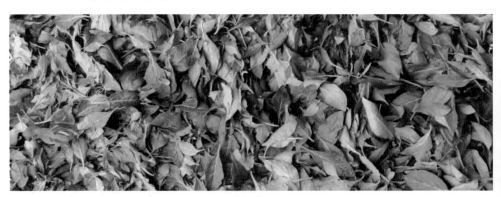

구기엽

- 구기엽과 구기자를 함께 수확 : 구기엽의 수확을 7월 초순까지 하며 이후에 나는 싹은 50~60㎝ 정도 자랐을 때 순지르기를 하고 잎겨드랑이(葉腋)에서

단과지의 발생을 유도시켜 주면 늦여름부터 꽃이 피기 시작한다. 8~11월
에 걸쳐 열매가 붉게 익은 것부터 채취하여 건조한다.

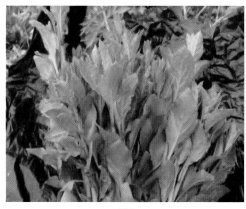

새잎

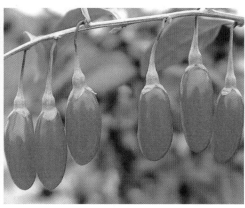

열매

- 지골피 : 뿌리를 캐서 물로 씻고 껍질을 벗겨 말린 것인데 8월 중순 이후
  부터 채취한다. 매년 낮추베기를 하기 때문에 6~7년이 되면 나무의 세력
  이 약해지므로 갱신해 주어야 하는데 이때 지골피를 채취하는 것이 좋다.

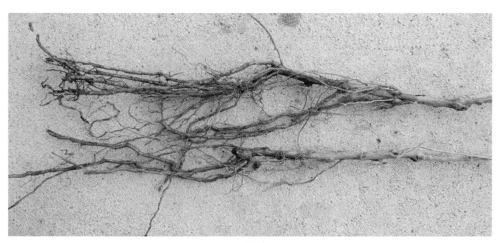

뿌리

수확량 생으로 450kg/10a/3~5년생, 건조 180kg/10a/3~5년생

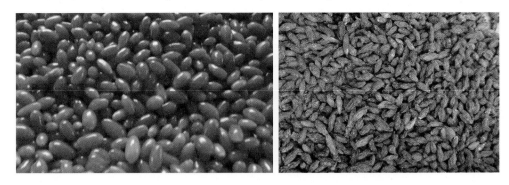

사용부위 열매(구기자), 뿌리껍질(지골피), 어린 신초(구기엽)를 사용한다.

채취와 가공 붉게 물든 열매는 채취하여 건조기를 이용하여 말려서 사용하고 구기엽은 채취한 직후 2㎝ 정도로 잘라서 반쯤 마를 때까지 건조기를 이용하여 말린 다음 통풍이 잘 되는 음지에서 다시 건조한다. 뿌리는 이물질과 목심을 제거한 후 건조하여 사용한다.

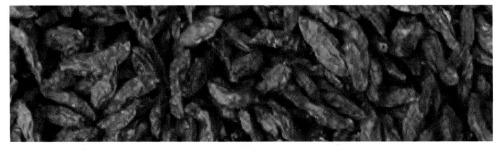

건조 구기자

성분 스코폴레틴(scopoletin), 베타시토스테롤(β-sitosterol) 등이 함유되어 있고 구기자의 베타인(betaine) 성분은 지표물질로 알려져 있으며 항지방간 작용과 혈압 강하, 항혈당작용 등을 한다. 비타민 A, B₁, B₂, C, 불포화지방산 등을 함유하고 있으며, 특히 구기엽에는 모세혈관 벽을 튼튼하게 하는 루틴(rutin)이라는 물질을 함유하고 있으므로 차를 끓여 먹으면 좋다. 구기자에는 많은 아미노산과 제아산틴(zeaxanthin), 콜린(choline), 피살리언(physalien) 등이 함유되어 있다.

병충해 방제

주요 병해는 탄저병이고 그 밖에 역병, 흰가루병, 점무늬병 등이 발생한다. 해충으로는 구기자혹응애의 피해가 매우 크고 중요하며, 복숭아혹진딧물, 열점박이잎벌레, 점박이무당벌레, 노랑총애벌레 등의 피해가 크다.

병해 탄저병은 6월 말부터 시작하여 장마기에 피해가 심하다. 주로 미숙과에서 발병하며 초기에는 과실 양쪽 끝에 흑색 점무늬를 형성하지만 시간이 자나면서 수침상(水浸狀)의 병무늬를 형성하고 병반부에 포자층이 형성된다. 토심이 깊고 배수가 잘 되는 토양으로 통풍이 잘 되며 햇빛을 많이 받는 적지에 재배하면 발생을 줄일 수 있다. 또 유기물을 많이 시용하고 깊이갈이를 하여 땅심(地力)을 높여 준다. 줄기를 일찍 베어 내고 병든 잎과 열매 등의 전염원을 깨끗이 긁어 모아 소각하거나 땅속 깊이 묻어 주는 것도 좋은 예방법이다. 탄저병과 흰가루병에는 적용약제가 등록 고시되어 있으므로 안전 사용기준에 따라 사용한다.

역병 병징

- 뿌리가 썩고 지상부는 발병초기에는 시들고 노랗게 변하며, 점차 갈변되고 결국에는 고사된다.

발생생태

- 병원균은 Phytophthora drechsleri Tucker이며 비돌출형의 유주자낭(55-62×30 -32μ m)을형성하며 유주자낭에는 2개의 편모를 가진 유주자가 있어 물속을 헤엄쳐 이동한다.
- 병원균은 병든 식물체와 함께 토양 내에서 잔재하다가 유주자를 형성하여 1차 전염원이 되므로 역병에 감수성이 강한 인삼, 지황, 구기자 등을 재배한 곳에서 발생이 심하다.
- 장마기 이후 고온기에 배수가 불량한 지점에서 병이 확대되는 것을 관찰할 수 있다.

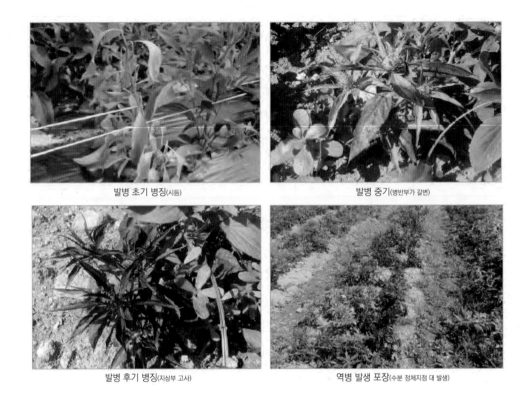

발병 초기 병징(시듦)   발병 중기(병반부가 갈변)

발병 후기 병징(지상부 고사)   역병 발생 포장(수분 정체지점 대 발생)

방 제

● 삽주에 역병 방제용으로 등록되어 있는 약제는 없으며, 장마기 배수관리를 철저히 하여포장이 과습하거나 침수되지 않도록 주의하고 연작을 피해야 함.

충해 구기자혹응애는 잎에 벌레혹을 형성하여 아래 잎부터 누렇게 변하고 낙엽이 되므로 병으로 오인하기 쉽다. 보통 3월 중순부터 발생하여 7월 하순~8월 상순에 그 피해가 가장 심하다. 우선은 구기자혹응애에 강한 품종을 선택하여 재배하는 것이 가장 효과적이다. 발생이 심할 때는 피리다펜티온 유제와 같은 등록 고시된 적용 약제로 방제한다. 그 밖에 열점막이잎벌레의 피해도 매우 큰데 델타메트린 유제 등의 약제들이 등록 고시되어 있다.

복숭아혹진딧물 형태

- 무시충은 난형인데 담녹색 또는 담홍색이고 유시충은 담적갈색이다.
- 배 등면의 각 마디에 흑색의 띠와 반문이 있고, 뿔관은 중앙부 뒷쪽이 부풀어져 있다.

피해증상

- 새싹이나 잎 뒷면 등에 집단으로 발생하며 흡즙 피해를 유발하고, 심할 경우 신초 부위 전개엽에 황화현상이 나타나며 잎의 생육이 부진해 진다.
- 배설물에 의해 아랫쪽 잎 표면에 그을음이 생긴다.

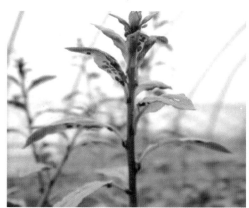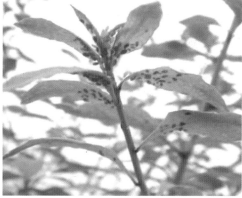

복숭아혹진딧물 발생 피해

발생생태

- 봄에 알에서 부화한 간모가 증식하다가 5~6월경에 유시충이 생겨 주변 여름 기주로 이동한다.
- 여름에는 고온으로 발생이 일시 감소하나 9월 상순에 다시 증식하여 많이 발생한다.

방 제

- 발생초기에 진딧물 방제 약제로 등록된 이미다클로프리드수화제(코니도, 코사인 등), 클로티아니딘수화제(세시미), 플로니카미드입상수화제(세티스) 등을 이용하여 방제한다.

병해

구기자	탄저병	아족시스트로빈(액상)	오티바, 역발산, 나타나, 미라도
		이미녹타딘트리스알베실레이트(액상)	부티나, 탈렌트
		테부코나졸(액상)	실바코플러스
		프로피네브(수)	안트라콜·영일프로피, 동방프로피
		피라클로스트로빈(유)	카브리오
	흰가루병	바실루스서브틸리스와이1336(수)	바이봉
		트리포린(유)	경농사프롤, 뉴프롤
		트리아디메폰(수)	바리톤, 선문티디폰
		황(입상)	쿠무러스, 트리로그

충해

구기자	구기자혹응애	피리다펜티온(유)	오후나크, 굿세리, 돌파구
	열점박이잎벌레	에마멕틴벤조에이트(유)	에이팜
		사이퍼메트린(유)	케레스, 피레탄, 해솜피레스, 경농피레스, 나대로, 정밀피레탄, 성보피레스, 아리피레스, 이비엠피레스, 특충탄, 아그로텍피레스, 프레스
		람다사이할로트린(수)	주렁
		델타메트린(유)	데시스, 장원, 선문델타린
		노발루론(액상)	라이몬
		클로르페나피르(유)	렘페이지
		클로티아니딘(액상)	빅카드
	일년생잡초	펜디메탈린(입)	스톰프
	왕담배나방	비티아이자와이엔티423(수)	토박이
		인독사카브(액상)	스튜어드골드
		피리달릴(유탁)	프레오
	진딧물	이미다클로프리드(수)	아리이미다, 코니도, 코사인, 태사자, 래피드킬
		클로티아니딘(수)	세시미
		플로니카미드(입상)	세티스

※ 구기자 병충해 방제 참고사항

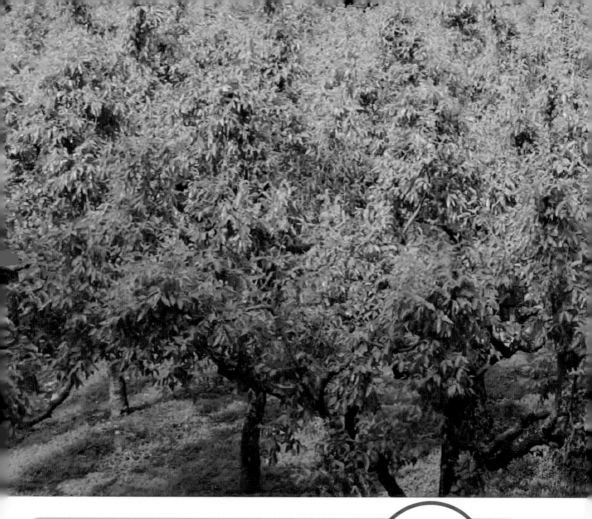

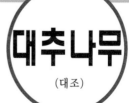

과명 : 갈매나무과(Rhamnaceae)

이명 : 건조(乾棗), 홍조(紅棗), 미조(美棗), 양조(良棗)

생약명 : 대조(大棗)

분포지 : 유럽 또는 아시아

번식법 : 접목

꽃 피는 시기 : 6월

채취 시기 : 9월

용도 : 약용, 식용

약용 : 불면증, 번갈, 흉통

학명

Zizyphus vulgaris L.

생태적 특성

　갈매나무과에 속하는 낙엽 소교목인 대추나무의 붉게 성숙한 열매를 채취하여 건조한 것이다. 유럽 또는 아시아가 원산지인데 우리나라, 중국, 일본 등의 각지에 분포하며 우리나라에서는 대개 촌락의 인가 근처에 식재하고 있고 나무에는 변형가시가 있다. 잎은 달걀 모양이고 끝은 날카롭고 거치가 있으며 잎 면에는 세 갈래의 맥이 있다. 6월경에 황록색의 작은 꽃이 피고 열매는 굳은 씨열매로 구형 또는 장타원형이며 9월에 홍숙하여 밤색을 띠고 광택이 있다. 조목(棗木)이라고도 하고 열매의 색이 붉다 하여 홍조(紅棗)라고도 한다. 줄기는 가늘고 길며 가시가 있는데 마디 위에 작은 가시가 다발로 난다. 목질이 단단하다. 잎이 나와서 열매를 맺을 때까지 걸리는 기간을 비교할 때, 다른 나무에 비해 제일 늦게 싹이 트지만, 열매는 제일 먼저 먹는다. 유사종인 멧대추는 대추의 원종이다. 열매인 대추를 조(棗), 대조(大棗), 목밀(木蜜)이라고도 한다. 우리나라에서는 보은 대추가 유명하다.

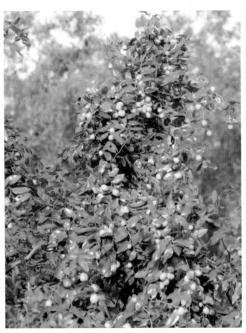
지상부

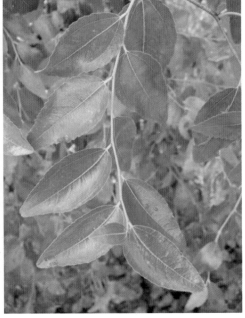
잎

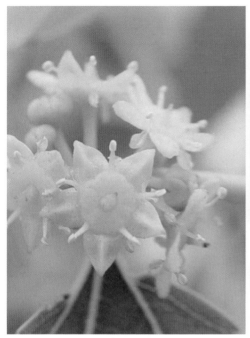
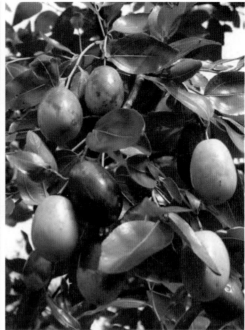

꽃   열매

재배방법

재배 환경   햇빛이 좋고, 토양이 비옥하며, 배수가 잘 되는 곳에서 잘 자란다. 특히 고온과 과습은 매우 불리한데, 전남, 경남과 제주도 및 남부 섬 지방에서는 대추 재배지가 거의 없는데, 이는 남부 지방일수록 강수량이 많고 장마기와 개화기가 겹쳐 결실에 장해가 되기 때문에 재배를 안 하는 것으로 생각된다. 내한성은 영하 27℃로서 이보다 더 추운 곳에서는 재배할 수 없다.

번식 방법   종자로 번식하는 실생법과 뿌리에서 나온 흡지를 포기나누기에 의해서 번식시키는 분주법, 대목을 양성하여 우량 품종을 접목하는 접목법, 뿌리나 가지를 이용한 삽목법 등이 있으나 실생법은 품종 육성이나 연구 목적 외에는 거의 사용하지 않고, 접목법이 대추나무 번식에 가장 일반적이고 많이 하는 번식 방법이다.

- 실생법 : 씨는 대추를 수확한 후 과육을 제거한 후 즉시 노천매장한 다음 이

듬해 4월 중순경 캐내서 파종하고 발아하면 1년쯤 제자리에서 키운다. 장마 직후 퇴비와 속효성 질소질 비료를 주면 15~20㎝ 정도 자라며 1년에 30㎝ 정도 생장하게 된다. 실생 번식한 것은 7~8년이 지나야 수확이 가능하다.

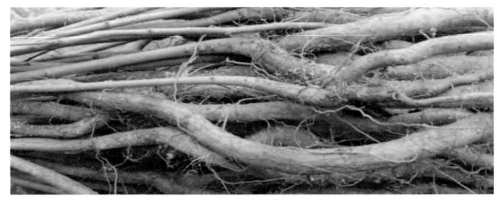
실생 묘목

● 분주법 : 실생법이 결실기까지 많은 시간을 요하고 형질 유지가 안 되므로 분주법을 이용하는데 결실까지 4~5년 정도 소요된다.

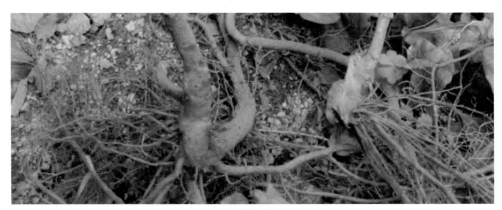
분주 묘목

● 접목법 : 일시에 많은 묘목을 생산할 수 있으며 변이가 적고, 결실까지 2~3 년 정도로 짧은 장점이 있기 때문에 접목법을 많이 이용하는데, 추위에 견디는 내한성, 병에 견디는 내병성이 떨어지고 수명이 짧으며, 수형이 나쁘고 나무의 재질이 나쁜 결점이 있다.

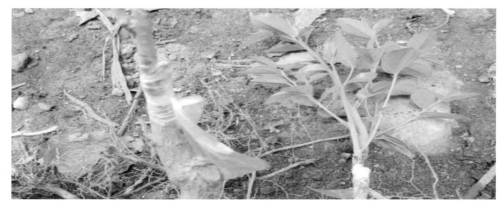

접목법

순지르기　새순이 올라오면 주가지만 남기고 2㎝ 미만 끝을 잘라 순치시키고 새순이 올라오면 3~4마디에서 순지르기를 해 준다.

거름 주기　거름이 매우 중요하다. 완숙 퇴비 중심으로 충분히 주어야 좋은 결실을 맺을 수 있다.

수분수 혼식　대추는 단위 결실성이 있어서 한 품종만 심더라도 결실은 가능하나 단위 결실된 과실은 핵 안에 인이 들어 있지 않고 과실이 비교적 작으며 낙과가 심한 경향이 있으므로 주품종의 20% 정도의 수분수를 심는 것이 좋은데, 수분수는 주품종과 개화기가 같은 품종이라야 한다. 보통 주품종 4열에 수분수 1열의 비율로 심는다.

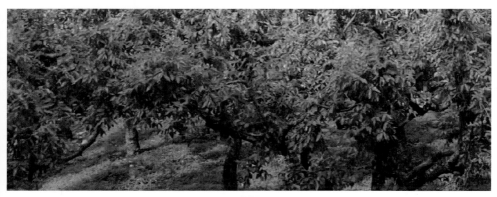

재배밭

재식 거리　재식 초기에는 10a당 42주(4m×6m)~62주(4m×4m)를 심었다가 10년 쯤 후 인접나무와 맞닿을 정도 자라면 간벌하여 10a당 21주(8m×6m)가 되게 한다.

식재 후 관리　재생력이 강하고 묘목 고사율이 비교적 낮지만, 이식 당년에는 새 가지의 생장이 거의 이루어지지 않는다. 이에 반하여 묘목 재식 당년부터 꽃이 피고 열매가 열리는 나무가 많으므로 심은 지 2년까지는 적과를 철저히 하고 대목 부위에서 발생하는 싹눈을 여러 차례 제거하여 나무의 세력을 왕성하게 관리해 주어야 한다.

사용부위　잘익은 열매

채취와 가공　9~10월 과일 성숙기에 채취하여 햇빛에 말린다. 생과로 사용할 것은 푸른기가 약간 남아 있는 미숙과를 수확하고 건과를 목적으로 할 때는 열매 전체가 붉은빛일 때 수확 하는것이 좋다.

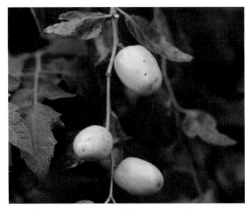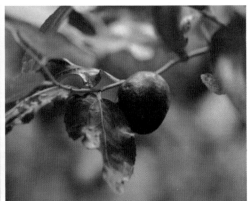

미숙과　　　　　　　　　　　　　　　　성숙과

성분　과일에는 다량의 당분과 점액질이 있고 그외 단백질, 지방, 칼슘, 비타민 C등이 있으며 싱아산, 사과산, 포도산, 호박산, 글리콜산, 갓과 같은 유기산을 함유한다. 또한 시스틴리진, 아르긴, 아스파라긴산, 트레온인 외 14종의 아미노산이 확인됐다. 또한 열매는 철분, 망간, 구리, 코발트 등이 함유 돼있다.

가장 위험한 병으로는 마이코플라스마유사체에 의한 빗자루병이 있다. 마이코플라스마를 매개하는 마름무늬매미충을 비롯하여 매미충류의 방제에 힘을 기울여야 한다. 그 밖에도 줄기썩음병, 탄저병, 녹병, 잎마름병, 세균성반점병 등이 있고 해충으로는 사과잎말이나방, 사과진딧물, 사과하늘소, 박쥐나방 등이 있으나 해충은 수량에 치명적 영향을 미치지는 않는다. 병해의 경우에는 고시된 농약을 적기에 사용하여 방제하는 것이 좋다.

병해 : 잎마름병, 반점병

잎마름병 병징

- 잎과 줄기에 나타나고 처음에는 불규칙한 담갈색의 작은 반점에서 점차 확대되면서 타원형 또는 불규칙한 병반이 발생한다.
- 병반주위는 노란 색깔이 나타나고 심하면 잎 전체가 마르고 줄기 전체가 고사한다.

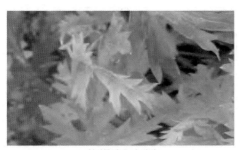
잎마름병 초기 병징

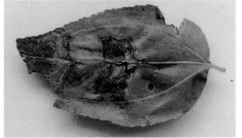
잎마름병 병징

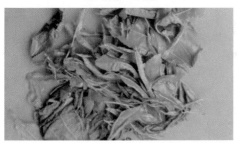
잎마름병 병반 확대 및 전반

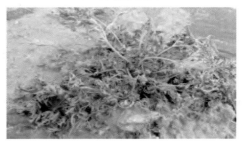
잎마름병으로 인한 지상부 고사

병원균 발생상태

- 병원균은 Septoria sp.이며 병자각(구형, 85~160μ m)과 병포자(무색, 3~4개의 격벽, 20~50×2~2.5μ m)를 형성한다.
- 강우가 많은 7~9월 경에 병 발생이 심하며 병자각의 형태로 월동하여 일차전염원이 되고, 감염된 부위에서 생긴 병포자에 의해서 확산된다.

방 제

- 병 발생 초기에 등록 약제인 디페노코나졸유제(10%), 이미녹타딘트리스알베실레이트수화제, 이프로디온수화제 등을 살포한다.

세균성반점병 병징

- 세균성점무늬병은 최근 발생이 증가하고 있으며 간혹 육묘 중에 대 발생해 큰 피해를 주기도 한다. 잎과 과일 및 줄기에 3mm 전후의 부정형의 병반을 형성하는데 주로 잎에 발생한다. 병반이 진전되면 잎 전체가 누렇게 변해 떨어지거나 구멍이 나기도 한다. 침입 초기에는 수침상의 병반을 형성하고 부정형의 병반 가장자리에 황갈색의 테두리를 가지며 안쪽은 흰색으로 변한다. 시간이 지나면 병반 주위의 테가 없어지며 약간 움푹 들어간 병반을 형성한다.

병원균 발생상태

- 병 발생의 최적 온도는 27~30℃ 정도이며 종자 수집 과정에 오염된 종자가 파종되어 병을 일으키기도 하고 토양 중의 병든 식물체 잔채로부터 오염되기도 한다. 과일과 잎의 상처 조직 또는 수공을 통해 침입하며 비, 바람에 의해 매개된다. 주로 식물체의 상처 부위를 통해 침입하는데 유기물 등 시비량이 불충분하거나 질소질 과잉으로 쇠약하게 자랄 때 많이 발생한다. 정확한 원인은 밝혀지지 않았으나 비닐 피복이 세균성점무늬병의 발생을 조장하는 것으로 조사되었다.

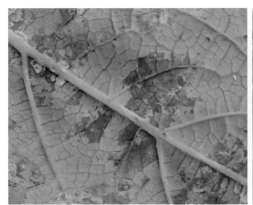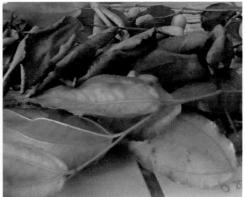

세균반점병

방 제

- 세균성점무늬병과 궤양병은 건전 종자를 사용해야 하고 육묘 중에 감염되지 않도록 해야 한다. 모든 세균은 건조에 매우 민감하므로 토양이 침수되거나 과습하지 않도록 관리해야 한다. 병든 포기나 과실은 일찍 제거해 전염원을 조기에 차단하는 것이 대단히 중요하다. 그리고 병든 포기에서 세균이 흘러나와 빗물이나 관수 혹은 비닐 하우스 천장에서 떨어진 물방울에 튀겨져 포장 주위로 확산되지 않도록 주의할 필요가 있다. 화학적 방제로 차아염소산나트륨이나 초산 등은 종자에 묻은 병원 세균의 소독제로 활용할 수 있는데 적절한 농도로 희석해 사용해야 한다.

빗자루병 병징

- 가지 끝부분에 작은 잎과 가는 가지가 빗자루 형태로 나면서 꽃이 피지 않는다. 빗자루 증상은 1~2년 내에 나무 전체로 퍼지면서 병든 가지에 열매가 열리지 않으며 수년간 병이 지속되다가 말라 죽는다.

피해 특징

- 1950년대부터 크게 퍼지기 시작해 전국의 대추 산지를 황폐화시킨 대추나무의 대표적인 병이다. 매개충(모무늬매미충)과 영양번식체(접수, 분주묘)를 통해 전염되는 전신성 병이다.

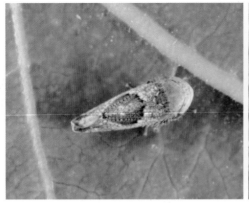
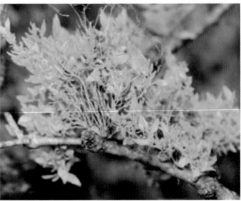

빗자루병 매개체 - 모무늬매미충 성충   빗자루병 - 잎의 빗자루 증상

방 제

● 매개충 발생시기인 6~9월에 아세타미프리드 수화제 2,000배액를 2주 간격으로 살포한다. 피해가 심한 나무는 제거하고, 피해가 심하지 않은 나무는 4월 하순과 대추 수확후에 옥시테트라사이클린 수화제 200배액을 나무주사한다.

충해 마름무늬매미충, 사과잎마리나방, 사과진딧물, 사과하늘소, 박쥐나방

대추 마름무늬매미충 형태

● 성충 체장은 4㎜이고 겹눈은 암회색이며, 머리와 앞가슴등판은 황록색이고, 앞날개에 담갈색 무늬가 있어 좌우의 앞날개를 접으면 뚜렷한 갈색의 마름무늬를 형성한다.

피해 특징

● 잎 표면에서 성충과 약 충이 흡즙 하여 흰색반점이 생긴다.
● 흡즙 하면 대추나무빗자루 병을 매개하므로 빗자루 병이 발병한다.

발생생태

● 마름무늬매미 충은 알 상태로 일일 초, 당근, 샐러리, 가지, 메꽃, 자운영, 호프, 한삼덩굴 등의 초본 류 에서월동하고 4월하순경 부화하여 약 충이 된다.

- 약 충은 약3주일 이내에 4~5회의 탈피를 한 후 성충이 된다.
- 성충기간은 40~50일로서 이 기간 중 평균16개 정도의 알을 산란한다.
- 성충의 발생은 제1화기가 7월 하순이고 제2화기는 9월 중순으로 년 2회 발생한다.
- 빗자루 병을 매개하므로 마름무늬매미 충을 철저히 방제할 필요가 있다.
- 성충은 전염능력을 가지고 있으며 3~5령 충도 30%의 전염능력을 가지고 있다.

방 제

- 마름무늬매미충의 발생밀도를 줄이기 위해서는 월동 란의 서식처인 과수원 주변의 잡초를 제거하며, 개화직전인 6월 상순과 개화가 완료된 7월 하순 및 8월 하순에 살충제를 수관전체에 철저히 살포한다. 현재 고시된 약제는 없으나 나크, 그로포, 이피엔, 델타린, 메프제 등이 효과가 있는 것으로 알려져 있다.

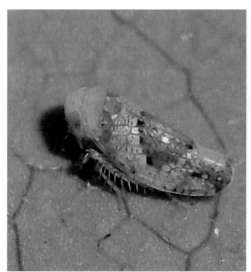
마름무늬 매미충 성체

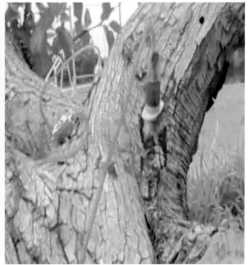
방제

※ 이외에 병충해 방제는 다른 약초재배 병충해 방제를 참조.

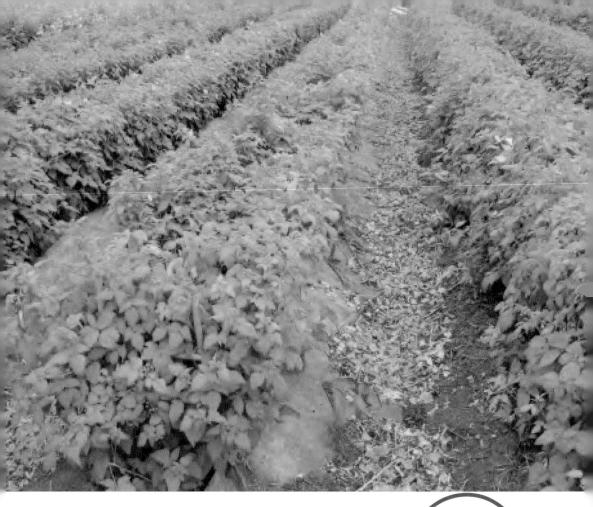

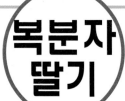

복분자
딸기

과명 : 장미과(Rosaceae)

이명 : 결분(缺盆), 대맥매(大脈苺), 소탁반(小托盤), 수매(樹苺)

생약명 : 복분자(覆盆子)

분포지 : 중남부 지방의 산계곡

번식법 : 삽목

꽃 피는 시기 : 5~6월

채취 시기 : 6~7월(미숙과), 7~8월(성숙과)

용도 : 약용, 식용

약용 : 강장(强壯), 강정(强精), 보간신(補肝腎), 축소변(縮小便), 명목(明目)

학명
Rubus coreanus Miq.

갈잎떨기나무로 2~3m쯤 자라며, 새로 움이 나오는 가지에는 백색의 분이 있다. 가지의 끝이 구부러져 땅에 닿으면 뿌리가 난다. 잎은 어긋나고 우상(羽狀 : 깃꼴)복엽이며, 소엽은 난형 또는 타원형이고 톱니가 있으며 끝이 뾰족하다. 잎의 길이가 3~7㎝로 불규칙한 예거치가 있으나 거의 없어지고 나중에는 뒷면의 맥상에만 약간 남는다. 줄기는 자줏빛이 돌며 갈고리 같은 가시가 있다. 5~6월에 담홍색 꽃이 피며 산방화서이다. 7~8월에 열매가 성숙하면 색이 적색에서 흑색으로 변하며 맛은 달고 시다.

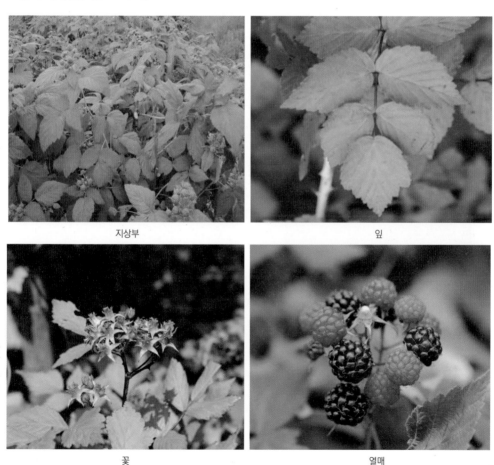

지상부   잎

꽃   열매

재배 적지 토질은 표토가 깊은 사질 양토로서 유기질이 많고 배수가 잘 되는 동시에 보수력이 좋은 땅에 적합하다. 토양에 대한 적응 범위는 넓고 산성 땅에 강하다.

번식

● 번식 : 그루 밑에서 나오는 분얼지로 번식한다. 가지를 땅에 묻어서 뿌리를 나게 한 후 잘라서 정식할 수도 있고, 가을에 당년생의 새 가지를 잘라서 땅에 묻어 두었다가 봄에 꺾꽂이하면 쉽게 발근한다. 굵기 1㎝ 정도의 뿌리를 10㎝ 길이로 잘라 깊게 꽂으면 발근이 잘 된다. 종자는 노천매장하거나, 진한 황산에 60분간 처리하여 심기도 한다.

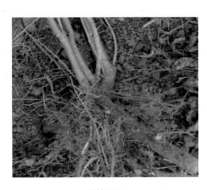

분얼 묘목

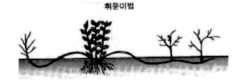

휘묻이

방법 : 충실한 신소를 땅에 묻어두면 뿌리가 내린다.

휘묻이법

휘무지

● 시비량 : 10a당 퇴비 750~1,500kg, 질소 11kg, 인산 8kg, 칼륨 11kg을 사용한다.

수확 및 조제

약재로 쓸 열매는 꽃이 피고 난 후 종자가 익기 전에 채취하여 끓는 물에 1~2분간 담갔다가 햇볕에 건조 감량 17% 이하로 말린다. 담금용 또는 생과용의 수확은 6~7월경 열매가 충분히 익어서 과육이 물러지고 빛깔이 충분히 착색된 다음 딴다. 시기가 너무 늦으면 자연 낙과되어 물러 떨어진다.

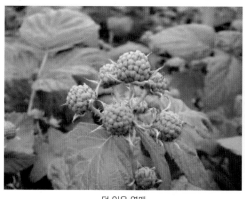
덜 익은 열매

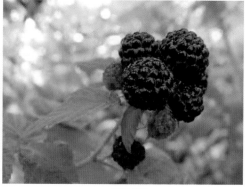
익은 열매

사용부위 미성숙 과일(약용), 성숙과일(식용)

채취와 가공 미숙과는 채취하여 소금물에 담갔다가 건져내서 햇빛에 말린다 복분자라하여 약용으로쓰며 흑색으로 익은 열매는 수확하여 음료나 술을 담가 이용한다.

성분 유기산, 말산, 살리실산, 당류및 소량의 비타민 C를 함유하고 있다.

병충해 방제

병해 잎에 갈반병(갈색무늬병)이 생기는데 발아 직후에 석회보르도액을 뿌려 방제한다.

잎마름병 병징

● 잎과 가지에 발생한다. 초기에는 작고 약간 움푹 패인 작은 반점이 형성된다.
점차확대되면서 원형이나 타원형으로 되고, 중앙부위는 회백색이고, 건전한 부위
와의경계 부위는 진한 흑갈색을 나타낸다. 심해지면 병반은 갈색이나 진갈색으로
변하는데, 병반 주위에는 붉은색이나 자줏빛을 띠는 검은색으로 되고, 병반 부위에
검정색소립이 형성된다.

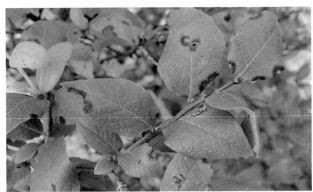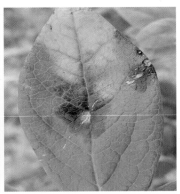

병원균 발생상태

● 병원균은 병든 나뭇가지 등에서 월동한 후 이듬해 1차 전염원이 된다. 고온다습한
조건에서 병 발생이 많으며, 특히 수세가 약해지면 병 발생이 심해진다.

방 제

● 병든 식물체에서 월동하므로 포장에 있는 병든 잔재물을 깨끗이 제거하고, 특히
병든 가지는 일찍 제거한다.
● 균형시비를 하여 수세가 약해지지 않도록 한다.

석회보르도액

석회보르도액은 일명 보르도액이라 부르기도 한다. 1882년 프랑스의 밀라데트
(Millardet)가좀도둑을 방지할 목적으로 황산구리와 석회를 섞은 흰푸른색 액체를
뿌린 포도나무는 생육기내내 잎을 매달고 있는데 비하여, 이 혼합액을 뿌리지 않은
포도나무의 잎은 병에 걸려 죽고땅에 떨어진다는 사실을 알아냈다. 그는 수많은 실험
끝에 1885년 황산구리와 석회수화제를섞어 사용하면 포도 노균병을 효과적으로 방제
할 수 있다는 사실을 알아냈다. 석회보르도액은포도 노균병 방제에 효과적임을 발견된
이래 여러 가지 병을 방제할 목적으로 광범위하게 이용되고 있는 보호용(예방용) 살균
제이다. 보르도액은 병원균의 포자가 날라 오기 전에 작물의줄기와 잎에 살포하여 작

물에 부착한 포자가 발아하는 것을 억제하는 특성을 가지고 있어 예방효과는 매우 우수하나 치료효과는 미미하므로 병 발생 전에 살포하는 것이 좋다.

석회보르도액의 제조방법

가. 준비물 : 황산구리, 생석회, 통(고무통 또는 나무통), 저울, 막대기를 높일 수 있다.

나. 재료구입처 : ① 황산구리 : 농업자재판매상(또는 인터넷 구입)

　　　　　　　② 생석회 : 농업자재판매상(또는 인터넷 구입)

다. 제조방법

① 불순물을 줄이기 위하여 순도가 높은 황산구리($CuSO_4.5H_2O$, 순도 98.5% 이상) 와 생석회(CaO, 순도 90% 이상)를 준비한다.

② 한 용기에 제조하는 총량의 80~90%의 물에 황산구리를 녹여서 묽은 황산구리액을 만든다.

③ 다른 용기에 생석회를 소량의 따듯한 물로 잘 섞은 후(消和, slaking), 물을 첨가하여 제조하는 총량의 10~20%되게 석회유를 만든다. 사용하는 통이나 저어주는 막대기등은 반드시 금속제가 아닌 재질(고무통, 나무통)을 사용한다.

④ 황산구리액과 석회유를 충분히 냉각시킨 후 석회유를 잘 저으면서 황산구리액을 천천히 가하여 석회보르도액을 만든다.

라. 제조 예 (4-4식 석회보르도액 20ℓ 제조시)

① 황산구리와 생석회를 준비한다.

② 한 용기에 16ℓ 의 물에 황산구리 80g을 녹여서 황산구리액을 만든다.

③ 다른 용기에 생석회를 소량의 물로 잘 섞은 후 물을 첨가하여 4ℓ 의 석회유를 만든다.

④ 황산구리액과 석회유를 충분히 냉각시킨 후 석회유를 잘 저으면서 황산구리액을 천천히가하여 석회보르도액을 만든다.

석회보르도액의 제조방법

석회보르도액 제조시 주의할 점은 반드시 석회유에 황산구리액을 첨가하여야 하며, 석회유와 황산구리액을 저온에서 반응시켜야 한다. 만약 황산구리액에 석회유를 첨가하거나 두 가지 액을 따듯한 상태에서 반응시키면 산성액이 되고 석회보르도액의 입자가크게 되어 물에 골고루 풀리지 않아 사용할 수 없게 된다.

석회보르도액의 종류

석회보르도액은 황산구리와 생석회의 혼합비에 따라 그 종류가 다양하다. 석회보르도액의 종류는물1ℓ 중에 함유되는 황산구리와 생석회의 양(g)에 따라서 3-3식, 4-4식, 6-6식, 8-8식 등으로 부리며 각각의 제조함량은 표 1과 같다.

황산구리와 생석회의 함량에 따른 석회보르도액의 종류

종류	물 100ℓ		종류	물 100ℓ	
	황산구리	생석회		황산구리	생석회
3-3식	300g	300g	4-8식	400g	800g
3-6식	300g	600g	4-12식	400g	1200g
3-9식	300g	900g	5-5식	500g	500g
3-12식	300g	1200g	6-3식	600g	300g
4-2식	400g	200g	6-6식	600g	600g
4-4식	400g	400g	8-8식	800g	800g
4-6식	400g	600g			

2개의 통에서 용액을 준비하되 충분히 식힌 상태에서 석회용액에 황산구리 용액을 천천히 첨가해서 저온 반응을 시켜야 한다

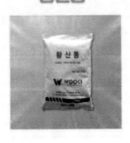

순도 98.5%이상의
황산동

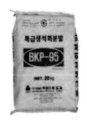

CaO 95% 이상의
분말 생석회

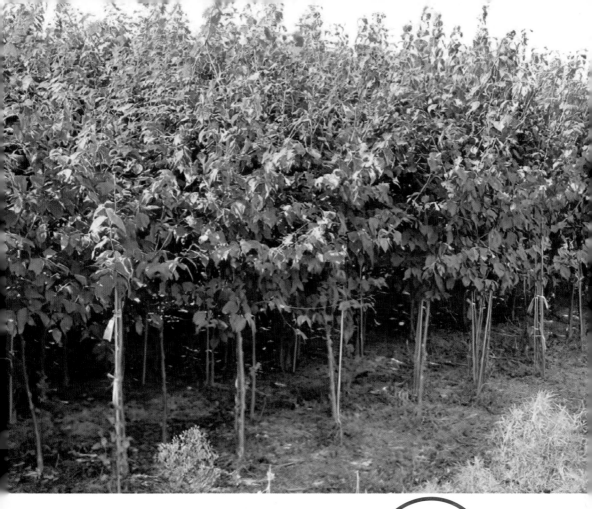

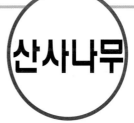

과명 : 장미과(Rosaceae)

이명 : 홍과(紅果), 산리홍(山里紅), 아그배나무

생약명 : 산사(山楂)

분포지 : 강원도 및 충북, 경기 북부, 전북, 경북 이북

번식법 : 종자 번식

꽃 피는 시기 : 5월

채취 시기 : 9~10월

용도 : 약용, 식용

약용 : 식적(食積 : 음식을 먹고 체한 것)을 없애고 건위(健胃 : 위를 튼튼하게 함), 산어혈(散瘀血 : 어혈을 흩어지게 함), 소화 촉진(消化促進), 촌충구제, 항균, 강장(强壯), 콜레스테롤 저하

학명

Crataegus pinnatifida Bunge

산사나무

    우리나라 각처의 개울 둑, 마을부근에 나는 갈잎큰키나무로 키는 6m이며 가지에 가시가 없지만 때로 있는 것도 있다. 잎은 어긋나며 난형 깃 모양으로 얕게 갈라지고, 가장자리에 거친 톱니가 있다. 잎의 뒷면은 짙은 녹색, 뒷면은 노란빛을 띤 연두색이며 양면의 맥 위에는 털이 있고 탁엽은 크며 거치가 있다. 꽃은 흰색이고 지름 1.8㎝가량이며 산방화서를 이룬다. 꽃은 5수성이며, 수술은 20여 개이고 꽃밥은 붉은색이다. 열매는 이과로 붉은색이며 둥근 모양이고 지름 1.5㎝가량인데 희거나 밤색의 점이 있는 붉은색이고 3~4개의 씨가 들어 있다. 개화기는 5월이며 결실기는 9~10월이다.

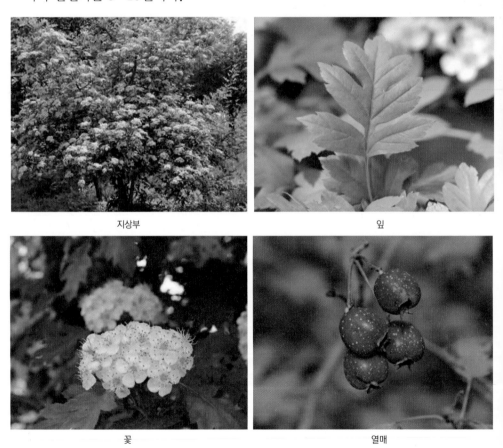

지상부   잎

꽃   열매

재배 적지 : 볕이 잘 드는 곳. 배수가 잘 되는 사질 양토가 가장 적합하고 부식질이 많은 자갈이 섞인 토양 등 비옥지에서 잘 자란다.

번식 및 정식

● 번식 : 종자 번식, 분주(分株 : 포기나누기) 번식 방법이 있다. 과육을 제거한 종자는 22~27℃ 되는 곳에 3~4주간 묻어 두었다가 3~4개월간 온도가 낮고 축축한 곳에 보관한 후 봄에 파종한다. 마른 씨는 진한 황산에 30분~2시간 정도 침지한 후 반드시 건조시킨 후 파종한다.

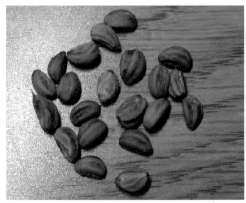
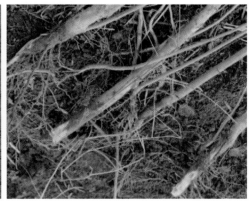

종자   분주

● 정식 시기 : 분주(포기나누기)하여 심는 시기는 3~4월과 10~11월이다.
● 재식 거리 : 일반 사과원을 기준하여 심으며, 이랑 너비 4m에 포기 사이 3m 간격으로 심는다.

주요 관리

● 전정 : 잎이 없는 시기에 가지 솎기를 하며 햇볕이 나무 속까지 고루 받을 수 있도록 한다.
● 병충해 : 깍지벌레, 진딧물, 응애를 방제한다.

수확 및 조제 가을에 열매가 성숙하였을 때 수확한 후 두께 1.5~3㎜ 정도로 얇게 가로로 썰어서 햇볕에 말린다. 또는 수확한 후 그대로 햇볕에 말리거나 눌러서 둥글납작한 떡 모양으로 만들어 건조한다. 잡물을 제거하고 체로 쳐서 핵(씨앗)을 제거한다.

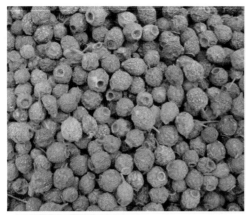
열매

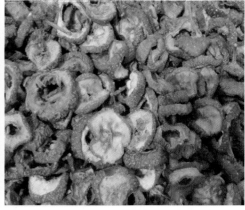
절단열매

사용부위 열매

채취와 가공 채취한 열매를 반으로 자르거나 압착한 후, 건조한다. 종자를 제거하고 그대로 사용하거나 볶아서 약용, 식용으로 사용한다.

성분 크라타에골릭산, 말산, 구연산, 비타민 C, 사포닌 등을 함유하고 있다.

병충해 방제

깍지벌레, 진딧물, 응애 등의 피해가 있으며, 적용약제를 이용하여 방제한다.
충해 : 깍지벌레, 진딧물, 응애

깍지벌레 형태

● 5월 하순과 8월 상순이 알과 약충의 발생최성기이며, 부화한 약충은 가지나 줄기의 적당한 부분에 고착한다.

- 부화 후에 탈피를 하며 밀납을 분비 하여 깍지를 형성하는데 2회 탈피를 하고 나서 번데기가 되며, 6월에는 성충이 되어 알을 낳고 교미 후 수컷은 죽고 암컷은 월동한다.

피해증상

- 줄기, 잎, 과일에 부착하여 흡즙하며 발생이 많으면 수세가 약해지고 봄에는 발아가 지연되는데 깍지가 많이 붙어있는 줄기와 가지는 밀납질의 가루를 뿌린 듯이 희게 보인다.
- 그늘지고 습한 곳에 많이 발생하여 고착생활을 하면서 피해를 주며 피해 받은 줄기 의잎은 일찍 낙엽이 지며, 심하면 줄기 전체가 말라죽는다.

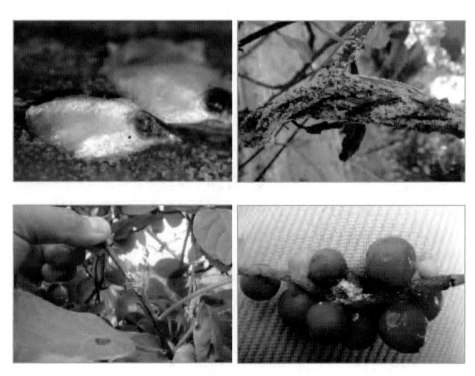

깍지벌레 발생과 피해

발생상태

- 5월 하순과 8월 상순이 알과 약충의 발생최성기이며, 부화한 약충은 가지나 줄기의 적당한 부분에 고착한다.
- 부화 후에 탈피를 하며 밀납을 분비 하여 깍지를 형성하는데 2회 탈피를 하고 나서 번데기가 되며, 6월에는 성충이 되어 알을 낳고 교미 후 수컷은 죽고 암컷은 월동한다.

방 제

- 묘목에 의해 전파가 많이되므로 깍지벌레가 없는 묘목을 심는 것이 가장 중요하다.
- 재식거리를 유지하여 나무사이 이동을 억제하고, 농약만으로 방제가 어렵기 때문에 천적(무당벌레, 풀잠자리, 기생성 천적)등을 보호하여 밀도를 억제할 필요가 있다.
- 약제 방제시 농약 침투가 용이한 어린 약충 시기에 발생지점을 중점으로 약제를 살포하는 것이 효율적이다.

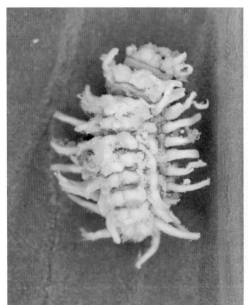 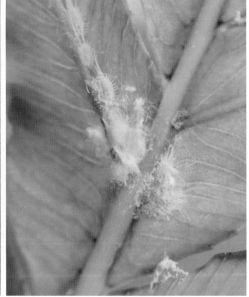

깍지벌레 유충

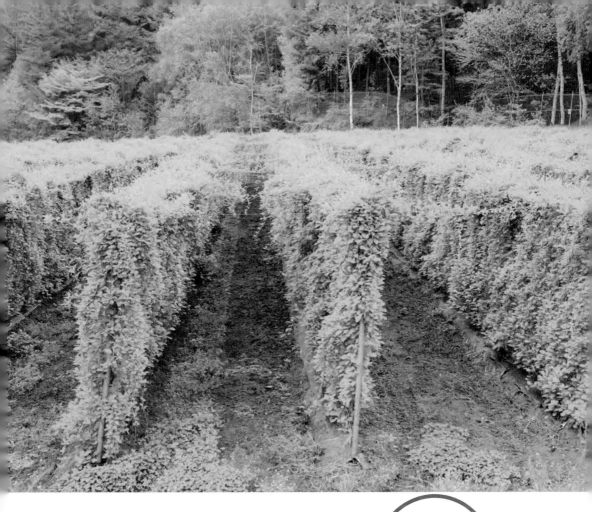

과명 :	오미자과(Schisandraceae)
이명 :	북오미자, 산화초, 문합(文蛤), 경저(莖豬), 오매자(五梅子)
생약명 :	오미자(五味子)
분포지 :	전국
번식법 :	2~3월경 종자 파종, 봄에 삽목 또는 분주 · 이식
꽃 피는 시기 :	6~7월
채취 시기 :	가을
용도 :	약용(과실), 식용(과실)
약용 :	기침, 해수, 유정(遺精), 구갈(口渴), 도한(盜汗), 급성 간염, 항균, 자양, 강장

오미자

학명
Schisandra chinensis Baillon

생태적 특성

　오미자과에 속하는 덩굴성 낙엽활엽수로 전국의 표고 200~1,600m 사이의 산골짜기에서 자라며 다른 나무를 기어오르는 성질이 있다. 잎은 어긋나기를 하며 길이 7~10㎝, 너비 3~5㎝이다. 또한 도란형(달걀을 거꾸로 세운 모양)의 잎은 끝이 급하게 뾰족하고 치아 모양의 톱니(거치)가 있다. 잎 뒷면에는 약간의 털이 있고 꽃은 홍백색으로 6~7월에 핀다. 둥근 열매는 장과(漿果)이며 홍색이고 이삭 모양으로 여러 개가 달리며 9월에 붉게 익는데 1~2개의 홍갈색 종자가 들어 있다. 이 열매를 약용으로 쓰는 것이다. 중국, 일본, 대만 등과 우리나라 전역의 산야에 많이 자생한다.

　독특한 방향(芳香)과 신맛이 특징인 열매에는 신맛, 단맛, 쓴맛, 짠맛, 매운맛의 5가지 맛이 열매에 함께 들어 있어 오미자라고 하며 약용으로 사용한다. 껍질은 달콤하고 살은 시며 씨는 맵고 쓰고 떫은맛이 나며 잘 익은 열매는 단맛이 있고 독특한 향기가 난다. 이것을 합한 맛이 아주 좋기 때문에 사람들이 산에 올라가서 즐겨 따 먹기도 한다.

　오미자는 우리나라 산(産)이 제일 우량하고 약용으로서도 효과가 좋으며 오미자로 만드는 음식으로는 오미자 국, 오미자 편, 오미자 화채, 오미자 차, 오미자 술 등이 있는데 근래에 와서 오미자 술이 상당히 인기를 끌고 있다.

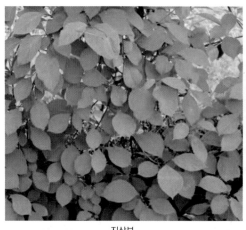

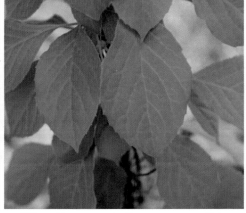

지상부　　　　　　　　　　　　　　　　　　　잎

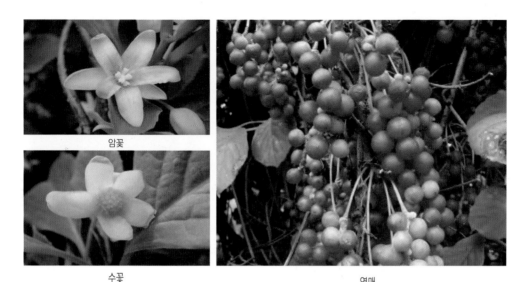

암꽃

수꽃

열매

재배방법

　오미자는 천근성(뿌리가 얕게 들어가는 성질) 식물이면서 뿌리가 가는 편이므로 물빠짐이 좋고 습기 유지가 잘 되며 유기물 함량이 많은 사질 양토나 양토가 재배에 적합하다. 따라서 건조되기 쉬운 곳에서는 짚, 낙엽 등을 덮어 주어 수분을 유지시키는 것이 좋다. 번식은 실생, 포기나누기, 뿌리나누기, 꺾꽂이 및 접목으로 가능한데, 꺾꽂이는 발근율이 낮고 종자 번식은 수확까지 오랜 시간이 걸리는 단점이 있다. 그러나 대량 증식이 가능하고 대목으로 할 수 있으므로 실제로는 종자를 이용한 실생 번식이 많이 쓰이고 있다.

　품종　농가 단위에서 우량 형질을 가진 개체들을 선발하여 자체적으로 보급하고 있는 실정이다. 약용으로 재배하고자 할 때는 남오미자나 흑오미자를 재배해서는 안 되고 반드시 오미자(구분하기 위하여 북오미자라고 부르기도 함. 일본에서는 조선오미자라고도 함)를 재배해야 한다. 암꽃과 수꽃이 따로 피는데 암꽃이 많이 피는 개체를 선발하여 심어야 수량이 높다.

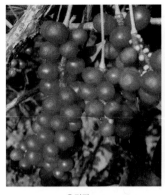
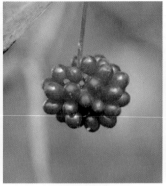
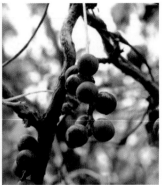

오미자   남오미자   흑오미자

채종   병해충의 피해가 없는 튼튼한 모주에 한 송이의 무게가 10g 이상이며, 과실이 20립 이상의 대과형 개체를 선택하고, 종자의 성숙기가 비슷한 나무를 선택하여 채취하는 것이 재배 관리하기에 좋다.

휴면 타파   휴면성이 있어서 종자를 채취하여 상온에 저장하였다가 파종하면 발아가 되지 않는다. 보통 노천 매장법이나 5℃ 저온 처리법으로 휴면을 타파하여 파종해야 한다.

파종 방법   발아 후 생육 기간을 고려하여 파종 시기는 3월 하순~4월 상순에 한다. 먼저 육묘상을 만들고(폭 120㎝, 줄 간격 15㎝, 파종 간격 5㎝) 1㎝ 깊이로 점파를 하고 파종 후에는 볏짚으로 피복하여 보습, 보온 및 잡초 발생을 억제한다. 1년생 묘의 묘 직경이 3㎜ 정도이면 본밭 정식 묘로 적당하다.

주요 관리법   재식 당년에는 밑거름과 웃거름을 충분히 주고 정식 후에 물을 충분히 준 다음 검정 비닐을 덮어 주면 수분 유지 및 잡초 방제에 도움이 된다. 덩굴성이므로 지주를 세워 주는데 울타리식, 덕식, 하우스식 등 다양한 방법을 이용할 수 있다. 특히 통풍이 잘 되어야 각종 병해충의 발생을 예방할 수 있다.

낙과 방지   낙과의 원인은 여러 가지가 있지만 과습과 일조 부족, 토양의 배수성과 통기 부족, 양분 결핍(특히 마그네슘, 붕소) 등의 원인이 크므로 이에 대한 대비가 필요하다. 석회고토, 황산마그네슘, 붕소 등을 시용하도록 한다.

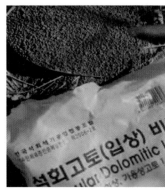
석회고토

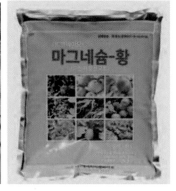
황산마그네슘

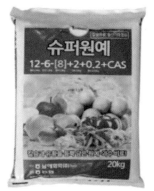
붕소

수확 및 가공　수확은 3년째부터 가능하지만 성과기가 되려면 5년은 되어야 한다. 중생종과 만생종이 있는데 대개 9월 상순~10월 하순까지가 숙기이다. 보통 개화 후 120~125일이 경과하여 과피가 적색으로 변하고 과립이 말랑말랑하게 될 때 맑은 날을 골라 수확하여 말린다. 건조하는 동안에 부패하는 것을 방지하기 위하여 자연 건조보다 건조기를 이용한 건조가 효율적이다. 보통 40~60℃에서 수분 함량 25% 이하로 건조시키는데 24~72시간이면 족하다. 온도가 너무 높으면 오미자가 흑변하여 상품 가치가 떨어지므로 주의해야 한다.

수확량　생열매로 900kg/10a/5년생, 건열매로 300kg/10a/5년생

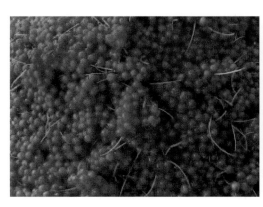

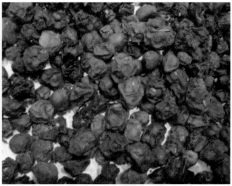

사용부위　오미자는 열매를 사용한다.

채취와 가공　잘 익은 오미자 열매를 채취하여 햇볕에 말려 사용하거나 생것으로 사용한다.

성분　오미자 열매에는 갈락탄(Galactan), 아라반(Araban), 고미신(gomisin), 시트럴(Citral), 능금산(Matic acid), 말레인산(malic acid), 주석산(tartaric acid) 등의 성분이 들어 있다.

병충해 방제

병해　주요 병해는 점무늬병, 탄저병, 과실부패병(푸른곰팡이병), 흰가루병 등인데 주로 세력이 약한 포장과 과도하게 많은 결실이 되는 과원에서 병해 발생이 많다. 따라서 지나치게 무성해지지 않도록 적당히 가지 치기를 하여 통풍을 좋게 하고 수세를 강하게 하며, 적정량의 결실이 되도록 하고 병해 발생 초기 펜뷰코나졸이나 헥사코나졸 수화제, 기타 등록 고시된 약제를 살포해 주면 좋다.

푸른곰팡이병 병징

● 열매에 발생하는데 미숙과에서는 흰색의 균사가 발생하고 점차 푸른색의 분생포자가 많이 형성되며 이병된 열매는 후에 미이라상으로 부패한다.

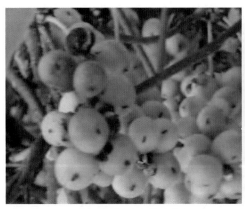 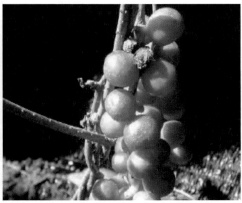

미숙과에 이병된 푸른곰팡이병　　　　　　　성숙과에서의 미이라상 부패

병원균 및 발병

- 병원균은 Penicillium sp.이며 분생포자(구형 또는 타원형 무색, 단세포)는 연쇄상으로 형성된다.
- 주로 균사 형태로 이병부위와 토양에서 월동하고 분생포자를 형성하여 주변으로 전염된다.

방 제

- 병원균은 토양에서 월동, 떨어진 과일에 기생하여 병원균이 증식되므로 포장의 청결에 주의한다.
- 수확 및 저장시 상처가 나지 않도록 주의한다.
- 저장고의 청결에 유의하고 습도가 높지 않도록 하며, 부패과일은 발견 즉시 제거한다.

※ 이외에 병충해 방제는 다른 약초재배 병충해 방제를 참조.

충해 뽕나무깍지벌레, 응애, 남방쐐기나방, 깜보라노린재

깜보라노린재 병징

- 성충의 크기는 9~10㎜ 정도로서 보라색 광택이 있는 흑색이다. 앞가슴 등면에 폭이 넓은 옅은색 띠가 옆으로 발달되어 있으며, 소순판 끝에 선명한 흰색 점이 있다. 셋째 배마디에는 중앙에 가시모양의 돌기가 있으며, 약충은 금속광택이 강한 암녹색이다.

피해 특징

- 약충과 성충이 잎과 순을 흡즙하여 피해를 준다. 피해부위는 잎의 엽록소가 흡즙 되어 흰 반점이 많이 남고 심하면 그 부위가 갈색으로 말라 버린다.

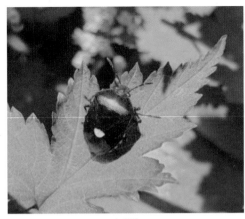
노린재

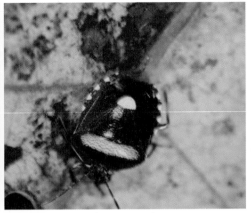
노린재 피해

방 제

- 적절한 전정으로 산란처를 없앤다.
- 페로몬트랩을 이용하여 성충발생시기를 예찰한다.
- 성충발생 최성기에 곤충병원성 선충을 살포한다.
- 끈끈이풀을 발라서 성충을 사망케 한다.
- 줄기에 있는 유충은 곤충병원성 선충을 살포하거나 철사를 이용하여 제거한다.

나방류 병징(거세미나방, 파밤나방)

- 거세미나방(Agrotis segetum), 숯검은밤나방(Agrotis tokionis) 및 검거세미나방(Agrotis ipsilon)이 있다. 숯검은밤나방 성충은 날개편 길이가 50mm, 유충은 회흑색을 띠나 점차 흑색이 짙어져 검게 된다. 검거세미나방 성충은 날개를 편 길이가 47~48mm이고, 몸은 진한 회갈색이다. 유충은 40mm이고, 어린 유충은 녹색이지만자라면서 갈색을 띤다. 거세미나방 성충은 날개를 편 길이가 38~45mm로 회갈색을뛰며 중앙부에 콩팥무늬, 고리무늬가 있고, 노숙유충은 길이가 40mm에 달한다.

발생상태

- 거세미나방은 년 2~3회 발생하며 성충의 발생최성기는 6월 중순, 8월 중순 및 10월

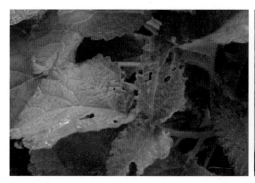
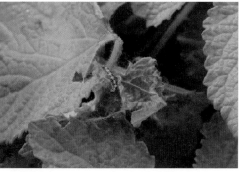

나방 유충 발생과 피해 증상

상순이다. 검거세미나방은 년 3회 발생하며 성충의 발생최성기는 6월 중순, 8월중순 및 9월 하순이다. 숯검은밤나방은 9월 중순부터 10월 하순에 걸쳐 년 1회발생한다.

● 어린 유충은 잎 등에 해를 입히지만 피해는 심하지 않다. 하지만 3령 이상의 유충은 겉흙에 서식하면서 기저부에 가까운 어린 작물의 줄기를 잘라 그 일부를 땅속으로끌어들여 피해를 입힌다. 두과작물, 유료작물, 가지과작물, 박과작물 등 대부분의어린 작물에 피해를 준다.

유기농업자재 활용 방제

● 나방류 해충 방제에 활용이 가능한 유기농업자재는 식물추출물인 고삼, 님, 멀구슬, 데리스, 제충국, 은행(잎, 열매) 등과 곤충병원성미생물인 비티(Bacillus thuringiensis), 곤충병원성선충(Steinernema capocapsae) 등이 있다. 이 허용물질들은 팥, 조, 기장, 수수의 거세미나방류를 대상으로 시험된 바는 없으나 파밤나방, 담배거세미나방, 배추 좀나방, 옥수수들명나방 등 나방류 해충에 살충효과가있는 것으로 알려져 있다. 식물추출물은 고농도에서 약해를 유발할 수 있으며, 곤충병원성미생물은 화학약제에 비해 효과의 발현이 늦고 방제효과가 낮은 단점이 있으므로 이에 유의해야 한다. 또한 곤충병원성선충은 살아있는 생물이므로 예방 차원의 살포가 아닌 어린 나비목 해충의 유충이 발생되었을 때 살포하여야 하며 햇빛의자외선에 매우 약하므로 해가 진 직후에 살포해야 효과를 높일 수 있다.

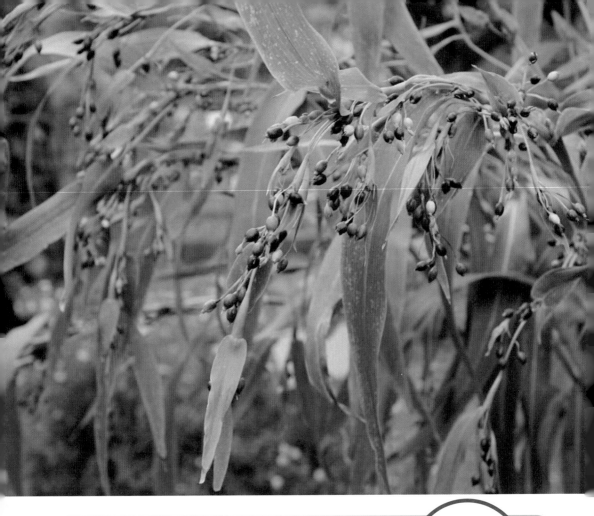

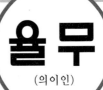

과명 : 벼과(Gramineae)

이명 : 의주자, 인미, 의미(薏米), 올미, 율미, 천곡(川穀)

생약명 : 의이인(薏苡仁)

분포지 : 전국

번식법 : 4~5월 파종

꽃 피는 시기 : 7~8월

채취 시기 : 9~10월

용도 : 약용, 식용

약용 : 설사, 장옹, 습비, 관절염, 각기, 이상 세포 억제, 항암, 해열

율 무

(의이인)

학명
Coix lacryma-jobi var. *mayuen* Roman.) Stapf

생태적 특성

「대한약전」에 의하면 의이인이란 '벼과의 1년생 초본인 율무[*Coix lacryma-jobi* var. *mayuen*(Roman.) Stapf]의 종피를 제거한 씨'를 기원으로 수재하고 있다.

「동의보감」에는 '율미쌀'이라 하여 곡부(穀部)에 수재하고 있어 실제로 약용보다는 식용으로 더 많이 이용되었던 것을 알 수 있으며, 실제로 오늘날에도 자양강장, 이뇨제로서 식용으로 널리 이용되고 있다.

율무는 인도를 중심으로 한 동남아지역의 원산 식물로서 우리나라에 들어와 재배되기 시작한 연대는 확실하지 않다.

율무는 1년생 초본으로 속이 딱딱하며 곧게 자라는데 재배지의 조건에 따라 다르지만 높이가 1.5~2.0m에 달하고, 줄기에는 마디가 13~18개 있다. 벼와 같이 밑부분의 마디 사이는 극히 짧아 육안으로 구분하기 힘들고, 윗부분 5~7개의 마디 사이만 길게 성장한다. 밑부분에서부터 2~5번째 마디에서 가지가 나오고, 마디 사이가 성장한 3~4번째 마디부터는 열매를 맺는 가지가 나온다.

잎은 어긋나기를 하고 나비 약 2.5㎝로서 밑부분은 잎집으로 되어 있다. 꽃은 7~8월에 피고 잎겨드랑이에서 나온 꽃이삭 끝에 길이 3㎝ 정도의 수꽃이삭이 달려 있다. 밑부분에는 타원형의 잎집에 싸여 있는 암꽃이삭이 있다.

길이 약 1.2㎝ 되는 포(꽃대 의 밑이나 꽃자루의 밑을 받치고 있는 녹색 비늘 모양의 잎)는 딱딱하며 흑갈색으로 익는다. 씨방이 성숙하면 잎집은 딱딱해 지고 검은 갈색으로 변한다. 열매는 10월에 익고 견과이다.

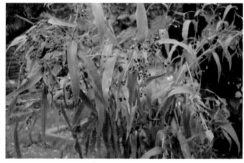

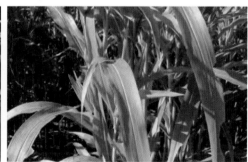

| 지상부 | 잎 |

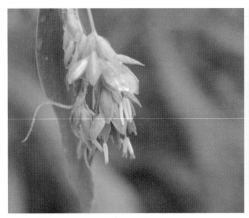

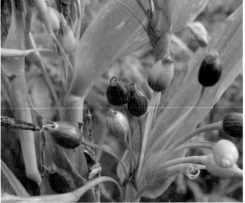

꽃   열매

재배방법

    율무는 열대 또는 아열대 지방의 작물이기 때문에 생육기간 동안 기온이 높아야 수량도 많아진다. 따라서 우리나라의 경우에는 동남향의 남부지역에서 재배하는 것이 유리하며, 중북부지역에서 재배할 때는 가급적 숙기(熟期, 성숙기)가 **빠른** 품종을 선택하는 것이 좋다. 토질은 배수가 잘 되고 습기가 있는 사질양토 또는 식질양토가 적당하다. 율무는 비교적 습해에 잘 견디고 초세가 강하며 흡비력(작물이 비료 성분을 흡수하는 힘)이 강한 작물이기 때문에 개간지에서도 많이 재배되고 있다.

    품종 염주(*Coix lacryama-jobi* L.) 중에서 엽모(葉毛)의 유무나 자방의 형상을 기준으로 분류한 결과 엽모가 없고 자방이 구형인 것 중에서 종실이 크며 종피가 연하고 얇은 것은 율무[*Coix lacryma−jobi* var. *mayuen*(Roman.) Stapf]로 분류한다. 염주는 율무에 비해 열매가 달걀형으로 더욱 단단하고 강한 광택이 있으며 이 열매를 천곡(川穀)이라 하여 의이인(薏苡仁) 대신 이용했으나 현재는 사용하지 않는다. 농가에서 재배하고 있는 품종을 보면 김제종, 애원율무, 율무 1호, 밀양율무, 대청율무, 풍성율무 등 현재 몇 가지의 품종들이 농촌진흥청 산하 시험연구기관에서 육성, 보급되고 있다.

- 김제종 : 전국 각지에서 재배되고 있는 지역종들을 작물 시험장에서 수집하여 비교 시험한 결과 전북 김제에서 수집된 재래종이 숙기가 **빠르고** 키가

크며 가지가 많고 수량이 많은 우량 품종으로 밝혀짐에 따라 이를 '김제종'으로 명명하고 농가에 보급하였다.

● 애원율무 : 일본에서 도입하여 비교 시험한 결과에 따라 1986년에 보급종으로 결정된 품종이다. 숙기는 김제종과 비슷하지만 가지 수가 김제종보다 많고 줄기당 입수도 많아 김제종보다 18% 정도 수량이 높다.

● 율무 1호 : 전국 각 지역에서 수집한 종자 중 껍질이 얇은 계통들을 1987년부터 작물 시험장에서 계통 분리하여 1993년에 우량 보급종으로 결정된 품종이다. 초장, 줄기 및 분얼 특성은 김제종과 비슷하나 주당 입수가 많아 수량이 높고, 종피가 얇아 도정이 용이하고 정현율도 높다.

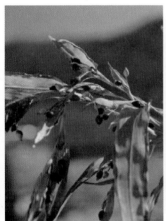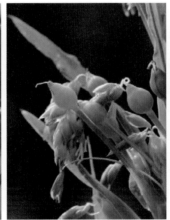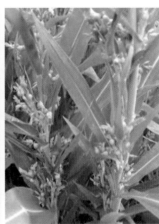

율무 종류

재배 양식　율무 재배 방법은 직파 재배와 육묘 이식 재배의 두 가지가 있다. 육묘 이식 재배의 경우, 생육 일수가 150일 이하인 중북부 지역에서 생육 기간을 연장시켜 수량을 연장시키고자 할 때 혹은 적기 파종이 힘든 경우 외에는 바람직하지 않으며 직파 재배가 주로 이용된다.

1) 직파 재배

① 파종기 : 충남, 경북 이북 지역에서는 4월 하순경에 파종하고, 남부 지역에서는 5월 상순에 파종하는 것이 적기이다. 파종기가 늦어지면 늦어질수록 수량 감소가 많아지므로 적기에 파종할 수 있도록 주의한다. 파종 후 비닐 피복을 해 주면 초기 생육이 왕성하여 수량이 증대된다.

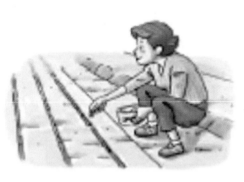

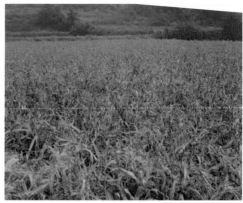

조파   재배밭

② 종자 소독 : 종자 소독을 하지 않으면, 잎마름병균이나 깜부기병균이 종
   자에 묻어서 큰 피해를 주므로 반드시 종자 소독을 한 다음 파종해야 한
   다. '플루디옥소닐 종자처리 액상수화제' 2000배액에 침종 전 72시간 침
   지하여 종자 소독을 한다.

③ 시비 : 흡비력이 강하고 특히 질소질 비료의 효과가 크게 나타나는 작물
   이므로 질소가 계속 원활하게 공급되도록 해 주고, 유기물도 충분히 주어
   야 한다. 화학비료는 10a당 질소 18kg, 인산 12kg, 칼륨 12kg을 주는데
   유기물, 인산 칼륨은 전량을, 질소는 40%(7.2kg/10a)를 골고루 뿌려 준 다
   음 밭갈이를 하여 전층 시비가 되도록 한다. 나머지 질소질 비료의 60%
   는 가지거름으로 30%(5.4kg/10a), 이삭거름으로 20%(3.6kg/10a), 그리고 이
   삭이 올라와 꽃이 핀 후 알거름으로 10%(1.8kg/10a)를 준다. 이삭거름이나
   알거름은 식물의 생육 상태를 보아 가면서 가감하는 것이 좋다. 질소질
   비료가 지나치게 많으면 마디 사이가 길어져 넘어질 우려가 있을 뿐만 아
   니라 잘 여물지도 않아 수량이 감소할 수 있다.

④ 재식 밀도 : 지력, 시비량, 파종 시기 등에 따라 조절되어야 하겠지만, 대
   체로 중부 지역의 경우에는 이랑 너비 60㎝에 포기 사이를 10㎝로 하여
   1포기씩 심는 것이 수량이 많다. 남부 지역의 경우에는 이랑 너비 60㎝에

포기 사이를 30㎝로 하고 2포기씩 심는 것이 수량이 높다. 줄뿌림을 한 경우에는 본엽이 2~3매 전개되었을 때 적정 거리로 솎아 주고, 점뿌림(4~5립)을 한 경우에는 본엽이 2~3매 전개되었을 때 포기 사이가 10㎝인 것은 세력이 좋은 1포기만 남기고, 20㎝인 것은 2포기씩 남기고 솎아 준다.

2) 육묘 이식 재배

① 육묘 : 묘판은 햇빛이 잘 드는 곳에 양상(揚床)으로 설치하고 10a당 필요한 묘판 면적은 33㎡ 정도이다. 먼저 퇴비 100㎏, 인산 10㎏, 칼륨 10㎏을 전층 시비(全層施肥)하고, 질소질 비료는 주지 않는다(웃자람을 방지하기 위함). 두둑 너비는 120㎝로 하고 10㎝ 간격으로 골을 파고 줄뿌림을 하는데 이때 종자 사이의 거리는 3~5㎝가 되도록 한다. 파종이 끝나면 흙을 덮고 발아가 잘 되도록 물을 충분히 준 다음 비닐을 덮었다가 싹이 올라오면 저녁 무렵 벗겨 준다. 발아가 끝난 후에는 웃자람을 막고 모를 튼튼히 키우기 위하여 겹친 것들을 솎아 준다. 육묘 기간은 30일 정도이며, 키가 20~30㎝ 정도 자라고 본잎이 4~5매 정도 나왔을 때 옮겨심기를 한다. 파종 시기는 4월 중순~하순이 가장 알맞으며, 늦어도 5월 초순까지는 파종을 마쳐야 한다. 5월 중순 이후 파종하면 수량이 많이 감소한다.

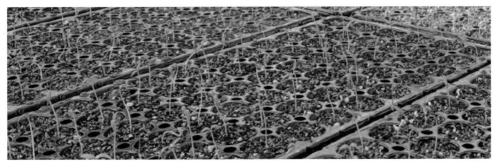

육묘장

② 아주심기(정식) : 파종 후 30일 정도 지나 5월 중순~하순이 되면 본밭에 옮겨심기를 하는데, 옮겨심기 전에 물을 충분히 주고 뽑아야 뿌리의 손상이 적어 옮겨 심은 후의 활착이 빠르다. 본밭 정식은 보통 이랑 너비 60㎝, 포기 사이 20㎝로 한다.

주요 관리법　생육 상태를 보아 가면서 웃거름으로 질소질 비료를 준다. 그러나 질소질 비료를 너무 많이 주면 줄기와 잎만 무성해지고 결실이 잘 안 되므로 주의한다. 또 본잎이 4~5매 정도 나왔을 때 솎아 주고, 발아가 불량한 곳은 보식(補植)해 준다. 솎음과 보식 작업이 끝나면 김매기를 겸해 배토해 주어야 비바람에 쓰러짐을 예방할 수 있다.

수확량　300~420kg/10a/1년 [정현비율 50~69%]

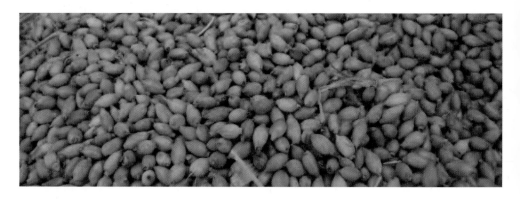

사용부위　율무는 씨(種子)를 약용으로 사용한다.

채취와 가공　율무는 9~10월에 수확하여 햇볕에 잘 말린다.

성분　율무는 약간의 특이한 냄새가 있고 맛은 조금 달며 치아 사이에 점착한다. 일반 성분으로 조(粗)지방, 조(粗)단백, 전분, 회분 등을 많이 함유하고 있으며 식물 호르몬 성분의 시토스테롤(sitosterol)을 함유하였다. 또 아세톤의 추출물에서 코익세놀라이드(coixenolide)의 비결정성 성분을 포함하며 단백질 중의 아미노산은 로이신(leucine), 티로신(tyrosine) 등이 들어 있다. 잎에는 결정성의 알칼로이드를 함유하고 뿌리에는 코익솔(coixol)을 함유하고 있다.

병충해 방제

병해　잎마름병과 깜부기병이 가장 중요한 병해이다. 잎마름병은 종자 전염성 병으로 종자 소독을 철저히 해 준다. 종자 소독을 해 주었는데도 발생하면 디페노코나졸 유제 2000배액 등 등록 고시된 약제를 살포한다. 깜부기병 역시 종자전염성 병으로 종자 소독을 철저히 해 주어야 한다.

잎마름병 병징

- 잎과 줄기에 나타나고 처음에는 불규칙한 담갈색의 작은 반점에서 점차 확대되면서 타원형 또는 불규칙한 병반이 발생한다.
- 병반주위는 노란 색깔이 나타나고 심하면 잎 전체가 마르고 줄기 전체가 고사한다.

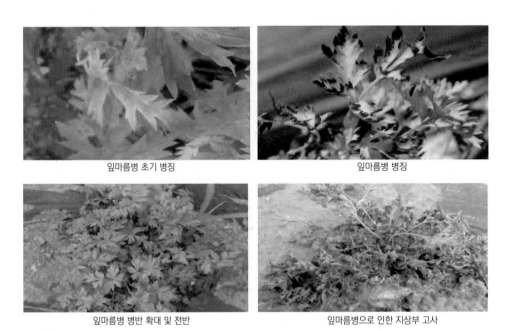

잎마름병 초기 병징　　　　　　　　잎마름병 병징

잎마름병 병반 확대 및 전반　　　　잎마름병으로 인한 지상부 고사

병원균 발생상태

- 병원균은 Septoria sp.이며 병자각(구형, 85~160μm)과 병포자(무색, 3~4개의 격벽, 20~50×2~2.5μm)를 형성한다.
- 강우가 많은 7~9월 경에 병 발생이 심하며 병자각의 형태로 월동하여 일차전염원이 되고, 감염된 부위에서 생긴 병포자에 의해서 확산된다.

방 제

● 병 발생 초기에 등록 약제인 디페노코나졸유제(10%), 이미녹타딘트리스알베실레이트수화제, 이프로디온수화제 등을 살포한다.

깜부기병 병징

● 이삭 패는 시기 이후 발생하며, 병든 이삭은 건전한 이삭보다 일반적으로 크다. 병든이삭은 처음 회백색의 엷은 피막에 싸여 출수한 후 피막이 터지면서 그 속에서 검은색의 가루(후벽포자)가 날아 흩어지고, 결국에는 중축만 남게 된다. 감염된 식물체이삭에 검댕이가 묻어 있으며, 모든 이삭과 낟알은 황록색의 포자로 이루어진 깜부기 덩어리로 변하게 된다.

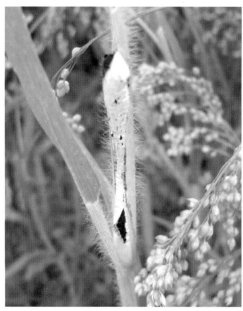 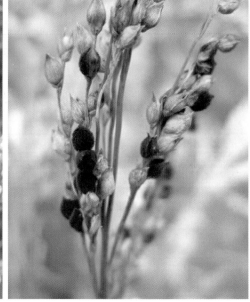

발생 상태

- 병원균은 병든 낟알에서 휴면균사 상태로 월동한다. 균사는 식물체의 생장점 근처에서 식물체와 같이 자라며, 이삭 패는 시기가 되면, 균사가 어린 낟알에 침입한 후 세포사이에서 자란다. 포자 방출 시기는 건전한 식물에서 꽃이 피는 시기와 일치하며, 꽃으로 침입하여 낟알이 성숙하기 전에 열매껍질이나 씨눈의 조직 내에 자리를 잡는다.

방 제

- 무병지에서 채종한 종자를 사용한다.
- 냉수온탕침법 등으로 종자소독을 철저히 하며, 저항성 품종을 재배한다.
- 병든 이삭은 검은 가루가 날리기 전에 뽑아 태운다.
- 발병하지 않은 건전한 종자를 사용하고, 질소비료나 유기질비료의 과용을 피하여야 하며, 특히 질소질 비료를 늦게 사용하는 경우 발병을 조장하므로 주의하여야 합니다. 규산질비료의 시용은 발병을 억제 시키는 효과가 있으며, 약제방제로는 코퍼설페이트베이직분제(보르젯)가 등록되어 있으나 생산이 중단된 상태이고, 현재 벼깜부기병 방제약으로 등록되어 있는 약제가 없으며 2000년 농가원의 보고서에 의하면 도열병 약으로 등록되어 있는 사보라, 가마니(훼림존.라브사이드 수화제)와 논브라 (훼림존.트리졸 수화제)가 60.9~75.9%의 방제효과를 보여 발병이 우려되는 해에는 이러한 약재를 이삭도열병 방제시 사용하면 상당한 효과가 있다.
- 신젠타의 이삭누룩병원균 예방 및 치료에 효과적인 '아리킬트 유현탁제'
  최근 문제가 되는 이삭누룩병은 물론 목도열병, 잎짚무늬마름병(문고병) 및 모든 수고성 병해에 치료 및 보호 효과를 동시에 발휘해 모든 수도병해 방제가 가능하다.

※ 위 방제는 참고사항임.

충해 멸강나방, 흑명나방, 조명나방이 주요 충해이다. 멸강나방은 6~8월에 갑자기 대발생하여 이동하면서 벼과 식물의 잎을 폭식하여 큰 피해를 준다. 파프 유제 1000배액을 살포하고 있으나 등록 고시되지 않았다. 흑명나방은 7~8월에 발생하여 잎을 갉아먹는데 칼탑 수용제나 지오신 수화제를 살포하여 방제하고 있으나 역시 등록 고시되지 않았다. 조명나방은 7월 중순경부터 발생하여 줄기 속을 뚫고 들어가 큰 피해를 준다. 줄기 속으로 뚫고 들어 간 뒤에는 방제가 힘들기 때문에 발생 초기에 방제하는 것이 중요한데 람다사이할로드린 유제 등의 약제가 등록 고시되어 있다.

나방류 병징

- 거세미나방(Agrotis segetum), 숯검은밤나방(Agrotis tokionis) 및 검거세미나방(Agrotis ipsilon)이 있다. 숯검은밤나방 성충은 날개편 길이가 50mm, 유충은 회흑색을 띠나 점차 흑색이 짙어져 검게 된다. 검거세미나방 성충은 날개를 편 길이가 47~48mm이고, 몸은 진한 회갈색이다. 유충은 40mm이고, 어린 유충은 녹색이지만 자라면서 갈색을 띤다. 거세미나방 성충은 날개를 편 길이가 38~45mm로 회갈색을뛰며 중앙부에 콩팥무늬, 고리무늬가 있고, 노숙유충은 길이가 40mm에 달한다.

발생상태

- 거세미나방은 년 2~3회 발생하며 성충의 발생최성기는 6월 중순, 8월 중순 및 10월 상순이다. 검거세미나방은 년 3회 발생하며 성충의 발생최성기는 6월 중순, 8월중순 및 9월 하순이다. 숯검은밤나방은 9월 중순부터 10월 하순에 걸쳐 년 1회발생한다.
- 어린 유충은 잎 등에 해를 입히지만 피해는 심하지 않다. 하지만 3령 이상의 유충은 겉흙에 서식하면서 기저부에 가까운 어린 작물의 줄기를 잘라 그 일부를 땅속으로끌어들여 피해를 입힌다. 두과작물, 유료작물, 가지과작물, 박과작물 등 대부분의어린 작물에 피해를 준다.

나방 유충 발생과 피해 증상

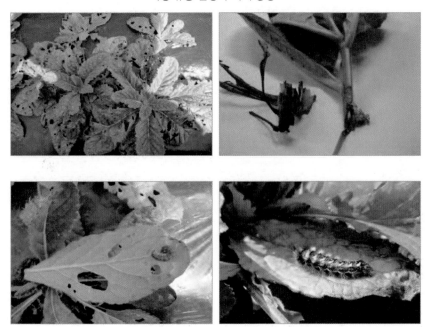

유기농업자재 활용 방제

● 나방류 해충 방제에 활용이 가능한 유기농업자재는 식물추출물인 고삼, 님, 멀구슬, 데리스, 제충국, 은행(잎, 열매) 등과 곤충병원성미생물인 비티(Bacillus thuringiensis), 곤충병원성선충(Steinernema capocapsae) 등이 있다. 이 허용물질들은 팥, 조, 기장, 수수의 거세미나방류를 대상으로 시험된 바는 없으나 파밤나방, 담배거세미나방, 배추좀나방, 옥수수들명나방 등 나방류 해충에 살충효과가있는 것으로 알려져 있다. 식물추출물은 고농도에서 약해를 유발할 수 있으며, 곤충병원성미생물은 화학약제에 비해 효과의 발현이 늦고 방제효과가 낮은 단점이 있으므로 이에 유의해야 한다. 또한 곤충병원성선충은 살아있는 생물이므로 예방 차원의 살포가 아닌 어린 나비목 해충의 유충이 발생되었을 때 살포하여야 하며 햇빛의자외선에 매우 약하므로 해가 진 직후에 살포해야 효과를 높일 수 있다.

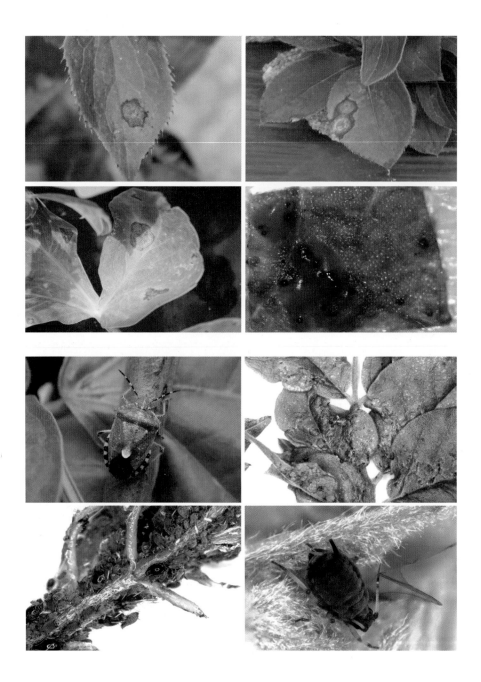

부록

약초 재배에 사용되는 작물보호제

- 감초
- 강활
- 구기자나무
- 대추나무
- 더덕
- 더위지기
- 도라지
- 마
- 맥문동
- 머위
- 복분자딸기
- 산수유
- 삽주

- 시호
- 쑥
- 오미자
- 율무
- 일천궁
- 작약
- 지치
- 지황
- 참당귀
- 취나물
- 토천궁
- 홍화
- 황기

※ 위 작물보호제는 다른 작물에도 적용 가능함.

감초

(ℓ = L, ㎖ = mL)

적용 병해충	품목명	상표명	사용 적기 및 방법	물 20ℓ당 사용약량	10a당 사용량		안전 사용 기준	
					약량	살포량	시기	횟수
갈색점무늬병	디페노코나졸 유제(10%)	푸르겐, 아이템, 햇빛촌, 내비균	발병 초 7일 간격	10㎖			수확 21일 전까지	3회 이내
	아족시스트로빈 수화제	아미스타, 센세이션, 영일아족시스트로빈, 나타나, 두루두루, 탄저·역병뚝, 아티스트, 아미트라, 균메카	발병 초 7일 간격	20g			수확 21일 전까지	3회 이내
	클로로탈로닐수 수화제	다코닐, 골고루, 초우크, 아리타로닐, 선문타로닐, 성보네	발병 초 7일 간격	33g			수확 14일 전까지	3회 이내
응애류	아바멕틴유제	올스타, 버티맥, 인덱스, 로멕틴, 선문이응애충	발생 초기	6.7㎖			수확 14일 전까지	3회 이내
	페나자퀸유제	보라매, 응애단, 워나란	발생 초기	10㎖			수확 7일 전까지	2회 이내
		블루터치		10㎖			수확 14일 전까지	2회 이내
	펜피록시메이트 액상수화제	살비왕	발생 초기	10㎖			수확 14일 전까지	2회 이내
	플루페녹수론 분산성액제	카스케이드, 영일플루페녹수론, 아롱이	발생 초기	20㎖			수확 14일 전까지	3회 이내
진딧물류	아세타미프리드 수화제	모스피란	발생 초기	10g			수확 7일 전까지	3회 이내
		샤프킬, 젠토스타, 어택트	발생 초기	10g			수확 14일 전까지	3회 이내
	이미다클로프리드 수화제	코니도, 아리이미다, 코사인, 코만도, 호리도, 비법	다발생기	10g			수확 3일 전까지	2회 이내
	티아메톡삼 입상수화제(10%)	아타라, 아라치	발생 초기	6.7g			수확 14일 전까지	3회 이내
	피메트로진 수화제	체스	발생 초기	발생 초기			수확 14일 전까지	3회 이내

강활

적용 병해충	품목명	상표명	사용 적기 및 방법	물 20ℓ 당 사용약량	10a당 사용량		안전 사용 기준	
					약량	살포량	시기	횟수
궤양병	가스가마이신 입상수화제	메가폰	발병 초 7일 간격	20g			수확 21일 전까지	4회 이내
	스트렙토마이신· 발리다마이신에이 수화제	방범대	발병 초 7일 간격	10g			수확 21일 전까지	4회 이내
	옥솔린산수화제	일품, 고수	발병 초 7일 간격	20g			수확 30일 전까지	3회 이내
	코퍼하이드록 사이드수화제	코사이드, 경농쿠퍼, 영일쿠퍼, 쿠퍼사이드, 동방쿠퍼	발병 초부터 7일 간격	40g	약액이 충분히 묻도록			

구기자나무

적용 병해충	품목명	상표명	사용 적기 및 방법	물 20ℓ당 사용약량	10a당 사용량		안전 사용 기준	
					약량	살포량	시기	횟수
탄저병	프로피네브 수화제	안트라콜, 영일프로피, 동방프로피, 성보네, 어바우트, 프로랭스	발병 초부터 10일 간격	40g			수확 7일 전까지	4회 이내
	아족시스트로빈 액상수화제	오티바, 역발산, 나타나, 미라도, 탑앤탑, 폴리비전, 병자비, 아너스, 아리아족시, 두루두루, 미라도	발병 초부터 10일 간격	10g			수확 14일 전까지	3회 이내
	이미녹타디트리스 알베실레이트 액상수화제	부티나, 탈렌트	발병 초부터 7일 간격	20g			수확 7일 전까지	3회 이내
	테부코나졸 액상수화제	실바코플러스	발병 초부터 7일 간격	10g			수확 14일 전까지	2회 이내
	피라클로스트로빈 유제	카브리오	발병 초부터 7일 간격	5㎖			수확 7일 전까지	3회 이내
흰가루병	트리아디메폰 수화제	바리톤, 선문티디폰	발병 초부터 10일 간격	20g			수확 3일 전까지	5회 이내
	트리포린 유제	경농사프롤, 뉴프롤	발병 초부터 10일 간격	20㎖			수확 3일 전까지	5회 이내
	바실루스서브 틸리스큐에스티 713수화제	세레나데멕스	발병 초부터 7일 간격	40g			-	

적용 병해충	품목명	상표명	사용 적기 및 방법	물 20ℓ당 사용약량	10a당 사용량		안전 사용 기준	
					약량	살포량	시기	횟수
흰가루병	황입상수화제	쿠므러스, 트리로그	발병 초부터 7일 간격	40g			개화 전 사용	
열점박이 잎벌레	노발루론 액상수화제	라이몬	다발생기	10㎖			수확 7일 전까지	2회 이내
	델타메트린 유제	데시스, 장원, 업로드, 선문델타린, 컨버터, 오제미	다발생기	20㎖			수확 7일 전까지	2회 이내
	람다사이할로트린 수화제	주렁, 충사리	다발생기	20g			수확 3일 전까지	3회 이내
	사이퍼메트린 유제	케레스, 피레탄, 경농피레스, 나대로, 아그로택피레스, 아리피레스, 이비엠피레스, 특충탄, 해솜피레스, 푸레스, 강심장, 성보피레스	다발생기	20㎖			수확 3일 전까지	2회 이내
	에마멕틴 벤조에이트 유제	에이팜, 닥터팜, 맥스팜, 하이칸, 코난, 킹팜골드, 데이콘, 신무기, 메가하트, 애니콜골드, 센텀	다발생기	10㎖			수확 3일 전까지	3회 이내
	클로르페나피르 유제	렘페이지	다발생기	20㎖			수확 3일 전까지	2회 이내
	클로티아니딘 액상수화제	빅카드	다발생기	10㎖			수확 3일 전까지	3회 이내
뒷면잎 곰팡이	디페노코나졸 액상수화제	푸름이, 로티풀	발병 초부터 10일 간격	10㎖			수확 3일 전까지	2회 이내
	플루아지남 액상수화제	모두랑, 큰살림, 후론트, 루비콘	발병 초부터 7일 간격	10㎖			수확 3일 전까지	2회 이내
복숭아혹 진딧물	클로티아니딘 수화제	세시미	다발 초기	10g			수확 7일 전까지	2회 이내
	이미다클로프리드 수화제	코니도, 아리이미다, 코사인, 코만도, 호리도, 비법, 타격왕, 코르니, 래피드킬, 뜨물탄, 트랙다운, 총채·진디· 꽃매미·가루이뚝	다발생기	10g			수확 3일 전까지	2회 이내
	플로니카미드 입상수화제	세티스	다발생기	6.7㎖			수확 5일 전까지	3회 이내

적용 병해충	품목명	상표명	사용 적기 및 방법	물 20ℓ당 사용약량	10a당 사용량		안전 사용 기준	
					약량	살포량	시기	횟수
왕담배나방	비티아이자 와이젠티 423수화제	토박이	발생 초기	10g			–	
	인독사카브 액상수화제	스튜어드골드	발생 초기	1250㎖			수확 21일 전까지	3회 이내
	피리달릴 액상수화제	세티스		20㎖			수확 5일 전까지	2회 이내
일년생 잡초	펜디메탈린입제	스톰프, 아지매, 나가초	잡초 발아 전 토양처리	2kg				

대추나무

적용 병해충	품목명	상표명	사용 적기 및 방법	물 20ℓ당 사용약량	10a당 사용량		안전 사용 기준	
					약량	살포량	시기	횟수
줄기썩음병	디페노코나졸 수화제	젠토왕, 푸리온, 예치졸, 파라초, 흑성·갈반뚝	발병 초 10일 간격	10g			수확 21일 전까지	3회 이내
	플루아지남 액상수화제(50%)	모두랑, 큰살림, 후론트, 루비콘	발병 초 10일 간격	8㎖			수확 21일 전까지	3회 이내
빗자루병	옥시테트라 사이클린 수화제	성보싸이클린	4월 초 수간주입	100g	1ℓ/흉고직경(10cm)		수확 30일 전까지	2회 이내
역병	사이아조파미드 액상수화제	미라카드	발병 초 10일 간격	10㎖			수확 21일 전까지	2회 이내
녹병	디티아논· 피라클로스트로빈 유현탁제	매카니	발병 초 10일 간격	10㎖			수확 21일 전까지	3회 이내
	테부코나졸 수화제	실바코, 탄보험, 씰바꼬뿔	발병 초 10일 간격	10g			수확 21일 전까지	4회 이내
	페나리몰 수화제	경농훼나리, 동부훼나리플	발병 초 10일 간격	6.7g			수확 21일 전까지	4회 이내
	플루실라졸 입상수화제	올림프, 카자테, 고스트	발병 초 10일 간격	2.5g			수확 14일 전까지	5회 이내
탄저병	디페노코나졸 ·티오파네이트메틸 액상수화제	포커스	발병 초 10일 간격	20㎖			수확 14일 전까지	3회 이내

적용 병해충	품목명	상표명	사용 적기 및 방법	물 20ℓ당 사용약량	10a당 사용량		안전 사용 기준	
					약량	살포량	시기	횟수
탄저병	티오파네이트 메틸수화제	톱신엠, 톰네이트- 엠, 삼공지오판, 아그로텍지오판, 성보지오판, 샹그리라, 지오판엠, 신농지오판, 지오판, 과채탄, 치호톱	발병 초 10일 간격	13g			수확 14일 전까지	4회 이내
대추애기 잎말이나방	노발루론 액상수화제	라이몬	다발생기	10㎖			수확 21일 전까지	3회 이내
	루페뉴론유제	스마트킬, 젠토나방킬, 활주로	발생 초기 경엽 처리	10㎖			수확 14일 전까지	2회 이내
	티아클로프리드 액상수화제	칼립소	발생 초기	10㎖			수확 14일 전까지	3회 이내
잎말이나방	인독사카브 · 테플루벤주론수화제	송골매	다발생기	20g			수확 14일 전까지	3회 이내
	클로르페나피르 액상수화제	섹큐어	다발생기	6.7㎖			수확 21일 전까지	3회 이내
점박이응애	사이에노피라펜 · 플루페녹수론 액상수화제	집중마크	한 잎당 2~3마리 발생 시 경엽 처리	10㎖			수확 14일 전까지	2회 이내
	스피로디클로펜 수화제	시나위	한 잎당 2~3마리 이하 발생 시	10g			수확 14일 전까지	3회 이내
	클로르 페나피르유제	렘페이지	다발생기	20㎖			수확 14일 전까지	3회 이내

더덕

적용 병해충	품목명	상표명	사용 적기 및 방법	물 20 ℓ 당 사용약량	10a당 사용량		안전 사용 기준	
					약량	살포량	시기	횟수
녹병	시메코나졸수화제	디펜더	발병 초 10일 간격	10g			수확 14일 전까지	3회 이내
	마이클로뷰타닐 수화제	시스텐	발병 초 10일 간격	20g			수확 7일 전까지	3회 이내
	크레속심메틸 액상수화제	스트로비	발병 초 10일 간격	6.7㎖			수확 7일 전까지	5회 이내
	테부코나졸유제	호리쿠어, 칸타타, 균가이버, 실바쿠어, 시크릿, 마꼬잡꼬	발병 초 10일 간격	8㎖			수확 7일 전까지	3회 이내

적용 병해충	품목명	상표명	사용 적기 및 방법	물 20 ℓ 당 사용약량	10a당 사용량		안전 사용 기준	
					약량	살포량	시기	횟수
녹병	테부코나졸 액상수화제	실바코플러스	발병 초 10일 간격	10㎖			수확 21일 전까지	3회 이내
	트리플록시트로빈 액상수화제	프린트	발병 초 10일 간격	10㎖			수확 14일 전까지	4회 이내
	프로클로라즈 망가니즈ㆍ 테부코나졸수화제	사천왕	발병 초 10일 간격	10g			수확 14일 전까지	3회 이내
	플루퀸코나졸 수화제	카스텔란	발병 초 10일 간격	10g			수확 7일 전까지	4회 이내
	헥사코나졸 액상수화제(2%)	삼공헥사코나졸, 멀티샷, 쓰리뷰, 헥코졸	발병 초 10일 간격	10㎖			수확 7일 전까지	3회 이내
점무늬병	디페노코나 졸유제(10%)	푸르겐, 아이템, 햇빛촌, 내비균	발병 초 10일 간격	10㎖			수확 7일 전까지	3회 이내
	아족시트로빈 액상수화제	오티바, 역발산, 나타나, 탑앤탑, 병자비, 폴리비전, 아너스, 아리아족시, 미라도, 두루두루	발병 초 10일 간격	10㎖			수확 7일 전까지	3회 이내
	티오파네이트 메틸수화제	톱신엠, 톱네이트엠, 삼공지오판, 아그로텍지오판, 성보지오판, 샹그리라, 아리지오판, 동방지오판, 지오판엠, 신농지오판, 지오판, 과채탄, 치호톱	발병 초 10일 간격	20g			수확 7일 전까지	3회 이내
차응애	비펜트린수화제	타스타, 깡그리, 강써브, 이차메, 게시판	발병 초기	20g		6kg	수확 7일 전까지	3회 이내
	아세퀴노실 액상수화제	가네마이트	발병 초기	20㎖			수확 7일 전까지	3회 이내
	클로르페나피르 유제	렘페이지	발생 초기	20g			수확 7일 전까지	3회 이내
	테부펜피라드 유제	피라니카	발생 초기	10㎖			수확 7일 전까지	2회 이내
진딧물류	비펜트린 수화제	타스타, 깡그리, 강써브, 이차메, 게시판	발생 초기	20g			수확 7일 전까지	3회 이내
	아세타미프리드 수화제	모스피란	발생 초기	10g			수확 7일 전까지	2회 이내
		샤프킬, 젠토스타, 어택트	발생 초기	10g			수확 7일 전까지	3회 이내

적용 병해충	품목명	상표명	사용 적기 및 방법	물 20ℓ 당 사용약량	10a당 사용량		안전 사용 기준	
					약량	살포량	시기	횟수
진딧물류 (복숭아혹 진딧물)	이미다클로프리드 수화제	코니도, 아리이미다, 코사인,코만도, 호리도, 비법, 타격왕, 총채·진디·꽃매미· 가루이뚝, 꽃매미, 코르니, 래피드킬, 뜨물탄, 트랙다운	다발생기	10g			수확 7일 전까지	3회 이내
	피메트로진 수화제	체스	다발생기	6.7g			수확 7일 전까지	3회 이내
일년생 잡초	나프로파마이드 수화제	동부파미드, 슈퍼데브리놀, 파미놀, 데브리놀골드, 영일파미드	이식 복토 후 토양 처리	50g	300g	120ℓ		이식 재배
	플루아지포프- 피-뷰틸유제	뉴원싸이드	잡초 3~5엽기	20㎖	100㎖	100ℓ		

더위지기

적용 병해충	품목명	상표명	사용 적기 및 방법	물 20ℓ 당 사용약량	10a당 사용량		안전 사용 기준	
					약량	살포량	시기	횟수
진딧물	이미다 클로프리드 수화제	코니도, 아리이미다, 코사인, 코만도, 호리도, 비법, 타격왕, 코르니, 래피드킬, 뜨물탄, 트랙다운, 총채·진디·꽃매미· 가루이뚝	발생 초기	10g			수확 7일 전까지	2회 이내
	티아메톡삼 입상수화제(10%)	아타라, 아라치	발생 초기	6.7g			수확 7일 전까지	2회 이내

도라지

적용 병해충	품목명	상표명	사용 적기 및 방법	물 20ℓ당 사용약량	10a당 사용량		안전 사용 기준	
					약량	살포량	시기	횟수
점무늬병	아족시트로빈 수화제	아미스타, 센세이션, 영일아족시스트로빈, 나타나, 두루두루, 탄저·역병뚝, 아티스트, 아미트라, 균메카	발병 초 10일 간격	20g			수확 7일 전까지	3회 이내
	폴리옥신비 수화제	동부포리옥신	발병 초 10일 간격	20g			수확 7일 전까지	3회 이내
	피리메타닐 수화제	스칼라	발병 초 10일 간격	20g			수확 7일 전까지	3회 이내

적용 병해충	품목명	상표명	사용 적기 및 방법	물 20ℓ당 사용약량	10a당 사용량		안전 사용 기준	
					약량	살포량	시기	횟수
차응애	밀베멕틴 수화제(1%)	밀베노크	발생 초기	20㎖			수확 7일 전까지	3회 이내
	밀베멕틴 수화제(2%)	솔백신	발생 초기	20㎖			수확 7일 전까지	3회 이내
	에톡사졸 액상수화제	주움	발생 초기	5㎖			수확 7일 전까지	3회 이내
	펜피록시메이트 액상수화제	살비왕	발생 초기	10㎖			수확 7일 전까지	2회 이내
	플루페녹수론 분산성액제	카스케이드, 아롱이, 영일플루페녹수론	발생 초기	20㎖			수확 7일 전까지	3회 이내
화본과 잡초 (1년생)	세톡시딤유제	나브	화본과 잡초 3~5엽기	25㎖	150㎖	120 ℓ		
	클레토딤유제	셀렉트	화본과 잡초 3~5엽기	20㎖	100㎖	100 ℓ		
화본과 잡초 (1년생)	플루아지포프- 피-뷰틸유제	뉴원싸이드, 젠스필드, 그래스다운	화본과 잡초 3~5엽기	20㎖	100㎖	100 ℓ		
	할록시포프- 아르-메틸유제	슈퍼캘런트, 수부키	화본과 잡초 3~5엽기	10㎖	50㎖	100~ 120 ℓ		

마

적용 병해충	품목명	상표명	사용 적기 및 방법	물 20 ℓ 당 사용약량	10a당 사용량		안전 사용 기준	
					약량	살포량	시기	횟수
점무늬병	테부코나졸유제	호리쿠어, 구급탄, 론케어	발병 초부터 10일 간격	20㎖			수확 21일 전까지	3회 이내
	디페노코나졸 수화제	푸르겐, 푸른탄, 균가네, 매직소	발병 초 10일 간격	10g			수확 21일 전까지	4회 이내
	아족시스트로빈 수화제	아미스타, 센세이션, 영일아족시스트로빈, 나타나, 두루두루, 탄저·역병뚝, 아티스트, 아미트라, 균메카	발병 초 10일 간격	20g			수확 21일 전까지	3회 이내
탄저병	코퍼옥시클로라이드· 가스가마이신수화제	가스란	발병 초부터 10일 간격	20g			수확 21일 전까지	4회 이내
	클로로탈로닐 수화제	다코닐, 골고루, 초우크, 아리타로닐, 선문타로닐, 성보네, 강침탄, 타이젠, 타로닐	발병 초 10일 간격	33g			수확 21일 전까지	4회 이내

적용 병해충	품목명	상표명	사용 적기 및 방법	물 20 ℓ 당 사용약량	10a당 사용량		안전 사용 기준	
					약량	살포량	시기	횟수
탄저병	트리플록시스트로빈 입상 수화제	에이플	발병 초 10일 간격	5g			수확 21일 전까지	4회 이내
흰무늬병	아족시스트로빈 · 디페노코나졸 액상수화제	아미스타탑	발병 초 10일 간격	5㎖			수확 21일 전까지	4회 이내
굼벵이 (큰검정풍뎅이 유충)	비펜드린 · 터브포스입제	데푸콘	파종 전 토양 혼화			6kg	파종 전까지	
마좀나방	비티쿠르스타키 수화제	그물망, 바이오비트, 비결, 영일비티, 이비엠오케이, 스콜피온케이	발생 초기	20g				
	클로르페나피르유제	렘페이지	발생 초기	20㎖			수확 21일 전까지	2회 이내
	피리달릴유탁제	프레오	발생 초기	20㎖			수확 21일 전까지	3회 이내
뿌리혹선충	비펜트린 · 카투사포스입제	슈파캅	정식 전 토양 혼화			6kg	정식 전까지	1회 이내
	이미시아포스입제	네마킥	정식 전 토양 혼화			6kg	정식 전까지	1회 이내
일년생 잡초	리뉴론수화제	아파론, 한사리	파종 복토 후 3일 이내 토양 처리	20g	100g	100 ℓ		
	에탈플루랄린유제	쏘나란	파종 복토 후 3일 이내 토양 처리	60㎖	300㎖	100 ℓ		
	펜디메탈린입제	스톰프, 아지매	파종 복토 후 3일 이내 토양 처리		2kg			

맥문동

적용 병해충	품목명	상표명	사용 적기 및 방법	물 20 ℓ 당 사용약량	10a당 사용량		안전 사용 기준	
					약량	살포량	시기	횟수
총채벌레	노발루론 액상수화제	라이몬	발생 초 7일 간격	10㎖			수확 14일 전까지	3회 이내
일년생 잡초	펜디메탈린입제	나가초, 스톰프, 아지매	이식 복토 후 3일 이내		2kg			

머위

적용 병해충	품목명	상표명	사용 적기 및 방법	물 20 ℓ 당 사용약량	10a당 사용량		안전 사용 기준	
					약량	살포량	시기	횟수
진딧물류	이미다클로프리드 수화제	코니도, 아리이미다, 코사인, 코만도, 호리도, 비법, 타격왕, 총채·진디·꽃매미 ·가루이뚝, 코로니, 래피드킬, 뜨물탄, 트랙다운	발생 초기	10g			수확 7일 전까지	2회 이내
	비펜트린수화제	타스타, 깡그리, 강써브, 이차메, 게시판	발생 초기	20g			수확 7일 전까지	2회 이내
	피메트로진수화제	체스	발생 초기	6.7g			수확 7일 전까지	2회 이내

복분자딸기

적용 병해충	품목명	상표명	사용 적기 및 방법	물 20 ℓ 당 사용약량	10a당 사용량		안전 사용 기준	
					약량	살포량	시기	횟수
잿빛곰팡이병	폴리옥신비수화제	동부포리옥신	발병 초 7일 간격	20g			수확 7일 전까지	5회 이내
점무늬병· 탄저병	디티아논· 피라클로스토로빈 유현탁제	매카니	발병 초 10일 간격	10㎖			수확 7일 전까지	3회 이내
점무늬병	시메코나졸수화제	디펜더	발병 초 7일 간격	10g			수확 14일 전까지	3회 이내
	아족시스트로빈 액상수화제	오티바, 역발산, 나타나, 탑엔탑, 폴리비전, 병자비, 아너스, 아리아족시, 두루두루, 미라도	발병 초 7일 간격	10㎖			수확 2일 전까지	3회 이내
	크레속심메틸 액상수화제	스트로비	발병 초 10일 간격	6.7㎖			수확 7일 전까지	3회 이내
	폴리옥신디수화제	영일바이오	발병 초 10일 간격	20g			수확 3일 전까지	3회 이내
	폴리옥신비수화제	동부포리옥신	발병 초 10일 간격	20g			수확 7일 전까지	5회 이내
	코퍼셀페이트 베이식수화제	네오보르도	발병 초 10일 간격	20g			–	3회 이내
	클로르탈로닐· 크레속심메틸 액상수화제	경탄	발병 초 10일 간격	20㎖			수확 5일 전까지	3회 이내

적용 병해충	품목명	상표명	사용 적기 및 방법	물 20ℓ 당 사용약량	10a당 사용량		안전 사용 기준	
					약량	살포량	시기	횟수
점무늬병	피라클로스트로빈 입상수화제	카브리오에이	발병 초 10일 간격	6.7g			수확 14일 전까지	3회 이내
탄저병	아족시스트로빈 수화제	아미스타, 센세이션, 영일아족시스트로빈, 나타나, 두루두루, 탄저·역병뚝, 아티스트, 아미트라, 균메카	발병 초 10일 간격	10g			수확 2일 전까지	3회 이내
	크레속심메틸 액상수화제	스트로비	발병 초 10일 간격	6.7㎖			수확 7일 전까지	3회 이내
	디티아논· 피라클로스토로빈 유현탁제	매카니	발병 초 10일 간격	10㎖			수확 7일 전까지	3회 이내
	캡탄수화제	경농캡탄, 모두나, 삼공캡탄, 영일캡탄, 아그로택캡탄	발병 초 10일 간격	40g			수확 7일 전까지	3회 이내
	트리플록시스트로빈 입상수화제	에이플	발병 초 10일 간격	5g			수확 21일 전까지	4회 이내
	보스칼리드· 피라클로스토로빈 입상수화제	벨리스플러스	발병 초 10일 간격	10g			수확 14일 전까지	3회 이내
	프로클로라즈 망가니즈 수화제	머니업	발병 초 10일 간격	10g			수확 7일 전까지	3회 이내
깍지벌레 (각진장미 흰깍지벌레)	클로티아니딘· 메톡시페노자이드 액상수화제	유토피아	발병 초 경엽 처리	10㎖			수확 21일 전까지	3회 이내
꽃매미	아세타미프리드 수화제	모스피란, 젠토스타, 어택트, 샤프킬	약충 다발생기	10g			수확 7일 전까지	2회 이내
	이미다클로프리드 수화제	코니도, 아리이미다, 코사인, 코만도, 호리도, 비법, 타격왕, 코르니, 래피드킬, 뜨물탄, 트랙다운, 총채·진디· 꽃매미·가루이뚝	약충 다발생기	10g			수확 7일 전까지	3회 이내
	티아메톡삼 입상수화제	아타라, 아라치	약충 다발생기	10g			수확 7일 전까지	2회 이내
	티아클로프리드 액상수화제	칼립소	약충 다발생기	10㎖			수확 14일 전까지	2회 이내

적용 병해충	품목명	상표명	사용 적기 및 방법	물 20ℓ 당 사용약량	10a당 사용량		안전 사용 기준	
					약량	살포량	시기	횟수
들깨잎말이 명나방	클로르플루아 주론유제	아타브론	다발생기	10㎖			수확 14일 전까지	3회 이내
	테플루벤주론 액상수화제	노몰트	다발생기	10㎖			수확 7일 전까지	3회 이내
무궁화잎 밤나방	노발루론 액상수화제	라이몬	발생 초기	10㎖			수확 14일 전까지	3회 이내
	루페뉴론유제	파밤탄, 매치, 스마트킬, 젠토나방킬, 활주로	발생 초기	10㎖			수확 14일 전까지	3회 이내
	메톡시페노자이드 수화제	팔콘	발생 초기	20g			수확 14일 전까지	3회 이내
	에마멕틴벤조 에이트유제	에이팜, 닥터팜, 맥스팜, 하이칸, 코난신무기, 킴팜골드, 테이큰, 메가히트, 센텀, 애니콜골드	발생 초기	10㎖			수확 14일 전까지	3회 이내
	인독사카브수 액상수화제	스튜어드골드	발생 초기	20㎖			수확 14일 전까지	3회 이내
	피리달릴유탁제	프레오	발생 초기	20㎖			수확 14일 전까지	2회 이내
점박이응애	밀베멕틴유제(1%)	밀베노크	한 잎당 2~3마리 발생 시	20㎖			수확 14일 전까지	3회 이내
	사이플루메토펜	파워샷	한 잎당 2~3마리 이하 발생 시	10㎖			수확 7일 전까지	3회 이내
	스피로디클로펜 수화제	시나위	한 잎당 2~3마리 이하 발생 시	10㎖			수확 5일 전까지	2회 이내
	스피로메시펜 액상수화제	지존	한 잎당 2~3마리 발생 시	10㎖			수확 7일 전까지	3회 이내
	클로르페나피루 액상수화제	섹큐어	다발생기	6.7㎖			수확 7일 전까지	3회 이내
	펜피록시메이트 액상수화제	살비왕	한 잎당 2~3마리 발생 시	10㎖			수확 7일 전까지	3회 이내

적용 병해충	품목명	상표명	사용 적기 및 방법	물 20 ℓ 당 사용약량	10a당 사용량		안전 사용 기준	
					약량	살포량	시기	횟수
총채벌레	티아메톡삼 입상수화제(10%)	아타라, 아라치	발생 초 7일 간격	10g			수확 7일 전까지	2회 이내
	에마멕틴벤조 에이트유제	에이팜, 닥터팜	발생 초 7일 간격	10㎖			수확 14일 전까지	3회 이내
	아세타미프리드 수화제	모스피란, 샤프킬, 젠토스타, 어택트	발생 초 7일 간격	10g			수확 7일 전까지	2회 이내
	스피노사드입상 수화제	부메랑, 올가미, 촌장	발생 초 7일 간격	10g			수확 7일 전까지	2회 이내
	스피네토람입상 수화제	델리게이트	발생 초 7일 간격	10g			수확 14일 전까지	3회 이내
애매미충	아세타미프리드 수화제	모스피란, 샤프킬, 젠토스타, 어택트	다발생기	10g			수확 7일 전까지	2회 이내
	티아메톡삼 입상수화제(10%)	아타라, 아라치	다발생기	10g			수확 7일 전까지	2회 이내
	클로티아니딘 액상수화제	빅카드	다발생기	10㎖			수확 7일 전까지	3회 이내
	에토펜프록스 수화제	트레본, 타키온, 크로캅, 금시초문, 충스탑	다발생기	20g			수확 7일 전까지	3회 이내
	이미다클로프리드 수화제	코니도, 아리이미다, 코사인, 코만도, 호리도, 비법	다발생기	10g			수확 7일 전까지	3회 이내
일년생 잡초 및 다년생 잡초	글루포시네이트 암모늄액제	바스타, 빨간풀, 제로인, 삭술이, 크락숀, 풀제로, 풀펀치, 인바이오원	잡초 발생 시 경엽 처리	60㎖	300㎖	100 ℓ		

산수유

적용 병해충	품목명	상표명	사용 적기 및 방법	물 20 ℓ 당 사용약량	10a당 사용량		안전 사용 기준	
					약량	살포량	시기	횟수
탄저병	카벤다짐수화제	해마지, 동부가벤다, 성보가벤다, 이비엠조타나, 월드천, 아그로텍가벤다, 샤크, 카벤디온, 가벤다, 삼공가벤다, 영일가벤다, 동방가벤다	발병 초부터 10일 간격	20g			수확 40일 전까지	3회 이내
	프로피네브수화제	안트라콜, 영일프로피, 동방프로피, 성보네, 어바우트, 프로랭스	발병 초부터 10일 간격	40g			수확 40일 전까지	3회 이내

적용 병해충	품목명	상표명	사용 적기 및 방법	물 20 ℓ 당 사용약량	10a당 사용량		안전 사용 기준	
					약량	살포량	시기	횟수
탄저병	플루아지남 수화제	후론사이드, 후론골드, 후론스타, 원티드, 디펜솔, 우람탄	발병 초 10일 간격	10g			수확 21일 전까지	3회 이내
	디페노코나졸 입상수화제	캐취죤, 아리가드킹, 내비균, 갈반·탄저· 마름뚝, 보가드, 푸른탄	발병 초 10일 간격	10g			수확 30일 전까지	3회 이내
흰가루병	마이클로뷰타닐 수화제	시스텐	발병 초 10일 간격	13g			수확 40일 전까지	3회 이내
	트리포린유제	경농사프롤, 뉴프롤	발병 초 10일 간격	33㎖			수확 40일 전까지	3회 이내
	트리플루미졸 수화제	트리후민, 큰댁, 배못	발병 초부터 10일 간격	10g			수확 40일 전까지	3회 이내
	헥사코나졸 액상수화제(2%)	삼공핵사코나졸, 멀티샷, 쓰리뷰, 헥코졸	발병 초 10일 간격	10㎖			수확 40일 전까지	3회 이내

삽주

적용 병해충	품목명	상표명	사용 적기 및 방법	물 20 ℓ 당 사용약량	10a당 사용량		안전 사용 기준	
					약량	살포량	시기	횟수
탄저병	아족시스트로빈 액상수화제	탑앤탑, 폴리비젼, 병자비, 아너스, 아리아족시, 두루두루, 오티바, 역발산, 나타나	발병 초 10일 간격	10㎖			수확 30일 전까지	3회 이내
	플루아지남수화제	후론사이드, 후론골드, 후론스타, 원티드, 디펜솔, 우람탄	발병 초 10일 간격	10g			수확 30일 전까지	3회 이내
	프로피네브수화제	안트라콜, 영일프로피, 동방프로피, 성보네, 어바우트	발병 초 10일 간격	40g			수확 30일 전까지	3회 이내
	플루아지남수화제	후론스타, 원티드, 디펜솔, 우람탄, 후론사이드, 후론골드, 프로파티	발병 초 10일 간격	10g			수확 30일 전까지	3회 이내
	피라클로스트로빈 유제	카브리오	발병 초 10일 간격	5㎖			수확 30일 전까지	3회 이내

시호

적용 병해충	품목명	상표명	사용 적기 및 방법	물 20 ℓ 당 사용약량	10a당 사용량		안전 사용 기준	
					약량	살포량	시기	횟수
뿌리혹선충	포스치아 제이트입제	선충탄	파종 전 토양 혼화			6kg	파종 전까지	2회 이내
일년생 잡초	펜디메탈린입제	스톰프, 아지매, 나가초	정식 복토 후 3일 이내			2kg		

쑥

적용 병해충	품목명	상표명	사용 적기 및 방법	물 20 ℓ 당 사용약량	10a당 사용량		안전 사용 기준	
					약량	살포량	시기	횟수
진딧물류	이미다클로프리드 수화제	코니도, 아리이미다, 코사인, 코만도, 호리도, 비법, 타격왕, 총채·진디·꽃매미· 가루이뚝, 코르니, 래피드킬, 뜨물탄, 트랙타운	발생 초기	20g			수확 14일 전까지	2회 이내
	클로티아니딘 수화제	세시미	발생 초기	10g			수확 14일 전까지	2회 이내
	펜프로파트린유제	다니톨, 다이토나	발생 초기	20㎖			수확 14일 전까지	2회 이내
쑥잎벌레	델타메트린유제	데시스, 장원, 선문델타린, 업로드, 컨버터, 오제미	유충 발생 초기	20㎖			수확 14일 전까지	2회 이내
	펜토에이트유제	경농파프, 엘산, 충자비	유충 발생 초기	20㎖			수확 14일 전까지	1회 이내
	아세타미프리드· 스피네토람 액상수화제	당찬	유충 발생기	10㎖			수확 14일 전까지	2회 이내
국화 하늘소	페니트로티온유제	메프치온, 스미치온, 새메프페니치온, 핵탄	유충 발생 초기	40㎖			수확 14일 전까지	1회 이내
	펜토에이트유제	경농파프, 엘산, 충자비	유충 발생 초기	13㎖			수확 14일 전까지	1회 이내

오미자

적용 병해충	품목명	상표명	사용 적기 및 방법	물 20ℓ 당 사용약량	10a당 사용량		안전 사용 기준	
					약량	살포량	시기	횟수
점무늬병	펜뷰코나졸 액상수화제	바톤	발생 초 10일 간격	20㎖			수확 30일 전까지	3회 이내
	피라클로스트 로빈유제	카브리오	발병 초 10일 간격	5㎖			수확 21일 전까지	4회 이내
	헥사코나졸수화제	푸지매, 래피들리	발병 초 10일 간격	8g			수확 14일 전까지	3회 이내
흰가루병	트리포린유제	경농사프롤, 뉴프롤	발병 초 10일 간격	20㎖			수확 14일 전까지	3회 이내
	페리나몰유제	동부훼나리	발병 초 7일 간격	6.7㎖			수확 7일 전까지	3회 이내
탄저병	아족시트로빈 액상수화제	오티바, 역발산, 나타나	발병 초 7일 간격	10㎖			수확 14일 전까지	4회 이내
	이미녹타딘트리스 알베실레이트· 티람수화제	참조내	발병 초 7일 간격	20g			수확 14일 전까지	3회 이내
	피라클로스트로빈 입상수화제	카브리오에이	발병 초 7일 간격	6.7g			수확 7일 전까지	3회 이내
애매미충	아세타미프리드 수화제	젠토스타, 어택트, 샤프킬	발생 초기	20g			수확 14일 전까지	3회 이내
검은범 애바구미	비펜트린입제	스퍽	유충 발생 초기		6kg		수확 40일 전까지	1회 이내
	클로티아니딘입제 (1.8%)	코뿔소, 빅카드	유충 발생 초기 토양 처리		3kg		수확 40일 전까지	1회 이내
식나무 깍지벌레	아세타미프리드 수화제	모스피란	발생 초기	10g			수확 14일 전까지	3회 이내
	클로티아니딘 입상수용제	똑소리	발생 초기	10g			수확 21일 전까지	3회 이내
	뷰프로페진· 메톡시페노자이드 수화제	선호탄	발생 초기	20g			수확 14일 전까지	3회 이내
	아미트라즈· 뷰프로페진유제	히어로, 깍지킬	발생 초기	20㎖			수확 21일 전까지	3회 이내

율무

적용 병해충	품목명	상표명	사용 적기 및 방법	물 20ℓ 당 사용약량	10a당 사용량		안전 사용 기준	
					약량	살포량	시기	횟수
종자소독약	플루디옥소닐 종자처리 액상수화제	사파이어, 아리스위퍼	침종 전 72시간 침지	10㎖			볍씨 20kg당 희석액 20ℓ 이상 기준	
잎마름병	디페노코나졸 유제(10%)	햇빛촌, 내비균, 푸르겐, 아이템	발병 초부터 7일 간격	10㎖			수확 14일 전까지	5회 이내
	이미녹타딘트리아 세테이트액제	베푸란, 영파워, 영일탑, 만병탄, 성보네, 골드라인	발병 초부터 7일 간격	20㎖			수확 14일 전까지	2회 이내
	이프로디온 수화제	로브랄, 균사리, 새시로, 인바이오이프로, 새노브란, 로데오, 살균왕, 균프로, 잿빛곰팡이·마름뚝	발병 초부터 7일 간격	20g			수확 14일 전까지	4회 이내
조명나방	람다사이 할로트린유제	주령, 첨병, 충사리, 서티스, 효자손, 에포킬, 콘돌	2화기 발아 최성기 10일 간격	20㎖			수확 14일 전까지	3회 이내
	클로르피리포스 수화제	더스판, 명사수, 충모리, 케이씨그로포, 노모스, 그로터스, 경농그로포, 인바이오그로포, 아리그로포, 충쓰리	2화기 발아 최성기 10일 간격	20g			수확 14일 전까지	3회 이내
일년생 잡초	리뉴론· 티오벤카브유제	아시매	파종 복토 후 3일 이내 토양 처리	100㎖	500㎖	200ℓ		
	에탈플루 랄린유제	쏘나란	파종 복토 후 3일 이내	60㎖	300㎖	100ℓ		

일천궁

적용 병해충	품목명	상표명	사용 적기 및 방법	물 20ℓ 당 사용약량	10a당 사용량		안전 사용 기준	
					약량	살포량	시기	횟수
흰가루병	아족시트로빈 수화제	아미스타, 센세이션, 영일아족시스트로빈, 나타나, 두루두루, 탄저병·역병뚝, 아티스트,아미트라, 균메카	발병 초부터 10일 간격	10g			수확 21일 전까지	2회 이내
	펜티오피라드 유제	크린캡	발병 초기 10일 간격 2회	5㎖			수확 21일 전까지	3회 이내

적용 병해충	품목명	상표명	사용 적기 및 방법	물 20 ℓ 당 사용약량	10a당 사용량		안전 사용 기준	
					약량	살포량	시기	횟수
잎마름병 · 흰가루병	트리플록 시스트로빈 입상수화제	에이플	발병 초 10일 간격	5g			수확 21일 전까지	2회 이내
잎마름병	이프로디온 수화제	로데오, 살균왕, 균프로, 잿빛곰팡이·마름뚝	발병 초 7일 간격	20g			수확 40일 전까지	3회 이내
탄저병	디티아논 · 피라클로스트로빈 유현탁제	매카니	발병 초 10일 간격	10㎖			수확 14일 전까지	4회 이내
탄저병 · 흰가루병	시메코나졸 수화제	디펜더	발병 초 10일 간격	10g			수확 30일 전까지	4회 이내
차응애	클로르페 나피르유제	렘페이지	발생 초기	20㎖			수확 7일 전까지	3회 이내
	비펜트린수화제	강써브, 이차메, 게시판, 타스타, 깡그리,	발생 초기	20g			수확 7일 전까지	3회 이내
	아세퀴노실 액상수화제	가네마이트	한 잎당 2~3마리 발생 시	20㎖			수확 21일 전까지	2회 이내
	펜피록시메이트 액상수화제	살비왕	한 잎당 2~3마리 발생 시	10㎖			수확 21일 전까지	2회 이내
뿌리응애	테부펜피라드유제	피라니카	발생 초 토양 관주	5㎖	2,000 ℓ (2ℓ/m²)		수확 90일 전까지	2회 이내

작약

적용 병해충	품목명	상표명	사용 적기 및 방법	물 20 ℓ 당 사용약량	10a당 사용량		안전 사용 기준	
					약량	살포량	시기	횟수
녹병	디페노코나졸 수화제	푸르겐, 푸른탄, 균가네, 매직소, 젠토왕, 푸리온, 예치졸, 파라초, 흑성·갈반뚝	발병 초 10일 간격	10g			수확 21일 전까지	3회 이내
	마이클로뷰타닐 수화제	시스텐	발병 초 10일 간격	20g			수확 14일 전까지	3회 이내
	트리아디메폰 수화제	바리톤, 선문티디폰	발병 초부터 10일 간격	40g			수확 14일 전까지	3회 이내
	트리포린유제	경농사프롤, 뉴프론	발병 초 10일 간격	20㎖			수확 14일 전까지	3회 이내

적용 병해충	품목명	상표명	사용 적기 및 방법	물 20ℓ 당 사용약량	10a당 사용량		안전 사용 기준	
					약량	살포량	시기	횟수
점무늬 낙엽병	폴리옥신비 수화제	동부포리옥신	발병 초부터 10일 간격	20g			수확 14일 전까지	5회 이내
	프로피네브 수화제	안트라콜, 영일프로피, 동방프로피, 성보네, 어바우트, 프로랭스	발병 초부터 10일 간격	40g			수확 45일 전까지	5회 이내
콩잎줄기 마름병	폴리옥신디 수화제	영일바이오	발병 초부터 10일 간격	20g			수확 21일 전까지	5회 이내
	프로클로라즈 I망가니즈 수화제	머니업	발생 초부터 10일 간격	20g			수확 30일 전까지	3회 이내
잿빛 곰팡이병	이미녹타딘트리스 알베실레이트 수화제	벨쿠트	발병 초부터 7일 간격	10g			수확 21일 전까지	3회 이내
	카벤다짐 · 디에토펜카브 수화제	깨끄탄	발병 초 7일 간격	20g			수확 14일 전까지	3회 이내
	티오파네이트 메틸수화제	톱신엠, 톱네이트-엠, 삼공지오판, 상그리라, 아그로텍지오판, 성보지오판, 아리지오판, 동방지오판, 지오판엠	발병 초 7일 간격	20g			수확 14일 전까지	3회 이내
줄기썩음병	아족시스트로빈 액상수화제	오티바, 역발산, 나타나, 미라도, 탑엔탑, 폴리비전, 병자비, 아너스, 아리아족시, 두루두루	발병 초 10일 간격	10㎖			수확 14일 전까지	2회 이내
	플루톨라닐유제	몬카트	발병 초 10일 간격	20㎖			수확 7일 전까지	3회 이내
탄저병	아족시스트로빈 액상수화제	오티바, 역발산, 나타나	발병 초 10일 간격	10㎖			수확 14일 전까지	2회 이내
	디티아논 액상수화제	델란, 수리탄, 미듬탄	발병 초 10일 간격	20㎖			수확 21일 전까지	3회 이내
	이미녹타딘트리스 알베실레이트 · 티람수화제	참조네	발병 초 10일 간격	20g			수확 14일 전까지	3회 이내
	프로클로라즈 망가니즈 수화제	머니업	발병 초 10일 간격	10g			수확 14일 전까지	3회 이내

적용 병해충	품목명	상표명	사용 적기 및 방법	물 20ℓ 당 사용약량	10a당 사용량		안전 사용 기준	
					약량	살포량	시기	횟수
흰가루병	아족시스트로빈 액상수화제	오티바, 역발산, 나타나	발병 초 7일 간격	10㎖			수확 14일 전까지	2회 이내
	트리포린유제	경농사프롤, 뉴프롤	발병 초 7일 간격	20㎖			수확 14일 전까지	3회 이내
	트리플루미졸 수화제	트리후민, 큰댁, 배못	발병 초 7일 간격	20g			수확 14일 전까지	3회 이내
	페나리몰유제	동부훽나리	발병 초 7일 간격	6.7㎖			수확 14일 전까지	3회 이내
	폴리옥신비 수화제	동부포리옥신	발병 초부터 7일 간격	20g			수확 14일 전까지	5회 이내
뿌리혹선충	다조멧입제	밧사미드, 크린쏘일	정식 4주 전 토양 처리		40kg			
	카두사포스입제	럭비	토양 전면 혼화 처리		3kg		정식 전까지 사용	1회 이내
	터부포스입제	땅사, 카운타, 톱타자, 말뚝, 아리타보, 멸땅충, 캐논볼	토양 전면		전면 : 6kg		파종 전까지 사용	1회 이내
	포스티아제 이트입제	선충탄	정식 전 토양 혼화		6kg		정식 전까지 사용	1회 이내
일년생 잡초	펜디메탈린입제	스톰프, 아지메, 나가초	이식 복토 후 3일 이내		2kg			

지치

적용 병해충	품목명	상표명	사용 적기 및 방법	물 20ℓ 당 사용약량	10a당 사용량		안전 사용 기준	
					약량	살포량	시기	횟수
잎썩음병	티플루자마이드 액상수화제(7%)	장타	발병 초 10일 간격	10㎖			수확 21일 전까지	4회 이내
	펜사이큐론 액상수화제	몬세렌, 갈무리, 농프로, 크린문	발병 초 10일 간격	10㎖			수확 20일 전까지	3회 이내
	헥사코나졸 액상수화제(2%)	삼공헥사코나졸, 멀티샷	발병 초 10일 간격	10㎖			수확 14일 전까지	3회 이내
		쓰리뷰, 핵코졸	발병 초 10일 간격	10㎖			수확 21일 전까지	4회 이내

적용 병해충	품목명	상표명	사용 적기 및 방법	물 20ℓ 당 사용약량	10a당 사용량		안전 사용 기준	
					약량	살포량	시기	횟수
점무늬병	시메코나졸 수화제	디펜더	발병 초 10일 간격	10g			수확14일전 까지	3회 이내
	폴리옥신디 수화제	영일바이오	발병 초 10일 간격	20g			수확 21일 전까지	5회 이내
	헥사코나졸 수화제	푸지매, 래피들리	발병 초 10일 간격	10g			수확 14일 전까지	3회 이내

지황

적용 병해충	품목명	상표명	사용 적기 및 방법	물 20ℓ 당 사용약량	10a당 사용량		안전 사용 기준	
					약량	살포량	시기	횟수
겹둥근 무늬병	디페노코나졸 수화제	젠토왕, 푸리온, 예치졸, 파라초, 흑성·갈반뚝, 푸르겐, 푸른탄, 균가네, 매직소	발병 초 10일 간격	10g			수확 14일 전까지	3회 이내
	이미녹타딘 트리스알베실레이트 ·티람수화제	참조네	발병 초 10일 간격	20g			수확 21일 전까지	3회 이내
	폴리옥신비 수화제	동부포리옥신	발병 초 10일 간격	20g			수확 14일 전까지	3회 이내
점무늬병	디페노콜나졸 입상수화제	캐취존, 아리가드킹, 내비균, 갈반, 탄저, 마름뚝	발병 초부터 10일 간격	10g			수확 4일 전까지	3회 이내
		보가드, 푸른탄	발병 초부터 10일 간격	10g			수확 40일 전까지	3회 이내
	이미녹타딘 트리스알베실레이트 ·티람수화제	참조네	발병 초 10일 간격	20g			수확 21일 전까지	3회 이내
	크레속심메틸 액상수화제	스트로비	발병 초 10일 간격	6.7㎖			수확 21일 전까지	3회 이내
	피리메타닐 수화제	스칼라	발병 초부터 10일 간격	20g			수확 30일 전까지	3회 이내

참당귀

적용 병해충	품목명	상표명	사용 적기 및 방법	물 20 ℓ 당 사용약량	10a당 사용량		안전 사용 기준	
					약량	살포량	시기	횟수
점무늬병	아족시스트로빈 액상수화제	아미스타, 센세이션, 영일아족시스트로빈, 나타나, 두루두루, 탄저, 역병뚝, 아티스트, 아미트라, 균메카	발생 초 10일 간격	20g			수확 7일 전까지	3회 이내
	데부코나졸유제	호리쿠어, 칸타타, 균가이버, 실바쿠어, 시크릿, 마꼬잡꼬	발병 초부터 10일 간격	20㎖			수확 14일 전까지	3회 이내
줄기썩음병	메트코나졸 액상수화제	살림꾼	발병 초 7일 간격 분무	6.7㎖			수확 14일 전까지	3회 이내
	카벤다짐 · 테부코나졸액상수화제	탄탄	발병 초 7일 간격 분무	20㎖			수확 14일 전까지	3회 이내
노린재 (홍줄노린재)	델타메트린유제	데시스, 장원, 선문델타린, 업로드, 컨버터, 오제미	발생 초기	20㎖			수확 14일 전까지	2회 이내
	디노테퓨란수화제	오신	발생 초기	20g			수확 14일 전까지	2회 이내
	에토펜프록스유제	세배로, 샷건, 델타포스, 충케이오	발생 초기	10㎖			수확 14일 전까지	2회 이내
점박이응애	사이플루메토펜 액상수화제	파워샷	한 잎당 2~3마리 발생 시	10㎖			수확 21일 전까지	2회 이내
	아세퀴노실 액상수화제	가네마이트	한 잎당 2~3마리 발생 시	20㎖			수확 21일 전까지	2회 이내
	아조사이클로틴 수화제	무쇠팔, 페로팔, 경농아씨틴, 인바이오싸이트, 응애킹, 응애왕, 드림팀	발생 초기	13g			수확 30일 전까지	3회 이내
	펜프로파트린유제	다니톨, 다이토나	한 잎당 2~3마리 발생 시	20㎖			수확 14일 전까지	3회 이내
	헥시티아족스 수화제	붐	한 잎당 1~2마리 발생 시	10g			수확 30일 전까지	3회 이내

적용 병해충	품목명	상표명	사용 적기 및 방법	물 20ℓ 당 사용약량	10a당 사용량		안전 사용 기준	
					약량	살포량	시기	횟수
꼬부랑진딧물	아세타미프리드 입상수화제	이카루스	다발생기	10㎖			수확 14일 전까지	2회 이내
	비펜트린수화제	타스타, 깡그리	발생 초기	20g			수확 14일 전까지	2회 이내
일년생 잡초	리뉴론수화제	한사리, 아파론	정식 후 (잡초 발생 전)	20g	100g	100 ℓ		
	펜디메탈린입제	스톰프, 아지메	잡초 발아 전 토양 처리	2kg				
일년생 잡초 (화본과)	세톡시딤유제	나브	화본과 잡초 3~5엽기	25㎖	150㎖	120 ℓ		
	플루아지포프-피- 뷰틸유제	뉴원싸이드	잡초 3~5엽기	20㎖	100㎖	100 ℓ		

취나물

적용 병해충	품목명	상표명	사용 적기 및 방법	물 20ℓ 당 사용약량	10a당 사용량		안전 사용 기준	
					약량	살포량	시기	횟수
점무늬병	디페노코나졸 수화제	젠토왕, 푸리온, 예치졸, 파라초, 갈반뚝, 푸르겐, 푸른탄, 균가네, 매직소	발병 초부터 7일 간격	10㎖			수확 7일 전까지	2회까지
		역병뚝, 아티스트, 아미트라, 균메카	발병 초부터 10일 간격	10g			수확 7일 전까지	3회 이내
	디페코나졸 액상수화제	푸름이, 노티풀	발병 초 7일 간격	10㎖			수확 7일 전까지	2회 이내
	폴리옥신비 수용제	더마니	발병 초 10일 간격	4g			수확 2일 전까지	3회 이내
녹병	디페노코나졸 입상수화제	캐취존, 아리가드킹, 내비균, 갈반·탄저· 마름뚝, 보가드, 푸른탄	발병 초 7일 간격	10g			수확 7일 전까지	2회 이내
	마이클로뷰타닐 수화제	시스텐	발병 초 7일 간격	13g			수확 7일 전까지	1회 이내
	크레속심메탈 액상수화제	스트로비	발병 초 7일 간격	6.7㎖			수확 7일 전까지	3회 이내
	트리아디메놀 수화제	바이피단	발병 초 7일 간격	20g			수확 3일 전까지	2회 이내
	헥사코나졸 액상수화제(2%)	삼공헥사코나졸, 멀티샷	발병 초 10일 간격	10㎖			수확 7일 전까지	3회 이내

적용 병해충	품목명	상표명	사용 적기 및 방법	물 20ℓ 당 사용약량	10a당 사용량		안전 사용 기준	
					약량	살포량	시기	횟수
흰가루병	헥사코나졸 액상수화제	삼공헥사코나졸, 멀티샷	발병 초 7일 간격	10㎖			수확 7일 전까지	3회 이내
	헥사코나졸유제	쓰리뷰, 헥코졸	발병 초 10일 간격	10㎖			수확 7일 전까지	2회 이내
	훼나리몰유제	동부훼나리	발병 초 10일 간격	6.7㎖			수확 3일 전까지	2회 이내
점무늬병 · 흰가루병	아족시스트로빈 액상수화제	오티바, 역발산, 나타나, 미라도, 탑엔탑, 폴리비젼, 병자비, 아너스, 아리아족사, 두루두루	발병 초부터 10일 간격	10㎖			수확 7일 전까지	3회 이내
아메리카잎 굴파리	아바메틱유제	올웨이즈, 갤럭시, 로맥틴, 대유충다이, 안티맥, 쏘렌토, 렉스틴, 온족족, 아라베스크, 랩터	발생 초기	6.7㎖			수확 7일 전까지	2회 이내
	에마멕틱벤조 에이트유제	에이팜, 닥터팜	다발생기	10㎖			수확 7일 전까지	1회
	클로란트라닐 리프롤입상수화제	알타코아	발생 초기	10g			수확 7일 전까지	1회
응애	에마멕틱벤조 에이트유제	에이팜, 닥터팜	발생 초기	10㎖			수확 7일 전까지	1회
파밤나방	노발루온 액상수화제	라이몬	다발생기	10㎖			수확 14일 전까지	1회
	메톡시페노 자이드수화제	팔콘	발생 초기	20g			수확 14일 전까지	2회 이내
	인독사카브 수화제	암메이트	다발생기	10g			수확 7일 전까지	1회
	피리달릴 유탁제	프레오	발생 초기	20㎖			수확 14일 전까지	2회 이내
진딧물	알파사이퍼 메트린유제	바이엘알파스린, 명쾌탄, 충파워, 화스탁	발생 초기	20㎖			수확 5일 전까지	2회 이내
	에스펜발러 레이트유제	적시타	발생 초기	20㎖			수확 5일 전까지	3회 이내
	이미다클로프리드 수화제	코니도, 아리이미다, 코사인, 코만도, 호리도, 비법	발생 초기	10g			수확 5일 전까지	3회 이내
	피메트로진 수화제	체스	발생 초기	6.7g			수확 7일 전까지	2회 이내

토천궁

적용 병해충	품목명	상표명	사용 적기 및 방법	물 20ℓ당 사용약량	10a당 사용량		안전 사용 기준	
					약량	살포량	시기	횟수
잎마름병	디페노코나졸 · 이미녹타딘트리아 세테이트미탁제	삼진왕	발병 초부터 10일 간격	20㎖			수확 21일 전까지	3회 이내
	이프로디온 수화제	균사리, 로브랄, 새시로, 인바이오이프로, 새노브란	발병 초부터 7일 간격	20g			수확 40일 전까지	3회 이내
	이미녹타딘 트리스알베실 레이트수화제	벨쿠트	발병 초부터 7일 간격	20g			수확 30일 전까지	3회 이내
	디페노코나졸 유제(10%)	푸르겐, 아이템	발병 초부터 10일 간격	10㎖			수확 21일 전까지	3회 이내
흰가루병	아족시스트로빈 수화제	아미스타, 센세이션, 영일아족시스트로빈, 나타나, 두루두루, 역병뚝, 아티스트, 아미트라, 균메카	발병 초부터 10일 간격	10g			수확 21일 전까지	2회 이내
차응애	펜피록시메이트 액상수화제	살비왕	한 잎당 2~3마리 보일 때	10㎖			수확 21일 전까지	2회 이내
일년생 잡초	리뉴론수화제	아파론, 한사리	잡초 발생 전 토양 처리	20g	100g	100ℓ		
화본과 잡초 (일년생)	세톡시딤유제	나브	화본과 잡초 3~5엽기	25㎖	150㎖	120ℓ		
	프로파퀴자 포프유제	아질	잡초 3~5엽기	15㎖	75㎖	100ℓ		
	플루아지포프- 피-뷰틸유제	뉴원싸이드	잡초 3~5엽기	20㎖	100㎖	100ℓ		

홍화

적용 병해충	품목명	상표명	사용 적기 및 방법	물 20ℓ당 사용약량	10a당 사용량		안전 사용 기준	
					약량	살포량	시기	횟수
탄저병	메티람 입상수화제	썬업, 포리람	발병 초 7일 간격	40g			수확 21일 전까지	5회 이내
	이미녹타딘트리스 알베실레이트 · 티람수화제	참조네	발병 초 10일 간격	20g			수확 21일 전까지	5회 이내

적용 병해충	품목명	상표명	사용 적기 및 방법	물 20ℓ 당 사용약량	10a당 사용량		안전 사용 기준	
					약량	살포량	시기	횟수
잿빛 곰팡이병	이미녹타딘트리스 알베실레이트 수화제	벨쿠트	발병 초 10일 간격	10g			수확 21일 전까지	5회 이내
	이프로디온 수화제	균사리, 로브랄, 새시로, 인바이오프로, 새노브란, 살균왕, 균프로, 로데오, 잿빛곰팡이·마름뚝	발병 초 10일 간격	20g			수확 14일 전까지	3회 이내
	카벤다짐· 디에토펜카브 수화제	깨끄탄	발병 초 10일 간격	20g			수확 14일 전까지	3회 이내
	플루지아남 수화제	후론사이드, 후론골드, 후론스타, 원티드, 디펜솔, 우람탄, 프로파티	발병 초 10일 간격	10g			수확 14일 전까지	3회 이내
진딧물	비펜트린수화제	강써브, 이차메, 게시판, 타스타, 깡그리	발생 초기	20g			수확 7일 전까지	3회 이내
	아세타미프리드 수화제	모스피란	발생 초기	10g			수확 14일 전까지	3회 이내
		샤프킬, 젠토스타, 어택트	발생 초기	10g			수확 7일 전까지	3회 이내
	이미다클로프리드 수화제	코니도, 아리이미다, 코사인, 코만도, 호리도, 비법, 타격왕, 총채·진디 ·꽃매미·가루이뚝, 코르니, 래피드킬, 뜨물탄, 트랙다운	발생 초기	10g			수확 7일 전까지	3회 이내
	피메트로진수화제	체스	발생 초기	6.7g			수확 7일 전까지	3회 이내
응애	아바멕틴유제	올스타, 버티맥, 인덱스, 로멕틴, 선문이응애충, 올웨이즈, 겔럭시, 대유충다이, 안티맥, 쏘렌토, 렉스틴, 렙터	발생 초기	6.7㎖			수확 7일 전까지	3회 이내
	페나자퀸유제	보라매, 응애단, 워나란, 블루터치	발생 초기	10㎖			수확 7일 전까지	2회 이내
	펜피록시메이트 액상수화제	살비왕	발생 초기	6.7㎖			수확 7일 전까지	2회 이내
	플루페녹수론 분산성액제	카스케이드, 영일플루페녹수론, 아롱이	발생 초기	20㎖			수확 7일 전까지	3회 이내

적용 병해충	품목명	상표명	사용 적기 및 방법	물 20ℓ 당 사용약량	10a당 사용량		안전 사용 기준	
					약량	살포량	시기	횟수
완두 굴파리	아바멕틱유제	올스타, 버티맥, 인덱스, 로멕틴, 선문이응애충, 올웨이즈, 겔럭시, 대유충다이, 안티맥, 쏘랜토, 렉스틴, 렙터	발생 초 7일 간격	6.7㎖			수확 7일 전까지	3회 이내
	에마멕틴벤조 에이트유제	에이팜, 닥터팜, 맥스팜, 하이칸, 코난, 신무기, 데이큰, 메가히트, 센텀, 에니콜골드, 킹팜골드	발생 초 7일 간격	10㎖			수확 7일 전까지	3회 이내
일년생 잡초	펜디메탈린유제	스톰프, 데드라인, 아그로텍펜디, 바테풀, 아리펜디, 성보네	파종 복토 후 3일 이내 토양 처리	60㎖	300㎖	100ℓ		

황기

적용 병해충	품목명	상표명	사용 적기 및 방법	물 20ℓ 당 사용약량	10a당 사용량		안전 사용 기준	
					약량	살포량	시기	횟수
노균병	아족시스트로빈 수화제	아미스타, 센세이션, 영일아족시스트로빈, 나타나, 두루두루, 탄저·역병뚝, 아티스트, 아미트라, 균메카	발병 초 10일 간격	20g			수확 14일 전까지	3회 이내
	디메토모르프 수화제	에이스, 영일디메쏘모르프, 포룸, 아가페, 젠토팜, 프리건	발병 초 10일 간격	10g			수확 21일 전까지	3회 이내
	메탈락실 수화제	리도밀, 삼공메타실, 인바이오메타실, 새메타실, 신농메타실, 컨버터, 롱터치, 메타밀	발병 초부터 10일 간격	10g			수확 14일 전까지	3회 이내
입고병	하이멕사졸· 메탈락실액제	다찌에이스	발병 초부터 10일 간격 토양 관주	40㎖	0.3㎖ /주	150㎖ /주	유묘기	3회 이내
흰가루병	페나리몰유제	동부훼나리	발병 초부터 10일 간격	6.7㎖			수확 21일 전까지	3회 이내
	트리플루미졸 수화제	트리후민, 큰댁, 배못	발병 초 10일 간격	10g			수확 14일 전까지	3회 이내
	아족시스트로빈 액상수화제	오티바, 역발산, 나타나, 탑앤탑, 병자비, 폴리비전, 아너스, 아리아족시, 미라도, 두루두루	발병 초 10일 간격	10㎖			수확 14일 전까지	3회 이내

적용 병해충	품목명	상표명	사용 적기 및 방법	물 20 ℓ 당 사용약량	10a당 사용량		안전 사용 기준	
					약량	살포량	시기	횟수
진딧물	티아메톡삼 입상수화제(10%)	아타라, 아라치	발생 초기	5g			수확 14일 전까지	3회 이내
	아세타미프리드 수화제	샤프킬, 젠토스타, 어택트	발생 초기 경엽 처리	10g			수확 14일 전까지	3회 이내
		모스피란	발생 초기	10g			수확 21일 전까지	3회 이내
	이미다클로프리드 수화제	코니도, 아리이미다, 코사인, 코만도, 호리도, 비법, 타격왕, 코르니, 래피드킬, 뜨물탄, 트랙다운, 총채·진디·꽃매미· 가루이뚝	발생 초기	10g			수확 21일 전까지	3회 이내
	피메트로진 수화제	체스	발생 시	6.7g			수확 21일 전까지	3회 이내
일년생 잡초	나프로파마이드 수화제	데브리놀골드, 동부파미드, 영일파미드, 슈퍼데브리놀, 파미놀	파종 복토 후 토양 살포	50g	300g	120 ℓ		

※ **주의사항**
 1. 사용하기 전에 반드시 해당 작물 보호제의 포장지 표기 내용을 읽은 후 사용하시기 바랍니다.
 2. 포장지의 표기 내용이 이해가 되지 않거나 의문사항은 해당 농약회사로 문의하시기 바랍니다.

| 참고문헌 |

김창민 외, 1986, 중약대사전.

농촌진흥청, 1994, 약초재배(표준영농교본 7).

농촌진흥청, 1997, 약초전문교육 교재.

박인현 외, 1994, 증보 약용식물 재배.

신길구, 1982, 신씨 본초학개론.

신영호, 1996, 식물영양학, 아카데미서적.

신영훈 외 5인, 1991, 식물생리학, 아카데미.

유순호 · 임선욱, 1989, 토양비료, 한국방송통신대학.

육창수 외 5인, 1982, 한약의 약리, 성분, 임상응용, 계축문화사.

이동필 · 이중웅 · 한상립, 1997, 국내 재배 한약재의 수급 전망과 유통체계 개선 방향, 한국농
　　촌경제연구원.

이성환 · 홍종욱 외, 1975 개정 초판, 개정 농약학, 향문사.

이승택 · 채영암, 1996, 약용작물 재배.

이원호, 1983, 약초재배법과 야생약초 이용법, 장학출판사.

이은웅, 1990, 재배학범론, 한국방송통신대학.

이의상, 1992, 농업협동조합 전문대학 교육교재.

이창복, 1982, 대한식물도감.

장광진, 2000, 약특작생산기술, 진솔출판사.

정보섭, 1989, 원색천연약물 대사전, 남산당.

진존인, 1984, 한방의학대사전 Ⅲ.

진존인, 1984, 도설 한방약학대사전〈중국약학대전〉.

최원개 · 아베 쉐이코, 1997, 균형영양농법, 도서출판 진솔.

한국무역협회, 1997, 수출입 업무 요람.

현대한방연구소, 1985, 현대의 한방.

홍문화, 1990, 동의보감, 둥지.

厚生省藥務局, 1992, 藥用植物 1~6.

| 귀농 · 귀촌 농가 고소득 필수가이드 |

한권에 담은 **약초 재배**

초판 1쇄 인쇄 2021년 05월 15일
초판 1쇄 발행 2021년 05월 20일

저자 곽준수
펴낸이 김호석
펴낸곳 도서출판 대가
편집부 박은주
교정교열 권순현
마케팅 오중환
경영관리 박미경
영업관리 김경혜

등록 311-47호
주소 경기도 고양시 일산동구 장항동 776-1 로데오메탈릭타워 405호
전화 02) 305-0210
팩스 031) 905-0221
전자우편 dga1023@hanmail.net
홈페이지 www.bookdaega.com

ISBN 978-89-6285-275-2 (13510)